W0033528

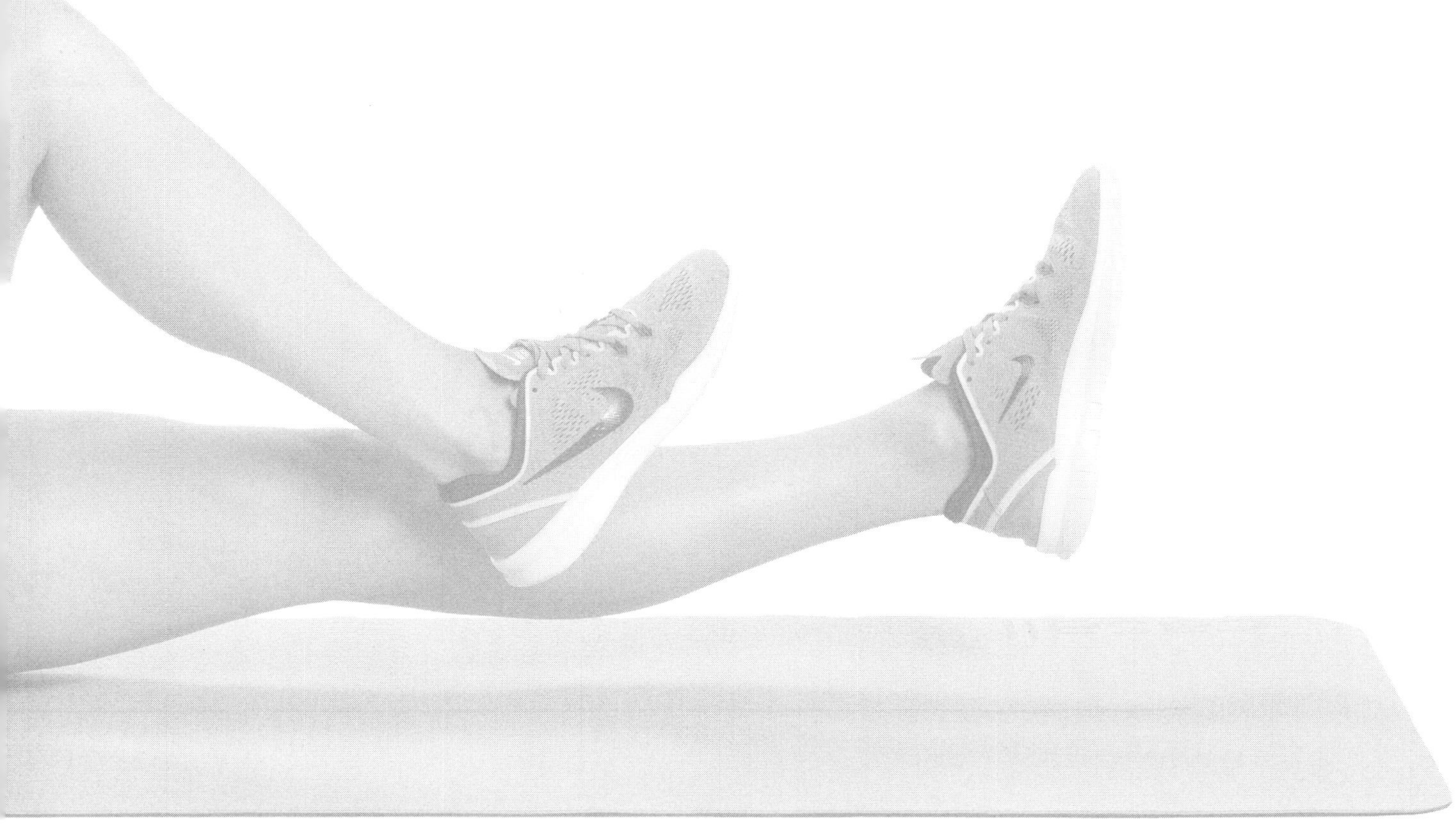

DAS Women's Health BAUCH-BEINE-PO BUCH

MARTINA STEINBACH

Die Perfect-Body-Garantie: beneidenswert schlanke Beine, ein flacher Bauch und der perfekte Knack-Po

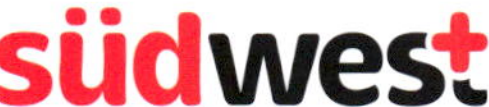

Ein dickes Danke geht an das beste Fotografen-Team der Welt: Bodo und Nobbi.
Zudem danke ich Stefanie Heim, Clemens Sorgenfrey und ganz besonders Andy Stumpf.

ISBN 978-3-517-09465-6

1. Auflage 2016

Redaktionsleitung: Dr. Harald Kämmerer
Projektleitung: Stefanie Heim
Producing: Bernhard Heun, Clemens Sorgenfrey
Lektorat und Register: Clemens Sorgenfrey
Buchdesign: Elizabeth Neal mit George Karabotsos
Layout und Satz: Bernhard Heun
Bildredaktion: Anka Hartenstein
Fotos: Südwest Verlag/Bodo Rickassel
Models: Ana Paula Schuster und Lisa Kapuscinski
Outfits: Asics, Casall, Escape Fitness, Killtec, Nike, Reebok, Puma, Under Armour
Illustrationen: Bernhard Heun (S. 15), Veronika Moga/vm-grafik, München (S. 9), Sundhild Roth/vm-grafik, München (S. 12), Shutterstock/Michael D. Brown (S. 18), Shutterstock/Nastya Signe (S. 54, 136, 180), Markus Voll (S. 32, S. 224)
Umschlaggestaltung: zeichenpool, München, unter Verwendung eines Fotos von Südwest Verlag/Bodo Rickassel
Litho: Artilitho snc, Lavis (Trento)
Druck und Bindung: Těšínská tiskárna a.s., Český Těšín
Printed in the Czech Republic

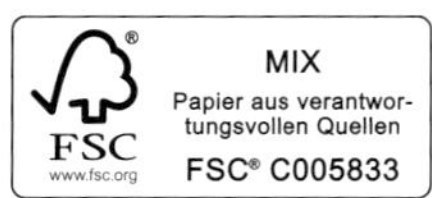

Verlagsgruppe Random House FSC® N001967

Inhalt

„Es ist leichter, Probleme zu lösen, als mit ihnen zu leben" – selbst wenn sich Albert Einstein mit seiner Aussage wahrscheinlich nicht zwingend auf Hüftgold, Reiterhosen und Röllchen am Bauch bezogen hat, gilt sie im übertragenen Sinn auch für alle Problemzonen. Sich von diesen zu verabschieden, ist leichter, als Sie denken. Schließlich haben Sie mit diesem Buch die Lösung nicht nur vor Augen, sondern bereits in der Hand!

Natürlich handelt es sich um kein Zauberbuch mit magischen Kräften. Schnelle „Sofort schlank"-Tipps und „In fünf Tagen sieben Kilo weniger wiegen"-Versprechen werden Sie nicht finden. Vielmehr geht es auf den nächsten 251 Seiten darum, Ihnen dabei unter die Arme zu greifen, wie Sie Ihre Haltung verändern. Dieses Ziel bezieht sich nicht nur auf Ihren Körper – Sie werden durch regelmäßiges Training definitiv besser dastehen –, sondern auch auf Ihre innere Einstellung. Niemand muss sich mit seiner Figur abfinden, wenn er sich mit ihr nicht wohlfühlt. Sätze wie „Nach der Schwangerschaft bleiben doch immer ein paar Pfunde übrig, das ist eben so" oder „Meine Mutter und Oma haben auch breite Hüften, das liegt bei uns in der Familie" können Sie getrost vergessen. Klar, einige Veränderungen brauchen mehr Zeit und damit deutlich mehr Geduld als andere. Starkes Übergewicht zu reduzieren, verlangt mehr physische und mentale Ausdauer als die Beseitigung schlaffer Gesäßmuskeln. Aber, Sie müssen zugeben: Die Extrakilos haben sich auch nicht von heute auf morgen aufgebaut. Wieso sollten sie sich dann im Rekordtempo abbauen lassen?

Der Spaß an der Sache ist ein entscheidender Faktor, um vor allem Ihre mentale Ausdauer zu steigern. Wenn Sie etwas nicht gern tun, werden Sie es schnell wieder lassen. Oder noch schlimmer: es gar nicht erst anfangen. Machen Sie Ihr Training zu einem Event, auf das Sie sich freuen. Schnappen Sie sich Ihren MP3-Player oder gehen Sie es gemeinsam mit Ihrer besten Freundin an. Alle dafür nötigen Voraussetzungen – abwechslungsreiche Übungen, perfekt auf Sie abgestimmte Workouts – liegen vor Ihnen. Genauso wichtig ist es jedoch, ehrlich zu sich selbst zu sein. Meistens funktionieren die Vorhaben nicht, hinter denen Sie nicht zu 100 Prozent stehen (die aber dennoch zu 100 Prozent realistisch sind). Weil es bequemer ist, auf der Couch zu sitzen, als vor ihr zu schwitzen. Weil es leichter ist, über Schwachstellen zu jammern, als aktiv gegen sie anzugehen. Schlagen Sie ab sofort einen neuen Weg ein und haben Sie neben dem Rat von Albert Einstein auch die Worte des amerikanischen Musikers Duke Ellington stets im Hinterkopf: „Probleme sind Gelegenheiten zu zeigen, was man kann." Auf geht's, machen Sie sich straff – und unglaublich stolz!

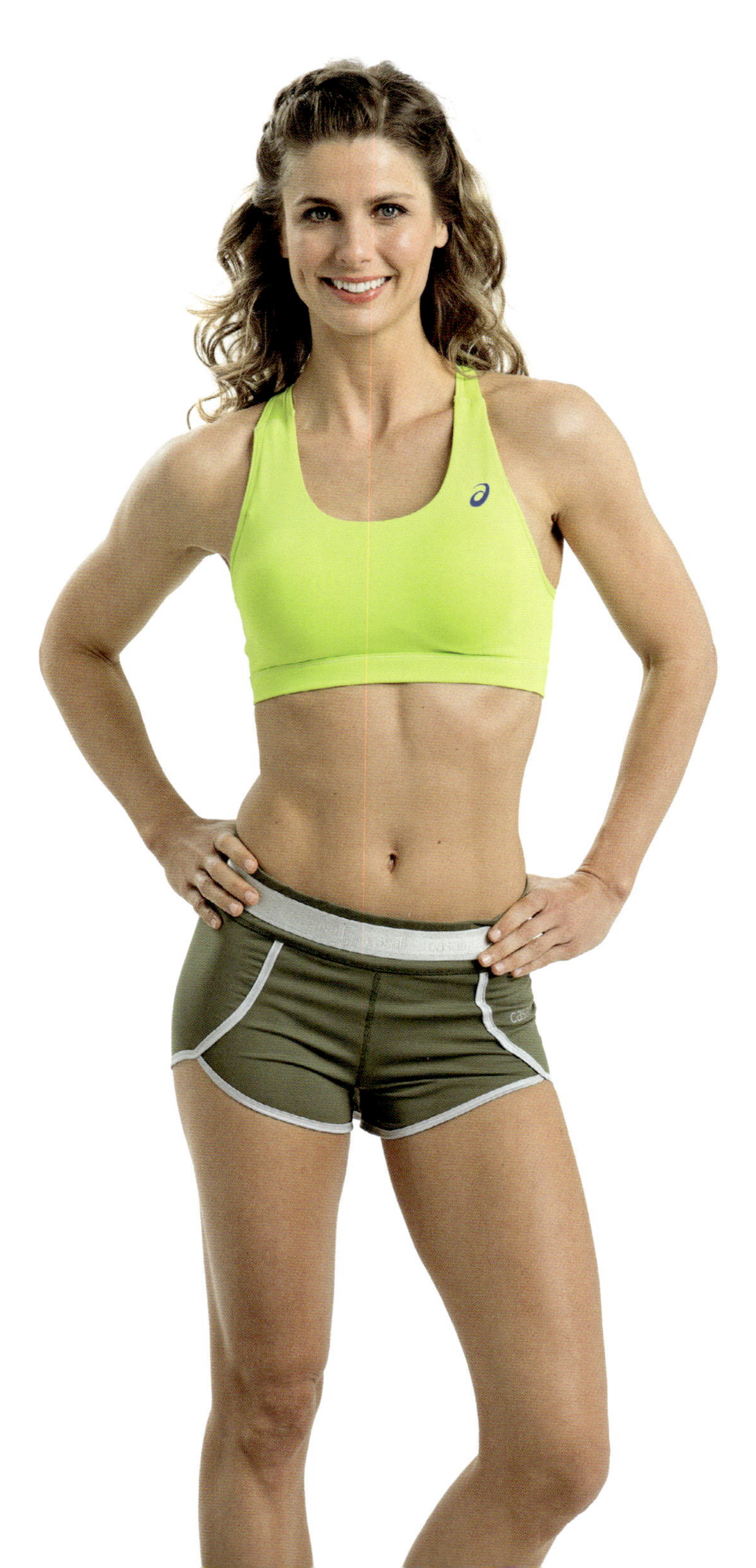

Kapitel 1

Wichtiges Wunschfigur-Wissen

Yeah! Die Lösung für alle Problemzonen liegt direkt vor Ihnen! Jetzt müssen Sie nur noch zugreifen und umblättern, schon können Sie mit einem flachen Bauch, beneidenswert schlanken Beinen und dem perfekten Knack-Po punkten. Das nötige Theoriewissen für eine effiziente Trainingsplanung finden Sie in diesem Kapitel. Zudem gibt's die Toptipps, wie Sie die Motivation dauerhaft oben und Ihr Gewicht ebenso lange unten halten. Obendrein lernen Sie Ihre neuen, supereffektiven Workout-Partner kennen. Also dann, spannen Sie Bauch und Po an, nehmen Sie die Schultern nach hinten unten, atmen Sie tief ein – und lesen Sie los!

Probleme richtig lösen

Diese beiden Fragen hat sich wahrscheinlich schon jede Frau gestellt: Wie kriege ich nur mein Fett weg? Gerade das am Bauch, Po und an den Beinen, wo es sich so hartnäckig hält? Auf keinen Fall mit der Lösung, für die sich im Jahr 2015 weltweit rund 1,4 Millionen Menschen entschieden haben. Laut der International Society for Aesthetic Plastic Surgery ließen diese Menschen den Schönheitschirurgen zur Fettabsaugung ran, knapp 85 Prozent der Patienten waren Frauen. Mal ehrlich: Sich auf diese Art und Weise seinem Traumbody anzunähern, ist doch eine Mogelpackung. Erfolg muss man sich verdienen, finden Sie nicht? Obendrein ist ein derartiger Eingriff teuer und sicher auch nicht ganz ungefährlich – eine Operation bleibt eben eine Operation.

Setzen Sie lieber auf echte Erfolge, die Sie durch (ruhig auch mal atemraubende) Action erreichen und mit denen Sie sich von der trägen Masse absetzen. Eine Studie der Deutschen Krankenversicherung (DKV) und Deutschen Sporthochschule Köln aus dem Jahr 2016 ergab, dass sich in Deutschland nur 45 Prozent der Erwachsenen ausreichend bewegen. Wir sprechen hier nicht von dem Pensum eines Leistungssportlers. Vielmehr geht es um gerade einmal 150 Minuten pro Woche (!), die die Weltgesundheitsorganisation (WHO) Erwachsenen ans Herz legt, damit es gesund bleibt. 2010 erreichten dieses Ziel immerhin noch 60 Prozent der Befragten.

Tragen Sie nicht dazu bei, dass diese negative Tendenz noch weiter anhält! Nutzen Sie stattdessen die rund 200 bewegenden Ideen dieses Buches, die allesamt einen netten Nebeneffekt haben: Sie bringen Ihren Body in Topform. So tun Sie sich gleich dreifach etwas Gutes, denn neben Ihrer Figur profitieren auch Ihre Gesundheit und Ihr Wohlbefinden. Denn mit einer deutlich sichtbaren Taille und einem Po, der der Schwerkraft trotzt, stellt sich das Happy-Me-Gefühl viel leichter ein.

Bitte nicht falsch verstehen: Das alles soll nicht heißen, dass Sie während des Bauch-Beine-Po-Trainings keinen Spaß haben werden. Das verstaubte Image klassischer BBP-Kurse ist längst überholt. Übungen, die für straffe Partien sorgen, müssen nicht langweilig sein! Mittlerweile sorgen Elemente aus dem Functional Training beim Problemzonen-Workout für grinsende Gesichter. Die dynamischen Bewegungen bringen einfach mehr Schwung in schweißtreibende Angelegenheiten und sprechen nicht nur eine, sondern gleich mehrere Muskelgruppen an. So lernen die Muckis, besser zusammenzuarbeiten, was Ihnen auch im Alltag hilft. Würden Sie ganz gezielt nur einen einzigen Muskel herausfordern, sieht der zwar irgendwann schön trainiert aus, aber das war es dann auch. Ohne seine Kollegen, die genauso in Form sein müssen wie er, sind die Aussichten auf straffe Leistungen eher schwach. Zudem kostet es mehr Zeit, jeden Muskel einzeln zu bearbeiten. Die können Sie sich locker sparen, indem Sie auf Moves setzen, die muskuläres Teamwork verlangen. Unterstützung bekommen Sie dabei von sechs Kleingeräten, die manche Bewegungen intensivieren – diese teilweise aber auch leichter machen als beim Training ohne Zusatztools.

Die gerätelose Trainingsvariante hat sogar etliche Vorteile aufzuweisen, darum finden Sie hier auch Eigengewichtsübungen und Moves, die Sie mit einer Freundin, dem oder der Liebsten ausführen können. Abwechslung ist eben alles, besonders dann, wenn sich Problemzonen verflüchtigen sollen. Ganz ohne Messer, versteht sich.

Das Rezept für ein perfektes Training

Apropos Messer: Für die Zubereitung Ihres Traumbodys müssen Sie nicht stundenlang vorm Herd stehen. Vielmehr sollten Sie einfach die folgenden Zutaten berücksichtigen. Man nehme, kombiniere und befolge:

Die super Sache

Mal hier eine Übung im Schlafzimmer ausgeführt, dann da eine Kniebeuge im Kopierraum gemacht – klar, ein wenig Bewegung zwischendurch ist super fürs Körpergefühl und regt den

Die Superkompensation

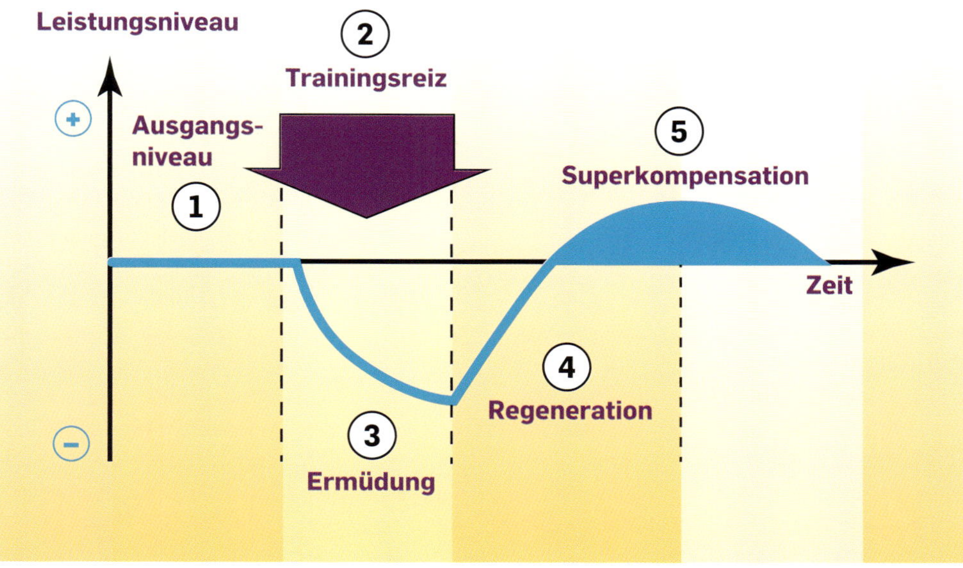

Alles zu seiner Zeit: Ein Workout senkt die Leistungsfähigkeit, der Körper ist müde und braucht Zeit für die Regeneration. Bekommt er die in ausreichendem Maß, ist die Trainierende fitter als vor der Trainingseinheit.

Wichtiges Wunschfigur-Wissen

Am Puls der Trainingszeit

In der ersten Woche Ihres neuen Trainingslebens zählen Sie bitte jeden Morgen direkt nach dem Aufstehen Ihre Pulsschläge. Und zwar eine Minute lang. Notieren Sie sich jeden Wert und rechnen Sie diese nach sieben Tagen zusammen. Teilen Sie das Ergebnis durch sieben – diese Zahl zeigt Ihre durchschnittliche Ruheherzfrequenz an. Überprüfen Sie immer mal wieder morgens Ihren Puls, und zwar gerade dann, wenn Sie sich matt und abgeschlagen fühlen. Zählen Sie mehr als vier Schläge über Ihrer Norm, brauchen Sie ein Plus an Regenerationszeit oder Sie werden krank.

Kreislauf an, aber aus dieser Nummer holen Sie lediglich gute Laune raus (ist ein guter Anfang, aber mehr leider nicht!). Ähnlich ungünstig ist es, sich jeden Tag stundenlang auszupowern. Das macht den Körper viel zu schwach, die Kraft für eine straffe Entwicklung bringt er dann einfach nicht auf. Die Wahrheit hinsichtlich der Trainingshäufigkeit liegt vielmehr in der Mitte und steht im Zusammenhang mit der sogenannten Superkompensation (siehe Schaubild). Klingt gut, aber Sie haben keine Ahnung, was damit gemeint ist? Also: Solange Sie sich ganz normal bewegen, Sie Dinge tun, die Sie nicht anstrengen, befindet sich der Körper in einem ausgeglichenen Verhältnis. Sie können sich wahrscheinlich vorstellen, dass in diesem Zustand nicht viel passiert, vor allem keine Straffung Ihrer Muskeln. Dafür braucht Ihr Körper einen Reiz, der sein harmonisches Leben gehörig durcheinanderbringt. Gemeint ist ein Trainingsreiz in Form eines Workouts, das Sie hinterher schön müde gemacht hat. Diesen ermatteten Zustand mag der Körper gar nicht. Er will sich schließlich nicht von Ihnen schlagen lassen und rüstet mit mehr Leistungsfähigkeit in Form von strafferen, stärkeren Muskeln als zuvor auf – und zwar schlichtweg, weil er ganz sichergehen will, dass er nicht wieder in die Knie gezwungen wird. Super, oder? Daher hat dieser Fachbegriff auch seinen Namen. Um von der Superkompensation zu profitieren, braucht Ihr Körper etwas Regenerationszeit. Starten Sie also nicht zu früh in die nächste Trainingseinheit, mit einer 48-stündigen Pause liegen Sie am Anfang genau richtig. Danach sollten Sie unmittelbar wieder loslegen, denn sonst baut Ihr Körper die neuen Muskeln wieder ab, da er sich nicht mit unnötigem Ballast plagen will – und Ihre Leistungsfähigkeit lässt nach.

Die reizenden Aussichten

Häufiger, länger, intensiver – merken Sie sich diese drei Schlagwörter, wenn es um Ihre Trainingsplanung geht! Denn wenn Sie wochen- oder gar monatelang das gleiche Programm abspulen, wird der Effekt mit der Zeit in der Hüftrolle oder der Reiterhose stecken bleiben. Schließlich langweilen sich Ihre Muskeln schnell, sie gewöhnen sich an Belastungen und halten diese für nicht mehr fordernd. Kurz: Sie brauchen ständig neue Reize. Darum sollten Sie nach spätestens sechs Wochen zunächst häufiger trainieren, also nicht nur zwei-, sondern dreimal pro Woche an den Start gehen.

Sobald sich dieser Rhythmus gut eingespielt hat, verlängern Sie die Einheiten einfach um ein paar Übungen. Entweder wiederholen Sie die Bewegungen aus den Workouts noch einmal oder Sie suchen sich Moves aus den Übungskapiteln, die die gleichen Muskelgruppen ansprechen. Und damit Sie nicht irgendwann stundenlang trainieren müssen und keine Minute für andere Freizeitaktivitäten übrig haben, gestalten Sie Ihre Einheiten im dritten Schritt knackiger! Zum Beispiel, indem Sie am Tempo schrauben. Werden Sie zu Speedy Gonzales und führen Sie alle Bewegungen deutlich schneller aus – ohne dabei auf eine saubere Ausführung zu verzichten. Oder Sie halten eine anstrengende Position für ein paar Sekunden und gehen erst dann zurück in die Ausgangsstellung.

Alternativ lässt sich auch die Pausenzeit zwischen den Übungen oder den einzelnen Durchgängen verkürzen. Führen Sie bei Ihren Lieblingsübungen ein paar Wiederholungen mehr aus als in den Workouts vorgegeben. Später tun Sie das dann auch mit den Moves, die Sie weniger mögen. Mit Aussicht auf das Ergebnis werden Sie sowieso irgendwann alle Bewegungen mit einem nach oben zeigenden Daumen bewerten! Vergessen Sie nicht, die Gewichte beim Kurzhantel- und Med-Ball-Training regelmäßig zu erhöhen. Auch der Schwierigkeitsgrad bei Schlingentrainer und Fitnessband sollte nicht immer der gleiche sein. Tipps zur Steigerung finden Sie bei fast allen Übungen. Natürlich können Sie auch einzelne Moves tauschen. Solange die gleiche Muskelgruppe angesprochen wird, machen Sie alles richtig, egal ob Sie mit einer Trainingspartnerin oder dem Step trainieren. Aber geizen Sie lieber mit den neuen Reizen, anstatt sich mit ihnen zu weit aus dem Fenster zu lehnen. Pro Woche genügt es, einen der gerade genannten Tipps einzubauen. Mehr als ein Belastungsplus von zehn Prozent kann Ihr Körper nicht gut kompensieren. Überfordern Sie ihn langfristig, kommt es zu einem Übertraining. Das bedeutet konkret: Sie werden immer schlapper, gereizter, schlafloser oder erkältungsanfälliger. Und das will doch wirklich niemand.

Die Muskelkater-Behandlung

Autsch, Sie hat es tierisch erwischt – gerade die ersten Einheiten nach einer (lebens)langen Trainingsabstinenz verursachen Muskelkater. Nur ein solides Warm-up und ein entsprechendes Cool-down können die Beschwerden weniger intensiv ausfallen lassen. Wie stark Sie den Muskelkater spüren, hängt nun mal davon ab, wie anstrengend Ihr Workout war und wie lange das letzte vergleichbare zurückliegt. Eine Studie der Elon University in North Carolina zeigte, dass beim Katerschmerzempfinden auch der Kopf eine entscheidende Rolle spielt. Ängstliche Menschen bewerteten die Beschwerden als deutlich intensiver als weniger besorgte. Fürchten Sie sich also nicht davor, sondern sehen Sie sie als Beweis dafür, dass Ihre Mühen nicht wirkungslos verpuffen. Was aber nicht heißen soll, dass eine muskelkaterfreie Einheit für die Katz war. Sie werden schließlich mit jedem Training fitter und halten den Belastungen besser stand. Natürlich ist das kein Aufruf, die Zähne zusammenzubeißen und sich mit schmerzenden Muskeln durch die nächste Einheit zu quälen. Sobald Sie merken, dass die Qualität Ihrer Bewegungen stark eingeschränkt ist und nur falsch ausgeführte Wiederholungen möglich sind, gönnen Sie sich einen weiteren Tag Pause. In der Zwischenzeit legen Sie lieber eine lockere Ausdauereinheit ein, um die Durchblutung der Muskulatur anzuregen, was wiederum die Regeneration beschleunigt. Ob Sie dabei lieber walken, joggen, schwimmen oder Rad fahren, bleibt Ihnen überlassen. Auch Wärme lindert die Beschwerden. Eine Wärmflasche, auf die betroffene Stelle gelegt, oder ein Saunabesuch tun immer gut. Lassen Sie es in jedem Fall etwas langsamer angehen, als Sie es ohne die tierische Begleitung tun würden.

Die Effekthascherei

Erfolge verdienen größte Aufmerksamkeit – wenn Sie die folgenden Tipps berücksichtigen, dürfen Sie noch schneller stolz auf sich sein. Zum Beispiel kann Ihnen Ihr Ohr zu besseren Trainingserfolgen verhelfen. Nämlich dann,

In der Regel gut

Nein, auch wenn Sie gerade Ihre Tage bekommen haben, ist das keine Ausrede, das Training nach hinten zu verschieben. Im Gegenteil: Eine Untersuchung der Universität Uppsala in Schweden ergab, dass Krafttraining in den ersten zwei Wochen des Menstruationszyklus deutlich mehr bringt als in den letzten beiden. Nach fünf Monaten mit fünf Bein-Workouts in der Woche hatten die Teilnehmerinnen, die zu Beginn ihres Zyklus trainierten, schlankere Schenkel und mehr Muskelkraft als diejenigen, die in der zweiten Zyklushälfte trainierten. Das heißt, in den letzten 14 Tagen können Sie es ruhig ruhiger angehen lassen – aber nur, wenn Sie danach wieder intensiver durchstarten!

Wichtiges Wunschfigur-Wissen

Training nach dem Thermometer

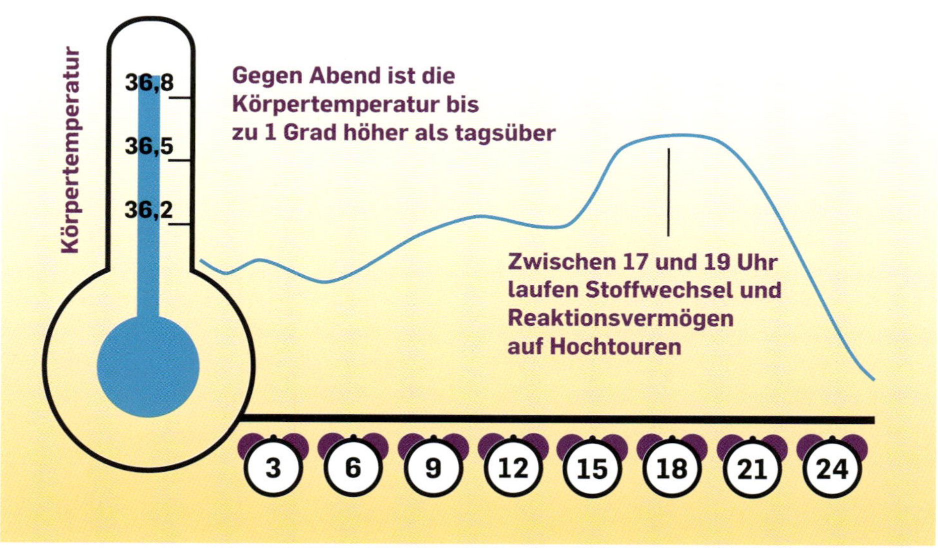
Körpertemperatur
36,8
36,5
36,2
Gegen Abend ist die Körpertemperatur bis zu 1 Grad höher als tagsüber
Zwischen 17 und 19 Uhr laufen Stoffwechsel und Reaktionsvermögen auf Hochtouren
3
6
9
12
15
18
21
24

Top-Timing: Am frühen Abend können Sie mit den deutlichsten positiven Spätfolgen eines Workouts rechnen.

wenn es möglichst vor Mitternacht an der Matratze horcht. Okay, gut, wenn Sie wollen, dürfen Sie natürlich auch auf dem Bauch oder dem Rücken schlafen. Muskeln regenerieren im Tiefschlaf nämlich doppelt so schnell wie in den anderen Schlafphasen. Um möglichst viel davon mitzunehmen – der Tiefschlaf wechselt sich jede Nacht mehrmals mit Traumphasen und Abschnitten ab, in denen Sie leichter schlafen –, gönnen Sie sich mindestens eine Stunde mehr Schlaf als sonst.

In Bezug auf Ihre Tagesplanung sollten Sie auch berücksichtigen, dass Ihr Körper genau dann zur Höchstform aufläuft, wenn sich der Kopf bereits in Feierabendlaune befindet. Eine Studie der San José State University in Kalifornien zeigte, dass am frühen Abend rund 20 Prozent mehr körperliche Leistung erbracht werden kann als morgens. In der Zeit zwischen 17 und 19 Uhr ist Ihre Körpertemperatur am höchsten, was den Stoffwechsel, die körperliche Flexibilität und das Reaktionsvermögen positiv beeinflusst – ideale Voraussetzungen für ein wahnsinnig gutes Workout!

Sogar nach dem Training lässt sich dessen Effekt sauber steigern. Aber dazu gehört ein wenig Überwindung. Duschen Sie zunächst eine Minute lang mit kühle(re)m Wasser und drehen Sie erst dann genauso lange den Warmwasserhahn auf. Auf diese Weise ziehen sich die Blutgefäße zusammen und weiten sich direkt wieder. Dieses idealerweise fünf Minuten andauernde Wechselspiel fördert den Abbau von Laktat. Auf diese Weise sind Ihre Muskeln kürzer mit Entgiften beschäftigt und können sich schneller aufs Straffwerden konzentrieren.

Leistung lohnt sich!

Übrigens: Neben straffe(re)n Partien steckt in jedem regelmäßig ausgeführten Bauch-Beine-Po-Workout noch viel mehr Wirkung, als Sie sich vielleicht vorstellen können. Zunächst einmal entsteht ein ähnlicher Effekt wie vor einer wichtigen Prüfung, denn Bewegung setzt das Stresshormon Adrenalin frei. Das ist schön zu wissen, aber was haben Sie davon? Im besten Fall weniger Schnupfen und Husten! Das Hormon zwingt die körpereigenen Abwehrzellen nämlich dazu, sich zu vermehren und aktiver zu sein. So haben Sie beim Training mehr weiße Blutkörperchen und sogenannte Killerzellen im Blut als vorher oder nachher. Die weißen Körperchen alias Leukozyten sind vor allem dafür da, Krankheitserreger abzuwehren. Haben sie ihren Job vernachlässigt, springen die Killerzellen ein, indem sie von Krankheitserregern befallene Zellen ausloten und zunichtemachen. Lange Rede, kurzer Sinn: Das Workout stärkt Ihr Immunsystem! Achten Sie jedoch darauf, sich nicht ständig völlig zu verausgaben, denn das wiederum schwächt das System und der nächste Infekt hat leichtes Spiel.

Eine weitere positive Nebenwirkung von regelmäßigem Training ist ein längeres und gesünderes Leben – und dagegen hat sicher ebenfalls niemand etwas einzuwenden. Eine Studie von insgesamt 21 Wissenschaftlern diverser amerikanischer Institute zeigte ganz klar: Wer in jungen Jahren – um genau zu sein: zwischen 18 und 30 – regelmäßig Sport treibt, senkt sein Risiko, in den nächsten 27 Jahren an einem Schlaganfall, Herzinfarkt oder anderen Herzproblemen zu erkranken, um zwölf Prozent. Zudem sinkt die Sterbewahrscheinlichkeit um 15 Prozent. Die Untersuchung kam auch zu dem Schluss, dass es sich lohnt, ein Sportpensum beizubehalten. Die Studienteilnehmer wurden nämlich nach sieben Jahren erneut untersucht. Schnitten die Probanden beim gleichen Fitnesstest schlechter ab, stieg für sie die Wahrscheinlichkeit, in den nächsten 20 Jahren zu sterben, auf 21 Prozent, und das Risiko, später an einer Herz-Kreislauf-Krankheit zu leiden, erhöhte sich auf 20 Prozent.

Auch Ihre Blutgefäße laufen dank regelmäßiger Bewegung zu Topform auf. Wenn das Herz aufgrund der sportlichen Belastung schneller schlagen muss, geht der Blutdruck auf natürliche Weise nach oben. Um damit umgehen zu können, werden die Fasern im gesamten Gefäßsystem nach sechs bis zwölf Wochen elastischer, was Sie vor Bluthochdruck und den damit verbundenen Folgen wie einem Schlaganfall oder einem Herzinfarkt schützt.

Gesundheitlich geht aber noch mehr: Die Blutgefäße werden durch regelmäßiges Training

Vorbildlich

Wenn Sie sich von der Couch aufraffen können und Sport treiben, tun Sie nicht nur sich selbst etwas Gutes. Eine Studie der Johns Hopkins Bloomberg School of Public Health im amerikanischen Baltimore kam jedenfalls zu diesem Ergebnis: Die Wahrscheinlichkeit, dass der Ehemann sportlich ist, erhöht sich um 70 Prozent, wenn auch die Gattin ihre Trainingsschuhe regelmäßig schnürt. Im umgekehrten Fall funktioniert die Vorbildfunktion allerdings nur in 40 Prozent der Fälle. Also: Selbst ist die Frau!

Wichtiges Wunschfigur-Wissen

Die eigene Einstellung richtig einstellen

Erinnern Sie sich jedes Mal an die ganzen positiven Effekte eines Workouts, bevor Sie mit Ihrem Training beginnen! Warum? Darum: Forscher der Universität Freiburg teilten Fahrradfahrer in zwei Gruppen und zeigten beiden einen Film. Die eine Gruppe sah sich ein Movie über die positiven Folgen des Radfahrens, die andere über die negativen Konsequenzen des Drahteseltretens an. Alle vorab positiv gestimmten Radler fühlten sich nach der im Anschluss ausgeführten Einheit deutlich glücklicher und entspannter als die anderen Studienteilnehmer.

nicht nur flexibler, sondern dehnen sich auch um bis zu 40 Prozent aus. Um mit dem entstehenden Druck und dem erhöhten Sauerstoffbedarf – die Muskeln brauchen schließlich Treibstoff – umgehen zu können, baut der Körper sein Streckennetz aus. Die Gleise heißen Kapillare, die Waggons sind die roten Blutkörperchen. Je mehr es davon gibt, desto besser läuft die Versorgung. Sie merken die Optimierung daran, dass Sie nicht mehr so leicht aus der Puste kommen, etwa wenn der Fahrstuhl oder die Rolltreppe mal ausfallen.

Ein bis drei Workouts pro Woche auszuführen, ist obendrein eine ziemlich schlaue Idee. Die Anstrengung setzt nämlich sogenannte Neurotrophine frei. Diese Stoffe sind am Aufbau und an der Verbindung von Nervenzellen beteiligt. Darunter ist auch das Eiweiß BDNF (brain-derived neurotrophic factor, auf Deutsch etwa „aus dem Gehirn stammender neurotropher Faktor"), ohne das im Gehirn so gar nichts läuft. Gerade koordinativ anspruchsvolle Bewegungen sind für die Bildung dieser Wachstumsfaktoren verantwortlich, da sie die Durchblutung des Gehirns und dessen Stoffwechsel anregen. Dementsprechende Übungen finden Sie in diesem Buch eine ganze Menge! Sie erkennen sie an dem Bonuseffekt „Koordinationstraining". Es ist ein Irrglaube, dass sich unser Kopf nur im Kindes- und Jugendalter entwickelt. Im Gegenteil: Eine Studie der University of Pittsburgh zeigte, dass die Neubildung und Vernetzung von Nervenzellen auch bei Senioren noch funktioniert. Selbst wenn Sport früher ein Fremdwort war, reichen zwei Trainingseinheiten pro Woche, um den Hippocampus in einem Jahr um zwei Prozent wachsen zu lassen.

Dieser Teil des Gehirns ist für das Kurz- als auch für das Langzeitgedächtnis zuständig. Um Gedächtnislücken müssen Sie sich doch jetzt noch keine Sorgen machen? Denken Sie! Ohne neue Impulse schrumpft der Hippocampus pro Jahr um ein Prozent, und das bereits ab der 30. Kerze auf dem Geburtstagskuchen. 20 Jahre später überwiegt der Abbau von Nervenzellen und -verbindungen, was Sie daran merken, dass Ihr Kurzzeitgedächtnis Sie schneller im Stich lässt. Wer hingegen aktiv lebt, senkt laut der Deutschen Gesellschaft für Neurologie sein Risiko, später an Alzheimer zu erkranken, um stolze 60 Prozent.

Zudem schützt Sie der Sport – besonders wenn Sie dabei hüpfen und springen – vor einer weiteren „Alte Leute"-Krankheit, der Osteoporose. Knochen sind kein totes Gewebe, sie verändern sich und passen sich an. Um fester zu werden, brauchen sie Krafteinwirkungen. Die Stöße von Übungen wie den Hochsprüngen (siehe Seite 38), Absprüngen (siehe Seite 155) oder dem einbeinigen Hochdrücken (siehe Seite 221) kommen da gerade recht. Übrigens funktioniert die Anpassung sogar dann noch, wenn die Stabilität bereits nachgelassen hat. Für Sport ist es also nie zu spät.

Wenn diese ganzen Benefits mal kein Grund für gute Laune sind! Die hat durch Bewegung auch langfristig und sogar unter extremen Bedingungen gute Chancen, erhalten zu bleiben. Das zeigte eine achtmonatige Untersuchung von Wissenschaftlern der Purdue University im amerikanischen West Lafayette, die am Südpol durchgeführt wurde. In einer Antarktis-Station waren die Arbeiter psychisch stabiler, die an drei bis vier Tagen trainierten. Ganz im Gegensatz zu den sportmuffligen Kollegen. Deren psychisches Befinden verschlechterte sich in den ersten drei Monaten um 30 bis 40 Prozent und blieb während des gesamten Aufenthaltes mies.

Klar, mit der guten Laune ist es besonders in stressigen Zeiten nicht so einfach. Aber gerade dann sollten Sie ins Trainingsoutfit schlüpfen und es auch benutzen! Forschungen zeigen nämlich, dass der Bereich im Gehirn durch Sport lahmgelegt wird, der für Emotionen und Kognition zuständig ist. Ganz einfach, weil sich der Kopf auf die Bewegung konzentrieren muss. Auf diese Weise bekommt der gestresste Teil eine wohlverdiente Pause und kann hinterher wieder bestens durchstarten. Das belegt auch eine Untersuchung der Sporthochschule Köln. Die Teilnehmer mussten eine Denksportaufgabe lösen und sich dann auf dem Ergometer bis zur Erschöpfung auspowern. Danach bekamen sie eine weitere Aufgabe gestellt, die sie deutlich besser lösten als die erste Aufgabe vor der Radtour am Platz.

Ihr „Los geht's!“-Lexikon

Ausreden haben keine Chance, wenn Sie den Gedanken daran erst gar nicht zulassen. Ungemein mehr motiviert es, sich die größten inneren Schweinhunde direkt klein zu denken. Wie das? Ganz einfach so:

Zeit, vorhanden

Jetzt mal ehrlich – Sie treffen doch auch trotz turbulenten Jobphasen Ihre beste Freundin, gehen zum Frisör und planen die Geburtstagsparty Ihres Liebsten. Behandeln Sie Ihr Training als einen gleichwertigen Programmpunkt in Ihrem Leben und tragen Sie es als festen Termin in Ihren Kalender ein. Verschieben dürfen Sie eine Einheit nur zweimal im Monat und auch nur dann, wenn sie direkt (!) einen Ersatzplatz im Kalender bekommt.

Motivation, oben

Überlegen Sie jeden Abend, auf welcher Stufe Sie heute stehen. Mit dem klaren Bild vor Augen, nicht gut (genug) gewesen zu sein, lässt es sich morgen deutlich besser durchstarten, um die nächste(n) Stufe(n) der Erfolgsleiter zu erklimmen:

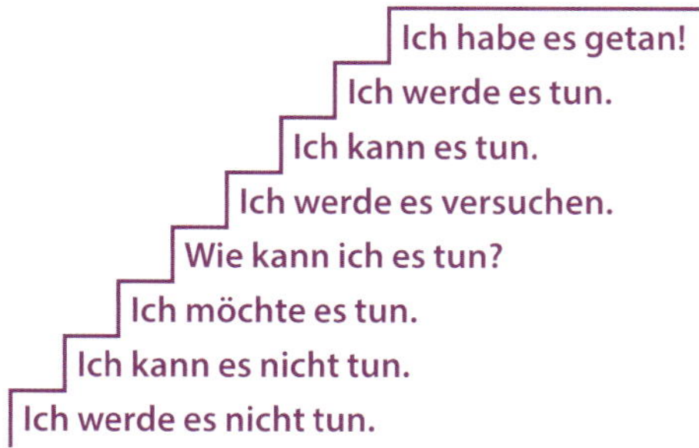

Ich habe es getan!
Ich werde es tun.
Ich kann es tun.
Ich werde es versuchen.
Wie kann ich es tun?
Ich möchte es tun.
Ich kann es nicht tun.
Ich werde es nicht tun.

Müdigkeit, minimiert

Der Kreislauf hat sich quasi unters Kellergewölbe verkrochen, Sie fühlen sich megaschlapp und total müde – jetzt noch trainieren? Ja klar! Sie müssen nur zu einem gelben Hilfsmittel greifen. Keine Sorge, es geht hier nicht um dubiose Tabletten. Vielmehr um den natürlichsten Energiespender überhaupt – die Banane. So-

Wichtiges Wunschfigur-Wissen

Wie lustig

Bevor Ihnen die Puste ausgeht, lachen Sie sich lieber schlapp! Eine Studie der Georgia State University im amerikanischen Atlanta zeigte, dass (auch künstlich herbeigerufene) Lacher die Performance beim Sport verbessern. Also jetzt mal im Ernst – Sie wissen, was Sie in den Workout-Pausen zu tun haben, richtig?

bald Sie daran denken, dass Sie viel zu erschöpft für eine Trainingsrunde sind, essen Sie erst mal eine (wenn es sein muss, auch zwei). Fühlen Sie sich danach immer noch viel zu schwach für eine starke Einheit, dürfen Sie Ihr Workout auf morgen verschieben. Aber das wird in den seltensten Fällen passieren. Häufig fehlt es Ihnen schlichtweg an gesunder Energie, und dieser Mangel macht müde.

Wetter, egal

„Heute kann es regnen, stürmen oder schneien, denn du strahlst ja selber wie der Sonnenschein ..." Kein Wunder, Sie haben ja auch gerade trainiert, und das setzt jede Menge Glückshormone frei. Das Wetter spielt dabei keine Rolle. Alle Übungen aus diesem Buch lassen sich nämlich sowohl draußen als auch drinnen ausführen. Eine zu kleine Wohnung gibt es dafür nicht, höchstens eine zu kleine Bereitschaft, den Tisch kurzzeitig einmal zur Seite zu rücken. Oder sich auf dem Flur breitzumachen. Auch auf Reisen haben Sie immer und überall Ihr eigenes Körpergewicht (ein super Trainingsgerät!) dabei und ein Fitnessband hat im Koffer oder in der Handtasche garantiert auch noch irgendwo Platz.

Kinder, betreut

Wie oft haben Sie für Ihr Baby schon den Hampelmann gemacht – bauen Sie das doch auch in Ihr Training ein! Im Ernst, Ihr Nachwuchs wird es lieben, Sie bei Ihren lustigen Bewegungen zu beobachten. Zumindest, wenn er satt ist ... Sind Ihre Kinder schon älter, spricht nichts dagegen, sie einfach mitturnen zu lassen. Dinge nachzuahmen, macht den Kleinen großen Spaß und Sie müssen absolut kein schlechtes Gewissen haben, etwas für sich zu tun.

Planlosigkeit, unbekannt

Erste Erfolge stellen sich beim Training oft schon nach zwei Wochen ein, und das motiviert ungemein, bei der sportlichen Stange zu bleiben. Aber natürlich nur dann, wenn Sie nicht bloß mal hier und mal da eine Übung ausführen, Pausenzeiten ignorieren oder nach den ersten Wiederholungen sofort aufgeben. Es ist wichtig, den Muskeln die richtigen Reize zu setzen und ihnen genug Zeit zur Erholung zu geben. Klingt kompliziert? Aber nein. Blättern Sie einfach auf Seite 235. Dort finden Sie 40 Workouts, die Sie in puncto Zielerreichung bei der Hand nehmen. Sie dürfen sie nur nicht loslassen, sprich: Sie sollten sich an die genannten Trainingsempfehlungen halten, und schon sind Sie mit Ihren Best-Body-Absichten voll im Plan.

TV-Programm, uninteressant

Gut, so eine Vorabendserie kann (ent)spannend sein. Die Gossip-Geschichten diverser Promis auch. Aber: Sie sind kein Grund, eine Trainingseinheit ausfallen zu lassen. Mittlerweile lässt sich (fast) jede Sendung mithilfe einer Mediathek im Nachhinein ansehen. Sie bestimmen also, wann Sie sich das Entertainment-Programm gönnen, und nicht der Sender. Außerdem ist das „Auf der Couch liegen und glotzen"-Gefühl wesentlich angenehmer, wenn Sie sich vorher bewegt haben. Sehen Sie Ihre Serien als Belohnung – je länger Sie trainiert haben, desto länger „dürfen" Sie später fernsehen. Führen Sie Ihre Workouts jedoch nicht vorm TV aus. Zumindest, wenn es um die

Trainingseinheiten aus diesem Buch geht. Sie müssen sich voll und ganz auf die Übungsausführung und die beteiligten Muskeln konzentrieren, um den größtmöglichen Effekt zu erzielen. Die Flimmerkiste lenkt Sie nur ab und lässt Sie das Bein nicht so hoch heben, wie Sie es eigentlich könnten. Verschenkte Zeit! Anders sieht es mit Ausdauereinheiten auf dem Crosstrainer oder Stepper aus. Solche gleichförmigen Bewegungen sind durchaus fernsehkompatibel und fallen vielen Leuten dort leichter.

Schweiß, angenehm

Sobald Sie sich anstrengen, perlen kleine Tropfen über Ihr Gesicht, den Rücken und später auch über die restliche Haut. Und das ist gut so! Schließlich würden Sie sonst viel zu heiß laufen, wenn Ihr Körper nicht seine eigene Klimaanlage eingebaut hätte. Eklig wird Schweiß erst nach längerer Zeit des Nicht-Duschens. Dann haben die natürlich vorhandenen Hautbakterien nämlich genug Zeit, um den Schweiß in einzelne Bausteine zu zersetzen, und das, Pardon, stinkt. Frischer Schweiß hingegen ist geruchlos. Sehen Sie die Tropfen daher lieber als Trophäen – ohne sie würden Sie sich nicht in dem Bereich bewegen, der für straffe Partien zuständig ist. Und auch der hochrote Kopf ist nichts, wofür Sie sich schämen müssen. Schließlich beweist er, dass es Ihnen wichtig ist, in Form zu sein, und dass Sie bereit sind, etwas dafür zu tun. Respekt!

Trainingspause, unterbrochen

Erst waren Sie krank, dann kam die heiße Phase im Job, an die sich der Urlaub anschloss, und irgendwie haben Sie bis heute die sportliche Spur verloren. Der erste Schritt dorthin ist schon damit getan, dass Sie sich Ihrer Abwege bewusst sind. Im zweiten Schritt legen Sie einfach los. Jetzt sofort. Und zwar, indem Sie auf Seite 55 blättern, aufstehen und Taillenbeugen ausführen. Schon fühlt sich Ihr Körper wieder besser an, richtig? War doch gar nicht so schwer. Speichern Sie dieses Gefühl, Sie können ganz leicht noch mehr davon haben!

Spaßfaktor, groß

Abwechslung ist alles, das gilt auch und vor allem fürs Training. Auf den nächsten Seiten finden Sie rund 200 Übungen, die Sie obendrein in zwei weiteren Varianten ausführen können. Macht etwa 600 Möglichkeiten, die „Macht mir Spaß"-Latte weit oben zu halten. Wer sich beim Workout total langweilt, wird so schnell nicht wieder ins Sportoutfit steigen, und von nix kommt nun mal auch nix. Aber nicht nur der Kopf, auch der Bereich der häufigsten Problemzonen – Bauch, Beine, Po – will ständig überrascht werden. Denn Muskeln können auf eine Belastung (sinnbildlich gesprochen) mit einem müden Lächeln reagieren, was ein Killer für jeden Straffeffekt ist. Gerade die Bauchmuskeln sind ziemlich hart im Nehmen, können häufiger trainiert werden als andere Muskeln und brauchen daher mehr Unterhaltung in Form von wechselnden Übungen.

Kleidung, optimal

Das Sportoutfit ist noch in der Wäsche, also können Sie heute leider nicht trainieren. Haha, Sie machen Witze! Sie haben ja noch mindestens zwei weitere Outfits im Schrank, mit denen Sie ordentlich ins Schwitzen kommen können.

Fitte Lebensversicherung

Seit Sie trainieren, geraten Sie viel seltener aus der Puste, aber an Ihrer Kleidergröße zeigt sich (noch) keine Veränderung? Seien Sie nicht traurig! Im Gegenteil, freuen Sie sich auf ein gesünderes Leben! Eine 14 Jahre dauernde Langzeitstudie der University of South Carolina im amerikanischen Columbia zeigte, dass eine erhöhte aerobe Ausdauerfähigkeit vor dem plötzlichen Herztod schützt. Sogar beziehungsweise gerade dann, wenn Risikofaktoren wie Übergewicht oder Bluthochdruck bestehen.

Wichtiges Wunschfigur-Wissen

Die Investition in Trainingskleidung zum Wohlfühlen lohnt sich allemal. Schließlich behindern Sie die ausgeleierten Jogginghosen eher, als dass Sie Ihnen nützen, und in figurbetonten Tights lassen sich Fortschritte einfach viel besser nachvollziehen. Das gilt natürlich auch fürs taillierte T-Shirt. Es wäre doch wirklich schade, wenn Sie Ihre stetig straffer werdenden Partien unter einem Schlabberlook verstecken würden, finden Sie nicht?

Ziel, klar vor Augen

Ich möchte mehr Sport treiben – dieser Vorsatz ist schon mal ein Anfang, aber keiner, der ein gutes Ende nehmen wird. Für eine erfolgreiche Trainingsbilanz müssen Sie Ihre Ziele konkretisieren. Zum Beispiel, dass Sie wieder in das hübsche Kleid vom vorletzten Frühjahr passen oder Ihre Reiterhosen loswerden wollen. Dabei sollte es Ihnen nicht darum gehen, Gewicht zu verlieren. Alles, was Sie abbauen sollten, ist Körperfett, und das ist nicht mit einer normalen Waage messbar. Gönnen Sie sich lieber für rund fünf Euro einen Caliper, also eine Körperfettzange (bekommen Sie übers Internet), und checken Sie auf diese Weise Ihren aktuellen Status. Muskeln wiegen nämlich mehr als Fett, darum kann es sein, dass Sie mit zwei Kleidergrößen weniger dennoch mehr Gewicht auf die Waage bringen als früher.

Fette Erfolge

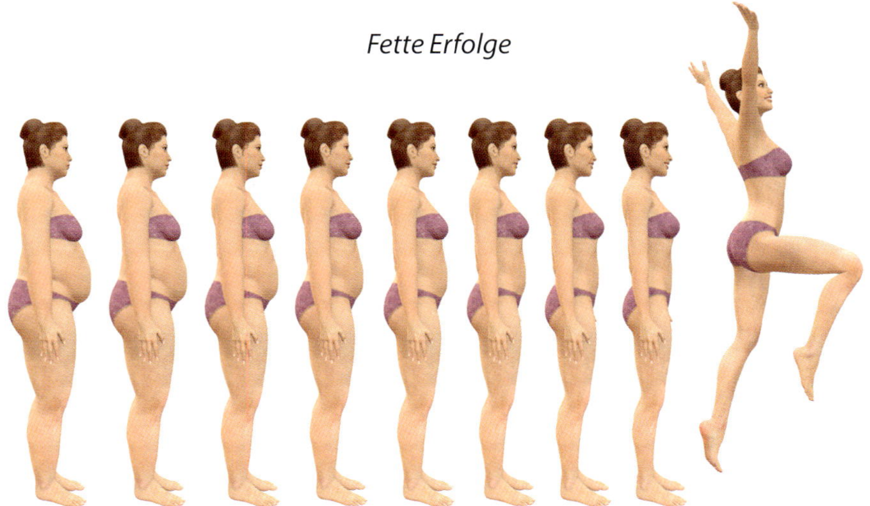

Immer der Reihe nach: Wer abnehmen möchte, sollte sich darauf konzentrieren, Körperfett zu verlieren und nicht die Zahl auf der Waage kleiner zu machen. Ein gesunder Bereich liegt für Frauen zwischen 20 und 40 Jahren zwischen 21 und 33 Prozent, wer die 25-Prozent-Marke nicht überspringt, darf sich am meisten freuen. Im Alter von 40 bis 60 Jahren sind zwei Prozentpunkte mehr auch okay, ab 60 liegt der Normalbereich zwischen 24 und 36 Prozent. Das bedeutet konkret: 24 bis 36 Prozent des Gesamtkörpergewichts bestehen bei Älteren aus reinem Fett. Jede Frau, egal welchen Alters, die sich in Richtung 39 Prozent Körperfett und mehr bewegt, darf nicht stehen bleiben, es drohen ernste gesundheitliche Folgen!

Abnehmen, ohne an schlechter Laune zuzunehmen

Bewegung ist die beste Medizin, wenn es darum geht, das Körperfett zu reduzieren. Bitte verzichten Sie darauf zu verzichten! Außer dem kalorienreichen, stoffwechselbremsenden Alkohol dürfen Sie sich in Zeiten mit konkretem Figurziel alles gönnen, worauf Sie Lust haben. In Maßen. Aber eins werden Sie sowieso schnell merken: Je mehr Sie sich bewegen, desto weniger Lust haben Sie auf Süßes oder Junkfood. Das liegt an den appetitregulierenden Hormonen, die beim Sport ausgestoßen werden. Vielleicht kennen Sie dieses Phänomen: Je länger Sie faul auf der Couch liegen, desto unwiderstehlicher scheint die Schokolade zu sein, die da in der Schublade liegt. Hoffentlich tut sie das, denn wenn sie direkt in Sichtweite liegen würde, wäre die Tafel wahrscheinlich längst verputzt. Idealerweise bleibt das zucker- und fettreiche Teil gleich im Supermarktregal und schafft es erst gar nicht in Ihre Wohnung. Stattdessen legen Sie Karotten, Gurken und Paprika in den Einkaufskorb. Die lassen sich – am besten in Streifen geschnitten – kalorienarm vorm TV wegknabbern.

Gerade wenn eine Herausforderung wie zum Beispiel eine Präsentation oder Prüfung hinter Ihnen liegt, ist die Naschgefahr am größten. Das belegt eine Studie der University of Alabama im amerikanischen Birmingham. Hierzu wurden 38 Studenten in zwei Gruppen aufgeteilt. Die eine Gruppe sollte sich nach einer Klausur schlichtweg 15 Minuten lang ausruhen, während die andere Gruppe ein ebenso langes Intervalltraining absolvierte. Danach waren alle zu einer „All you can eat"-Mahlzeit eingeladen. Zur Kontrolle hatte die gesamte Studiengruppe eine Woche zuvor einfach nur eine halbe Stunde relaxt, bevor es ans Futtern ging. Mit dem Ergebnis, dass die sportlichen Teilnehmer nach dem Test weniger Kalorien zu sich nahmen als nach der entspannten Situation. Hingegen aßen die Studenten ohne Bewegung nach der Klausur deutlich mehr Kalorien, als sie es eine Woche früher getan hatten. Natürlich lassen sich Präsentationen, Vorstellungsgespräche und hitzige (Job-)Debatten nicht vermeiden. Aber wenn Sie danach direkt ein Workout einplanen, gleicht das produzierte Laktat den gesunkenen Blutzuckerspiegel wieder aus – und das verhindert Futterattacken. So lautet zumindest der Erklärungsansatz der Forschungsleiter.

Lust auf weitere Tipps für den Süßkram-Verzicht? Kaufen Sie sich einen Spiegel! Laut einer Studie der University of Central Florida schmecken Kalorienbomben weniger gut, wenn sie vor einem Spiegel gegessen werden. Der Geschmack von gesunden Sachen wie zum Beispiel Obstsalat verändert sich hingegen nicht. Und wenn Sie schon mal im Möbelladen sind, gönnen Sie sich doch gleich auch einen höhenverstellbaren Schreibtisch (oder lassen Sie den von Ihrem Chef ordern). Wissenschaftler der University of Pittsburgh zeigten, dass der Wechsel aus Sitzen und Stehen – am besten alle 30 Minuten ausgeführt – deutlich mehr Kalorien verbraucht, als wenn Sie nur auf Ihrem Stuhl hocken. Außerdem sollten Sie auch beim Abnehmwunsch (nicht nur zur Regeneration der Muskeln, siehe Seite 12) länger schlafen. Beide Augen zuzudrücken hilft nämlich da-

Personalsache

Dessert oder kein Dessert? Das ist beim Restaurantbesuch oft die Frage. Untersuchungen der Friedrich-Schiller-Universität Jena und der Cornell University im amerikanischen Ithaca zufolge lautet die Antwort viermal so schnell „Ja, gerne!", wenn der Kellner oder die Kellnerin übergewichtig sind. Die Forscher vermuten, dass dann das schlechte Gewissen der Gäste kleiner ist. Was natürlich nicht heißen soll, dass Sie den Laden wechseln müssen, nur weil Ihre Bedienung ein paar Pfunde mehr auf den Rippen hat. Jedoch sollten Sie noch einmal mehr darüber nachdenken, warum Sie das Tiramisu oder die Pannacotta eigentlich bestellen.

Wichtiges Wunschfigur-Wissen

Handy-Diät

Durch regelmäßiges Training verbessert sich auch Ihre Haltung. Machen Sie diesen Effekt nicht wieder zunichte, indem Sie sich zu viel mit Ihrem Smartphone beschäftigen. Eine Studie der Daegu University in Südkorea zeigte: Wer mehr als vier Stunden pro Tag mit seinem Handy im Internet surft, Spiele spielt oder sich mit einer App beschäftigt, legt häufiger eine schlechte Haltung an den Tag. Die zeigt sich unter anderem in nach vorn gezogenen Schultern. Die Folge ist zum Beispiel ein schmerzender Nacken. Zudem atmen Handyjunkies laut der Untersuchung flacher als weniger aktive Smartphone-Nutzer, was den Stresspegel unnötig erhöht. Also: Um gut dazustehen, legen Sie das Gerät lieber öfter zur Seite.

bei, weniger zu wiegen. Eine Untersuchung der medizinischen Fachgesellschaft American Academy of Sleep Medicine ergab, dass weniger als 6,5 Stunden Schlaf pro Nacht dazu führen, sich schlechter zu ernähren und weniger zu bewegen. Anstatt die Augen länger zu schließen, wurden die Münder häufiger für fettreiches Essen geöffnet. Gemüse war dabei nur selten mit von der Partie.

Hier noch ein Hinweis: Weitere Ernährungsempfehlungen, die sich ganz speziell auf jede einzelne Problemzone beziehen, finden Sie in den Infotexten, die den jeweiligen Übungskapiteln vorangestellt sind.

Ihre Trainingspartner

Beim Bauch-Beine-Po-Training sind Sie bei den meisten Übungen nicht allein unterwegs. Für die Suche nach einem geeigneten Trainingspartner brauchen Sie aber weder eine App noch müssen Sie sich auf einer Datingplattform anmelden – diese Liebe ist schlichtweg käuflich. Sie finden alles, was Sie brauchen, beim (Online-)Sportfachhandel Ihres Vertrauens. Die folgende Übersicht zeigt, worauf Sie dabei achten sollten und warum sich die Kleingeräte-Investition überhaupt lohnt. Und natürlich kann auch ein Workout ohne Geräte enorm effektiv sein.

Das eigene Gewicht – und das Ihrer Freundin, Ehefrau, Kollegin, Schwester, Ihres Freundes, Mannes …

Ja, Sie haben richtig gelesen – für ein Rundum-Super-Workout kann es durchaus ausreichen, nur mit dem eigenen Körper zu trainieren. Schließlich bringen Sie ja auch Gewicht mit, und das in verschiedenen Winkeln und Positionen zu bewegen, trainiert die Muskeln ähnlich wie Hanteln & Co. Manchmal sind Sie mit dem sogenannten Eigengewichtstraining sogar besser dran, weil noch mehr Muskeln zusammenarbeiten müssen, um die Bewegung auszuführen und Sie gleichzeitig in Balance zu halten. Eine echte Challenge, deren man sich gar nicht bewusst ist. Auf diese Weise bereiten Sie sich quasi nebenbei darauf vor, den Alltag besser zu meistern. Zum Beispiel lassen Sie regelmäßige Kniebeugen leichter vom Stuhl aufstehen, einbeinig ausgeführt trainieren sie das Treppensteigen. Schließlich liegt Ihr Gewicht bei jeder Stufe auch nur auf einem Bein. Je kräftiger die entsprechenden Muskeln sind, desto seltener kommt es zu Ausgleichsbewegungen, die zu Fehlhaltungen und irgendwann zu Schmerzen führen können. Obendrein stehen Sie im doppelten Sinne besser da: Ausgeglichene Muskelverhältnisse sorgen für eine gute Haltung. Und Sie brauchen sich keine Gedanken darüber zu machen, wann Sie es das nächste Mal ins Fitnessstudio schaffen. Sie können ja immer und überall loslegen, wann und wo es gerade passt.

Dabei kann es nie schaden, auch das Gewicht einer Trainingspartnerin hinzuzuziehen. Nach einer Studie der Kansas State University in Manhattan verdoppeln sich mit einem Best Buddy die Länge und die Intensität eines Workouts – und damit natürlich auch die verbrannten Kalorien. Kein Wunder, schließlich will doch niemand vor dem anderen aufgeben. Und sich gegenseitig anzufeuern, wenn die Muskeln eh schon lange brennen, lässt die Flammen der Motivation lodern. Zudem sagt sich ein gemeinsam vereinbarter Trainingstermin wesentlich schlechter ab, als wenn es darum geht, „nur" sich selbst zu versetzen. Ein Tipp: Lassen Sie sich ruhig auch mal bei Solonummern unter die Arme greifen. Wenn jemand anderes Ihre Wiederholungen zählt, können Sie sich voll und ganz auf die Ausführung der Bewegung konzentrieren.

Neue Mitbewohner

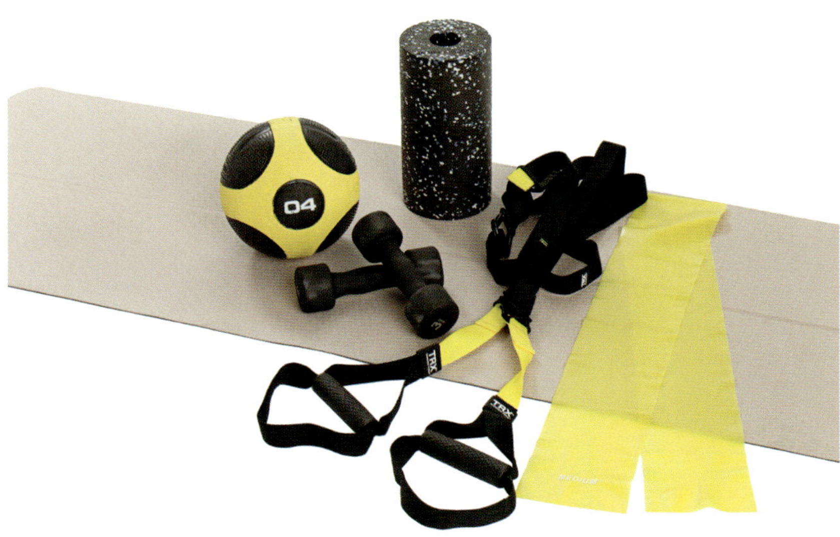

So kommt Schwung in die Bude: Ab sofort teilen Sie Ihre Wohnung mit einem Med-Ball, einem Schlingentrainer, einem Fitnessband, einer Faszienrolle und zwei Kurzhanteln. Zum Glück brauchen die kein eigenes Zimmer, eine kleine Ecke genügt. Und sollten Sie bereits einen Mitbewohner haben, spannen Sie ihn oder sie doch gleich mit zum Training ein. Für jede Problemzone gibt es auch Partnerübungen, die die doppelte Wirkung mit sich bringen.

Der Schlingentrainer

Bekannt unter Namen wie TRX, Vario- oder aeroSling lässt der Schlingentrainer Ihre Trainingserfolge auch auf kleinstem Raum nicht hängen. Dieses Gerät ist eine Konstruktion aus einem Gurtseil, das sich nach circa einem Fünftel der Gesamtlänge in zwei Stränge aufteilt. Diese enden jeweils in einem Griff, der meist mit einer Schlaufe kombiniert wird. Die Höhe der Griffschlaufe lässt sich über Kunststoff- oder Metallschieber beziehungsweise Knoten verstellen. Dank einer Karabineraufhängung oder eines Knotensystems können Sie den Schlingentrainer quasi überall anbringen: entweder zu Hause an einem Haken unter der Decke oder an einem starken Ast im Park. Zudem hakt sich das Gerät mit einer speziellen Querstrebe in jeden Türrahmen ein, sobald die Tür geschlossen ist. Diese Möglichkeit schränkt die Bewegungsfreiheit jedoch ein, da der Schlingentrainer für einige Übungen direkt über Ihnen hängen muss. Wie intensiv das Workout sein soll, bestimmen Sie selbst. So kann Ihre Körperhaltung die Übung deutlich erschweren – oder eben erleichtern. Denken Sie beispielsweise an eine Vorlage wie beim Durchhänger (siehe Seite 70): Mit den Händen in den Schlingen macht jeder Schritt nach hinten den Bewegungsablauf schwerer. Maximale Bauchspannung ist in jeder Position gefragt. Der Trainingseffekt beschränkt sich aber nicht nur auf die Kräftigung. Auch die Koordination – zum Beispiel beim Balanceakt (siehe Seite 152), wenn der hintere Fuß in der Schlaufe hängt – und die Kraftausdauer werden gefordert. Zusätzlich verbessert sich die Explosivität, da sich Sprünge mit einer Unterstützung durch die Arme intensivieren lassen. Und auch in Sachen Energieverbrauch punktet der

Schlingentrainer enorm. Wegen des geforderten Ganzkörpereinsatzes ist eine halbe Stunde Training etwa mit einer Dreiviertelstunde Joggen vergleichbar.

Steckbrief Schlingentrainer

Maximallänge: zwischen 3,2 und 3,3 Metern

Minimallänge: zwischen 1,55 und 1,9 Metern

Gewicht: von 600 bis 770 Gramm

Material: Moosgummi, teilweise mit Aluminiumkern (Griffe), Nylon (Seile)

Belastbarkeit: von 120 bis 180 Kilo

Beanspruchte Muskulatur: Jede, grundsätzlich gilt jedoch: Egal für welche Partie Sie eine Übung ausführen, die Rumpfmuskeln stehen dabei immer unter Hochspannung.

Unterschiede: Bei einigen Schlingentrainern lassen sich die Stränge einzeln justieren – gut für Fortgeschrittene –, bei anderen lassen sich nur beide zusammen verstellen.

Die Kurzhanteln

Kurzhanteln gibt es entweder „am Stück" oder als Set mit kurzer Stange und Wechselscheiben. Letztere haben den Vorteil, dass sie sich Ihrer wachsenden Kraft anpassen, sind jedoch etwas teurer. Für die ersten straffen Erfolge sind die festen Größen ausreichend und sie nehmen außerdem nicht so viel Platz weg. Ein großer genereller Vorteil der Kurzhantel ist ihre Ergonomie – der Schwerpunkt liegt genau in der Hand. Auf diese Weise lassen sich einzelne Muskeln sehr gezielt ansteuern. Obendrein können auch Anfänger das Gewicht beim Krafttraining gut kontrollieren. Was aber nicht heißen soll, dass Kurzhanteln nur kurz, also bis zu den ersten Trainingsfortschritten, benutzt werden können. Im Vergleich zu einer Langhantel sind beim Einsatz von Kurzhanteln (zum Beispiel bei den langen Kniebeugen auf Seite 166) mehr kleine Muskeln gefragt, die den Bewegungsablauf kontrollieren müssen. Zudem werden beide Arme dazu animiert, gleich hohen Einsatz zu zeigen – an der Langhantel kann die stärkere Seite die schwächere ausgleichen. Training-to-go ist mit Kurzhanteln übrigens gar kein Problem, sie sind leicht verstaut und lassen sich nahezu überallhin mitnehmen. Es gibt sogar Modelle, die sich mit Wasser befüllen lassen und leer in jede Reise- und fast jede Handtasche passen.

Steckbrief Kurzhanteln

Länge: zwischen 30 und 40 Zentimetern

Gewicht: Kurzhanteln gibt es in diversen Abstufungen von 0,5 bis 50 (!) Kilo.

Material: Je nach Hersteller wird Chrom, Gummi, Stahl, Eisen oder Kunststoff verwendet.

Beanspruchte Muskulatur: Vor allem der Oberkörper, aber auch Bein- und Po-Übungen sind möglich.

Der Med-Ball

Der Medizinball (der kürzere und coolere Name lautet Med-Ball) heißt so, als ob es ihn nur auf Rezept gäbe, weil er schon seit über 150 Jahren für eine heilende Wirkung (zum Beispiel bei Übergewicht) steht. Kein Wunder, Dr. med. Ball spricht mit einer Bewegung meistens mehrere Muskelgruppen gleichzeitig an und macht Sie damit fit für Alltagsaufgaben wie das Tragen einer Wasserkiste. Obendrein stärkt das Tool Ihr Herz-Kreislauf-System, gerade wenn viele, schnell hintereinander ausgeführte Wiederholungen anstehen. Der Grund für seine herausfordernde Art ist sein Innenleben. Im Vergleich zu anderen Bällen verfügt er über einen Kern, der den Med-Ball schwerer als seine runden Kollegen vom Fuß-, Hand- oder Volleyball rüberkommen lässt. Mittlerweile gibt es nicht mehr nur die klassischen Ledermodelle, die Sie vielleicht noch aus dem Schulsport kennen. Teilweise erinnern neue Kunststoffvarianten an einen Basketball und punkten – je nach Hersteller – mit geringen bis starken Bounce-, also Rückpralleigenschaften. Sogenannte Slamballs sehen zwar aus wie ein Med-Ball, bleiben aber nach der Landung direkt liegen. Egal ob der Ball wieder zu Ihnen zurückspringt oder nicht – vorher mussten Sie Ihre Bauch- und Rückenmuskulatur unter Spannung setzen, um ihn überhaupt tragen zu können, und dieser Effekt ist der große Vorteil des kleinen Runds. Kommen Werfen und Fangen hinzu, ist auch Ihr Reaktions- und Koordinationsvermögen gefordert. Zudem eignet sich die Kugel für die Optimierung der Schnell- und Explosivkraft, zum Beispiel, indem Sie Strecksprünge (siehe Seite 81) mit ihr ausführen. Übrigens ist der Med-Ball ein perfekter Trainingsbegleiter für Partnerübungen, Sie finden in diesem Buch für jede Problemzone die besten Beweise. Falls Sie noch keinen Med-Ball haben, sollten Sie ihn vorm Kauf unbedingt in die Hand nehmen. Den größten Unterschied macht neben dem Material nämlich die Oberflächenstruktur aus. Je stärker diese geriffelt beziehungsweise genarbt ist, desto besser haben Sie das Tool im Griff. Testen Sie zudem die Sprungeigenschaft. Es gibt auch Medizinbälle mit Griffen, die die Einsatzmöglichkeiten erweitern. In der Regel werden die Bälle größer, je schwerer sie sind. Zudem kennzeichnen unterschiedliche Farbelemente oder Zahlen die Gewichtsstufen. Am besten genehmigen Sie sich gleich zwei oder mehr Größen, um in puncto Trainingsfortschritt am Ball zu bleiben.

Steckbrief Med-Ball

Durchmesser: zwischen 19,5 und 34 Zentimetern

Gewicht: von 0,5 bis 20 Kilo, üblich sind jedoch Bälle bis 10 Kilo

Material: Gummi, (Kunst-)Leder oder PVC

Füllung: Baumwolle, Korkgranulat, Kunsthaar, Luft, PVC oder Sand

Beanspruchte Muskulatur: vor allem der Rumpf

Das Fitnessband

Mit einem Fitness-, Dehn- oder Übungsband haben Sie es jederzeit in der Hand, etwas für Ihre Beweglichkeit und knackigen Konturen zu tun. Das wichtigste Merkmal eines Fitnessbands ist seine Elastizität. Es gibt die Bänder in verschiedenen Farben. Die stehen für unterschiedliche Widerstandsstufen und geben an, wie viel Kraft für eine Ausdehnung des Bands gebraucht wird. So müssen Sie zum Beispiel mit einem gelben Thera-Band etwas mehr als ein Kilo Kraft aufwenden, um es auf das Doppelte seiner

Wichtiges Wunschfigur-Wissen

Ausgangslänge zu ziehen. Bei einem goldenen Band desselben Herstellers hingegen sind für die gleiche Leistung rund zehn Kilo Kraft gefordert. Die Widerstandsstärke des Bands sollte also zu Ihrem Fitnesszustand und -vorhaben passen. Für Einsteiger empfiehlt es sich, nicht gleich die goldene Variante zu kaufen. Zudem dürfen Sie nicht vergessen, dass zum Beispiel die Beinmuskeln stärker sind als beispielsweise der Bizeps – die Bandstärke muss also wie das Hantelgewicht zur jeweiligen Muskelgruppe passen. Idealerweise gönnen Sie sich mehrere Bänder, in der Regel reichen zwei bis drei. Übrigens müssen Sie trotz Latexallergie nicht auf ein Fitnessband-Workout verzichten, es gibt die Bänder auch in einer latexfreien Variante aus Kunststoff, die die gleichen Eigenschaften wie der Naturkautschuk aufweist. Beide Arten von Bändern sind auch als Rolle zu haben, sodass Sie die Bandlänge selbst bestimmen können. Ein Tipp: Reinigen Sie das Band regelmäßig mit lauwarmem Wasser und Seife. Danach sollte es an der Luft trocknen und mit handelsüblichem Babypuder eingepudert werden – das verlängert seine Lebensdauer.

Steckbrief Fitnessband

Länge: zwischen 1,20 und 3 Metern

Gewicht: von 5 bis 200 Gramm

Durchmesser: zwischen 7,5 und 15 Zentimetern

Material: Latex (Naturkautschuk) oder Kunststoff

Beanspruchte Muskulatur: der gesamte Körper

Der Step

Die „Stufe", auch Step Board oder Stepbrett genannt, kennen Sie vielleicht aus dem Step-Aerobic-Kurs im Fitnessstudio. Das längliche, auf drei Höhen verstellbare Gerät eignet sich jedoch nicht nur fürs Ausdauer-Workout. Es hilft Ihnen auch bei straffen Zielen, die nächste Stufe zu erreichen – einfach, indem Höhenunterschiede überwunden werden müssen. Wie hoch Sie hinauswollen, können Sie selbst entscheiden. Anfänger tun sich bei den meisten Übungen auf der niedrigsten Stufe leichter. Für manche Übungen ist es jedoch zwingend notwendig, die hohe Einstellung zu wählen, weil der Abstand zum Boden wichtig ist. Achten Sie unbedingt auf einen stabilen Stand des Steps, legen Sie also kein Handtuch unter. Zudem sollte der Boden trocken und staubfrei sein. Alternativ können Sie für Ihr Bauch-Beine-Po-Workout eine klassische Trainingsbank (diese ist jedoch teurer und braucht deutlich mehr Platz)

Steckbrief Step

Länge: zwischen 65 und 110 Zentimetern

Breite: zwischen 25 und 40 Zentimetern

Höhe: Stufe 1 zwischen 11 und 15 Zentimetern, Stufe 2 zwischen 15 und 20 Zentimetern sowie Stufe 3 zwischen 21 und 25 Zentimetern

Gewicht: von 3 bis 8,5 Kilo

Material: Kunststoff

Belastbarkeit: von 100 (Stufe 3) und 250 Kilo (Stufe 1)

Beanspruchte Muskulatur: der gesamte Körper, besonders aber Beine und Po

oder eine stabile (!) Kiste benutzen. Für manche Übungen reicht auch eine (breite) Treppenstufe aus.

Die Faszienrolle

Ständig auf der Rolle zu sein, macht richtig locker – bei der Mobilisation und bei der Regeneration ist die Faszienrolle (auch bekannt unter den Begriffen Blackroll, Foam Roller oder Massagerolle) aus dem Trainingsbereich heute nicht mehr wegzudenken. Zu Recht, denn ihr ganz großer Pluspunkt ist es, dass sie Do-it-yourself-Massagen ermöglicht. Und das, ohne schwere Geschütze aufzufahren, da sie aus einem Schaumstoff-Gemisch hergestellt wird. Der Massageeffekt beziehungsweise dessen Intensität wird über die Schaumstoffdichte, die Größe der Aussparung im Inneren und die Oberflächenstruktur bestimmt. Einige Faszienrollen haben beispielsweise Noppen. Diese lassen eine weichere Massage zu, als eine ganz glatte, feste Struktur es tut.

Wie es zu dem Massageeffekt kommt, ist schnell erklärt: Jeder Muskel und jede Muskelgruppe ist von einer dünnen Schicht überzogen, dem myofaszialen Gewebe. Stundenlanges Sitzen und hohe Belastungen lassen diese sogenannte Faszie (siehe das Schaubild auf Seite 224) verkleben und austrocknen, was die muskuläre Leistungsfähigkeit herabsetzt. Das merken Sie nicht nur an schlechten oder stagnierenden Fortschritten im Training, auch Rücken- oder Knieschmerzen sowie eine gewisse Steifheit im Alltag gehören zu den Folgen. Regelmäßiges Überrollen löst die Verklebungen und hält das Gewebe geschmeidig – ein guter Schutz vor Verletzungen! Zudem reduziert es nach dem Workout die Muskelkaterwahrscheinlichkeit und verkürzt die Regenerationszeit. Gerade bei (oder zur Prävention vor) schmerzhaften Verspannungen hilft es, die betroffenen Partien täglich mit der Faszienrolle zu beglücken. An dieser Stelle sei ehrlicherweise gesagt: Während der Behandlung heißt es, die Zähne zusammenzubeißen. Aber der Schmerz wird mit jeder Runde weniger. Und das entspannte Gefühl danach belohnt fürs Durchhalten. Bitte beachten Sie: Bei akuten Entzündungen oder gar Knochenbrüchen hat die Faszienrolle definitiv Pause. Damit die Rolle selbst fit bleibt, verwenden Sie bei der Reinigung auf keinen Fall säurehaltige Mittel. Diese würden die Rollenoberfläche angreifen und gegebenenfalls zerstören. Ein ganz normaler Generalreiniger tut es allemal.

Steckbrief Faszienrolle

Länge: rund 30 Zentimeter

Durchmesser: zwischen 13,5 und 15 Zentimetern

Gewicht: von 120 bis 700 Gramm

Material: Schaumstoff

Belastbarkeit: mindestens bis 120, bei einigen Modellen bis 250 Kilo

Beanspruchte Muskulatur: Der Schwerpunkt liegt auf der Massage der Faszie.

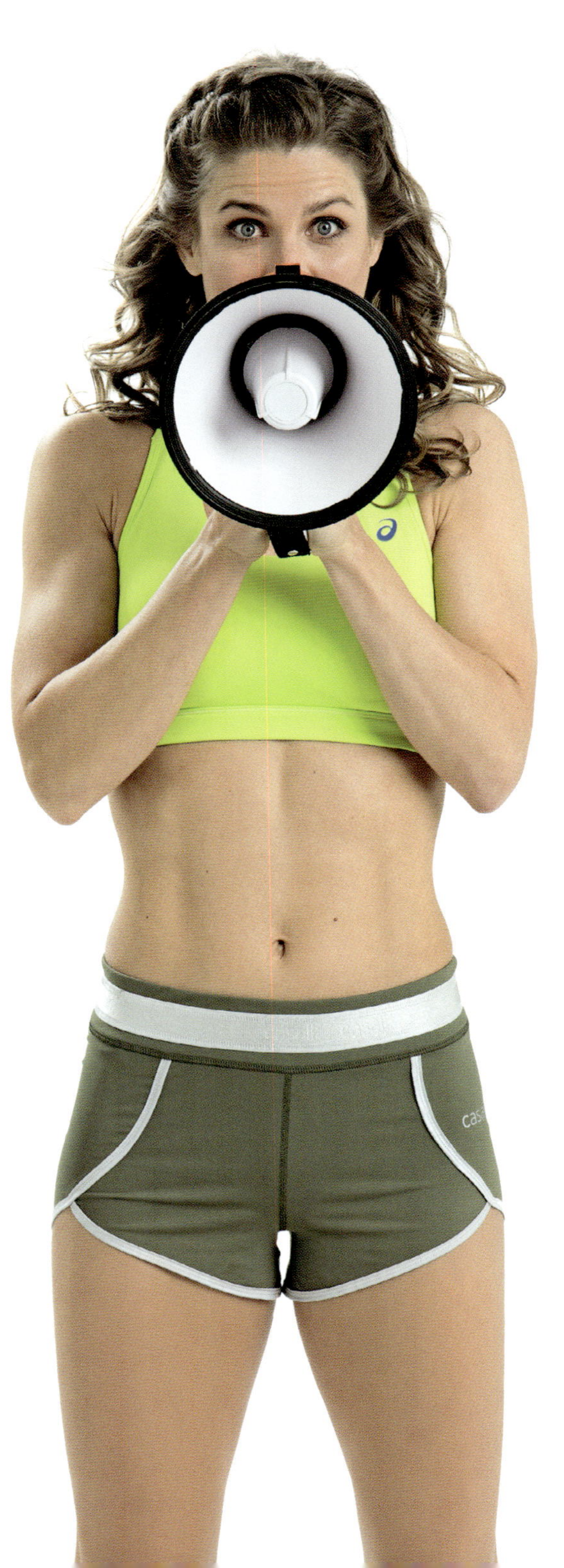

Kapitel 2

Jetzt aber ran ans BBP-Training!

Auf geht's, bringen Sie sich in Startposition für die Übungen, die die Welt der Top-Figuren wirklich braucht! Egal, ob Sie Ihren Bauch, die Beine, den Po oder vielleicht auch alle drei Partien zusammen trainieren und dabei mit oder ohne Gerät(e) aktiv sein möchten – auf den nächsten Seiten ist garantiert etwas für Sie und Ihr Figurziel dabei! Fehlen wird es Ihnen dabei höchstens an Langeweile. Sie werden überrascht sein, auf wie viele verschiedene Arten und Weisen sich dieselben Muskelgruppen trainieren lassen.

Jetzt aber ran ans BBP-Training!

Der Umgang mit den Übungen

Bevor Sie loslegen, sollten Sie wissen, dass bei den Übungsbeschreibungen keine Wiederholungsangaben zu finden sind. Und das hat einen guten Grund: Wie oft eine Bewegung ausgeführt werden soll, hängt von dem jeweiligen Workout ab. Faktoren wie das gesetzte Ziel, die Anzahl der anderen Übungen und das persönliche Trainingslevel spielen eine wichtige Rolle. Wenn Sie eine Bewegung unbedingt einzeln ausführen möchten, gilt folgende Faustregel: Sobald die Muskeln brennen, legen Anfänger noch zwei, Fortgeschrittene fünf weitere Wiederholungen drauf. Eine saubere Technik ist dabei Prio Nummer eins. In dem Moment, in dem sich (auch nur kleine) Fehler einschleichen, gönnen Sie sich eine Pause. Die Gefahr, sich zu verletzen, ist sonst zu groß.

Lesen Sie den meistens in mehrere Schritte aufgeteilten Anleitungstext und werfen Sie auch einen Blick auf die Infos neben den kleinen Pfeilen in den Übungsbildern. Diese weisen noch einmal auf wichtige Details hin, auf die Sie bei der Ausführung achten sollten. Falls Ihnen die im Bild gezeigte Variante zu schwer erscheint, führen Sie einfach die unter dem Punkt „Zum Kennenlernen" beschriebene Alternative aus. Und bevor Sie eine Übung nur noch gähnend umsetzen, nutzen Sie die Version „Zur Steigerung". Es gibt auch Übungen mit Partnerin, dort erfahren Sie zusätzlich, wie der Ablauf der Übung „Im Alleingang" aussieht – falls Ihre Trainingspartnerin doch mal verhindert ist. Und hinter dem Stichwort „Bonuseffekt" versteckt sich die Info, welche weiteren Vorteile der jeweilige Move hat. So können Sie beispielsweise Ihr Balancegefühl oder Ihr Koordinationsvermögen optimieren, auch Ihre Haltung und Ihre Sprungkraft profitieren in einigen Fällen und gelegentlich dehnt eine Kraftübung gleichzeitig eine andere Körperpartie.

Top-Technik dank Filmstar-Auftritt

Am Anfang sind Sie sich vielleicht unsicher, ob Sie die Übungen wirklich richtig ausführen. Verständlich, schließlich müssen Sie auf viele Dinge gleichzeitig achten und zunächst ein Gespür dafür entwickeln, wie sich die Bewegung anfühlt. Auch wenn es naheliegt und im Fitnessstudio quasi kein Weg daran vorbeiführt: Schauen Sie beim Training nicht in den Spiegel. Denn sobald Sie zur Überprüfung den Blick aufrichten, geht die korrekte Körperhaltung leicht verloren. Den Check-up sollten Sie lieber Ihrem Handy überlassen. Bitten Sie jemanden, Sie bei der Übungsausführung zu filmen, oder stellen Sie das Gerät so auf, dass Sie sich selbst aufnehmen können. Auf diese Weise haben Sie hinterher genug Zeit, die Feinheiten zu analysieren und Ihre Technik beim nächsten Mal dementsprechend zu verbessern.

Gut angezogen

Bei der Wahl des Trainingsoutfits sollten Sie darauf achten, dass Sie Hose und Shirt in der Bewegung nicht behindern. Darum ist der Schlabberlook fürs Workout eher ungeeignet, auch weil Sie im Video hinterher nicht genau erkennen können, was Arme und Beine tun. Natürlich muss es keine sündhaft teure, super-fancy Sportkleidung sein. Aber wenn Sie sich in Ihrem Outfit unwohl fühlen, trainieren Sie auch nicht gern. Daher kann es schon sinnvoll sein, ein paar Euros zu investieren. Bei den Schuhen sollten Sie hingegen nie Kompromisse eingehen. Achten Sie darauf, dass Sie damit stabil stehen können und auch dann noch Halt haben, wenn es hoch beziehungsweise heiß hergeht. Steht eine ruhigere Einheit ohne Sprünge an, dürfen Sie ruhig barfuß trainieren. Gerade bei den Übungen auf der Faszienrolle profitieren die Fußmuskeln von der Unten-ohne-Variante.

Zu krank fürs Training?

Wenn Ihre Nase mal verschnupft auf die kühlen Außentemperaturen oder die gerade grassierende Grippewelle reagiert, müssen Sie Ihr Workout nicht gleich in den Wind schreiben. Solange eine freie Atmung möglich ist, sind selbst anstrengendere Einheiten in Ordnung. Können Sie wegen der verstopften Nasenlöcher jedoch nur noch durch den Mund atmen, haben Bakterien leichtes Spiel – und das erhöht das Risiko, richtig krank zu werden. Wählen Sie dann lieber ein ruhiges Workout. Bei gelb-grünem Schnupfen sollten Sie ganz pausieren, und zwar so lange, wie es Ihnen der Arzt empfiehlt. Ähnliches gilt für Husten: Sobald sich farbiges Sekret zeigt oder das Übel von der Lunge kommt, ist Sport tabu.

Auch starke Kopfschmerzen sind ein K.-o.-Kriterium fürs Training. Migränepatientinnen denken bei einem Anfall sowieso nicht ans Sporttreiben. Bei Spannungskopfschmerzen ist ein intensives Bauch-Beine-Po-Workout ebenfalls keine gute Idee. Hohe Belastungsspitzen verstärken die Beschwerden, anstatt sie zu lindern. Tauschen Sie die Einheit in diesem Fall gegen eine lockere Walking-Runde. Ein Fuß sollte dabei immer auf dem Boden bleiben, da beim Laufen die Stoßbelastung die Wirbelsäule hochkriecht, was dem eh schon verspannten Nacken nicht guttut. Leiden Sie unter Gliederschmerzen, starten Sie erst gar nicht. Der Grund dafür ist der gleiche wie bei dem Gefühl, in Watte gepackt zu sein oder zu glühen. Alle Symptome deuten dann darauf hin, dass Ihr Körper mit einem Virus beschäftigt ist. Wenn Sie ihn zusätzlich mit Sport belasten, ist die Wahrscheinlichkeit größer, dass sich der Organismus letztlich geschlagen geben muss und Sie krank werden.

Sportabstinenz und Schwangerschaft

Auch wenn Sie sich generell gesund fühlen, sollten sich absolute Einsteigerinnen für den Trainingsstart grünes Licht vom Arzt holen. Das gilt auch, wenn eine lange Sportpause hinter Ihnen liegt, gerade wenn Sie verletzt oder schwanger waren. Apropos Schwangerschaft: Ob Sie mit Babybauch an Ihrer Bestform arbeiten dürfen, entscheidet im ersten Schritt Ihr Frauenarzt und im zweiten vor allem Ihr Bauchgefühl. Im Zweifel verlegen Sie Ihr Training lieber auf die Zeit nach der Geburt (und dem Rückbildungskurs!) und nutzen bis dahin die speziellen Angebote für zukünftige Mamis.

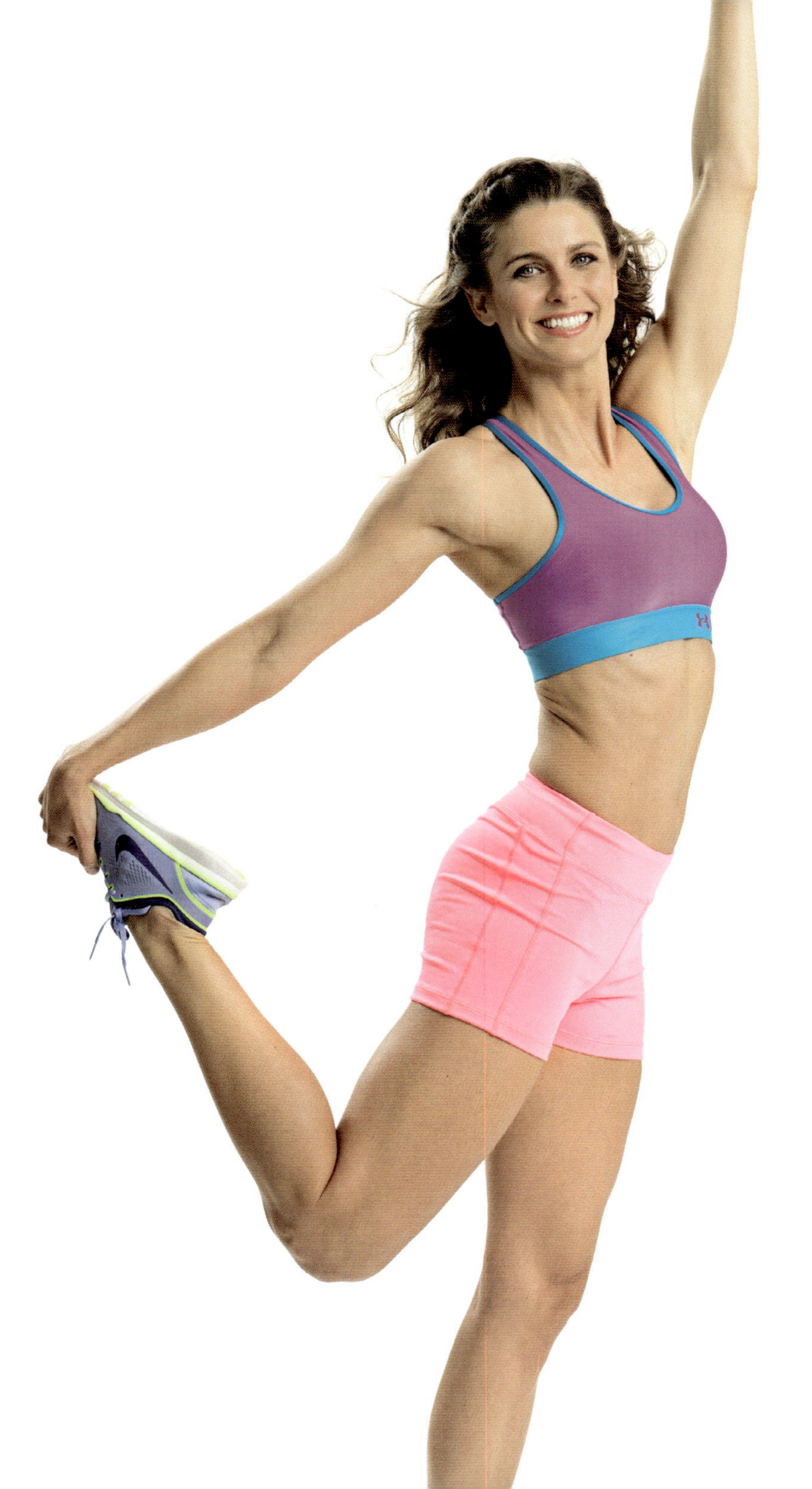

Kapitel 2.1

Warm-ups mit Wow-Effekt

Jetzt geht's heiß her! Die Übungen auf den folgenden Seiten sorgen dafür, dass Sie schön ins Schwitzen kommen und dadurch bestens auf das folgende Training vorbereitet sind. Schließlich senkt ein solides Aufwärmen das Verletzungsrisiko und lässt den Spaß an der Bewegung dazu proportional ansteigen. Gönnen Sie sich also den Sprung in eine bessere Performance, indem Sie jedes Workout mit einem Warm-up starten. Die passenden Moves gibt's hier!

Das Must-have jeder Trainingssaison

Zugegeben, es klingt sehr verlockend, einfach direkt ins Training einzusteigen und das Warm-up zu überspringen. Spart ja schließlich Zeit und langweilig sind die Übungen obendrein meistens auch noch ... stopp! Bitte starten Sie nie unaufgewärmt in ein Workout! Auch wenn Sie gerade mit dem Fahrrad gefahren sind oder sich vom Treppensteigen erhitzt fühlen. Selbst höhere Außentemperaturen sind kein Grund, das Aufwärmen ausfallen zu lassen. Denn so ein „Vorspiel" bringt mehr, als Sie sich wahrscheinlich vorstellen können. Zum Beispiel stellt es Ihren Kopf auf die bevorstehende Belastung ein. Gedanken an den Job oder der Streit mit dem Nachbarn haben im Training nämlich nichts verloren. Sie müssen sich voll und ganz auf die Übungsabläufe fokussieren, sonst wird aus einer kleinen Unachtsamkeit schnell eine (große) Zerrung oder gar Verletzung. Ein Warm-up hilft Ihnen zudem dabei, sich besser konzentrieren und reagieren zu können. Obendrein kommt der Kreislauf in Schwung, der Sie auf seiner Talfahrt beinahe davon abgehalten hätte, überhaupt zu trainieren. Und mit ihm steigt auch die Herzfrequenz und die Atmung wird schneller. Beides begünstigt, dass mehr Sauerstoff im Blutkreislauf kursiert, wodurch Ihre Leistungsfähigkeit zunimmt. Vor allem die Muskeln freuen sich über die gute Versorgung und durch das Plus an Wärme – sportliche Action lässt die Körpertemperatur um ein bis zwei Grad steigen – werden Bizeps, Quadrizeps & Co. geschmeidiger. Ein weiterer Vorteil liegt in der gewonnenen Stabilität. Wo kommt die denn her? Ganz einfach: Durch die stetig steigende Belastung saugt sich der Gelenkknorpel mit immer mehr Gelenkschmiere (siehe das Schaubild unten) voll, was das Gelenk viel stabiler macht. Sie knicken also nicht so leicht um – und daher mit Ihren sportlichen Vorhaben auch mental nicht so schnell ein. Also, nehmen Sie sich die paar Minuten. Auf den folgenden Seiten finden Sie die passenden Warm-up-Übungen, die mit Langeweile so gar nichts zu tun haben.

Starker Zusammenhalt

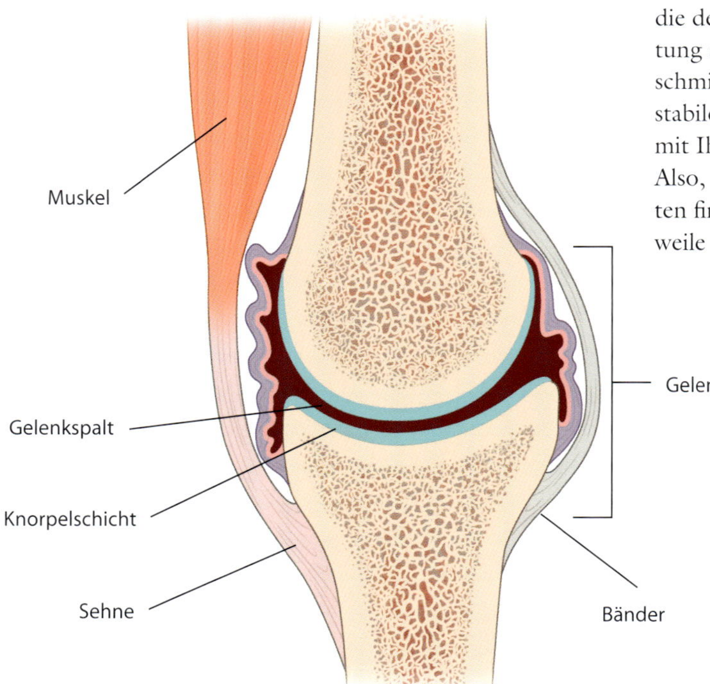

Gelenke sorgen für einen flexiblen Zusammenhalt unter den Knochen. Damit diese von Reibereien ferngehalten werden, sind ihre Enden mit einer Knorpelschicht überzogen und von einer schützenden Gelenkkapsel umgeben. Damit sich die beiden Knorpelschichten nicht zu nah auf die Pelle rücken – also der Gelenkspalt zwischen ihnen zu klein wird –, sorgt eine zähflüssige, sich ständig erneuernde Gelenkschmiere für ausreichend Puffer und Futter. Zu ihrem Job zählt nämlich auch die Nährstoffversorgung der Knorpel und die Beseitigung von Abbauprodukten.

Storchengang

AKTIVIERT: die Hüftbeuger

BONUSEFFEKT: Haltungsschulung, Balancetraining

A

- Nehmen Sie einen hüftbreiten Stand ein. Ihr Oberkörper ist aufrecht, der Blick geht nach vorn. Verlagern Sie Ihr Gewicht auf den rechten Fuß und heben Sie das linke Knie bis auf Brusthöhe an. Umfassen Sie das Knie mit beiden Händen und ziehen Sie es noch etwas näher an den Körper. Das rechte Bein ist gestreckt. Setzen Sie den linken Fuß mit einem großen Schritt nach vorn ab – der Oberkörper bleibt aufrecht –, um …

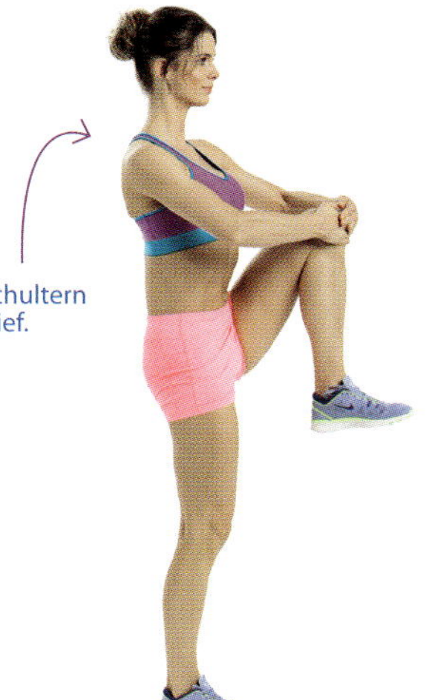
Die Schultern
sind tief.

B

- … direkt das rechte Knie auf Brusthöhe anzuheben. Wiederholen Sie die Übung in einer flüssigen Bewegung.

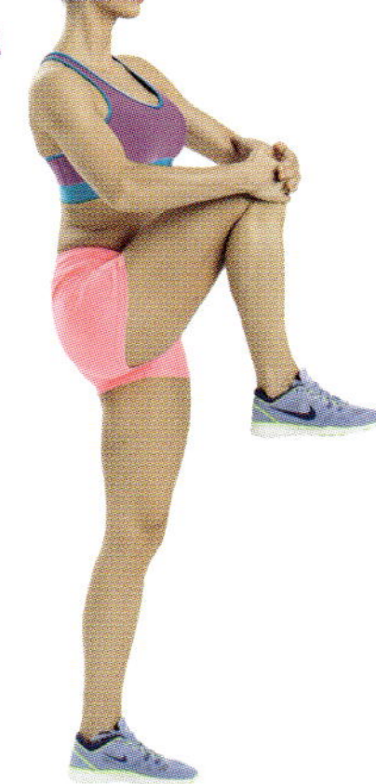
Der Oberkörper bleibt aufrecht.

Zum Kennenlernen: Beugen Sie das Standbein leicht, um die Balance besser halten zu können.

Zur Steigerung: Führen Sie die Übung nach der Hälfte der vorgegebenen Wiederholungen rückwärts aus.

Fersengang

AKTIVIERT: Waden, Fußgelenke

BONUSEFFEKT: Balancetraining

A

- Nehmen Sie eine Schrittstellung ein, der linke Fuß ist vorn. Heben Sie nun die gestreckten Arme bis auf Schulterhöhe nach vorn an und legen Sie die Hände locker übereinander. Der Bauch ist angespannt. Lösen Sie beide Vorfüße vom Boden und verlagern Sie Ihr Gewicht auf die Fersen. Setzen Sie aus dieser Position heraus …

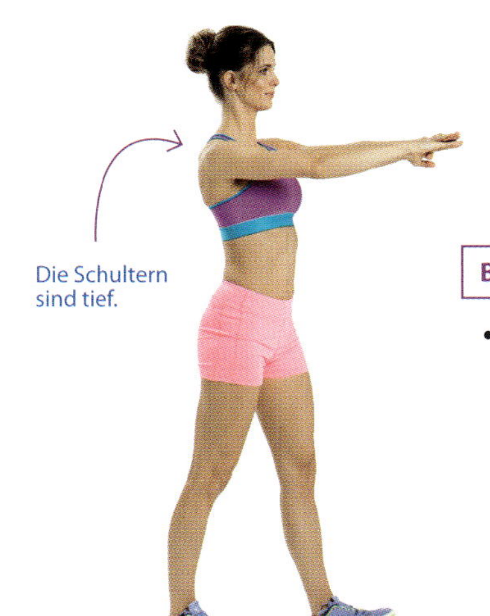
Die Schultern
sind tief.

B

- … den rechten Fuß einen Schritt nach vorn, ohne den Vorfuß absinken zu lassen. Machen Sie anschließend den gleichen Schritt mit dem linken Fuß. Bewegen Sie sich auf diese Weise schrittweise vorwärts.

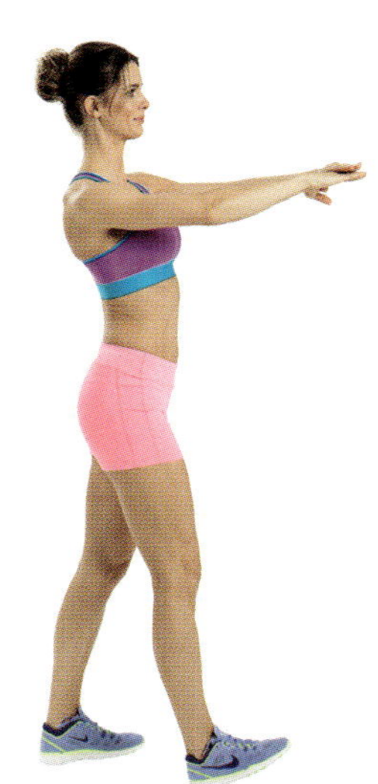

Zum Kennenlernen: Setzen Sie den Vorfuß nach einigen Wiederholungen kurz auf dem Boden auf.

Zur Steigerung: Führen Sie die Übung nach der Hälfte der vorgegebenen Wiederholungen rückwärts aus.

Hüftmobilisation

AKTIVIERT: die Hüftbeuger

BONUSEFFEKT: Balancetraining

A

- Nehmen Sie einen hüftbreiten Stand ein und stützen Sie die Hände in die Hüften. Verlagern Sie Ihr Gewicht auf den rechten Fuß und heben Sie das linke Knie nach vorn bis auf Hüfthöhe an. Der linke Fuß ist leicht angezogen.

B

- Drehen Sie das linke Knie nun auf Hüfthöhe zur Seite und …

C

- … senken Sie dann das linke Bein seitlich wieder ab, aber ohne den Fuß abzusetzen. Führen Sie das linke Knie über die vordere Position erneut auf Hüfthöhe. Wiederholen Sie den Ablauf in einer fließenden Bewegung. Sind alle vorgegebenen Wiederholungen geschafft, führen Sie die Übung erst in die andere Richtung, dann mit dem rechten Bein aus.

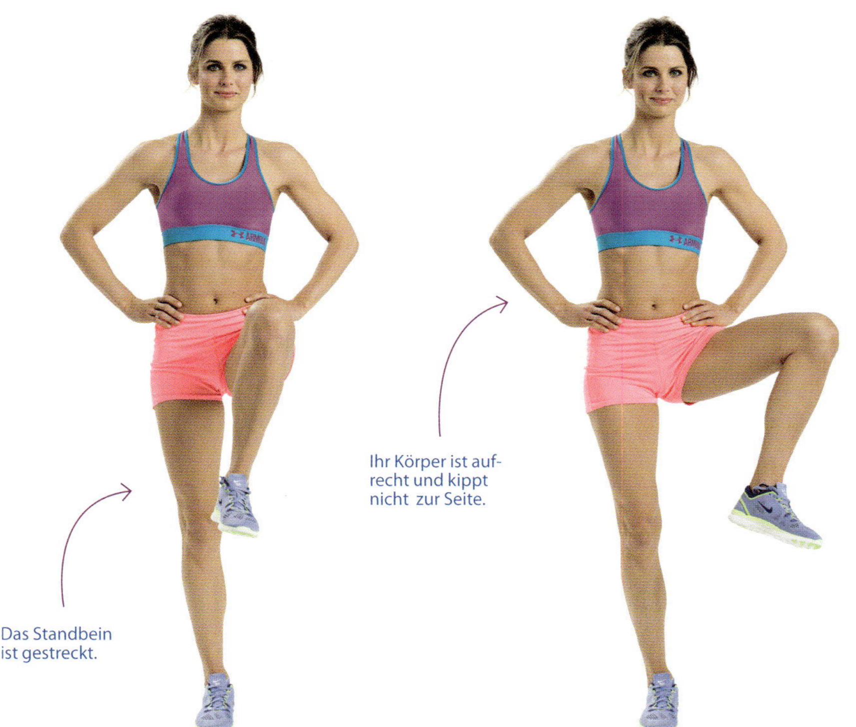

Ihr Körper ist aufrecht und kippt nicht zur Seite.
Das Standbein ist gestreckt.

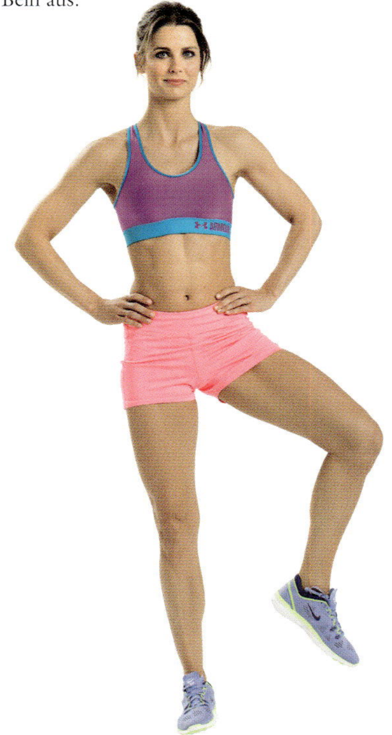

Zum Kennenlernen: Halten Sie sich mit der – zum arbeitenden Bein gegengleichen – Hand an einem stabilen Gegenstand fest.
Zur Steigerung: Schließen Sie die Augen.

Side to Side

AKTIVIERT: die Beine

BONUSEFFEKT: Koordinationstraining

A

- Stellen Sie sich mit geschlossenen Füßen hin. Beugen Sie die Beine leicht, schieben Sie den Po etwas nach hinten und lehnen Sie den Oberkörper mit geradem Rücken nach vorn. Der Bauch ist angespannt. Pressen Sie die Handflächen mit angewinkelten Armen auf Brusthöhe zusammen. Die Finger zeigen nach oben, die Ellbogen zur Seite.

B

- Verlagern Sie Ihr Gewicht auf den linken Fuß und führen Sie den rechten Fuß mit gestrecktem Bein zur Seite. Lassen Sie nur die Fußspitze auftippen. Strecken Sie gleichzeitig die Arme schräg zur Seite, sodass sie ein umgekehrtes V bilden.

C

- Schließen Sie die Beine wieder und stellen Sie den rechten Fuß direkt neben dem linken ab. Pressen Sie dabei die Handflächen erneut auf Brusthöhe zusammen. Verlagern Sie nun Ihr Gewicht auf den rechten Fuß und strecken Sie das linke Bein zur Seite aus. Tippen Sie nur mit der Fußspitze kurz auf und öffnen Sie Ihre Arme wieder zum umgekehrten V. Wiederholen Sie die Übung in einem zügigen Tempo.

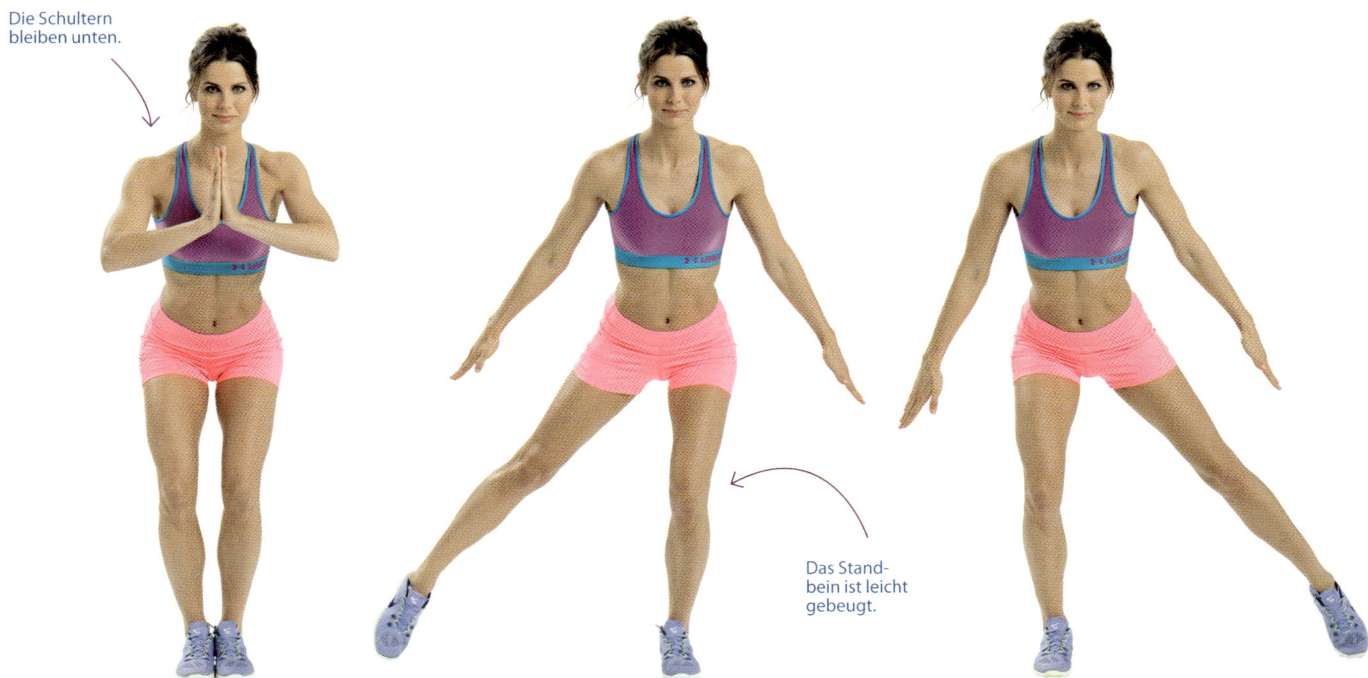

Die Schultern bleiben unten.
Das Standbein ist leicht gebeugt.

Zum Kennenlernen: Reduzieren Sie das Tempo.

Zur Steigerung: Wechseln Sie die Beinstellung mit einem kleinen Sprung.

Repeater

AKTIVIERT: Beine, Po

BONUSEFFEKT: Balancetraining, Haltungsschulung

A

- Nehmen Sie eine Schrittstellung ein, der linke Fuß ist vorn. Lehnen Sie den Oberkörper mit geradem Rücken leicht nach vorn und beugen Sie das linke Bein. Achten Sie darauf, das Knie nicht über die Zehen hinauszuschieben. Setzen Sie gleichzeitig den rechten Fuß mit gestrecktem Bein ein Stück nach hinten und stellen Sie nur die Zehen auf. Heben Sie dabei die gestreckten Arme schräg nach oben an.

B

- Führen Sie das rechte Knie bis auf Hüfthöhe. Strecken Sie dabei das linke Bein, richten Sie sich auf und führen Sie die gestreckten Arme über die Seite hinter Ihren Körper. Setzen Sie den rechten Fuß direkt zu Position A nach hinten ab und heben Sie die Arme wieder nach vorn oben an. Führen Sie die Übung zügig aus. Wenn Sie alle vorgegebenen Wiederholungen geschafft haben, ist das linke Bein dran.

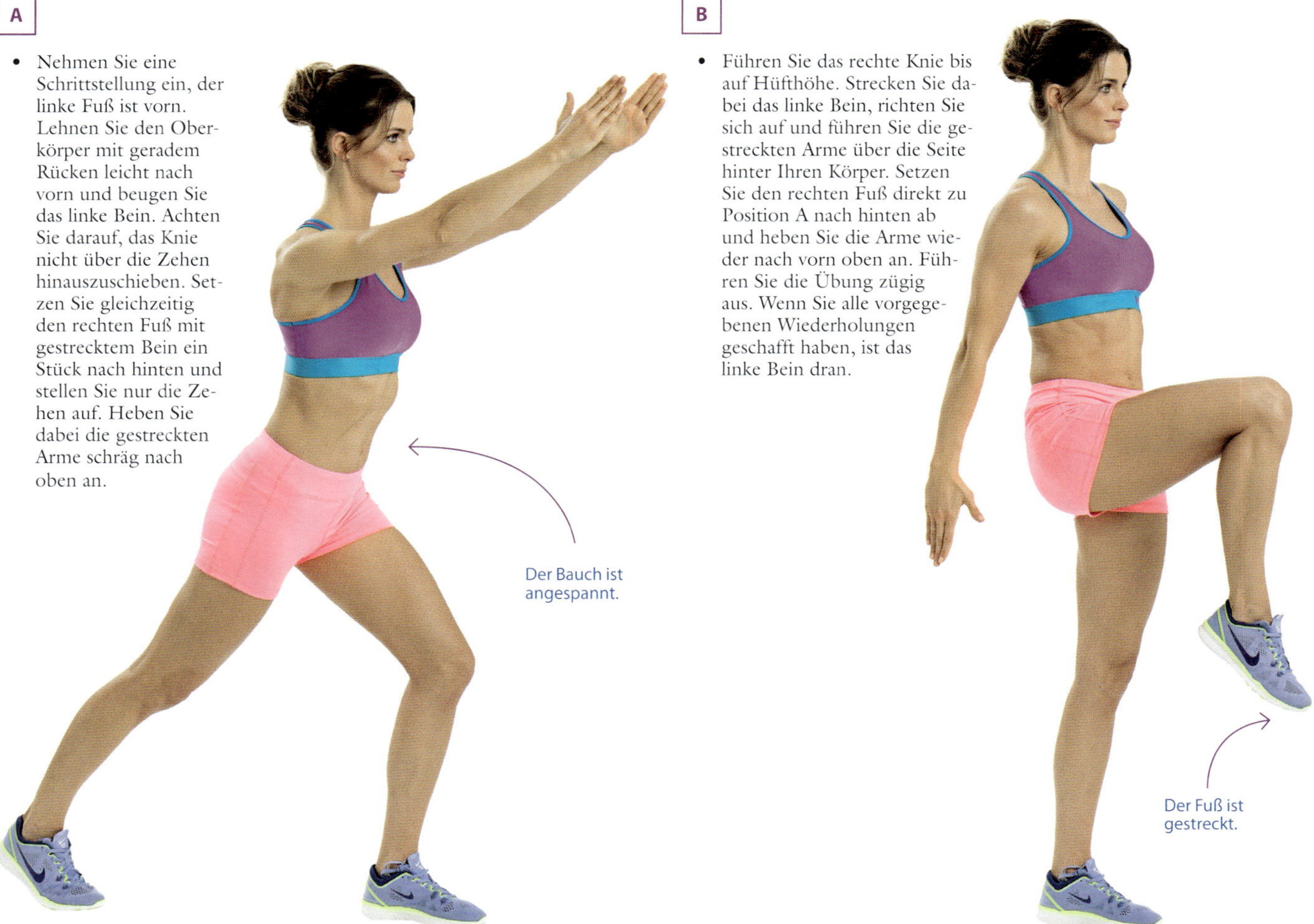
Der Bauch ist angespannt.
Der Fuß ist gestreckt.

Zum Kennenlernen: Halten Sie die Arme seitlich angewinkelt und führen Sie sie locker gegengleich zu den Beinen mit.
Zur Steigerung: Vergrößern Sie den Schritt nach hinten und beugen Sie das Standbein stärker.

X-Mann

AKTIVIERT: Beine, Po, Schultern, Brust

BONUSEFFEKT: Koordinationstraining

A

- Nehmen Sie eine weite Grätschstellung ein und strecken Sie die Arme auf Schulterhöhe zur Seite aus. Die Handflächen zeigen zum Boden. Drücken Sie sich mit beiden Füßen fest vom Boden ab und springen Sie senkrecht in die Höhe.

B

- Kreuzen Sie im Flug die Beine, sodass der linke Fuß auf der rechten Seite und der rechte Fuß auf der linken Seite landet. Der linke Fuß ist vorn. Kreuzen Sie gleichzeitig auch die gestreckten Arme vor der Brust, der linke Arm ist oben. Drücken Sie sich mit beiden Fußballen vom Boden ab und öffnen Sie die Beine im Sprung zur Seite. Dabei gehen auch die gestreckten Arme auf Schulterhöhe wieder zur Seite. Landen Sie in der nächsten Wiederholung mit dem rechten Fuß vorn und dem rechten Arm über dem linken. Führen Sie die Übung so zügig wie möglich aus.

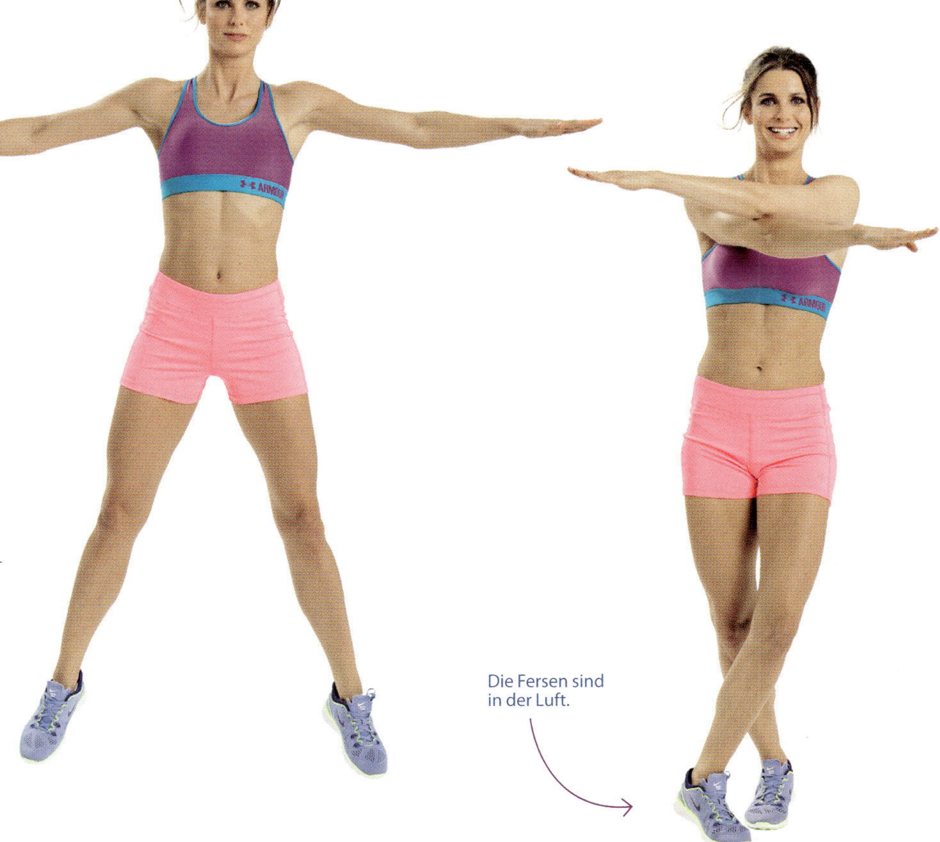
Die Fersen sind in der Luft.

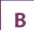

Zum Kennenlernen: Halten Sie die Arme auch in Position B auf Schulterhöhe zur Seite gestreckt.

Zur Steigerung: Bauen Sie in jeden Sprung eine Vierteldrehung ein. Wechseln Sie die Richtung nach jeder (zweiten) Wiederholung.

Hochsprünge

AKTIVIEREN: Beine, Po, Schultern, Arme

BONUSEFFEKT: Sprungkrafttraining

A

- Gehen Sie in einen hüftbreiten Stand. Beugen Sie die Beine, schieben Sie den Po nach hinten und lehnen Sie Ihren Oberkörper mit geradem Rücken nach vorn. Der Bauch ist angespannt. Ballen Sie die Hände zur Faust und halten Sie sie auf Brusthöhe vor dem Körper. Die Ellbogen zeigen nach unten.

B

- Drücken Sie sich mit beiden Füßen fest vom Boden ab und springen Sie hoch. Strecken Sie die Beine dabei so weit wie möglich zur Seite aus. Führen Sie zudem die gestreckten Arme nach hinten oben. Landen Sie mit hüftbreit geöffneten Beinen auf den Vorfüßen. Rollen Sie über beide Füße ganz ab, zurück zu Position A. Wiederholen Sie die Übung ohne Zwischenpause.

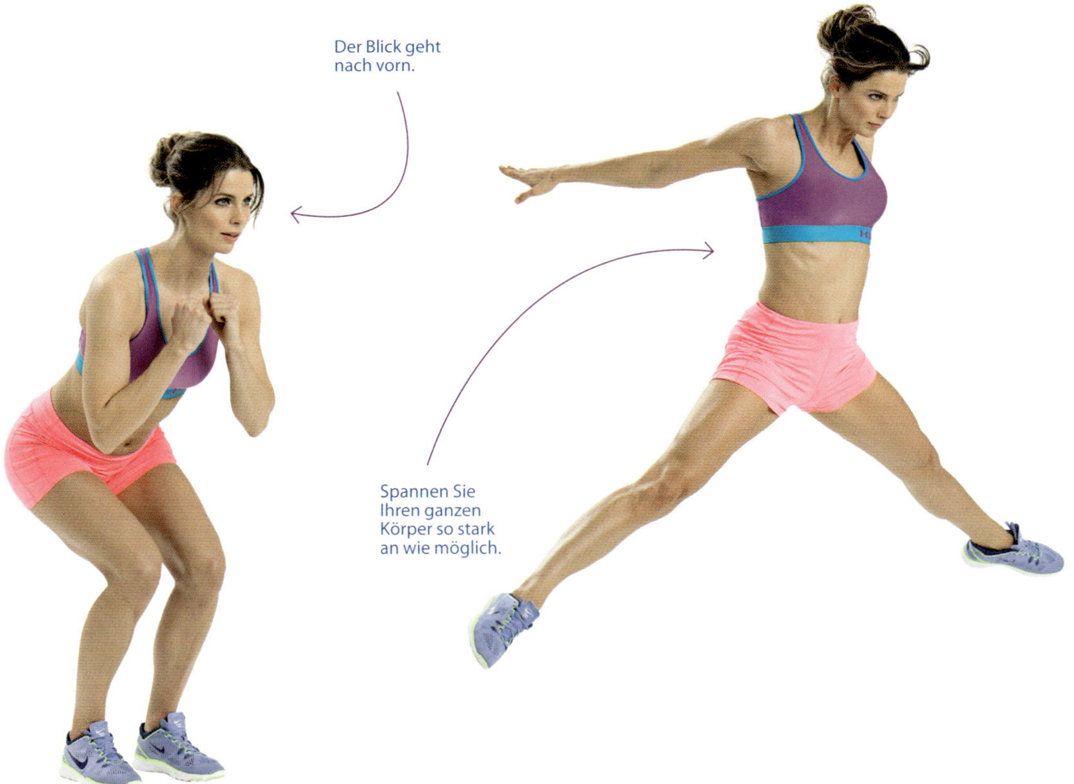

Der Blick geht nach vorn.
Spannen Sie Ihren ganzen Körper so stark an wie möglich.

Zum Kennenlernen: Halten Sie die Hände auch in Position B vor der Brust.
Zur Steigerung: Bauen Sie in den Sprung eine Viertel- oder gar eine halbe Drehung ein.

Skater-Sprünge

AKTIVIEREN: Beine, Po, Schultern

BONUSEFFEKT: Sprungkrafttraining

A

- Stellen Sie sich hüftbreit hin. Beugen Sie die Knie leicht, schieben Sie den Po nach hinten und lehnen Sie Ihren Oberkörper etwas nach vorn. Heben Sie gleichzeitig den rechten Arm gestreckt zur Seite an und halten Sie den linken Arm angewinkelt unterhalb der Brust vor dem Körper. Verlagern Sie nun Ihr Gewicht auf den rechten Fuß und kreuzen Sie den linken Fuß hinter dem rechten. Stellen Sie nur die linke Fußspitze auf.

B

- Drücken Sie sich mit dem rechten Fuß fest vom Boden ab und springen Sie mit gestreckten Beinen so weit wie möglich nach links. Führen Sie dabei die Arme mit nach links. Strecken Sie dazu den linken Arm zur Seite aus und winkeln Sie den rechten Arm vor dem Körper an.

C

- Landen Sie auf dem linken Fuß und kreuzen Sie den rechten Fuß dahinter. Beugen Sie das linke Bein, schieben Sie den Po etwas nach hinten und lehnen Sie sich mit geradem Rücken leicht nach vorn. Setzen Sie direkt zum nächsten Sprung nach rechts an. Wiederholen Sie die Übung so zügig wie möglich.

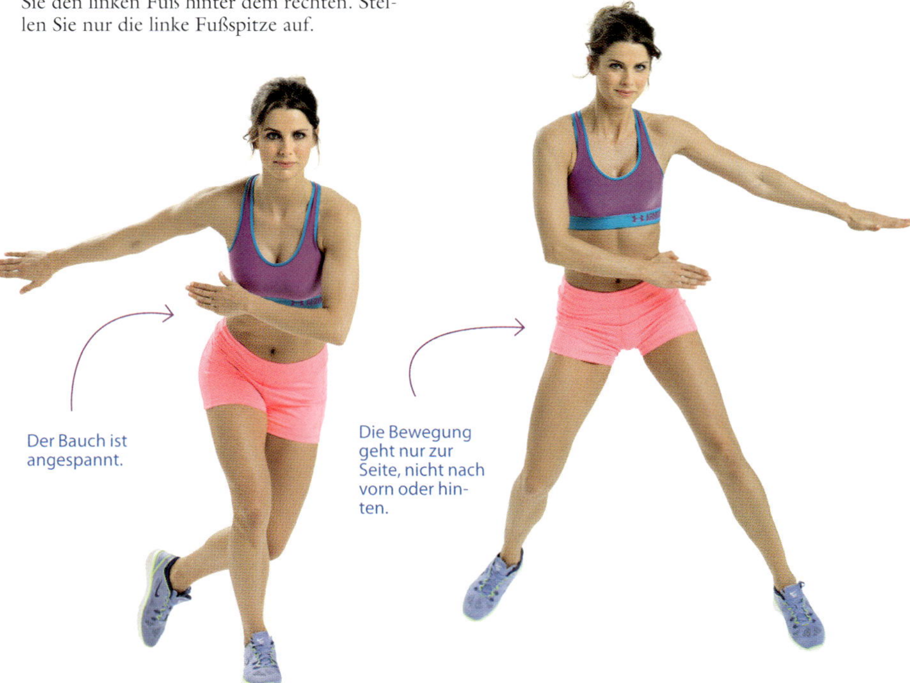
Der Bauch ist angespannt.
Die Bewegung geht nur zur Seite, nicht nach vorn oder hinten.

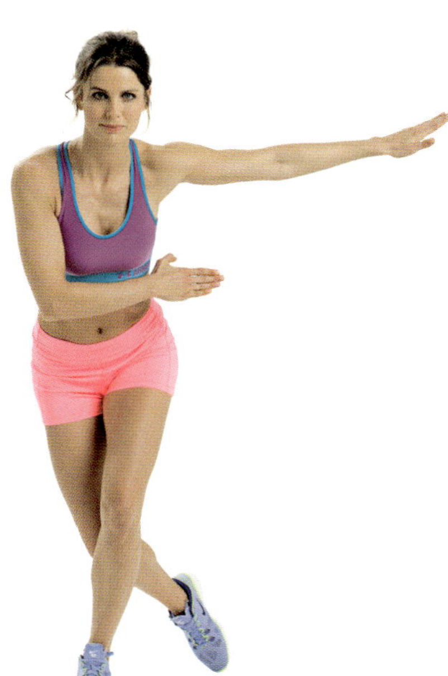

Zum Kennenlernen: Verzichten Sie auf den Sprung.

Zur Steigerung: Beugen Sie das Standbein stärker, schieben Sie den Po weiter nach hinten und lehnen Sie Ihren Oberkörper mit geradem Rücken weiter nach vorn.

Raupe

AKTIVIERT: den gesamten Körper

BONUSEFFEKT: Koordinationstraining

- Nehmen Sie einen hüftbreiten Stand ein. Lassen Sie die Arme locker neben dem Körper hängen, der Blick geht nach vorn.

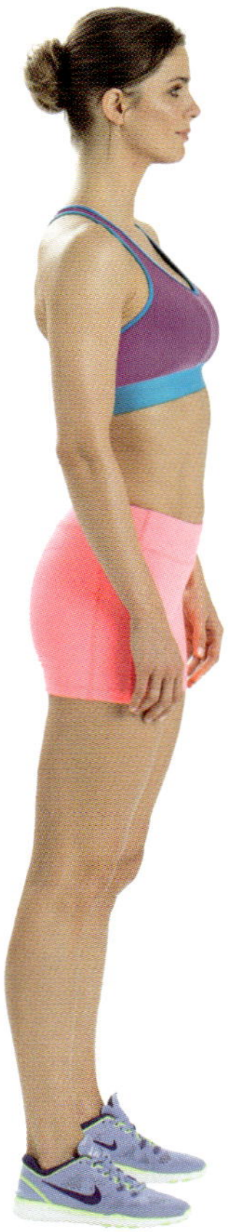

- Beugen Sie sich mit gestreckten Beinen so weit nach vorn, dass Ihre Finger auf dem Boden aufsetzen. Der Blick geht dabei zum Boden.

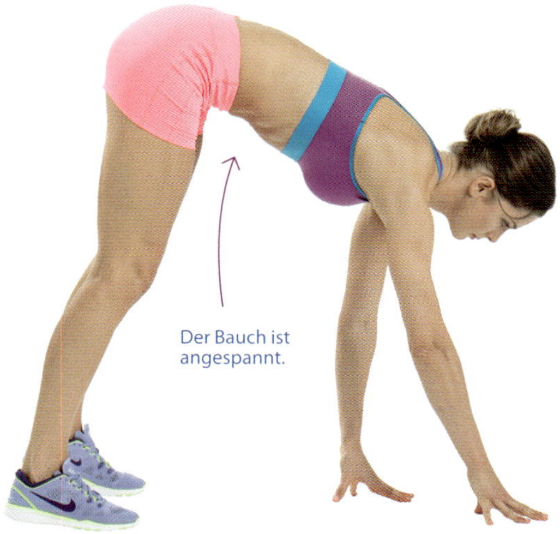

Der Bauch ist angespannt.

C

- Wandern Sie mit den Händen weiter nach vorn …

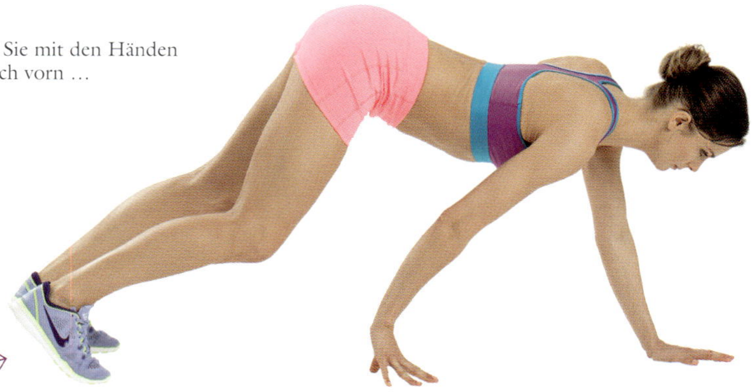

Die Füße bleiben auf der Stelle stehen.

D

- … bis Sie eine Liegestützposition erreicht haben. Jetzt stehen die Handgelenke unter den Schultern, der Bauch und der Po sind fest angespannt.

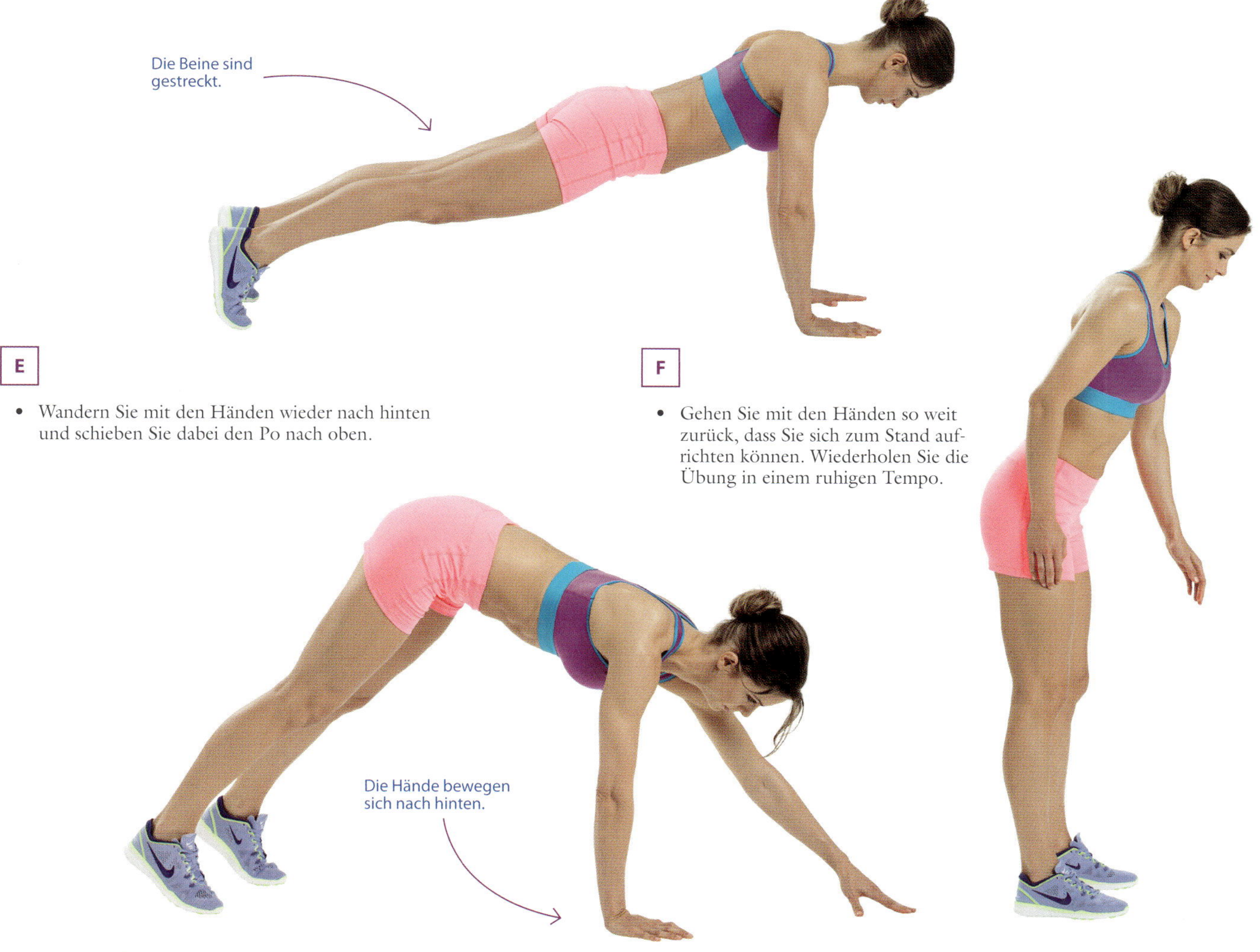

Die Beine sind
gestreckt.
Die Hände bewegen
sich nach hinten.

E

- Wandern Sie mit den Händen wieder nach hinten und schieben Sie dabei den Po nach oben.

F

- Gehen Sie mit den Händen so weit zurück, dass Sie sich zum Stand aufrichten können. Wiederholen Sie die Übung in einem ruhigen Tempo.

Zum Kennenlernen: Beugen Sie in Position B und E die Beine.

Zur Steigerung: Gehen Sie in Position D mit den Füßen in Richtung der Hände und richten Sie sich aus dieser Position heraus in den Stand auf.

Halbe Burpees

AKTIVIEREN: den gesamten Körper

BONUSEFFEKT: Koordinationstraining

A

- Gehen Sie in eine tiefe Hocke, der Po ist unterhalb der Knie, die zur Seite zeigen. Lehnen Sie sich mit geradem Rücken nach vorn, strecken Sie die Hände und berühren Sie mit den Fingerspitzen den Boden. Der Blick geht nach vorn unten.

B

- Beugen Sie sich weiter nach vorn und setzen Sie beide Handflächen auf dem Boden auf. Drücken Sie sich gleichzeitig mit beiden Füßen vom Boden ab und springen Sie nach hinten. Strecken Sie dabei die Beine.

Der Kopf ist in der Verlängerung der Wirbelsäule.

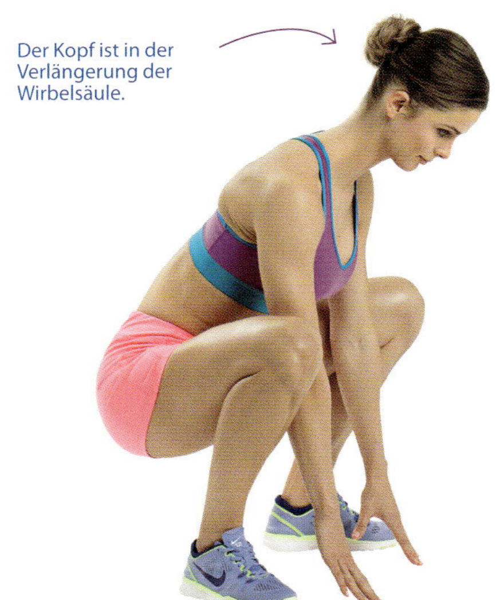

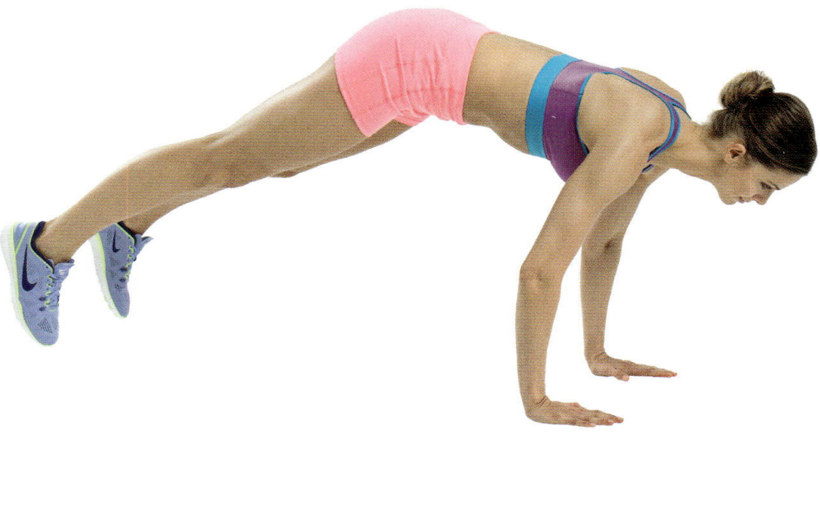

C

- Legen Sie sich direkt nach der Landung auf dem Boden ab. Die Hände stehen neben der Brust, die Ellbogen zeigen nach hinten. Der Kopf ist in der Verlängerung der Wirbelsäule.

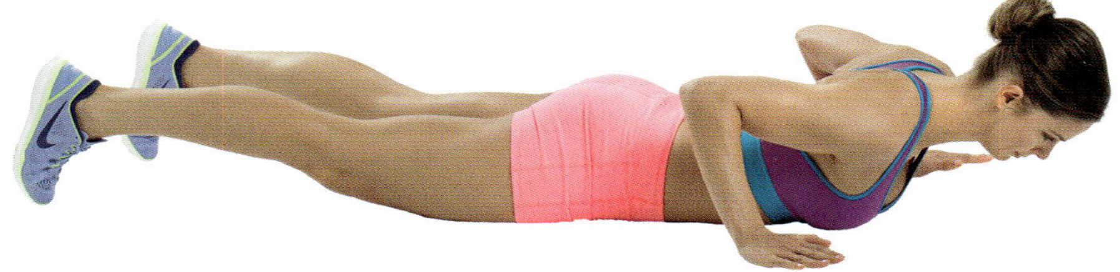

D

- Lösen Sie die Hände vom Boden und führen Sie die gestreckten Arme nach vorn, um einmal in die Hände zu klatschen. Der Blick geht dabei nach unten.

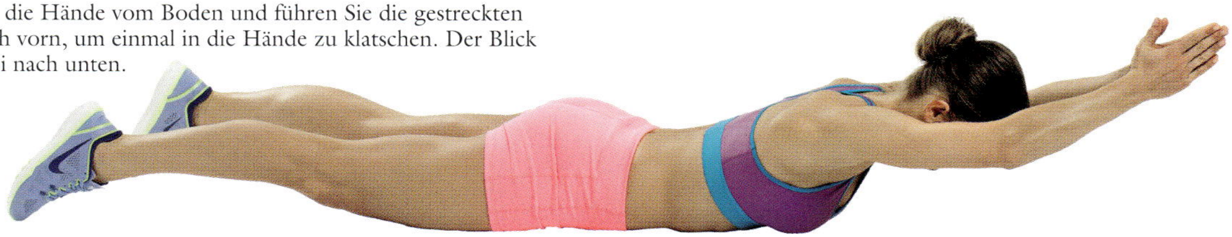

E

- Stellen Sie die Fußspitzen und die Hände auf dem Boden auf und drücken Sie sich zur Liegestützposition hoch.

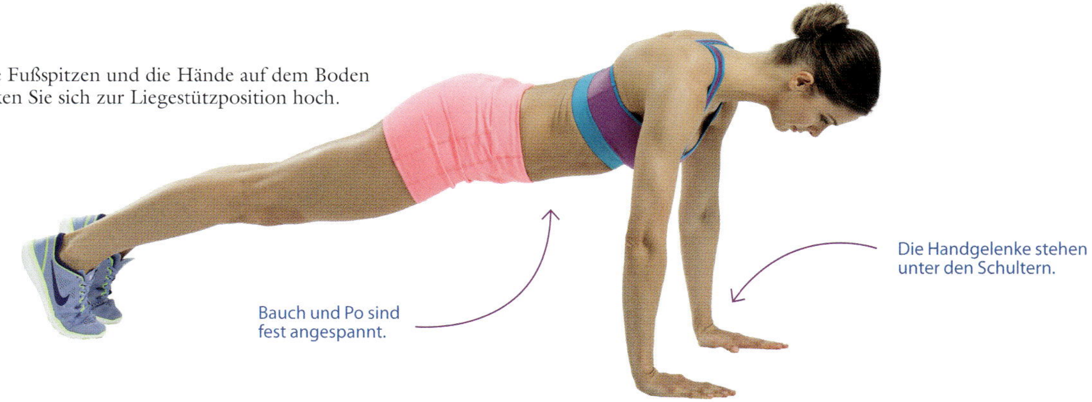

Die Handgelenke stehen unter den Schultern.

Bauch und Po sind fest angespannt.

F

- Pressen Sie beide Füße in den Boden und springen Sie neben Ihre Hände nach vorn. Richten Sie sich zu Position A in die vorgebeugte Hocke auf. Führen Sie die Übung in maximalem Tempo aus, ohne dabei die saubere Technik einzubüßen.

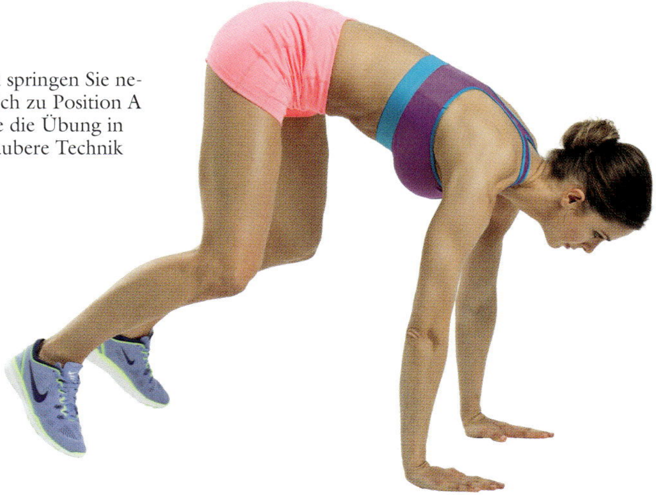

Zum Kennenlernen: Verzichten Sie auf Position D. Legen Sie stattdessen eine kurze Pause ein.

Zur Steigerung: Klatschen Sie in Position D – bevor Sie sich wieder aufrichten – auch über dem Po in die Hände.

Umsteigesprünge

AKTIVIEREN: Beine, Po

BONUSEFFEKT: Koordinationstraining

A

- Legen Sie einen Med-Ball auf den Boden. Stellen Sie sich rechts neben den Ball und stützen Sie die Hände in die Hüften. Heben Sie den linken Fuß an und verlagern Sie Ihr Gewicht nach links, um …

B

- … über den Ball …

C

- … zu springen. Landen Sie jedoch nur auf dem linken Fuß und halten Sie den rechten Fuß mit angewinkeltem Bein über dem Med-Ball. Drücken Sie sich direkt mit dem linken Fuß zum Sprung auf die rechte Seite ab. Landen Sie dort auf dem rechten Fuß und halten Sie den linken über dem Ball. Führen Sie die Übung so zügig wie möglich aus.

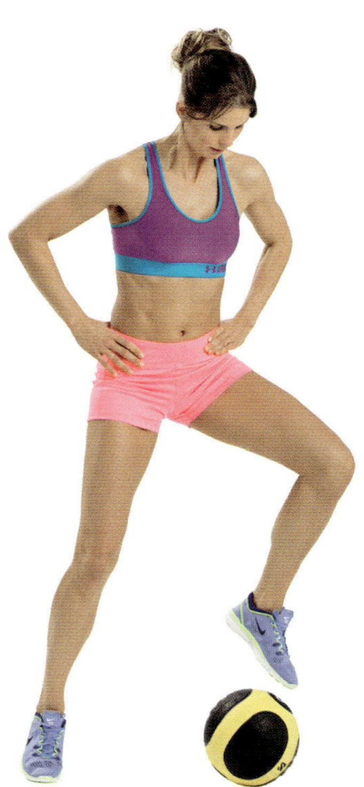

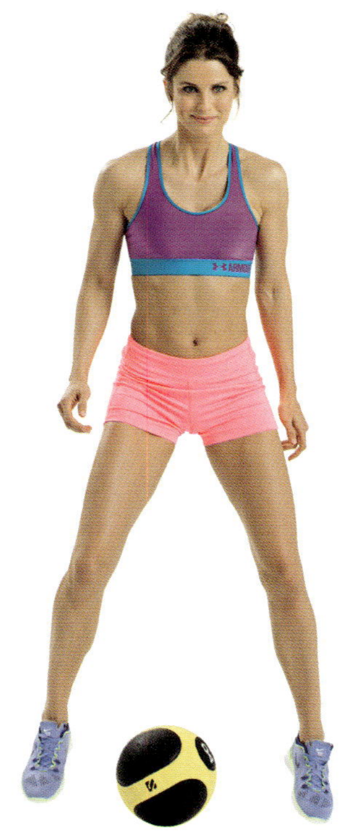

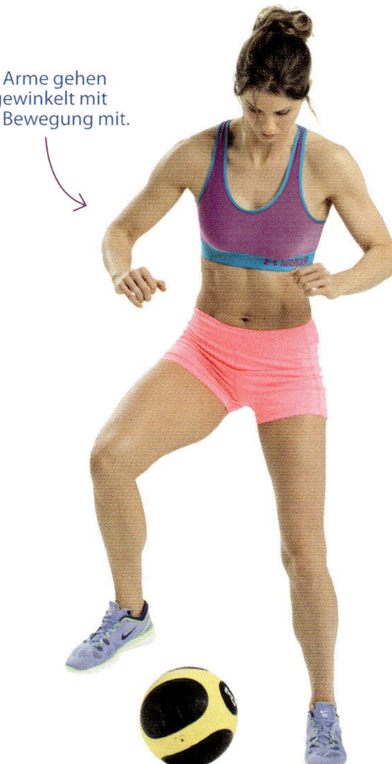

Die Arme gehen angewinkelt mit der Bewegung mit.

Zum Kennenlernen: Legen Sie nach jedem (zweiten) Seitenwechsel eine kurze Pause ein.
Zur Steigerung: Beugen Sie das Standbein, so müssen Sie sich stärker nach oben abdrücken.

360-Grad-Taps

AKTIVIEREN: die Beine

BONUSEFFEKT: Koordinationstraining

- Legen Sie einen Med-Ball auf den Boden. Stellen Sie sich hinter den Ball und stützen Sie die Hände in die Hüften. Verlagern Sie Ihr Gewicht auf den rechten Fuß und setzen Sie den linken Fuß auf den Ball. Der Bauch ist angespannt, der Blick ruht auf dem Ball.

- Springen Sie hoch und wechseln Sie im Sprung das Standbein, sodass anschließend der rechte Fuß auf dem Ball ist. Drehen Sie sich gleichzeitig um 180 Grad nach rechts.

- Gehen Sie direkt zur nächsten Wiederholung über, drehen Sie sich dabei weiter nach rechts. Sind alle vorgegebenen Wiederholungen geschafft, wechseln Sie die Richtung.

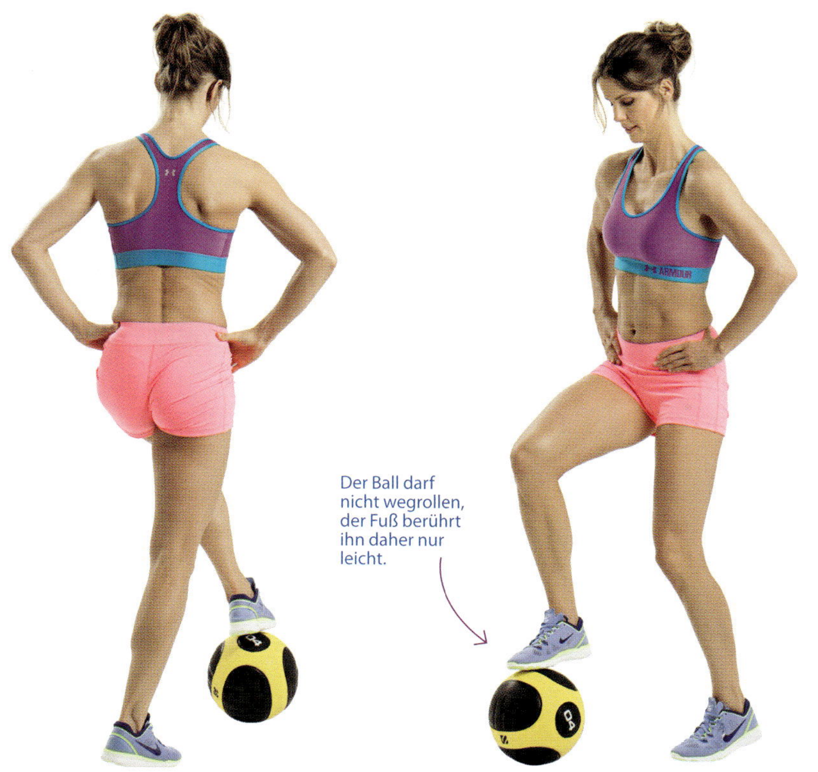

Der Ball darf nicht wegrollen, der Fuß berührt ihn daher nur leicht.

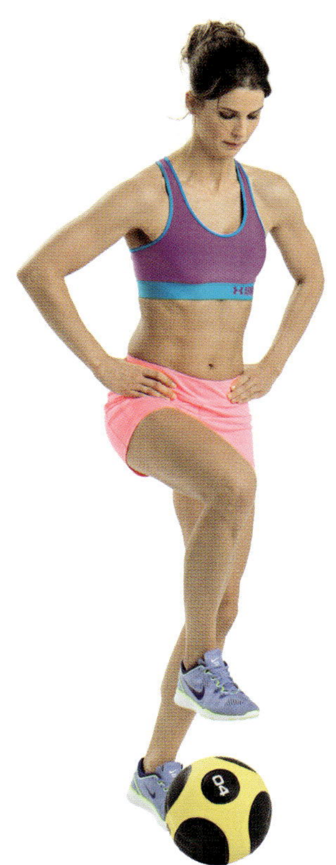

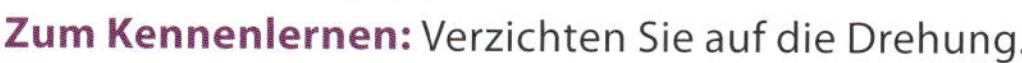

Zum Kennenlernen: Verzichten Sie auf die Drehung.

Zur Steigerung: Erhöhen Sie das Tempo, führen Sie die Bewegung aber weiterhin sauber aus.

Burpee-Boxsprünge

AKTIVIEREN: den gesamten Körper

BONUSEFFEKT: Koordinationstraining

- Stellen Sie sich in einer halben Schrittlänge Entfernung hüftbreit vor einen Step, dieser steht auf der höchsten Stufe. Beugen Sie die Beine leicht, schieben Sie den Po nach hinten und lehnen Sie Ihren Oberkörper mit geradem Rücken etwas nach vorn. Strecken Sie Ihre Arme bis zu den Fingerspitzen und halten Sie sie neben dem Körper.

- Drücken Sie sich mit beiden Füßen fest vom Boden ab und springen Sie auf den Step. Landen Sie in einer Hocke. Beugen Sie dazu die Beine, schieben Sie den Po nach hinten und lehnen Sie den Oberkörper mit geradem Rücken leicht nach vorn. Halten Sie die Arme angewinkelt vor dem Körper und legen Sie die Hände locker ineinander.

- Springen Sie aus der Hockstellung nach hinten auf den Boden und strecken Sie die Arme nach unten aus.

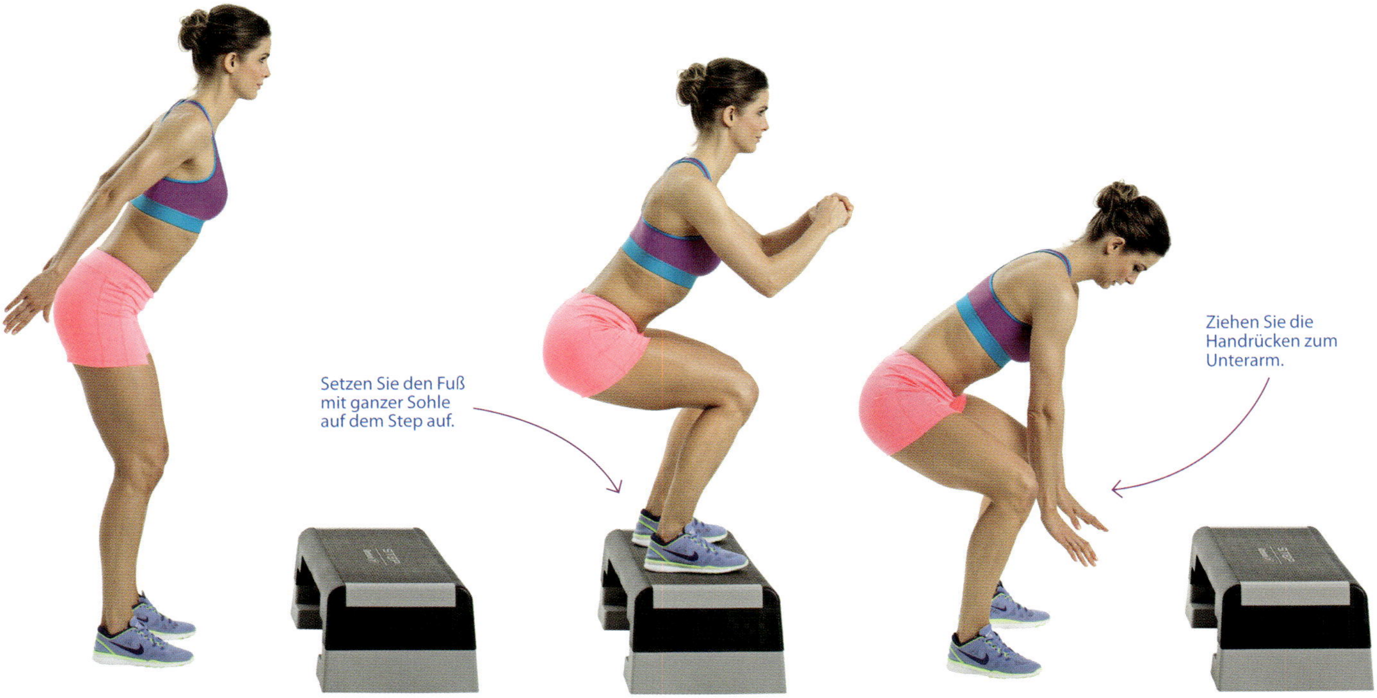

Setzen Sie den Fuß mit ganzer Sohle auf dem Step auf.

Ziehen Sie die Handrücken zum Unterarm.

- Lehnen Sie sich so weit nach vorn, dass Sie die Hände auf dem Boden aufsetzen können und springen Sie mit den Füßen in eine Liegestützposition nach hinten.

Bauch und Po sind angespannt.

- Beugen Sie die Arme und senken Sie Ihren Körper so weit ab, dass Sie mit der Brust kurz den Boden berühren.

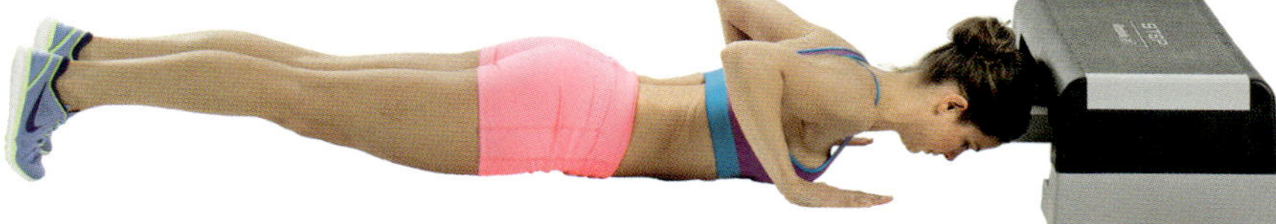

- Drücken Sie sich direkt wieder hoch, springen Sie mit den Füßen zu den Händen und richten Sie sich zum nächsten Sprung auf den Step auf. Landen Sie in Position B. Anschließend wiederholen Sie die ganze Übung so zügig wie möglich.

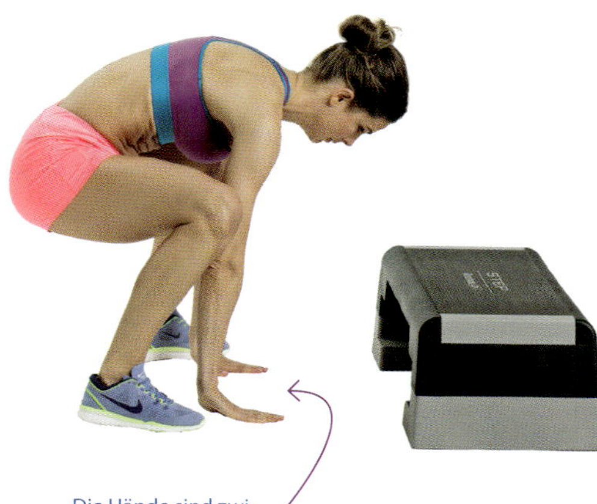

Die Hände sind zwischen den Füßen.

Zum Kennenlernen: Steigen Sie in Position C erst mit dem einen, dann mit dem anderen Fuß rückwärts vom Step ab.

Zur Steigerung: Drehen Sie sich in Position F mit einem Sprung um 180 Grad und führen Sie den Rest der Übung zur anderen Seite des Steps aus.

High 5

AKTIVIERT: Beine, Po, Schultern, Trizeps

BONUSEFFEKT: Sprungkraft- und Koordinationstraining

- Stellen Sie sich hüftbreit neben Ihre Trainingspartnerin. Dabei steht Ihre rechte Seite neben ihrer rechten, Sie schauen also in entgegengesetzte Richtungen. Beugen Sie beide die Beine, schieben Sie den Po nach hinten und lehnen Sie den Oberkörper mit geradem Rücken nach vorn. Legen Sie die Hände mit angewinkelten Armen auf Brusthöhe locker ineinander.

- Drücken Sie sich beide fest vom Boden ab und springen Sie senkrecht in die Höhe. Dabei drehen Sie sich beide über die rechte Schulter um 180 Grad nach rechts und schlagen die linken Hände ineinander. Der linke Arm ist dabei angewinkelt, der Ellbogen zeigt nach unten und der rechte Arm ist lang neben dem Körper.

- Landen Sie auf beiden Füßen und gehen Sie erneut in die tiefe Hocke. Halten Sie die linken Hände und Unterarme gegeneinandergedrückt in der Luft. Beim nächsten Sprung drücken Sie sich fest mit der Hand an der Hand der Partnerin ab, um sich wieder um 180 Grad nach links zu drehen. Zur Landung schlagen Sie die rechten Hände zusammen. Wiederholen Sie die Übung so zügig wie möglich.

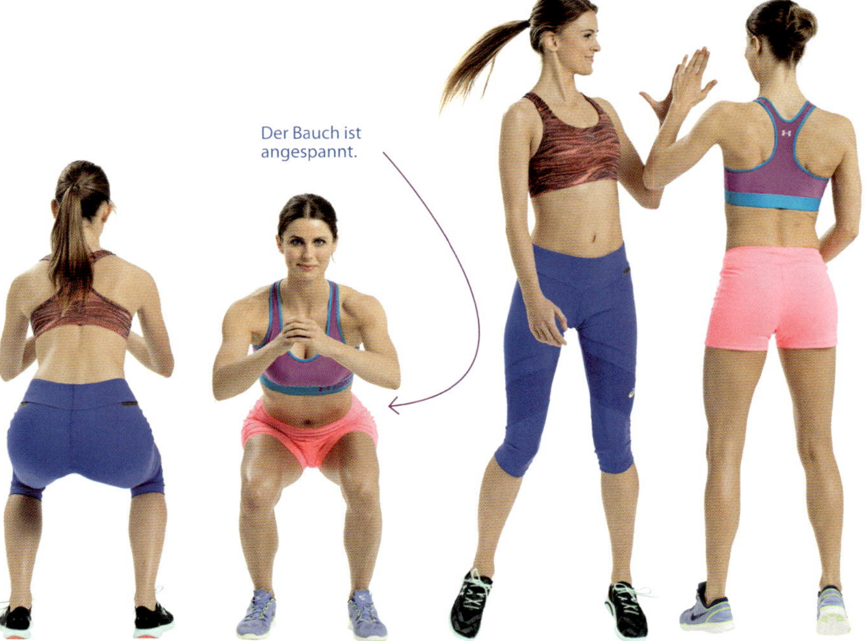
Der Bauch ist angespannt.

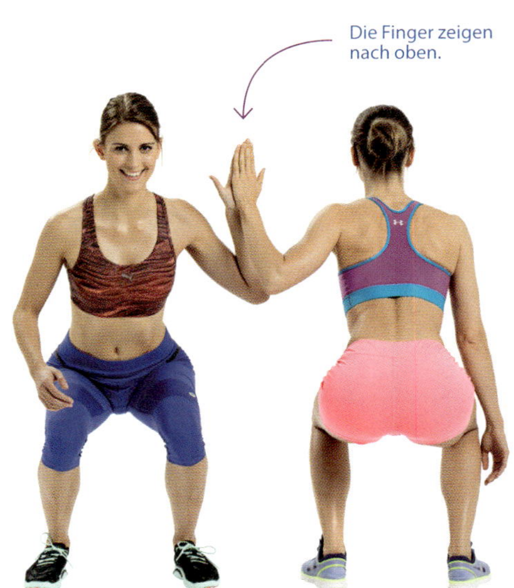
Die Finger zeigen nach oben.

Zum Kennenlernen: Führen Sie einen nur minimalen Sprung aus, der aber für eine Drehung reicht.

Zur Steigerung: Ziehen Sie im Sprung zusätzlich die Fersen in Richtung Po.

Im Alleingang: Führen Sie die Übung vor einem Türrahmen oder einer frei stehenden Stange aus und drücken Sie sich im Sprung mit der Hand dort ab.

Skater-Duo

AKTIVIERT: Beine, Po, Brust, Arme

BONUSEFFEKT: Koordinationstraining

A

- Stellen Sie sich in einer weiten Grätschstellung so voreinander auf, dass die linken Knie sich genau gegenüberstehen. Beugen Sie beide das linke Bein und verlagern Sie das Gewicht zur linken Seite. Strecken Sie gleichzeitig das rechte Bein und schieben Sie den Po nach hinten. Greifen Sie die linke Hand der Trainingspartnerin und halten Sie sie etwa auf Schulterhöhe mit angewinkeltem Arm in der Luft. Der rechte Arm ist leicht angewinkelt neben dem Körper. Geben Sie beide Druck auf die linke Hand …

B

- … und schieben Sie sich voneinander weg, während Sie sich aufrichten und in einem Sprung nach links die Beinstellung wechseln.

C

- Landen Sie in der gegengleichen Grätschstellung zu Position A – das rechte Bein ist jetzt gebeugt und das linke gestreckt. Halten Sie nun mit den rechten Händen „Händchen“. Stützen Sie die linke Hand in die Hüfte oder halten Sie den linken Arm wie in Position A seitlich neben dem Körper – wie es für Sie angenehmer ist. Wiederholen Sie die Übung so zügig wie möglich.

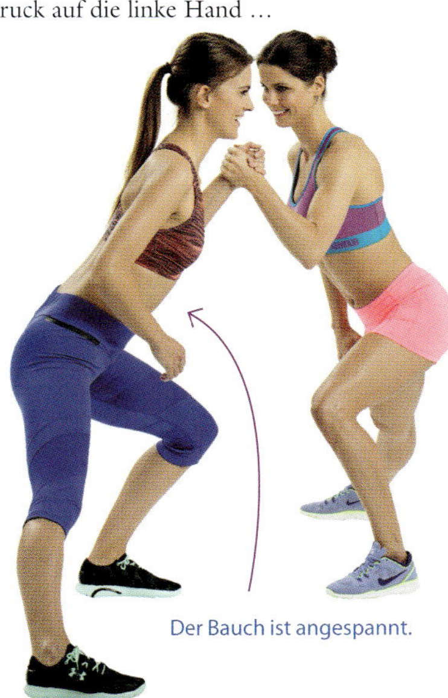

Der Bauch ist angespannt.

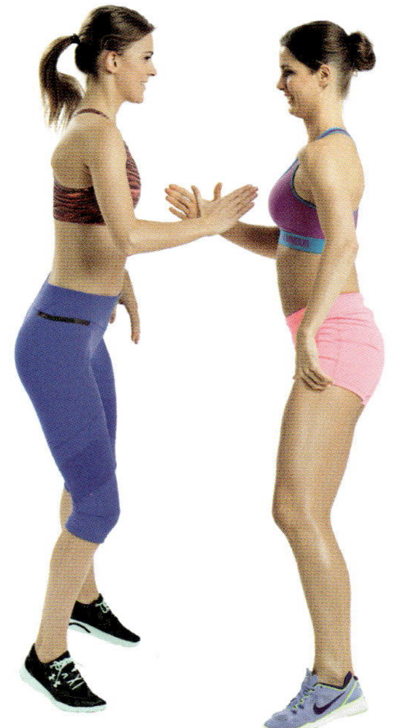

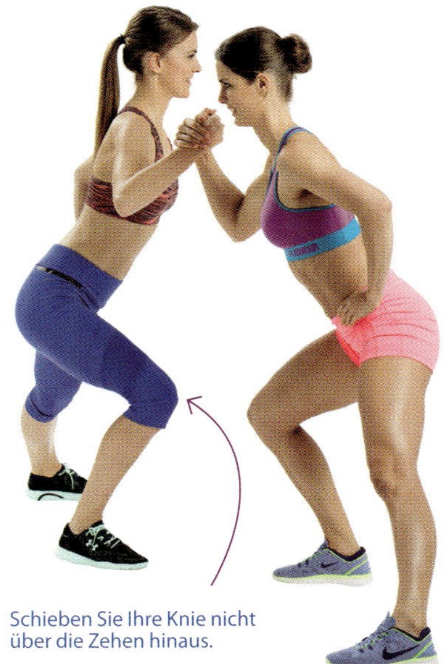

Schieben Sie Ihre Knie nicht über die Zehen hinaus.

Zum Kennenlernen: Verzichten Sie auf den Sprung und wechseln Sie die Beinstellung mit dicht über den Boden geführten Füßen.

Zur Steigerung: Bewegen Sie sich im Sprung durch den Raum. Sprich, Sie springen nach hinten und Ihre Trainingspartnerin nach vorn oder umgekehrt.

Im Alleingang: Führen Sie die Übung vor einem Türrahmen oder einer frei stehenden Stange und drücken Sie sich im Sprung mit der Hand dort ab.

Schulterklopfen

AKTIVIERT: den ganzen Körper

BONUSEFFEKT: Reaktionstraining

A

- Stellen Sie sich in einem Abstand von etwa einer Armlänge breitbeinig voreinander. Beugen Sie beide die Knie leicht und lehnen Sie den Oberkörper etwas nach vorn. Versuchen Sie nun, mit der rechten Hand eine Schulter Ihrer Trainingspartnerin zu berühren. Diese weicht Ihnen jedoch mit einem Oberkörperdreh und/oder einem Schritt nach hinten oder zur Seite aus.

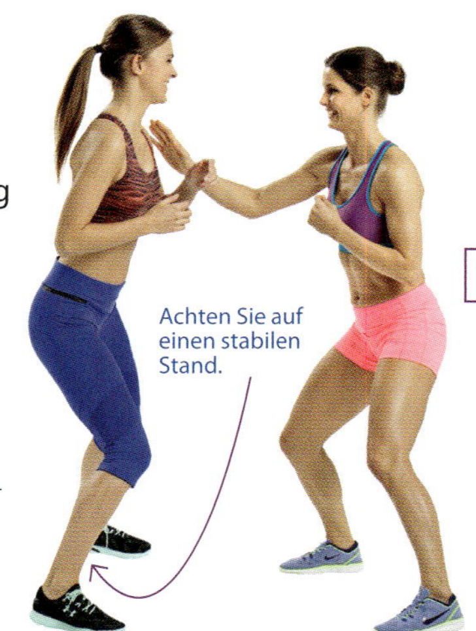
Achten Sie auf einen stabilen Stand.

B

- Sobald Sie die Schulter getroffen haben, versucht Ihre Partnerin mit der rechten Hand eine Ihrer Schultern zu treffen.

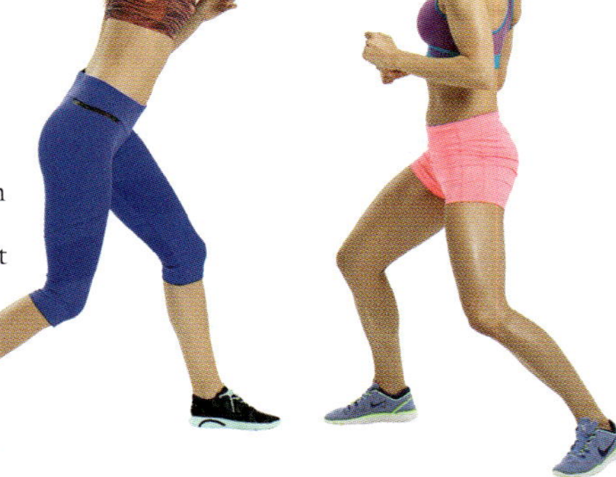

Zum Kennenlernen: Sie dürfen nur mit dem Oberkörper und nicht durch einen Schritt ausweichen.
Zur Steigerung: Sie dürfen sich gegenseitig antippen und sind dabei nicht auf eine Hand festgelegt.
Im Alleingang: Führen Sie die Übung vor einem Spiegel aus und sehen Sie sich als Ihre eigene „Gegnerin".

Stützsprünge

AKTIVIEREN: Beine, Po, Rumpf, Schultern

BONUSEFFEKT: Sprungkrafttraining

A

- Gehen Sie in den Unterarmstütz. Die Ellbogen stehen unter den Schultern, Bauch und Po sind fest angespannt. Verschränken Sie Ihre Hände unter dem Gesicht und richten Sie den Blick zum Boden. Ihre Trainingspartnerin stellt sich in einem engen Stand links neben Sie.

B

- Die Trainingspartnerin drückt sich mit beiden Füßen fest vom Boden ab und springt mit angewinkelten Beinen über Sie hinweg. Dabei schwingt sie ihre Arme schräg nach hinten. Nach einer sanften Landung setzt Ihre Partnerin direkt zum nächsten Sprung auf Ihre linke Seite an. Sind alle vorgegebenen Wiederholungen absolviert, tauschen Sie die Positionen.

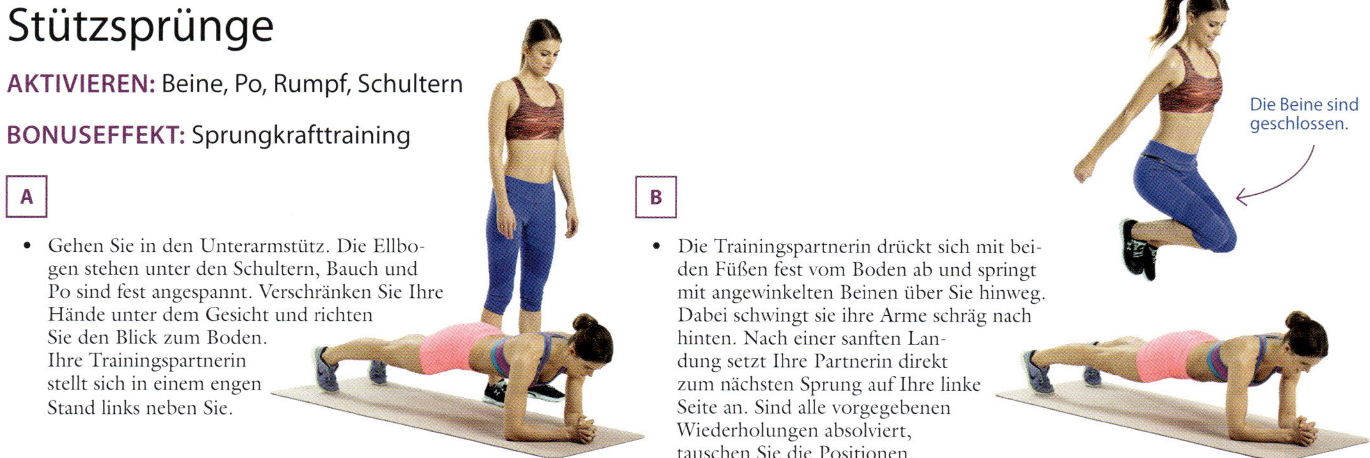
Die Beine sind geschlossen.

Zum Kennenlernen: Legen Sie sich bäuchlings auf den Boden und stützen Sie die Stirn auf die übereinandergelegten Unterarme.
Zur Steigerung: Schieben Sie den Po ein Stück nach oben. So muss Ihre Trainingspartnerin die Beine noch stärker anwinkeln.
Im Alleingang: Springen Sie über ein Hindernis wie eine Bank und gehen Sie nach jedem Sprung für zehn Sekunden in den Unterarmstütz.

Pendelsprünge

AKTIVIEREN: Beine, Po, Schultern

BONUSEFFEKT: Reaktionsvermögen

- Setzen Sie sich mit ausgestreckten Beinen auf den Boden und stützen Sie die Hände hinter Ihrem Rücken auf. Die Finger zeigen nach hinten. Öffnen Sie die Beine zu einem V, sodass Ihre Trainingspartnerin im engen Stand zwischen Ihren Unterschenkeln stehen kann.

- Ihre Partnerin drückt sich mit beiden Füßen vom Boden ab und springt mit leicht angewinkelten Beinen in die Luft. Die Arme führt sie schräg nach hinten angehoben mit. Sobald ihre Füße sich vom Boden lösen …

- … schließen Sie die Beine, sodass Ihre Partnerin in einem breiten Stand landen muss. Gleichzeitig hebt sie die Arme über die Seite senkrecht nach oben und setzt direkt zum nächsten Sprung zwischen Ihre Beine an. Dabei senkt sie die Arme wieder und Sie öffnen Ihre Beine zügig. Sind alle vorgegebenen Wiederholungen geschafft, tauschen Sie die Positionen und führen die Übung erneut aus.

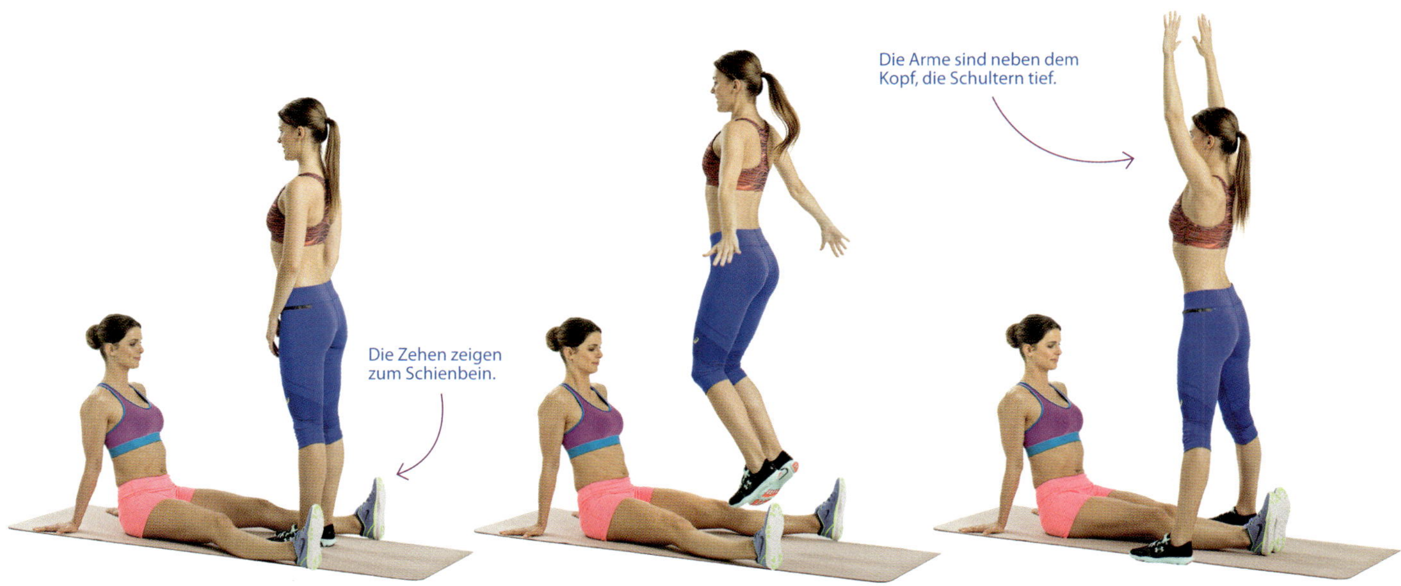

Die Arme sind neben dem Kopf, die Schultern tief.
Die Zehen zeigen zum Schienbein.

Zum Kennenlernen: Zählen Sie laut von eins bis drei – das gemeinsame Startzeichen.
Zur Steigerung: Die Partnerin, die auf dem Boden sitzt, bestimmt das Tempo. Auch Täuschungsmanöver sind erlaubt.
Im Alleingang: Führen Sie die Übung zu Musik aus und öffnen und schließen Sie die Beine im Takt.

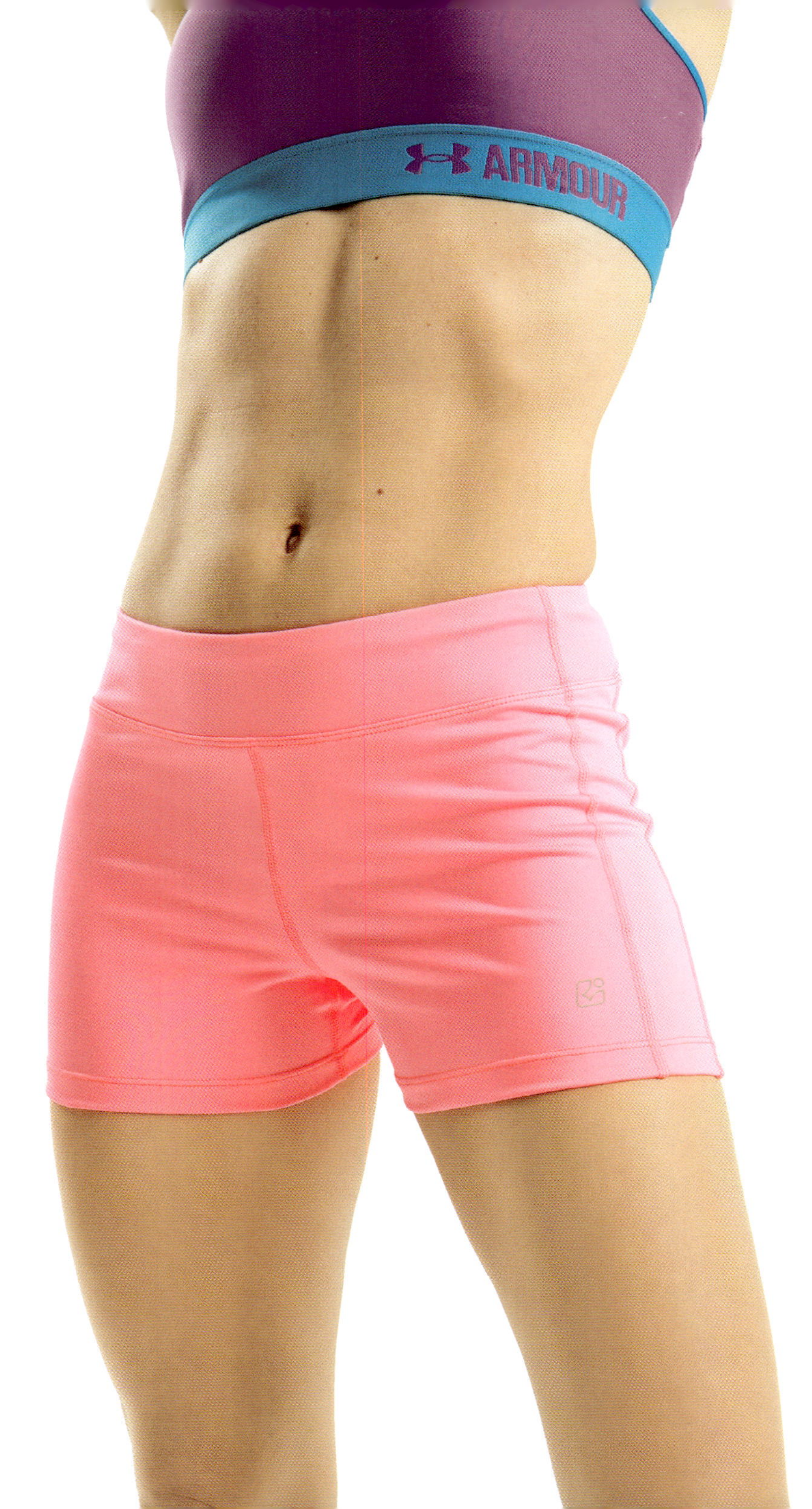
ARMOUR

Kapitel 2.2

Flacher Bauch – und starker Rücken

Mehr Kontur für Ihre Mitte – um in kurzer Zeit einen flachen, sexy Bauch zu erreichen, sollten Sie aber nicht nur auf klassische Crunches bauen. In diesem Kapitel finden Sie unzählige Ideen, wie Sie Ihre Körpermitte mit Spaß in Bikini-Top-Form bringen. Doch das ist noch lange nicht alles: Im Anschluss an die Bauchübungen lernen Sie die effektivsten Bewegungen für einen starken Rücken kennen. Denn nur ein solides Back-up macht das Bauchgefühl perfekt.

Flacher Bauch – und starker Rücken

Best-Bauch-Basics

Wow: Der Blick in den Spiegel zeigt ein Sixpack! Und wie Sie sich auch drehen und wenden, da ist kein Speck am Rücken zu sehen … Geben Sie sich ein paar Wochen, dann zeigen Sie sich in dieser Bestform! Wichtig ist jedoch, dass Sie sich nicht auf Sit-ups und Crunches konzentrieren, das ist Zeitverschwendung. Ein flacher Bauch hängt nun mal eng mit einem starken Rücken zusammen. Denn ohne einen trainierten Gegenspieler wölbt sich gerade der untere Bauch unschön nach vorn. Darum finden Sie auf den nächsten Seiten zusätzlich Übungen für einen starken Rücken. Kann ja auch nie schaden, gerade wenn Sie viel sitzen oder stehen müssen. So können Sie nicht nur auf bauchkaschierende Oberteile verzichten, sondern sind auch vor gemeinen Kreuzschmerzen bestens geschützt. Übrigens lassen sich die Bauch- und Rückenmuskeln unter dem Begriff „Core“ zusammenfassen. Wann immer Sie also zum Core-Training antreten, profitieren Sie doppelt. Wie gut ein Sixpack zu sehen ist, hängt auch davon ab, wie deutlich die Fettschicht darüber ausgeprägt ist. Soll es mit Ihrem bikinitauglichen Bauch besonders schnell gehen, essen Sie Kohlenhydrate nur bei der Mahlzeit direkt nach dem Training. Haferflocken und Naturreis sind eine gute Wahl. Zudem dürfen Gemüse und gesunde Fette, wie sie in Lachs, Nüssen und Oliven-, Raps- oder Leinöl stecken, nicht fehlen. Meiden sollten Sie hingegen Kombinationen aus kurzkettigen Kohlenhydraten und versteckten Fetten. Bestes Beispiel dafür ist das gute alte Sandwich alias Weißbrot mit Butter und Käse oder Wurst. Das Gleiche gilt für Hamburger, Cheeseburger & Co. Chips und Süßigkeiten zählen auch zu den schwabbelbildenden Kombis. Ihre Energie kann der Körper nicht verwerten, daher verabschieden Sie sich am besten jetzt von diesen Dingen. Und freuen sich darauf, Ihrem definierten Bauch Hallo sagen zu können!

Dürfen wir vorstellen? Ihre Core-Muskeln!

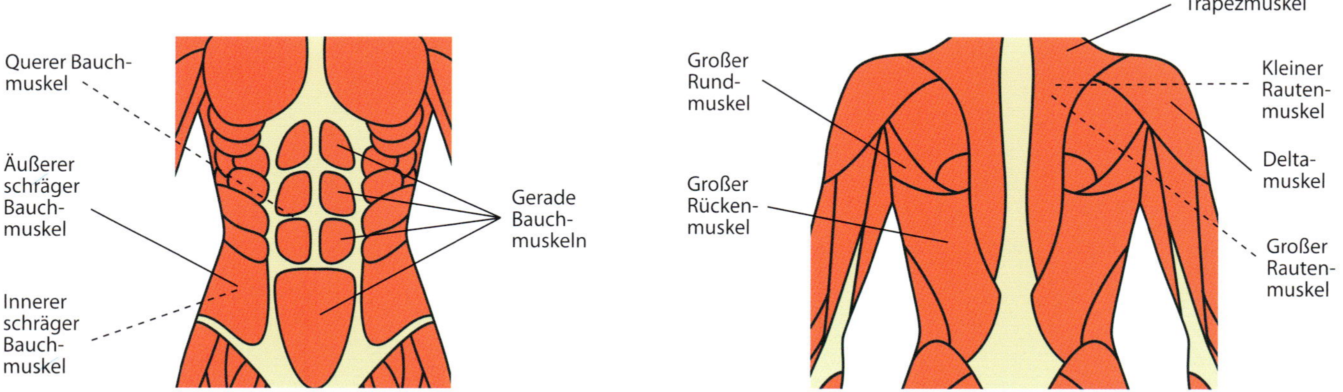

Beginnen wir von vorn: Für die Sixpack-Optik sorgen in erster Linie die geraden Bauchmuskeln (Musculi recti abdominis). Die würden natürlich nicht so gut hervortreten, wenn sie keine Seitendeckung von den äußeren schrägen Bauchmuskeln (Musculi obliqui externi abdominis) und den verdeckt darunterliegenden inneren schrägen Bauchmuskeln (Musculi obliqui interni abdominis) bekommen würden. Zu guter Letzt sorgen die queren Bauchmuskeln (Musculi transversi abdominis, liegen unter den geraden Bauchmuskeln) in der Tiefe dafür, dass Ihre Bauchdecke schön nach innen gezogen wird. Übrigens werden diese Muskeln bei jeder Bewegung automatisch beansprucht. Und nun zur Hinterseite – hier geben Ihnen folgende Muskeln Rückendeckung: Über Ihrer Schulter liegt der Deltamuskel (Musculus deltoideus). Am oberen Rücken arbeiten der große Rundmuskel (Musculus teres major) und weiter unten der große Rückenmuskel (Musculus latissimus dorsi). Im Nacken- und Schulterblattbereich leistet der Trapezmuskel (Musculus trapezius) treue Dienste, beim Schulterblatt sind auch der große und der kleine Rautenmuskel (Musculus rhomboideus major und minor, vom Trapezmuskel verdeckt) im Einsatz.

Taillenbeugen

FORMEN: die seitlichen Bauchmuskeln

BONUSEFFEKT: mehr Beweglichkeit im Rumpf

A

- Nehmen Sie einen hüftbreiten Stand ein. Die Arme lassen Sie neben dem Körper hängen, Ihr Blick geht nach vorn.

- Beugen Sie sich nach links und führen Sie die linke Hand entlang der linken Oberschenkel-Außenseite so weit wie möglich nach unten. Achten Sie darauf, dabei nicht nach vorn oder hinten zu kippen. Zudem bewegt sich der Kopf nicht, der Abstand zwischen Ohr und Schulter bleibt also gleich.

- Richten Sie sich wieder auf und führen Sie dann die rechte Hand entlang der rechten Oberschenkel-Außenseite so weit wie möglich nach unten.

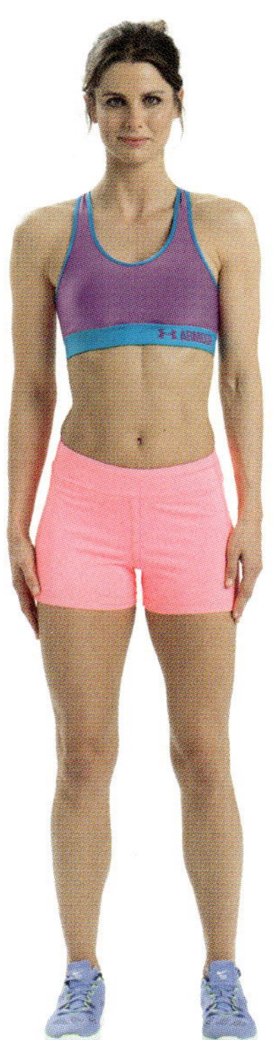

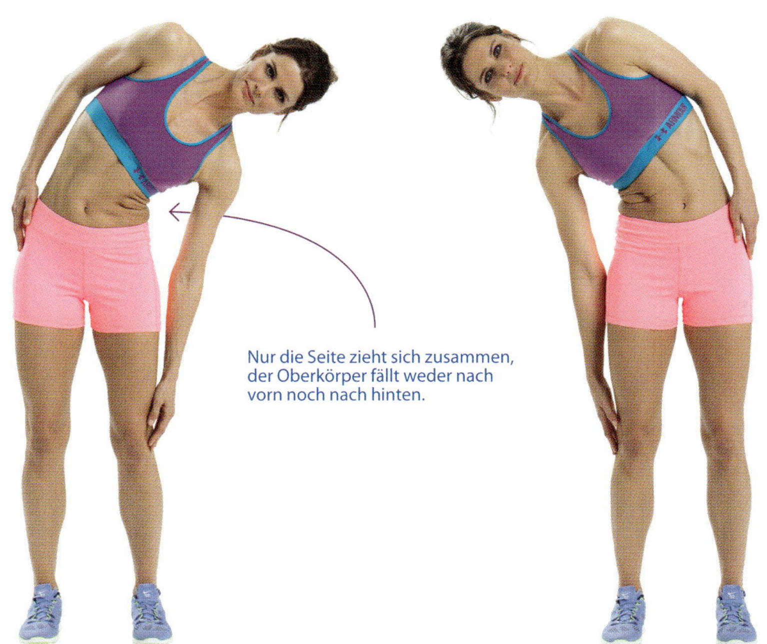

Nur die Seite zieht sich zusammen,
der Oberkörper fällt weder nach
vorn noch nach hinten.

Zum Kennenlernen: Führen Sie den Ablauf im Sitzen aus. Starten Sie dabei mit einem geraden Rücken und behalten Sie diesen während der gesamten Übung bei.

Zur Steigerung: Beugen Sie den oberen Arm seitlich über den Kopf, um die Dehnung in der Seite zu verstärken.

Aufdreher

FORMEN: gerade und seitliche Bauchmuskeln, Schultern

BONUSEFFEKT: Koordinationstraining, Dehnung der hinteren Oberschenkel

- Starten Sie im Vierfüßlerstand. Dazu knien Sie sich auf den Boden und positionieren die Hände unter den Schultern. Die Finger zeigen nach vorn. Achten Sie zudem darauf, dass die Knie direkt unter den Hüften stehen. Der Blick geht zum Boden, der Hals ist in der Verlängerung der Wirbelsäule. Stellen Sie nun die Zehen auf und geben Sie Druck auf die Hände, um die Knie vom Boden zu lösen und in der Luft zu halten. Die Unterschenkel sind parallel zum Boden.

- Verlagern Sie das Gewicht auf die linke Hand und heben Sie die rechte Hand zur Seite an. Heben Sie gleichzeitig den linken Fuß an und führen ihn unter dem Körper hindurch …

- … auf die gegenüberliegende Seite. Dazu drehen Sie sich über die Zehen des rechten Fußes im Uhrzeigersinn mit. Strecken Sie das linke Bein und halten Sie es so hoch wie möglich in der Luft. Führen Sie den rechten Arm auf Schulterhöhe nach vorn und schieben Sie die Finger in Richtung der Zehen des linken Fußes. Gehen Sie auf dem gleichen Weg zurück zur Ausgangsposition A und wiederholen Sie den Ablauf zur anderen Seite.

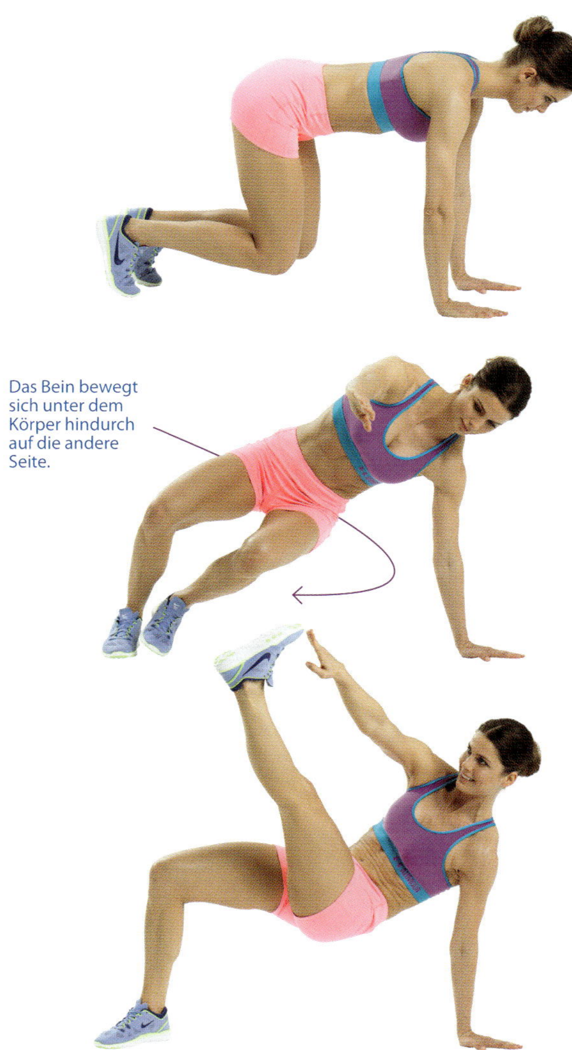
Das Bein bewegt sich unter dem Körper hindurch auf die andere Seite.

Zum Kennenlernen: Verzichten Sie auf die Drehung und heben Sie nur einen Fuß etwas an. Wer es sich zutraut, streckt gleichzeitig den gegenüberliegenden Arm auf Schulterhöhe nach vorn.

Zur Steigerung: Senken Sie in Position C das Bein auf Kniehöhe des anderen Beins ab und heben Sie es sofort wieder an. Wiederholen Sie diese Bewegung fünfmal, ehe Sie in die Ausgangsposition A zurückgehen.

Angezogener Stütz

FORMT: die geraden und seitlichen Bauchmuskeln

BONUSEFFEKT: Koordinationstraining

- Gehen Sie in den Unterarmstütz. Dazu stützen Sie in Bauchlage die Unterarme auf dem Boden auf, die Ellbogen stehen unter den Schultern. Verschränken Sie die Finger ineinander. Stellen Sie dann die Zehen auf und spannen Sie Po und Bauch fest an, um den Körper nun in einer geraden Linie nach oben zu drücken. Der Blick geht zum Boden.

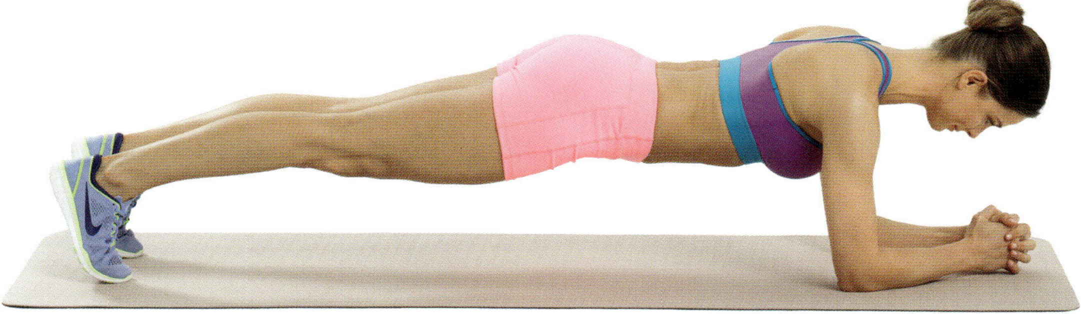

B

- Verlagern Sie das Gewicht auf den linken Fuß und winkeln Sie das rechte Bein so weit wie möglich zur Seite an. Achten Sie darauf, dass die Hüfte dabei gerade bleibt und sich der übrige Körper nicht bewegt. Stellen Sie den rechten Fuß wieder ab und wiederholen Sie die Übung auf der linken Seite.

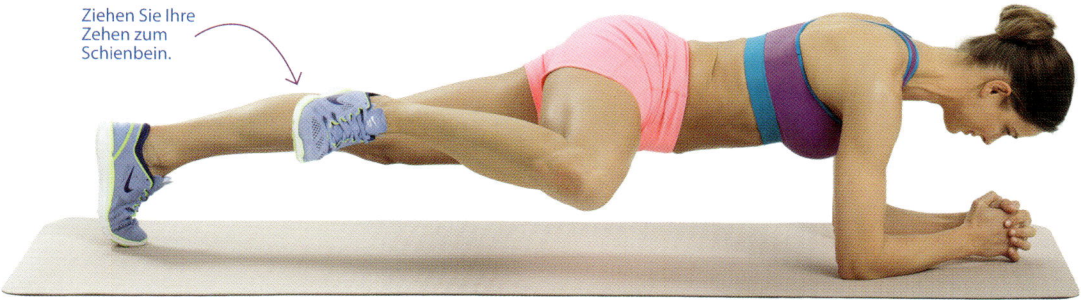
Ziehen Sie Ihre
Zehen zum
Schienbein.

Zum Kennenlernen: Stützen Sie sich mit den Unterarmen auf einem Tisch auf und setzen Sie die Füße so weit nach hinten, dass Ihr Körper eine Linie bildet. Bauch und Po fest anspannen! In dieser Position müssen die Rumpf- und Pomuskeln weniger Gewicht halten. Versuchen Sie, immer niedrigere Tische (oder andere stabile Erhöhungen) zu benutzen, bis Sie die Übung ganz auf dem Boden ausführen können.

Zur Steigerung: Führen Sie erst alle Wiederholungen auf einer Seite aus, ehe das andere Bein an der Reihe ist.

T-Liegestütze

FORMEN: gerade Bauchmuskeln, Schultern

BONUSEFFEKT: Koordinationstraining, Dehnung der Brust

A

- Nehmen Sie eine Liegestützposition ein. Achten Sie darauf, dass sich die Hände direkt unter den Schultern befinden. Die Finger zeigen nach vorn und der Kopf ist in der Verlängerung der Wirbelsäule. Spannen Sie Bauch und Po fest an, um eine gerade Linie zu bilden.

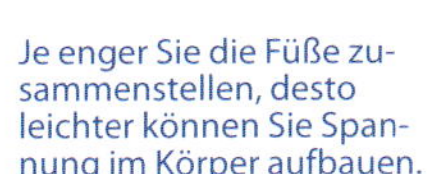
Je enger Sie die Füße zusammenstellen, desto leichter können Sie Spannung im Körper aufbauen.

B

- Beugen Sie die Arme und senken Sie Ihren Körper so weit ab, dass die Brust knapp über dem Boden ist.

C

- Drücken Sie sich zurück in die Ausgangsposition A und verlagern Sie das Gewicht auf die linke Hand …

D

- … um die rechte Hand vom Boden lösen zu können. Drehen Sie den gestreckten rechten Arm über die Seite nach oben, der Blick folgt der Hand. Setzen Sie die rechte Hand wieder ab und wiederholen Sie den Ablauf auf der linken Seite.

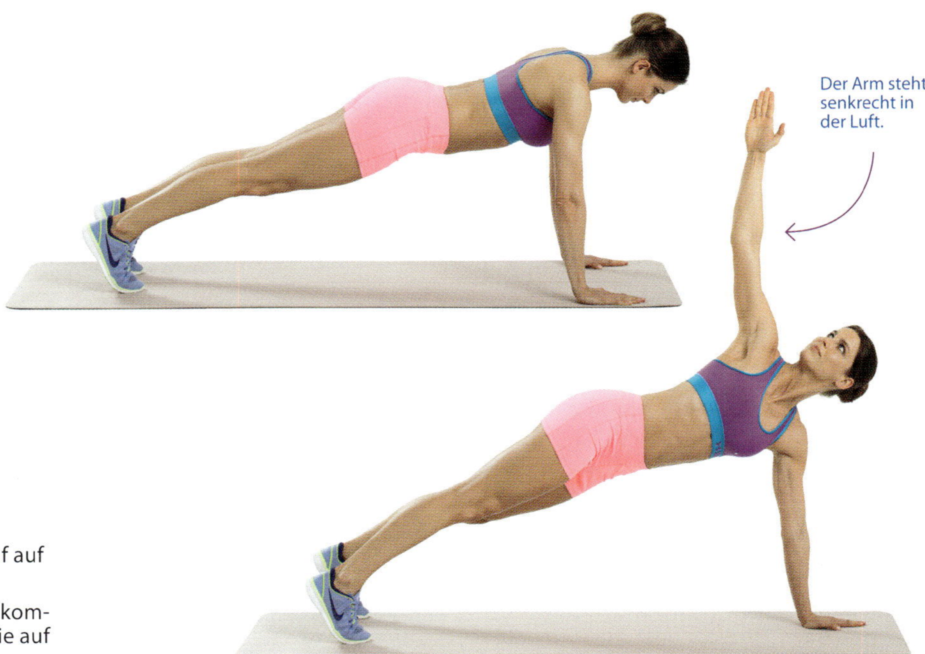
Der Arm steht senkrecht in der Luft.

Zum Kennenlernen: Führen Sie den Ablauf auf den Knien aus.

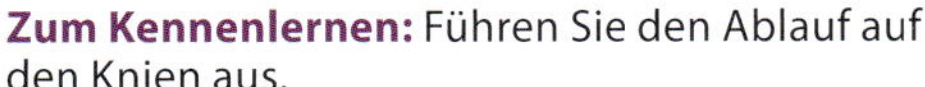

Zur Steigerung: Wiederholen Sie erst den kompletten Durchgang auf einer Seite, bevor Sie auf die andere wechseln.

Rollen mit Klappmesser

FORMT: gerade und seitliche Bauchmuskeln, Rücken

BONUSEFFEKT: Koordinations- und Balancetraining

- Legen Sie sich mit gestreckten Armen und Beinen auf den Boden. Heben Sie nun Arme und Beine so weit wie möglich an. Spannen Sie dazu den Po fest an, der Kopf befindet sich zwischen den Armen und Ihr Blick geht zum Boden.

- Drehen Sie sich – ohne Arme oder Beine abzulegen – auf die rechte Seite. Nur die Bauchmuskeln arbeiten.

- Rollen Sie sich weiter auf den Rücken. Lassen Sie sich dazu nicht einfach fallen, achten Sie vielmehr auf eine kontrollierte Bewegung, bei der die Muskeln ordentlich arbeiten müssen.

- Arme und Beine befinden sich weiterhin in der Luft. Richten Sie nun den Oberkörper mit geradem Rücken so weit wie möglich in eine sitzende Haltung auf. Heben Sie gleichzeitig die Beine an und führen Sie die Arme auf Schulterhöhe nach vorn. Gehen Sie zurück zu Position C und rollen Sie sich über die Seite wieder auf den Bauch. Starten Sie die nächste Wiederholung auf der linken Seite. Arme und Beine berühren den Boden nicht.

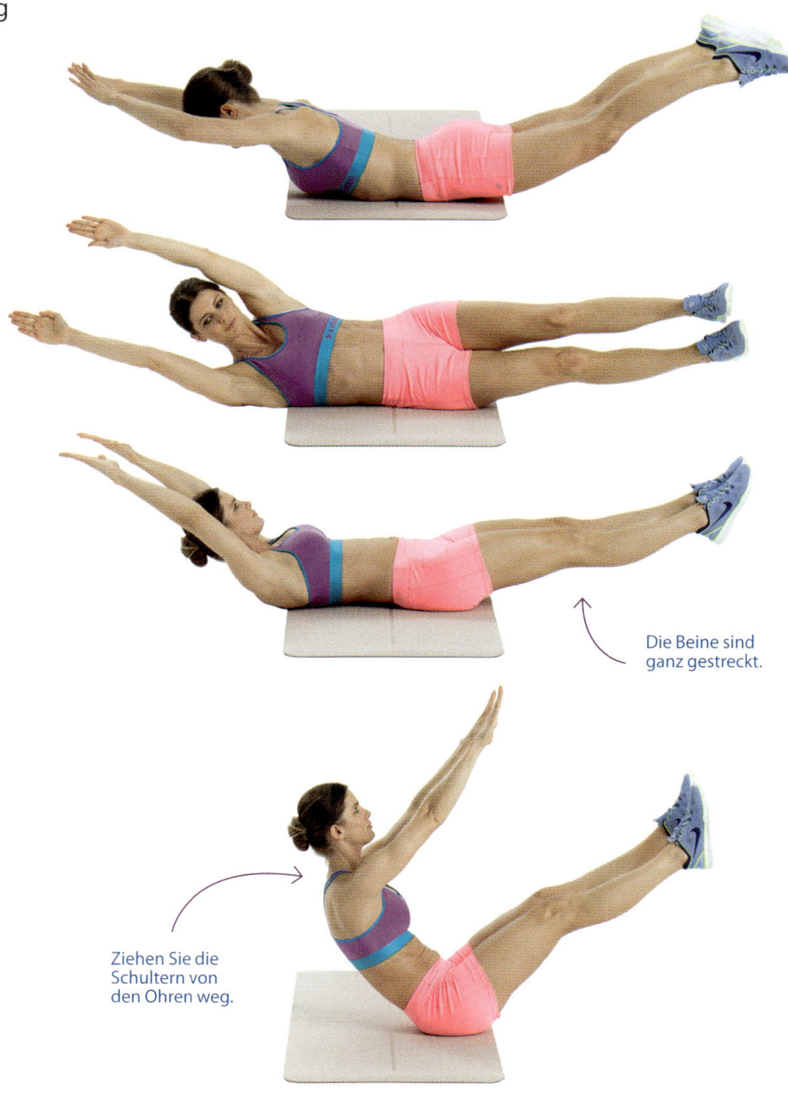
Die Beine sind ganz gestreckt.
Ziehen Sie die Schultern von den Ohren weg.

Zum Kennenlernen: Heben Sie bis zu Position C nur die Beine oder nur die Arme an.

Zur Steigerung: Führen Sie in Position D kleine Crunch-Bewegungen aus, bevor Sie Arme und Beine wieder ablegen.

Hoher Stern

FORMT: gerade Bauchmuskeln, Schultern

BONUSEFFEKT: Dehnung der hinteren Oberschenkel

- Setzen Sie sich mit ausgestreckten Beinen auf den Boden, Ihr Rücken ist gerade. Lehnen Sie sich leicht zurück und stützen Sie für einen besseren Halt die rechte Hand neben dem Po auf dem Boden auf. Heben Sie jetzt das rechte Bein so weit wie möglich an und führen Sie die linke Hand mit gestrecktem Arm in Richtung der rechten Zehen.

- Senken Sie das rechte Bein ab, stützen Sie die linke Hand neben dem Po auf und wiederholen Sie den Ablauf auf der anderen Seite. Achten Sie darauf, die Schultern unten zu halten.

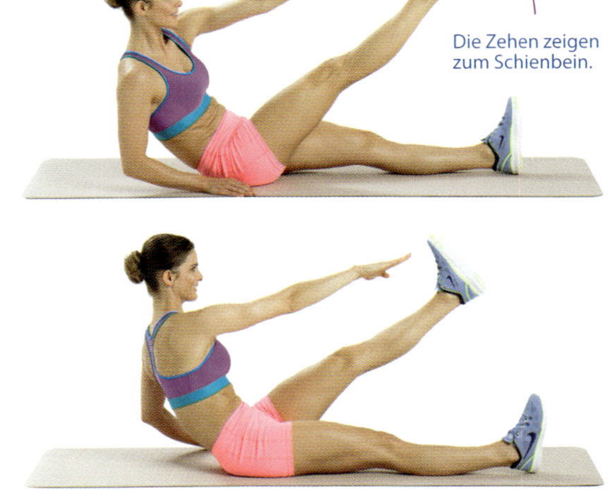

Zum Kennenlernen: Stützen Sie sich in der Rücklage mit beiden Händen auf und heben Sie nur die gestreckten Beine abwechselnd an.

Zur Steigerung: Halten Sie zusätzlich das untere Bein einige Zentimeter über dem Boden.

Coach-Crunches

FORMEN: die geraden und seitlichen Bauchmuskeln

BONUSEFFEKT: Koordinations- und Balancetraining

- Setzen Sie sich mit ausgestreckten Beinen auf den Boden, Ihr Rücken ist gerade. Legen Sie die Handflächen vor der Brust übereinander, die Ellbogen zeigen zur Seite und die Schultern sind unten. Lehnen Sie sich nun mit geradem Rücken nach hinten und heben Sie das linke Bein an. Winkeln Sie das rechte Bein in Richtung Brust an und führen Sie den linken Ellbogen zum rechten Knie. Dazu drehen Sie den Oberkörper nach rechts.

- Strecken Sie das rechte Bein und halten Sie es über dem Boden. Gleichzeitig winkeln Sie das linke Bein an und führen den rechten Ellbogen zum linken Knie.

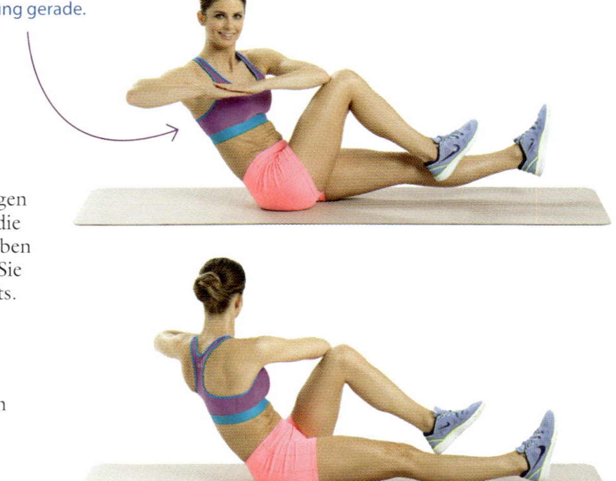

Der Rücken bleibt während der gesamten Übung gerade.

Zum Kennenlernen: Lassen Sie das untere Bein auf dem Boden.

Zur Steigerung: Strecken Sie das obere Bein, anstatt es anzuwinkeln.

Zehen-Dips

FORMEN: die unteren Bauchmuskeln

BONUSEFFEKT: mehr Flexibilität in den Fußmuskeln

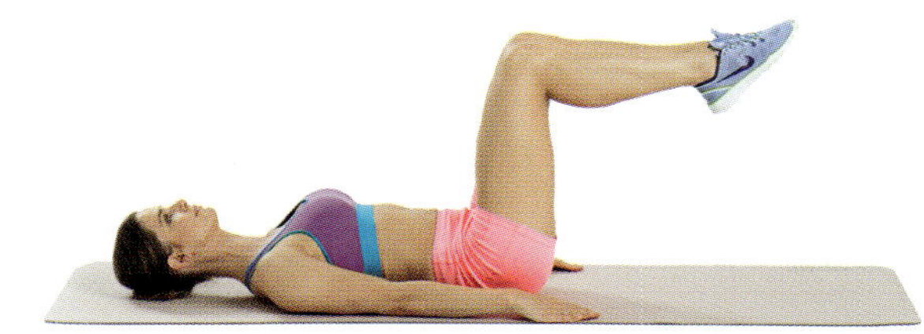

A

- Legen Sie sich auf den Rücken, die Arme liegen locker neben dem Körper auf dem Boden. Winkeln Sie die Beine an, sodass die Knie über den Hüften stehen. Die Unterschenkel sind parallel zum Boden und die Füße gestreckt.

B

- Senken Sie das linke Bein angewinkelt ab und tippen Sie mit den Zehen auf den Boden. Heben Sie das Bein wieder an und wiederholen Sie die Bewegung mit dem rechten Bein.

Der untere Rücken bleibt auf dem Boden.

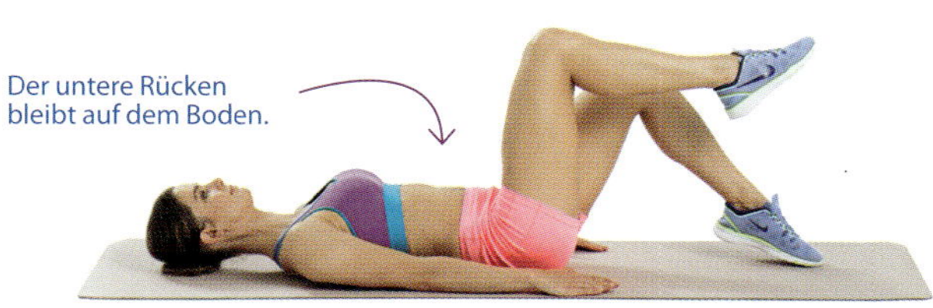

Zum Kennenlernen: Stellen Sie einen Fuß auf und wiederholen Sie zunächst alle Wiederholungen mit einer Seite.
Zur Steigerung: Senken Sie gleichzeitig beide Beine ab und tippen Sie mit den Zehen beider Füße auf den Boden.

Aufgedrehte Roll-backs

FORMEN: gerade und seitliche Bauchmuskeln, Rücken

BONUSEFFEKT: Dehnung der Brust

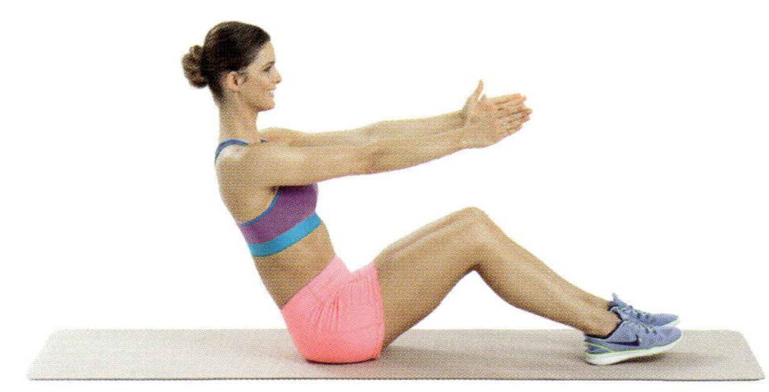

A

- Setzen Sie sich auf den Boden und stellen Sie die Füße bequem auf. Lehnen Sie sich nun mit geradem Rücken etwas nach hinten, die Zehen heben leicht vom Boden ab. Gleichzeitig strecken Sie die Arme auf Schulterhöhe nach vorn aus. Die Handflächen zeigen zueinander.

B

- Führen Sie den rechten Arm so weit wie möglich nach rechts hinten. Drehen Sie dazu den Oberkörper nach rechts mit. Die Beinhaltung verändert sich nicht. Führen Sie den Arm zurück und wiederholen Sie die Bewegung auf der linken Seite.

Hüften und Beine bewegen sich nicht.

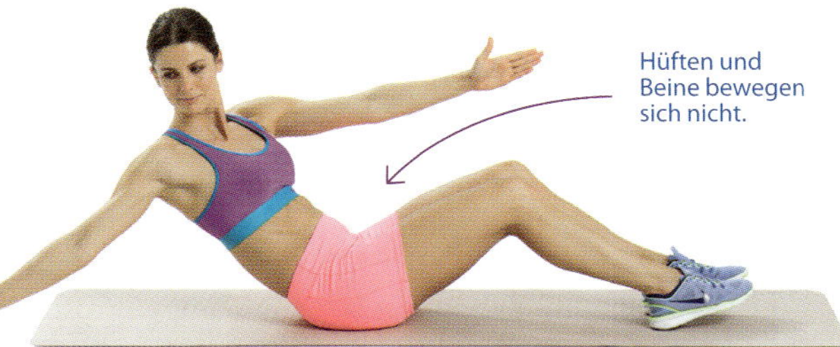

Zum Kennenlernen: Lehnen Sie sich nur ganz leicht zurück.
Zur Steigerung: Halten Sie die Beine angewinkelt in der Luft.

Kreuzhebel

FORMEN: die unteren Bauchmuskeln

BONUSEFFEKT: Dehnung des Pos

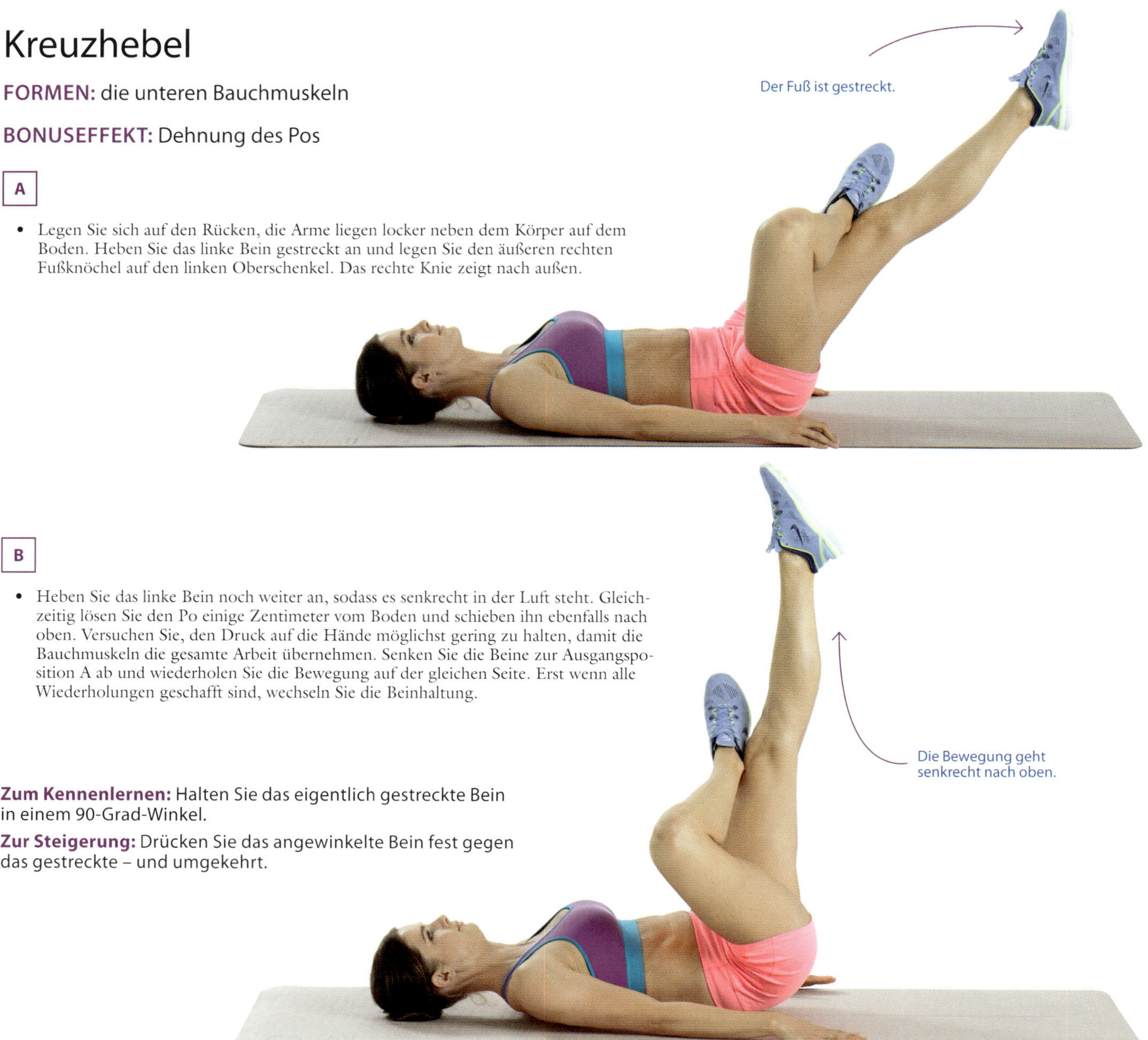

Der Fuß ist gestreckt.
Die Bewegung geht senkrecht nach oben.

A

- Legen Sie sich auf den Rücken, die Arme liegen locker neben dem Körper auf dem Boden. Heben Sie das linke Bein gestreckt an und legen Sie den äußeren rechten Fußknöchel auf den linken Oberschenkel. Das rechte Knie zeigt nach außen.

B

- Heben Sie das linke Bein noch weiter an, sodass es senkrecht in der Luft steht. Gleichzeitig lösen Sie den Po einige Zentimeter vom Boden und schieben ihn ebenfalls nach oben. Versuchen Sie, den Druck auf die Hände möglichst gering zu halten, damit die Bauchmuskeln die gesamte Arbeit übernehmen. Senken Sie die Beine zur Ausgangsposition A ab und wiederholen Sie die Bewegung auf der gleichen Seite. Erst wenn alle Wiederholungen geschafft sind, wechseln Sie die Beinhaltung.

Zum Kennenlernen: Halten Sie das eigentlich gestreckte Bein in einem 90-Grad-Winkel.

Zur Steigerung: Drücken Sie das angewinkelte Bein fest gegen das gestreckte – und umgekehrt.

Hochrad

FORMT: die untere Bauchmuskeln

BONUSEFFEKT: mehr Beweglichkeit in den Beinen

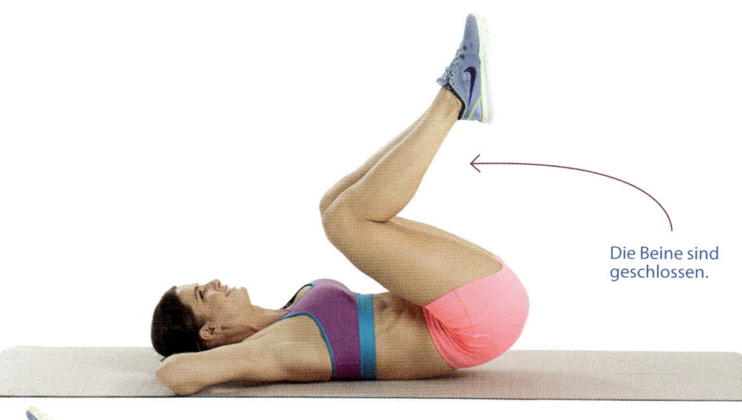

- Rückenlage: Legen Sie den Hinterkopf bequem auf den Handflächen ab, die Arme liegen auf dem Boden. Winkeln Sie die Beine an und ziehen Sie sie in Richtung der Brust. Dabei lösen Sie den Po vom Boden.

- Strecken Sie das linke Bein senkrecht in die Luft und winkeln Sie das rechte Bein an, ohne den Po abzusenken.

- Jetzt strecken Sie das rechte Bein in die Luft und führen das linke Knie zur Brust. Die Bewegung ähnelt dem Fahrradfahren.

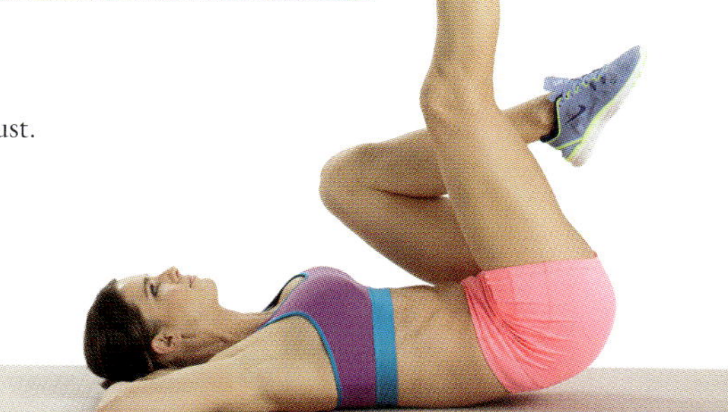

Zum Kennenlernen: Führen Sie die Übung aus, ohne den Po anzuheben.

Zur Steigerung: Erhöhen Sie das Tempo, achten Sie aber dennoch auf eine korrekte Ausführung. Der Po bleibt in der Luft!

Seit-Crunches

FORMEN: die seitlichen Bauchmuskeln

BONUSEFFEKT: Koordinationstraining

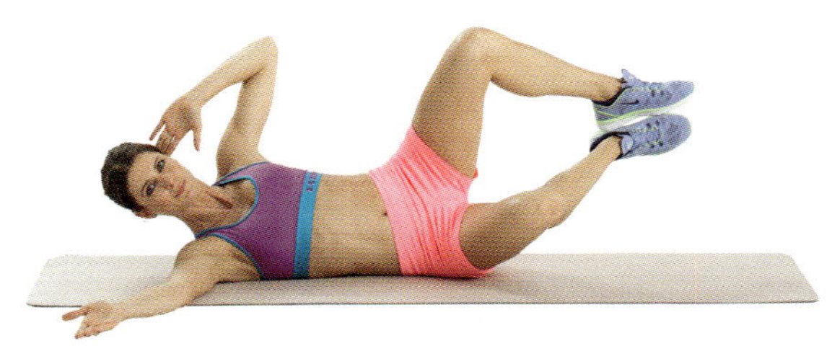

A

- Legen Sie sich auf die rechte Seite und strecken Sie den rechten Arm auf dem Boden schräg seitlich aus. Die linke Hand legen Sie an die Schläfe, der Ellbogen zeigt nach außen. Führen Sie die Innenkanten der Füße zusammen, lassen Sie die Knie nach außen fallen und heben Sie die Beine in dieser Position an.

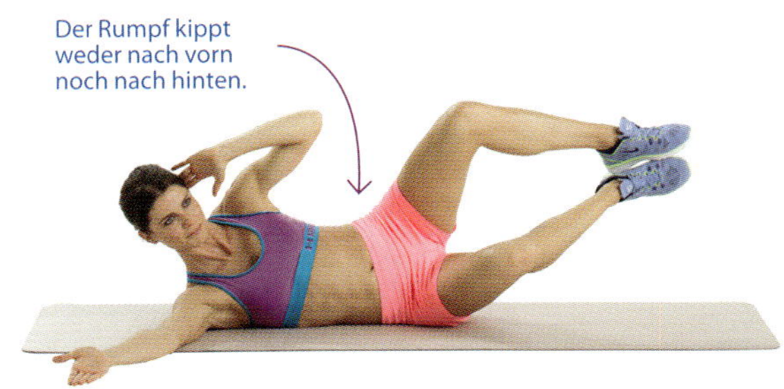
Der Rumpf kippt
weder nach vorn
noch nach hinten.

B

- Führen Sie nun mit einer Crunch-Bewegung den linken Ellbogen in Richtung des linken Knies. Die Beinhaltung verändert sich dabei nicht. Gehen Sie zurück zu Position A und führen Sie alle Wiederholungen aus, ehe Sie auf die andere Seite wechseln.

Zum Kennenlernen: Lassen Sie die Beine auf dem Boden.
Zur Steigerung: Halten Sie den unteren Arm einige Zentimeter über dem Boden.

Seitheber

Der Ellbogen steht direkt unter der Schulter.

FORMEN: seitliche Bauchmuskeln, Hüfte, Taille

BONUSEFFEKT: Balancetraining

A

- Legen Sie sich auf die rechte Seite und stützen Sie sich auf den rechten Unterarm. Die Beine sind gestreckt und schweben einige Zentimeter über dem Boden. Halten Sie den linken Arm auf Schulterhöhe etwa parallel zu den Beinen.

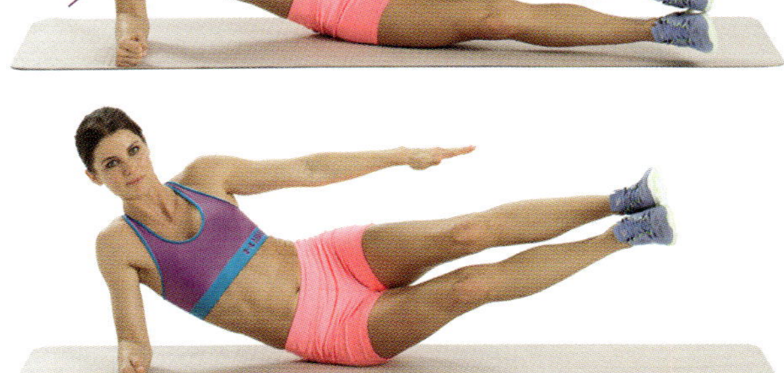

- Heben Sie beide Beine gleichzeitig so hoch wie möglich an. Halten Sie diese Position für zwei Atemzüge und senken Sie die Beine wieder ab, ohne den Boden zu berühren. Führen Sie zunächst alle Bewegungen auf einer Seite aus, ehe Sie die Übung auf der anderen wiederholen.

Zum Kennenlernen: Legen Sie die Beine nach jeder Wiederholung kurz auf dem Boden ab, bevor Sie zur nächsten ansetzen.
Zur Steigerung: Heben Sie erst das obere Bein an und ziehen Sie dann das untere Bein nach.

Aufgestützte Seit-Crunches

FORMEN: seitliche Bauchmuskeln, Beinaußenseiten

BONUSEFFEKT: Dehnung der hinteren Oberschenkel

- Legen Sie sich auf die rechte Seite. Stützen Sie sich mit der linken Hand auf Brusthöhe auf den Boden, die Finger zeigen in Richtung Kopf. Umfassen Sie mit der rechten Hand Ihre linke Taille. Winkeln Sie das untere Bein an und heben Sie das andere Bein gestreckt auf Hüfthöhe an.

Die Zehen zeigen zum Schienbein.

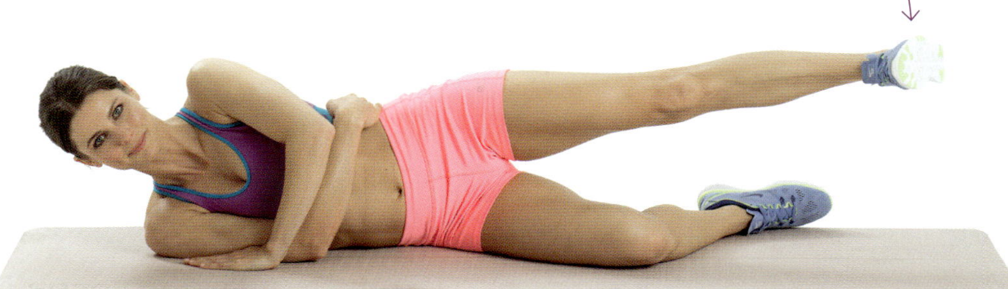

- Geben Sie Druck auf die linke Hand und stemmen Sie Ihren Oberkörper so weit es geht nach oben. Achten Sie darauf, nicht nach vorn oder hinten zu kippen. Heben Sie gleichzeitig das linke Bein so hoch wie möglich an. Diese Position kurz halten, dann den Rumpf wieder ablegen und das linke Bein absenken. Setzen Sie erst alle Wiederholungen auf einer Seite um, bevor Sie zur anderen wechseln.

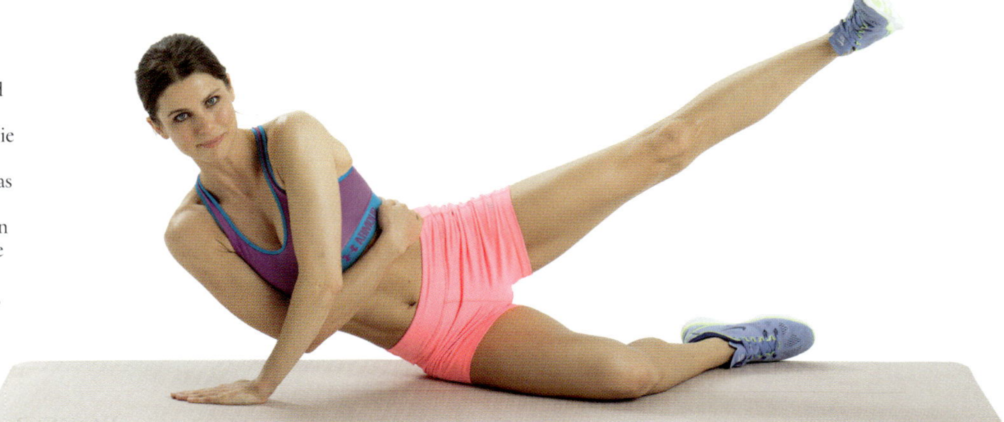

Zum Kennenlernen: Lassen Sie beide Beine angewinkelt auf dem Boden.
Zur Steigerung: Heben Sie in Position B auch das untere Bein um einige Zentimeter an.

Sit-ups mit Fitnessband

FORMEN: die geraden Bauchmuskeln

BONUSEFFEKT: Dehnung der Beinrückseiten

A

- Legen Sie sich auf den Rücken und stellen Sie den linken Fuß bequem auf. Heben Sie das rechte Bein an und legen Sie ein Fitnessband um den Fußballen. Greifen Sie das Band so kurz mit beiden Händen, dass die Arme gestreckt sind, der obere Rücken aber auf dem Boden aufliegt.

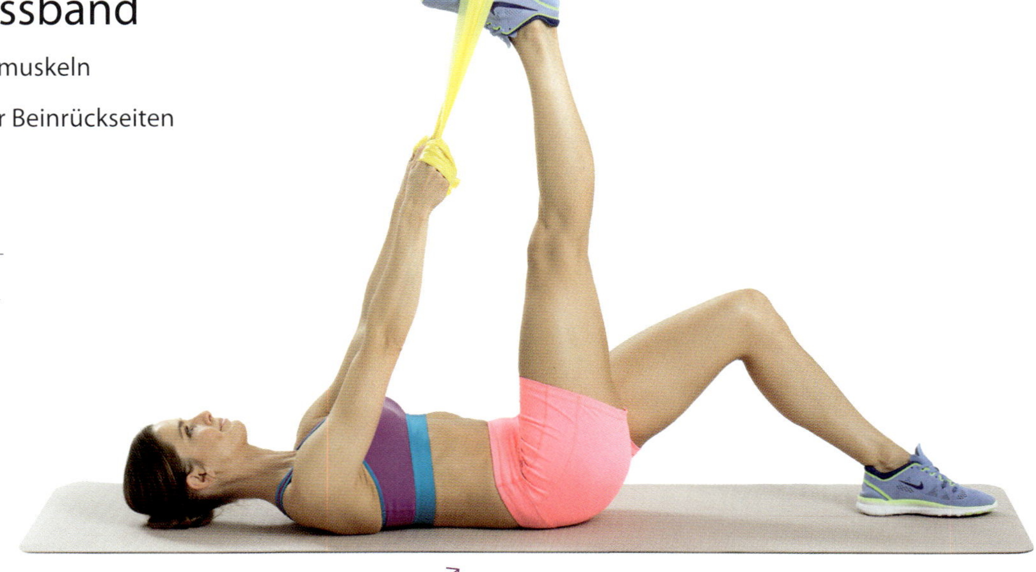

Der untere Rücken hat Bodenkontakt.

- Drücken Sie mit dem Fuß fest gegen das Band und richten Sie sich mit geradem Rücken ohne Schwung zum Sitzen auf. Pressen Sie dabei den linken Fuß fest in den Boden und senken Sie das rechte Bein so weit ab, dass sich die Oberschenkel auf einer Linie befinden. Führen Sie erst alle Wiederholungen auf einer Seite aus, ehe Sie zur anderen wechseln.

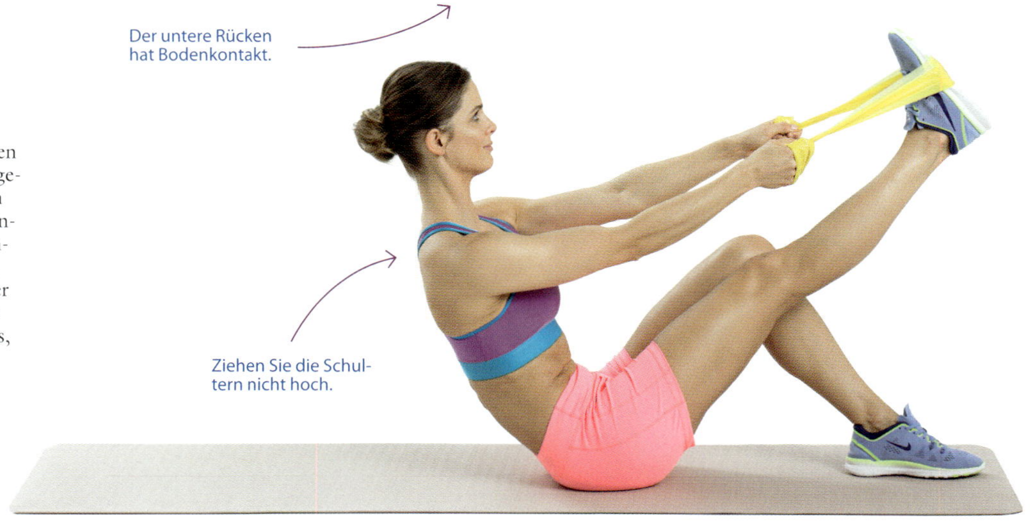

Ziehen Sie die Schultern nicht hoch.

Zum Kennenlernen: Heben Sie den Oberkörper nur leicht an und steigern Sie sich erst allmählich bis zur Sitzposition.

Zur Steigerung: Heben Sie beim Zurücklehnen den aufgestellten Fuß einige Zentimeter an und führen Sie die Bewegung dennoch kontrolliert und ohne Schwung aus.

Roll-ups mit Fitnessband

FORMEN: die geraden Bauchmuskeln

BONUSEFFEKT: Mobilisation der Lendenwirbel

A

- Befestigen Sie ein Fitnessband mit beiden Enden auf Kniehöhe an einem fest stehenden Gegenstand. Stecken Sie die Füße in die Bandschlaufe und legen Sie sich auf den Rücken, die Arme liegen locker neben dem Körper auf dem Boden. Heben Sie die angewinkelten Beine an und rutschen Sie mit dem Körper so weit nach hinten, dass das Band deutlich unter Spannung steht.

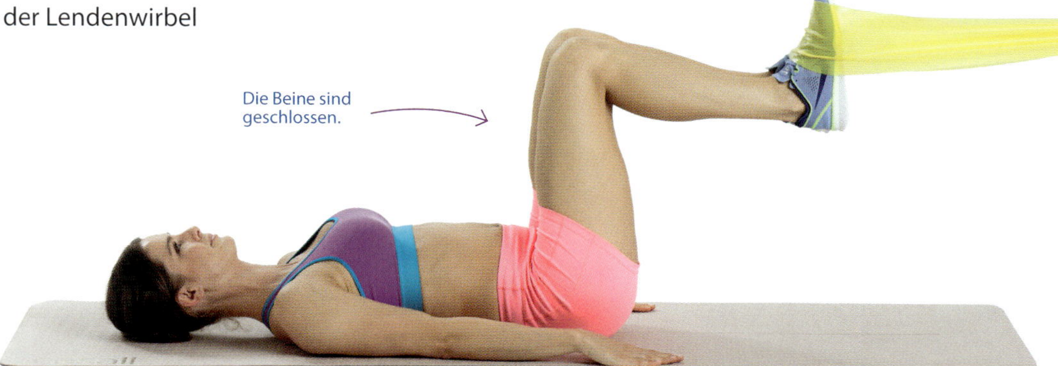
Die Beine sind geschlossen.

B

- Ziehen Sie beide Knie in Richtung Brust. Lösen Sie dabei auch den Po vom Boden. Versuchen Sie, mit den Händen möglichst wenig Unterstützung zu geben, drücken Sie sich also nicht vom Boden ab. Gehen Sie dann zurück in die Ausgangsposition A.

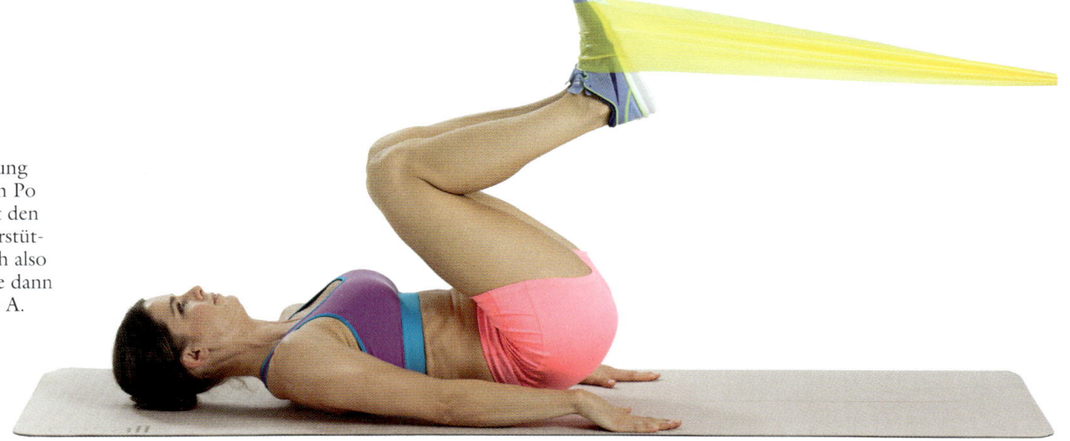

Zum Kennenlernen: Führen Sie die Übung nur mit einem Fuß aus. Den anderen stellen Sie bequem auf den Boden.

Zur Steigerung: Ziehen Sie in Position B die Knie in fünf kleinen Wippbewegungen noch näher zur Brust, bevor Sie die Beine wieder ganz absenken.

Käfer

FORMT: gerade und seitliche Bauchmuskeln, Beine

BONUSEFFEKT: mehr Beweglichkeit in der Brustwirbelsäule

- Verknoten Sie ein Fitnessband so an seinen Enden, dass es einen Ring bildet. Streifen Sie den Ring über Ihre Fußballen. Legen Sie sich auf den Rücken und halten Sie die Beine angewinkelt über dem Boden. Führen Sie die Hände seitlich an den angehobenen Kopf, die Ellbogen zeigen nach außen.

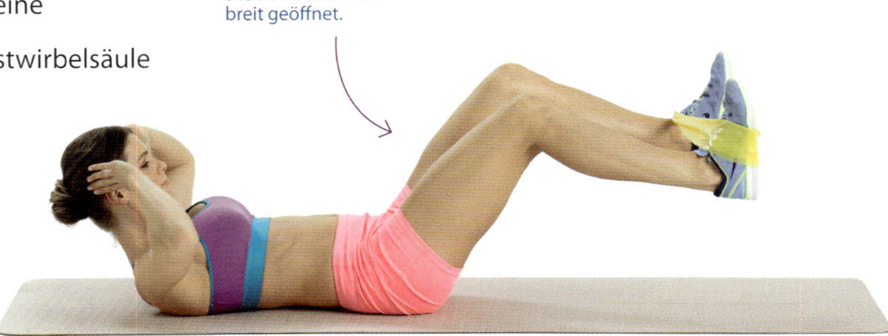

- Ziehen Sie das rechte Knie zur Brust und strecken Sie das linke Bein. Gleichzeitig drehen Sie den Oberkörper nach rechts und führen den linken Ellbogen in Richtung des rechten Knies.

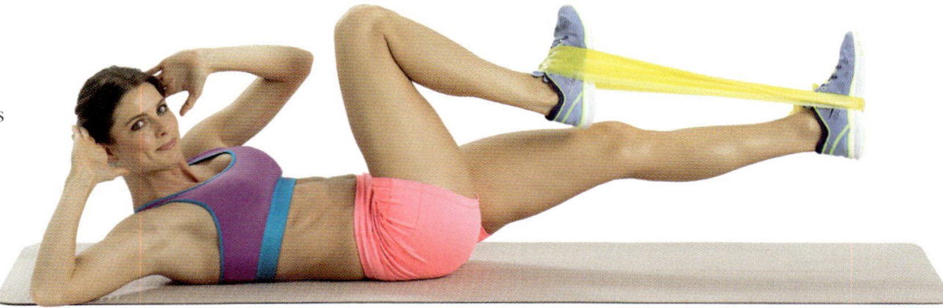

- Strecken Sie nun das rechte Bein und ziehen Sie das linke Knie an. Dabei dreht der Oberkörper nach links, um den rechten Ellbogen zum linken Knie zu führen.

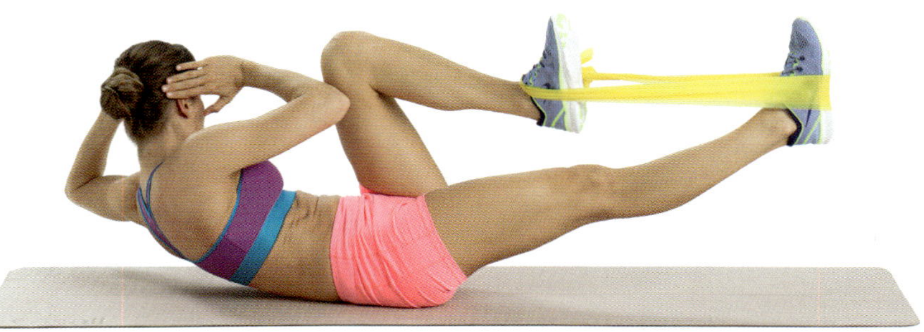

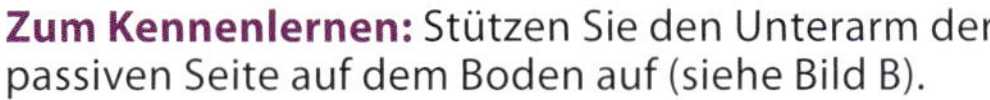

Zum Kennenlernen: Stützen Sie den Unterarm der passiven Seite auf dem Boden auf (siehe Bild B).

Zur Steigerung: Senken Sie das gestreckte Bein in Position B und C bis knapp über dem Boden ab.

Vorspannung

FORMT: die geraden Bauchmuskeln

BONUSEFFEKT: Dehnung der Schultern

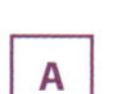

- Legen Sie in der Liegestützhaltung ein Fitnessband um Ihre Fußballen und stützen Sie sich mit den Händen auf dessen Enden. Ihr Kopf ist in der Verlängerung der Wirbelsäule, Po und Bauch sind fest angespannt.

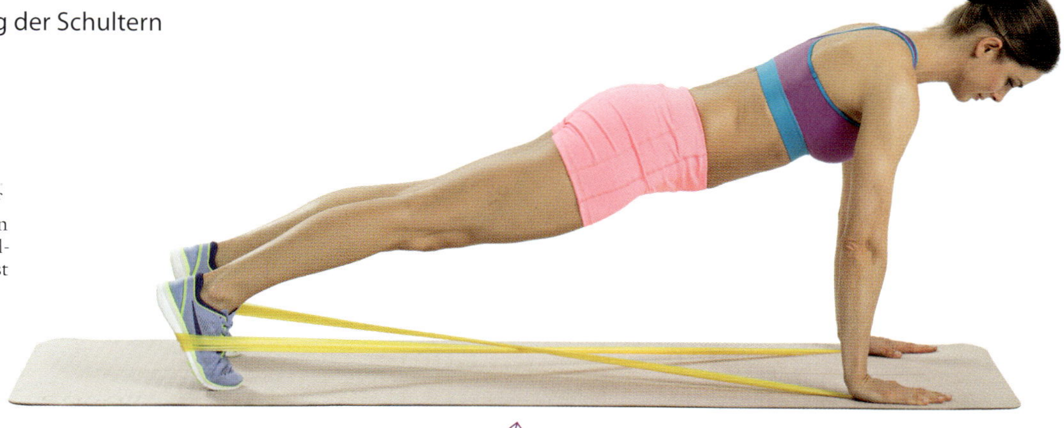

Das Fitnessband ist über Kreuz gespannt.

- Beugen Sie die Beine und senken Sie die Knie bis kurz über den Boden ab. Schieben Sie dabei den Po nach hinten. Strecken Sie sich gegen den Zug des Fitnessbands wieder in den Liegestütz.

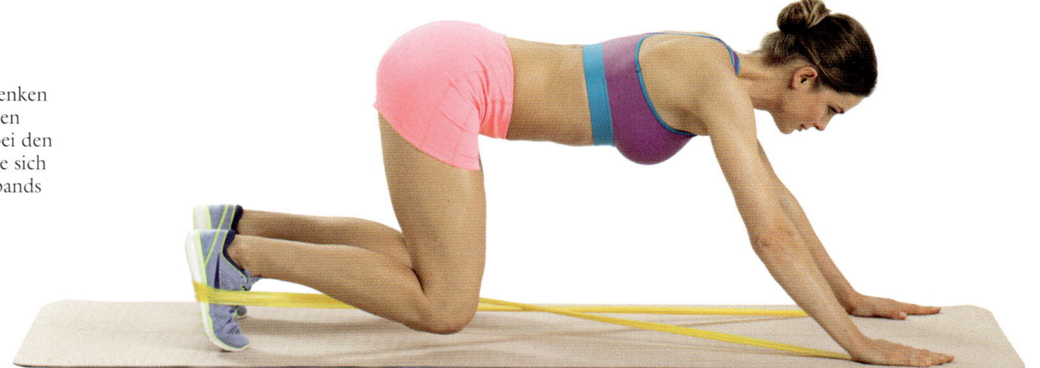

Zum Kennenlernen: Überkreuzen Sie das Fitnessband nicht.

Zur Steigerung: Strecken Sie in Position B zusätzlich ein Bein – so weit wie mit dem Fitnessband möglich – nach hinten aus.

Durchhänger

FORMT: gerade Bauchmuskeln, Brust

BONUSEFFEKT: Dehnung der Schultern und der Brust

A

- Stellen Sie einen Schlingentrainer so ein, dass die Schlaufen in etwa auf Ihrer Hüfthöhe enden. Greifen Sie mit beiden Händen in die Schlaufen, die Arme sind gestreckt und leicht angehoben. Lehnen Sie sich mit geradem Körper leicht nach vorn.

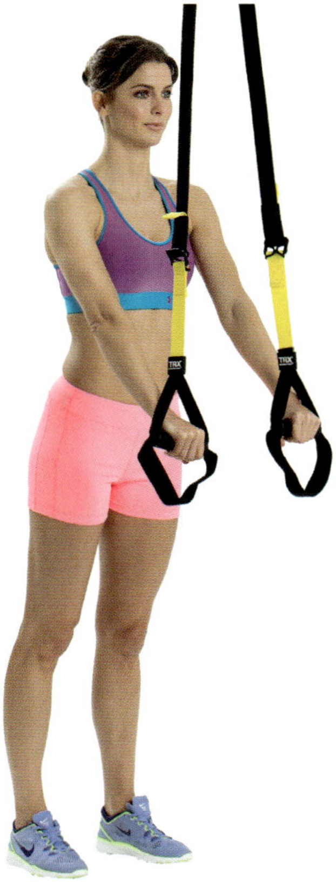

- Führen Sie die Hände über Ihren Kopf und lehnen Sie sich so weit wie möglich nach vorn. Spannen Sie dazu den Po und den Bauch fest an, Ihr Körper bildet eine Linie. Richten Sie sich wieder in den hüftbreiten Stand auf.

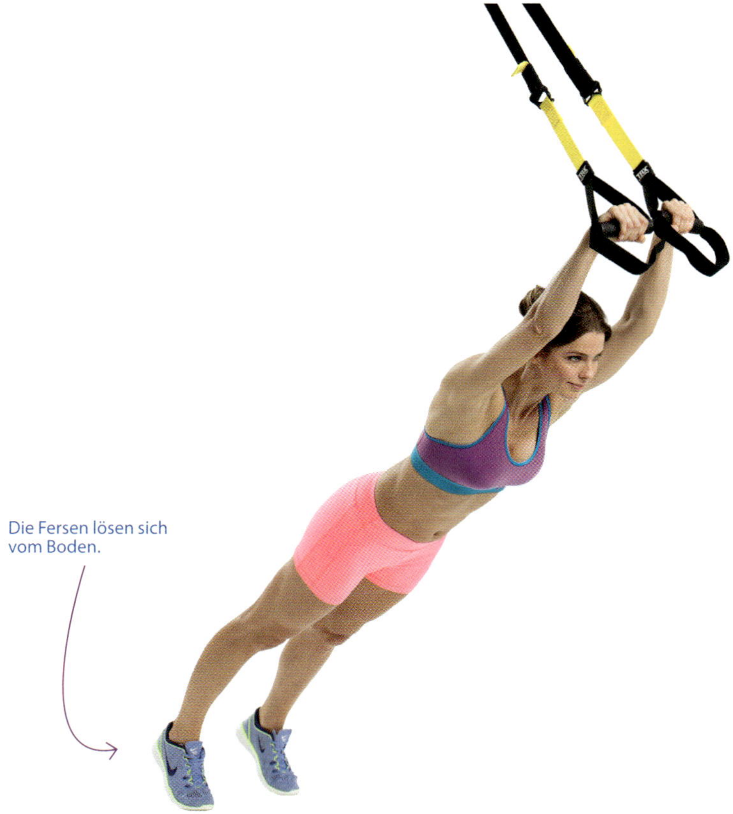

Die Fersen lösen sich vom Boden.

Zum Kennenlernen: Verringern Sie die Schräglage, indem Sie in Position B ein, zwei Schritte nach vorn gehen.
Zur Steigerung: Erhöhen Sie die Schräglage, indem Sie in Position B ein, zwei Schritte nach hinten gehen.

Anzüge

FORMEN: gerade Bauchmuskeln, Rücken, Schultern

BONUSEFFEKT: Koordinationstraining

A

- Stellen Sie einen Schlingentrainer so ein, dass die Schlaufen auf Wadenhöhe enden. Knien Sie sich vor das Gerät und führen Sie die Füße nacheinander in die Schlaufen. Wandern Sie mit den Händen nach vorn in eine Liegestützposition, sodass sich die Handgelenke unter den Schultern befinden. Spannen Sie den Po und den Bauch fest an, der Blick geht zum Boden. Achten Sie darauf, dass der Schlingentrainer senkrecht von der Decke hängt.

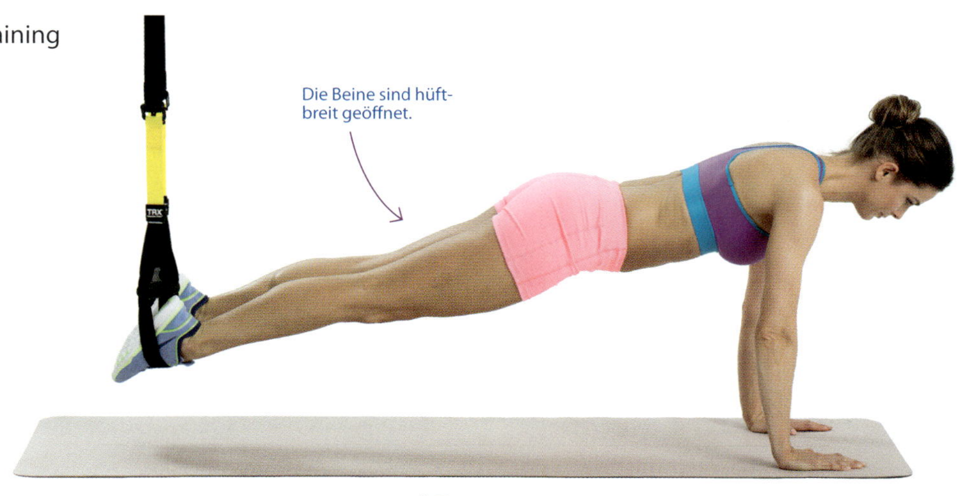
Die Beine sind hüftbreit geöffnet.

B

- Ziehen Sie beide Knie in Richtung der Ellbogen. Runden Sie dazu den Rücken. Strecken Sie die Beine aus und gehen Sie zurück in die Ausgangsposition A.

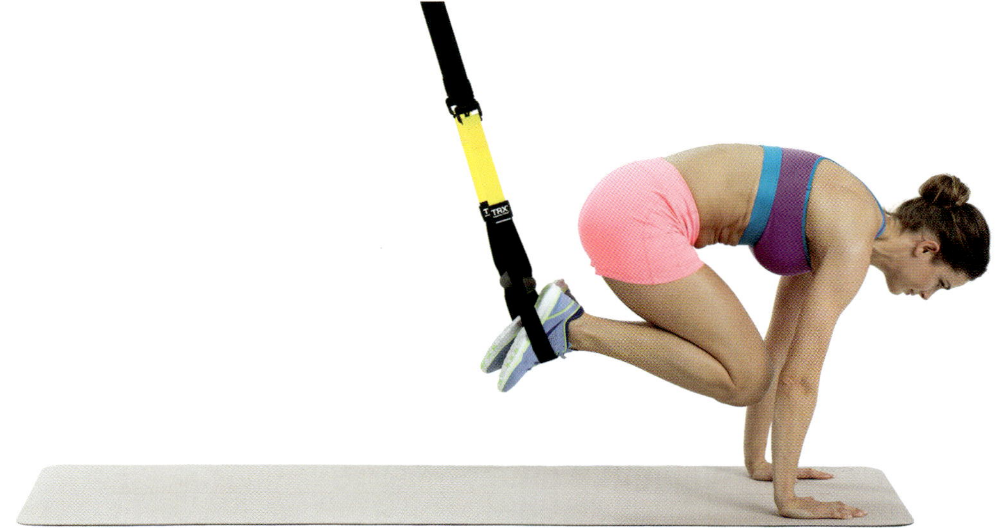

Zum Kennenlernen: Ziehen Sie immer nur ein Bein nach vorn.
Zur Steigerung: Führen Sie in Position A zusätzlich einen Liegestütz aus.

Seitstütz im Schlingentrainer

FORMT: die seitlichen Bauchmuskeln

BONUSEFFEKT: Balancetraining

A

- Stellen Sie einen Schlingentrainer so ein, dass die Schlaufen auf Wadenhöhe enden. Legen Sie sich auf die linke Seite und stecken Sie Ihre Füße in die Schlaufen. Das linke Bein befindet sich unter dem rechten. Stützen Sie sich auf den linken Unterarm – die rechte Hand liegt an der Hüfte – und heben Sie Ihren Körper so weit an, dass er parallel zum Boden steht. Spannen Sie dazu den Bauch und den Po fest an.

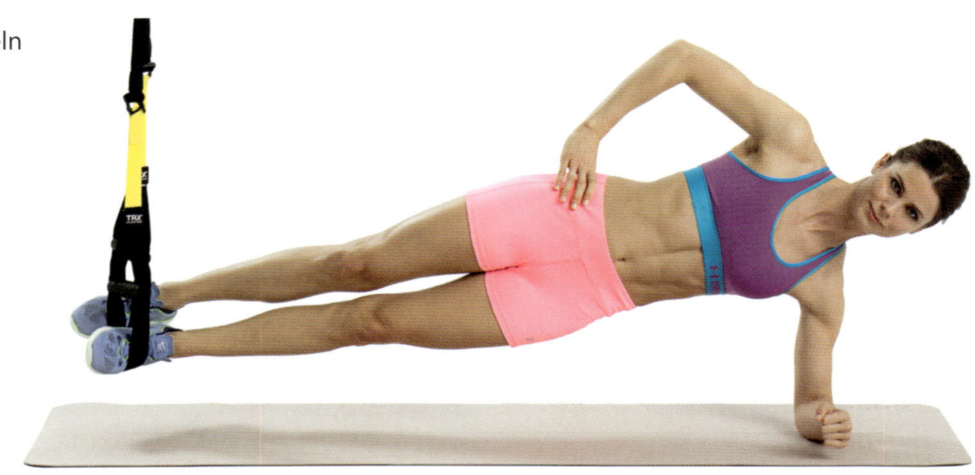

B

- Heben Sie den rechten Arm senkrecht nach oben und halten Sie die Position der Wiederholungsvorgabe entsprechend. Anschließend legen Sie die Hüfte auf dem Boden ab und wechseln die Seite, um die Übung erneut auszuführen.

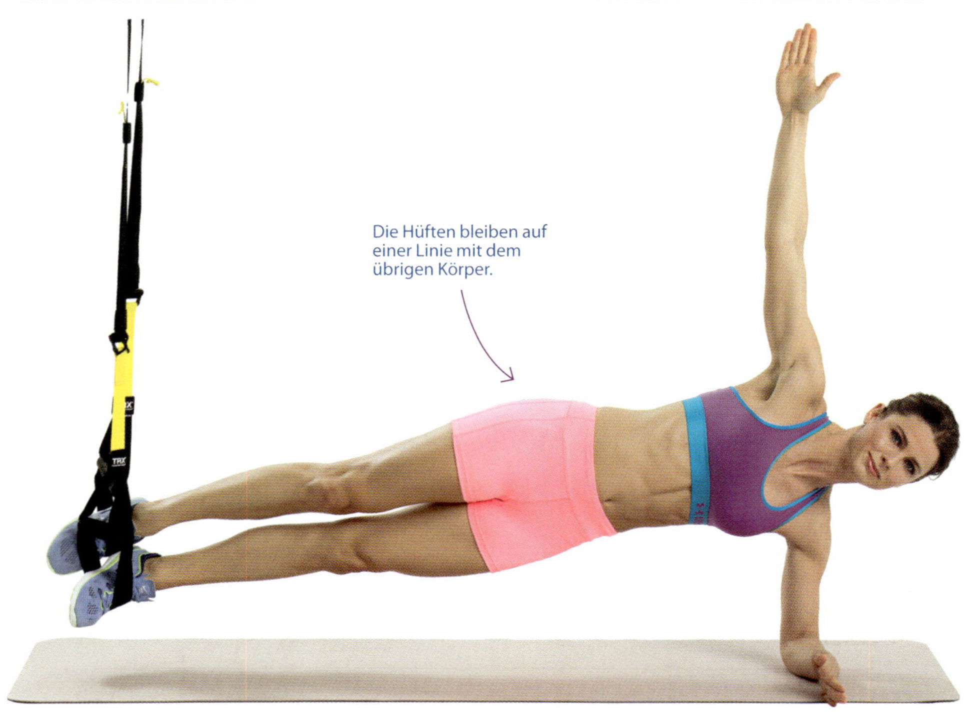

Die Hüften bleiben auf einer Linie mit dem übrigen Körper.

Zum Kennenlernen: Lassen Sie die obere Hand an der Hüfte und halten Sie so die Position.

Zur Steigerung: Heben und senken Sie in Position B die Hüfte (aber nicht unter die Körperlinie!), ohne ansonsten die Körperhaltung zu verändern.

Pikes im Schlingentrainer

FORMEN: die geraden Bauchmuskeln

BONUSEFFEKT: Balancetraining

A

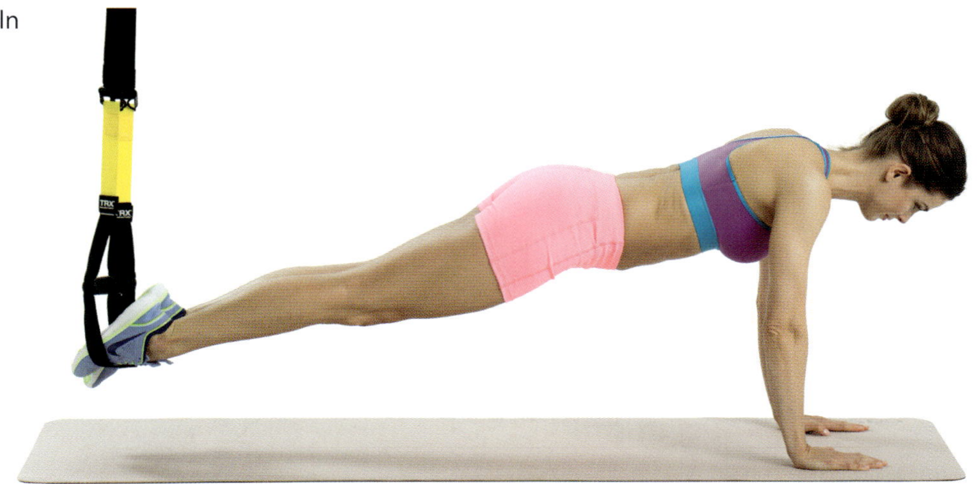

- Stellen Sie einen Schlingentrainer so ein, dass die Schlaufen auf Wadenhöhe enden. Knien Sie sich vor das Gerät und führen Sie die Füße nacheinander in die Schlaufen. Wandern Sie mit den Händen nach vorn in eine Liegestützposition, sodass sich die Handgelenke unter den Schultern befinden. Spannen Sie den Po und den Bauch fest an, der Blick geht zum Boden.

B

- Schieben Sie den Po mit gestreckten Beinen so weit wie möglich nach oben. Spannen Sie dazu den Bauch fest an. Ihr Kopf wandert dabei zwischen die Arme. Halten Sie diese Position kurz und gehen Sie dann zurück in die Position A, indem Sie Ihre Beine nach hinten schieben.

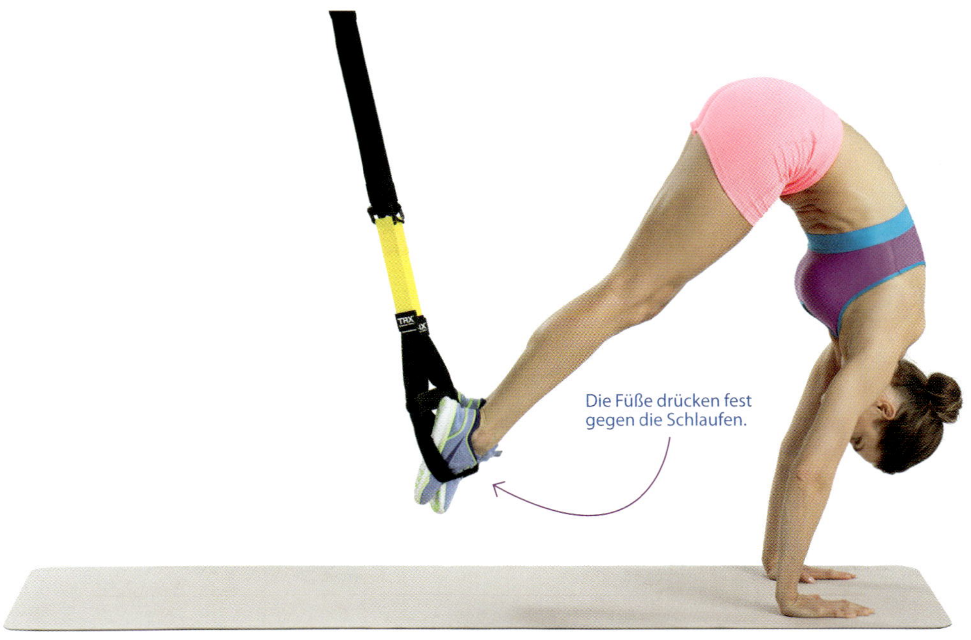
Die Füße drücken fest
gegen die Schlaufen.

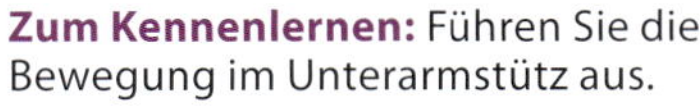

Zum Kennenlernen: Führen Sie die Bewegung im Unterarmstütz aus.

Zur Steigerung: Legen Sie nur einen Fuß in eine Schlaufe und halten Sie den anderen daneben in der Luft. Der Bewegungsablauf bleibt gleich.

Beinanzieher im Schlingentrainer

FORMEN: gerade und seitliche Bauchmuskeln, Schultern, Oberschenkel

BONUSEFFEKT: Balancetraining

A

- Stellen Sie einen Schlingentrainer so ein, dass sich die Schlaufen auf der Höhe Ihrer Waden befinden. Legen Sie sich auf Ihre linke Seite. Legen Sie den linken Fuß auf Knöchelhöhe in beide Schlaufen, das rechte Bein halten Sie vor dem linken in der Luft. Stützen Sie sich auf den linken Unterarm – der Ellbogen befindet sich unter der Schulter – und stützen Sie die rechte Hand in die Hüfte. Heben Sie nun die Hüfte an, bis Ihr Körper eine Linie bildet.

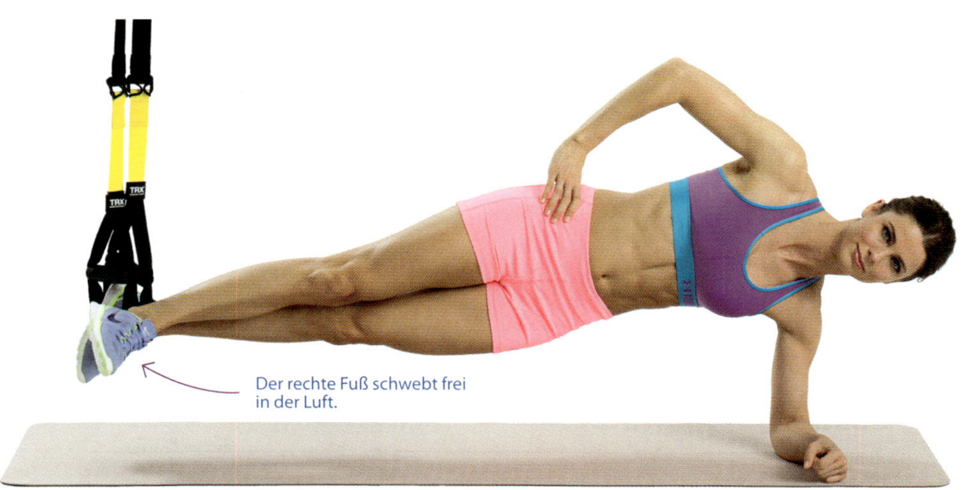

Der rechte Fuß schwebt frei in der Luft.

B

- Ziehen Sie in dieser Position das rechte Knie nach vorn an. Kurz halten, dann strecken Sie das Bein wieder. Führen Sie erst alle Wiederholungen aus, eher Sie auf die andere Seite wechseln. Achten Sie darauf, dass Ihre Hüfte nicht durchhängt.

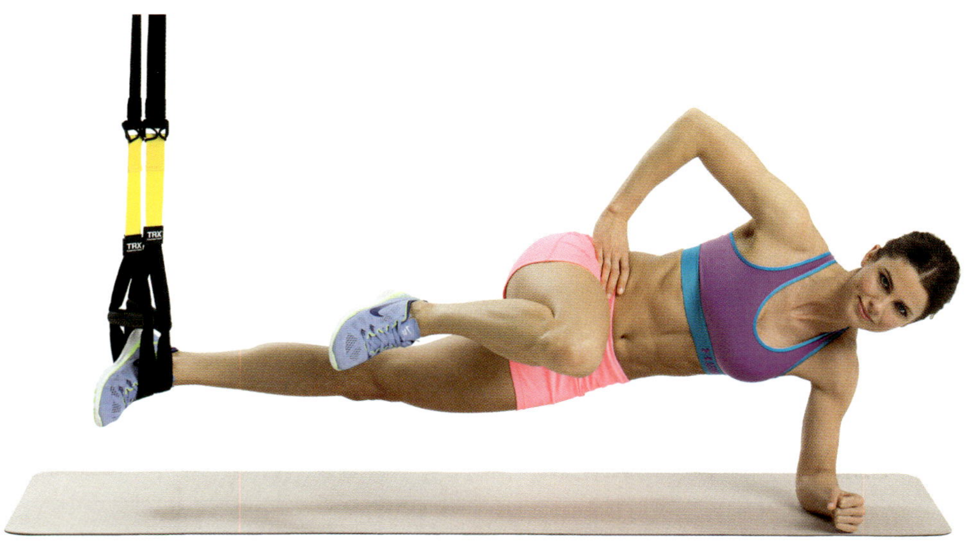

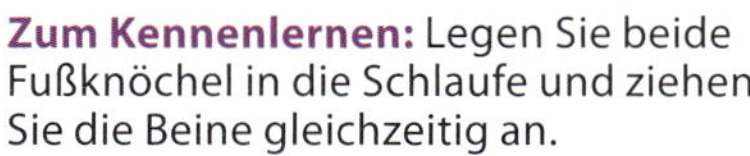

Zum Kennenlernen: Legen Sie beide Fußknöchel in die Schlaufe und ziehen Sie die Beine gleichzeitig an.

Zur Steigerung: Führen Sie die Übung nicht im Unterarmstütz, sondern mit gestrecktem Arm aus.

Seitkicks im Schlingentrainer

FORMEN: gerade und seitliche Bauchmuskeln, Schultern

BONUSEFFEKT: Dehnung der hinteren Oberschenkel

A

- Die Schlaufen eines Schlingentrainers befinden sich auf Höhe Ihrer Waden. Knien Sie sich mit dem Rücken zu dem Gerät und legen Sie den rechten Fuß in beide Schlaufen. Wandern Sie mit den Händen so weit nach vorn, dass das rechte Bein gestreckt ist und Sie sich mit den Händen direkt unterhalb der Schultern aufstützen. Die Gurte des Schlingentrainers hängen senkrecht von der Decke. Heben Sie jetzt auch das linke Bein an und halten Sie es neben dem rechten in der Luft. Bauch und Po sind fest angespannt. Beugen Sie nun das linke Bein und …

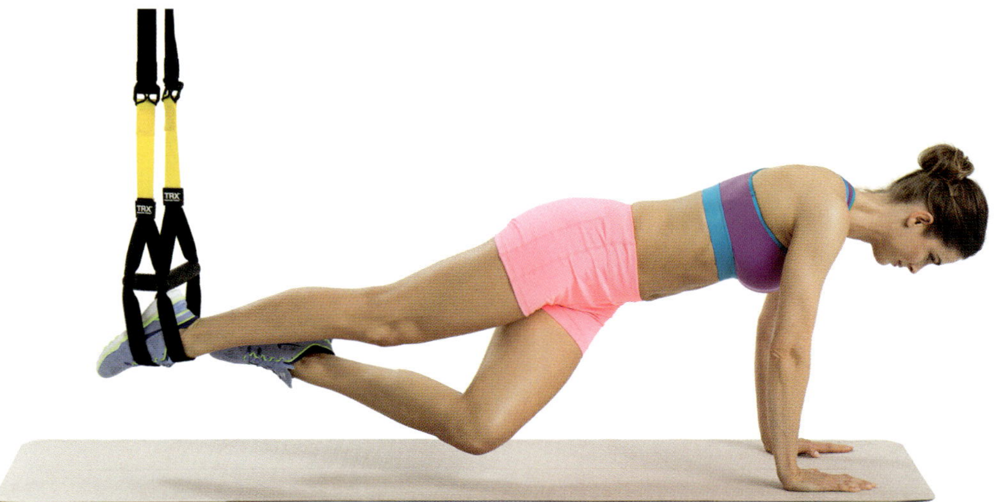

B

- … führen Sie es dann in eine maximale Streckung nach rechts. Bringen Sie das Bein anschließend zurück in die Ausgangsposition, ohne die Hüfte absinken zu lassen. Absolvieren Sie erst alle vorgegebenen Wiederholungen, bevor Sie die Übung mit dem anderen Bein umsetzen.

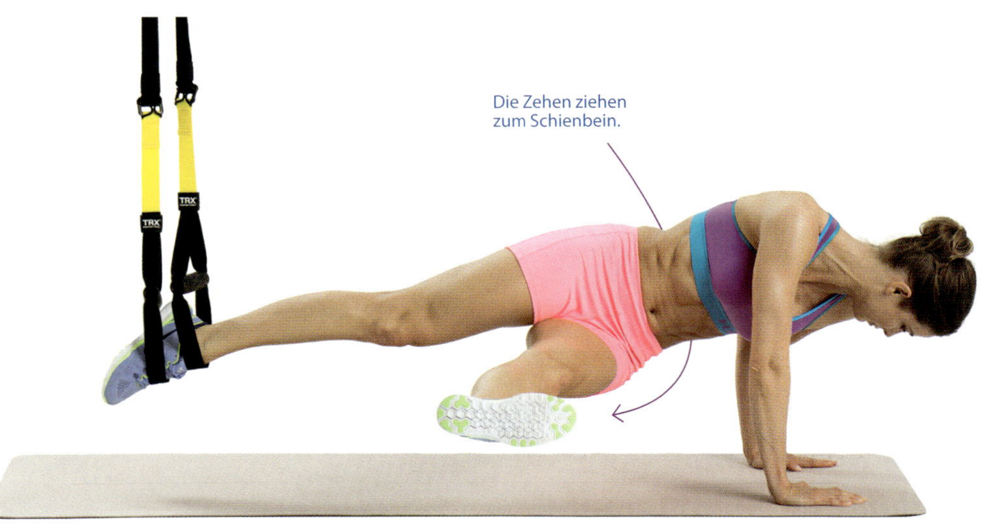

Die Zehen ziehen zum Schienbein.

Zum Kennenlernen: Stützen Sie sich auf den Unterarmen auf.

Zur Steigerung: Führen Sie in Position B einen möglichst tiefen Liegestütz aus.

Unterstützte Crunches

FORMEN: gerade Bauchmuskeln, Beine

BONUSEFFEKT: Feinmotoriktraining

A

- Die Schlaufen eines Schlingentrainers enden auf Wadenhöhe. Legen Sie sich rücklings darunter, die Schlaufen befinden sich nun über Ihrer Brust. Greifen Sie sie im Obergriff, die Handrücken zeigen zum Kopf. Heben Sie die Beine im rechten Winkel an, der untere Rücken liegt auf dem Boden.

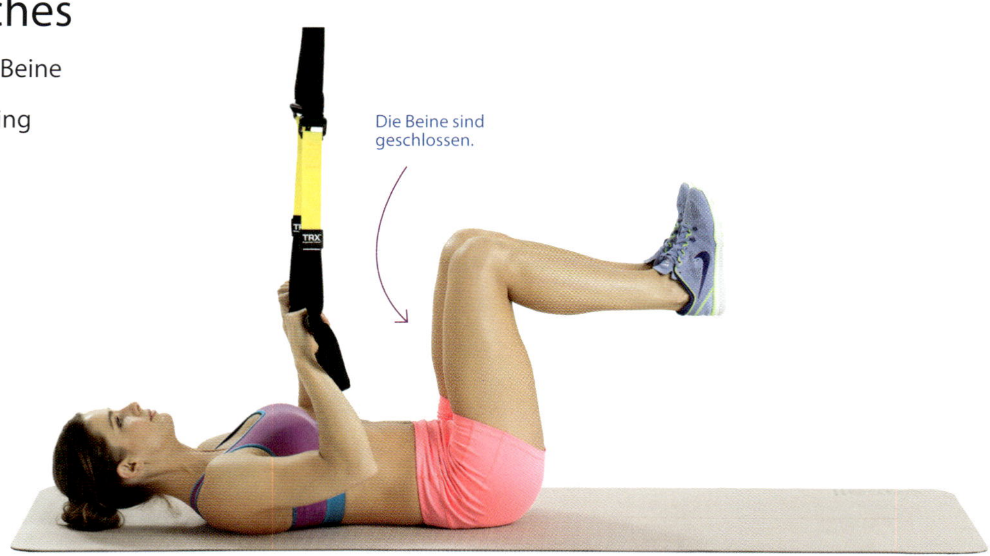
Die Beine sind geschlossen.
TRX

B

- Heben Sie den Oberkörper mithilfe der Bauchmuskulatur so weit wie möglich an. Unterstützen Sie diese Bewegung, indem Sie sich mit den Händen nach oben ziehen. Die Beinhaltung ändert sich dabei nicht. Lassen Sie den Oberkörper wieder absinken, aber legen Sie den Kopf nicht ab.

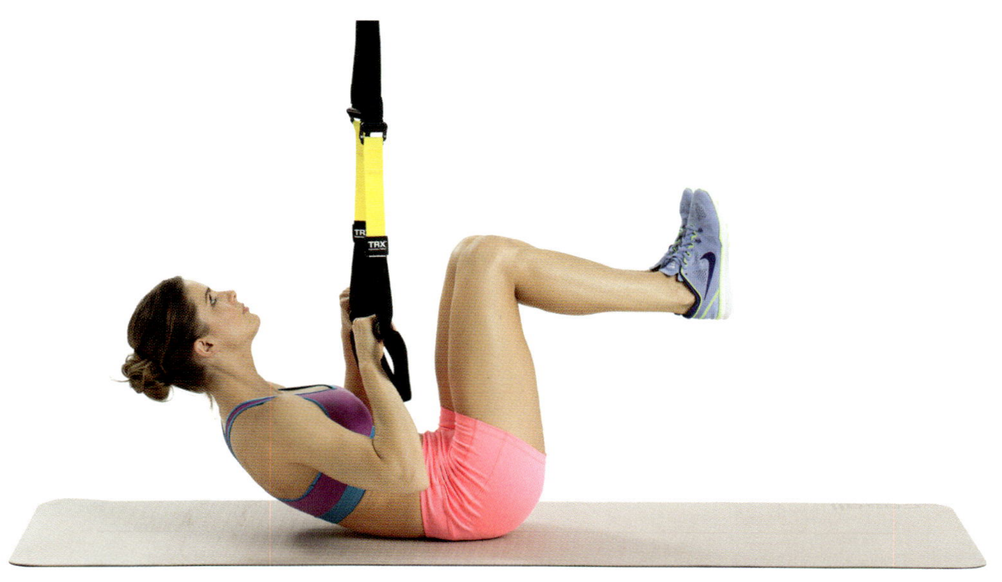
TRX

Zum Kennenlernen: Stellen Sie die Füße bequem auf.

Zur Steigerung: Senken Sie in Position B zusätzlich ein Bein angewinkelt ab, die Zehen berühren kurz den Boden.

Unterstützte Seit-Crunches

FORMEN: gerade und seitliche Bauchmuskeln, Rücken

BONUSEFFEKT: Balancetraining

A

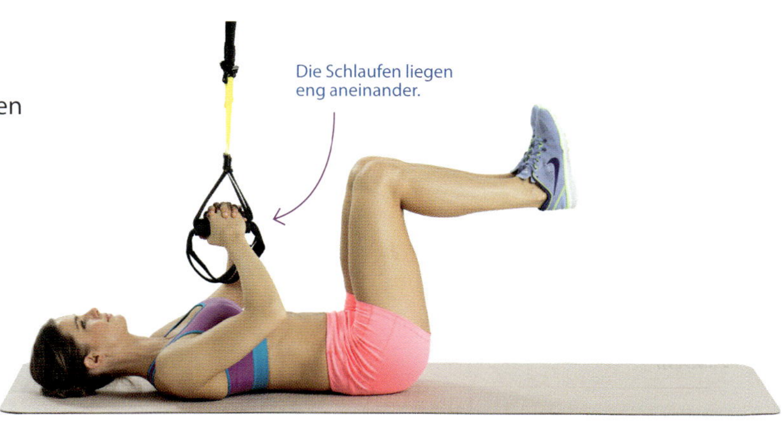
Die Schlaufen liegen
eng aneinander.

- Die Schlaufen eines Schlingentrainers enden auf Wadenhöhe. Legen Sie sich rücklings darunter, sodass sich die Schlaufen über Ihrer Brust befinden. Greifen Sie sie im Hammergriff, die Handrücken zeigen nach außen. Heben Sie die Beine angewinkelt an, die Zehen ziehen zum Schienbein und der untere Rücken liegt auf dem Boden.

B

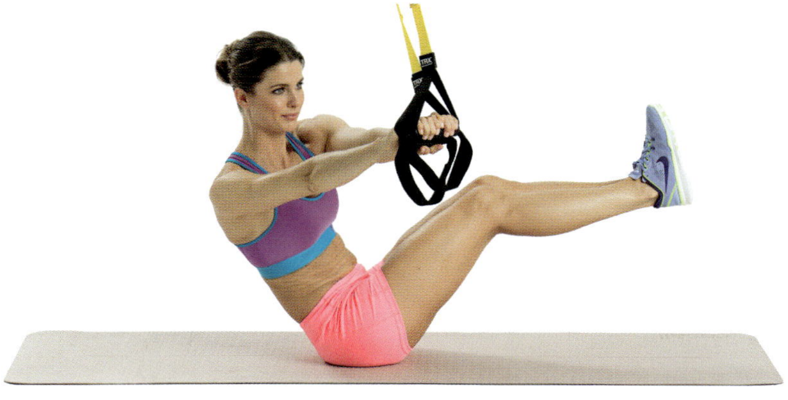

- Richten Sie sich aus der Bauchmuskulatur heraus mit geradem Rücken zum Sitzen auf. Ziehen Sie dabei unterstützend an den Schlaufen. Schieben Sie gleichzeitig die Beine etwas nach vorn, die Unterschenkel stehen weiterhin parallel zum Boden. Strecken Sie die Arme, bewegen Sie sie auf die rechte Seite und drehen Sie den Oberkörper mit, ohne die Beinhaltung zu verändern.

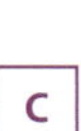
C

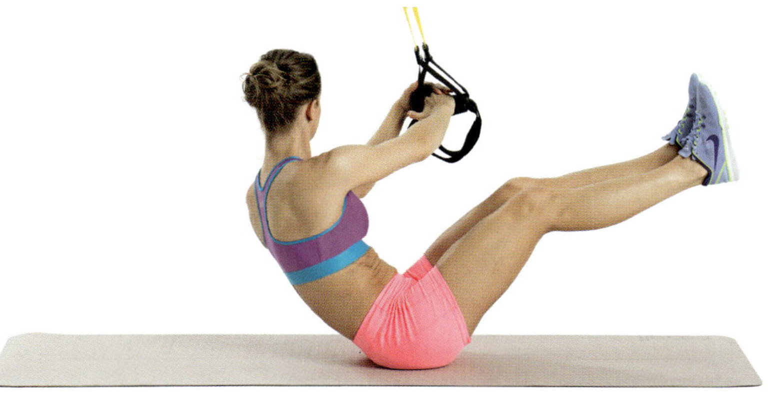

- Führen Sie die Arme auf die linke Seite, der Rücken sinkt dabei nicht nach hinten ab. Anschließend gehen Sie zurück in die Ausgangsposition A.

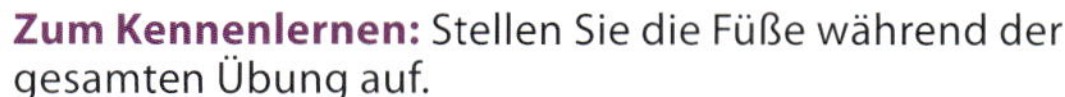

Zum Kennenlernen: Stellen Sie die Füße während der gesamten Übung auf.

Zur Steigerung: Legen Sie den Rücken nach einer Wiederholung nicht vollständig ab und setzen Sie direkt zur nächsten Ausführung an.

Slamballs

FORMEN: gerade Bauchmuskeln, Schultern, Po, Oberschenkel

BONUSEFFEKT: Schnellkrafttraining

A

- Halten Sie einen Ball ohne Rückdrall in beiden Händen und nehmen Sie einen hüftbreiten Stand ein. Führen Sie den Ball mit gestreckten Armen über den Kopf, die Oberarme befinden sich neben den Ohren. Spannen Sie den Bauch an …

B

- … um den Ball mit voller Wucht auf den Boden zu prellen. Führen Sie eine Kniebeuge aus und heben Sie den Ball auf. Richten Sie sich zur Ausgangsposition A auf und führen Sie die Bewegung erneut aus.

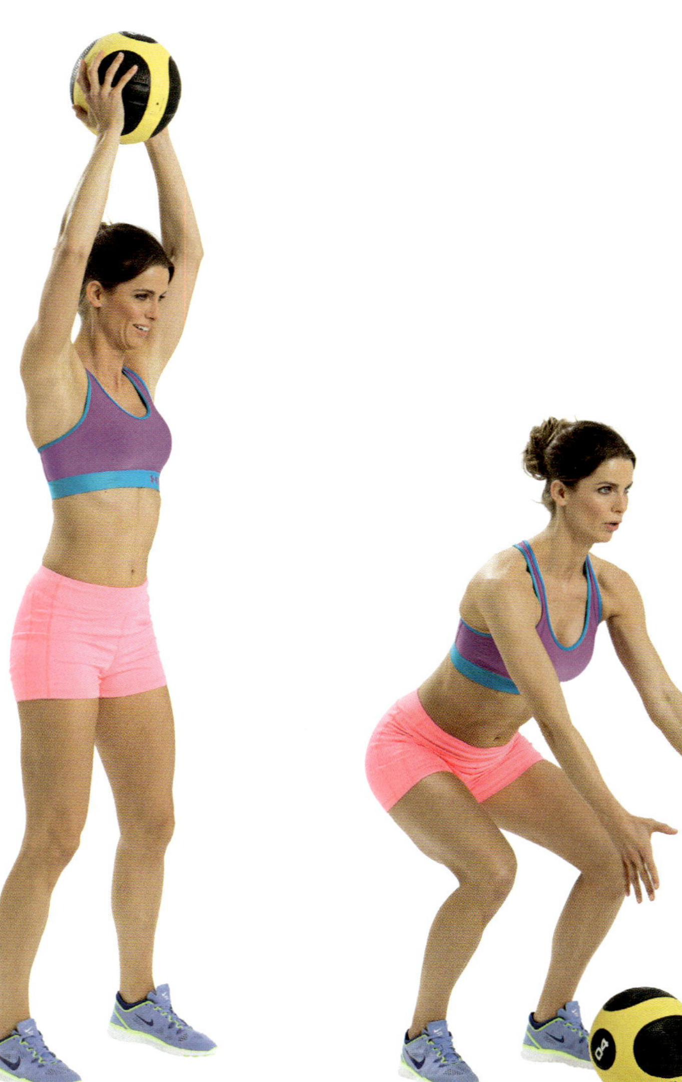

Schleudern Sie den Ball mit gestreckten Armen nach unten.

Zum Kennenlernen: Verwenden Sie einen sehr leichten Ball (zum Beispiel einen Softball).
Zur Steigerung: Diese Übung funktioniert auch mit einem Sack Sand oder Blumenerde.

Med-Ball-Swings

FORMEN: gerade Bauchmuskeln, Po, Beine

BONUSEFFEKT: Mobilisation der Wirbelsäule

A

- Halten Sie einen Medizinball in beiden Händen. Stellen Sie sich in einem breiten Stand hin und führen Sie den Ball mit gestreckten Armen hinter den Kopf.

B

- Schwingen Sie den Ball zwischen Ihre Beine. Beugen Sie sich dazu mit geradem Rücken vor und gehen Sie in eine Kniebeuge. Richten Sie sich direkt wieder auf und wiederholen Sie die Bewegung in einem flüssigen Tempo.

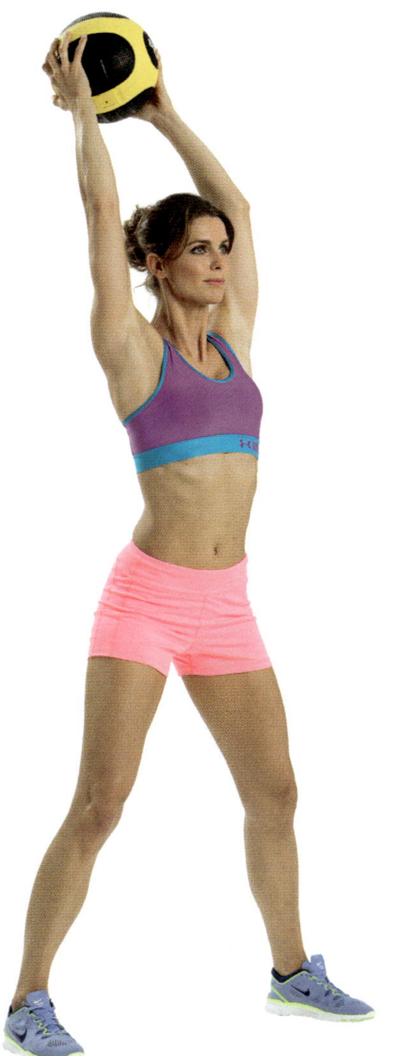

Der Kopf ist in der Verlängerung der Wirbelsäule.

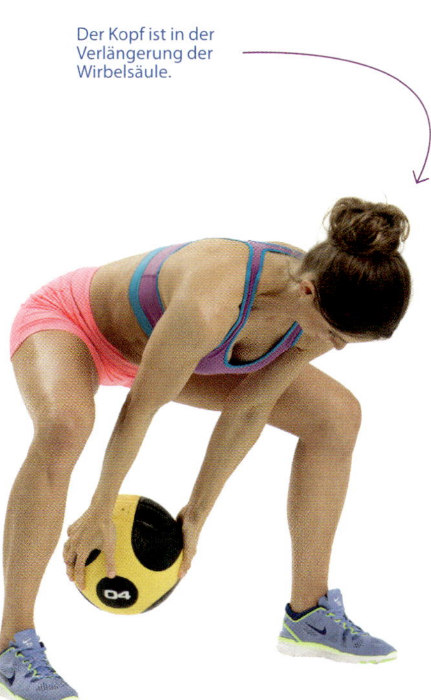

Zum Kennenlernen: Pressen Sie die Hände bei ausgestreckten Armen fest zusammen und führen Sie die Bewegung ohne Ball aus.
Zur Steigerung: Heben Sie in Position B jeweils eine Ferse an, bei der nächsten Wiederholung ist die andere Ferse an der Reihe.

Slamballs im Knien

FORMEN: gerade und seitliche Bauchmuskeln, Oberschenkel, Schultern

BONUSEFFEKT: mehr Flexibilität in den Oberschenkeln

- Halten Sie einen Medizinball in beiden Händen. Knien Sie sich auf den Boden und heben Sie den Medizinball mit gestreckten Armen über den Kopf.

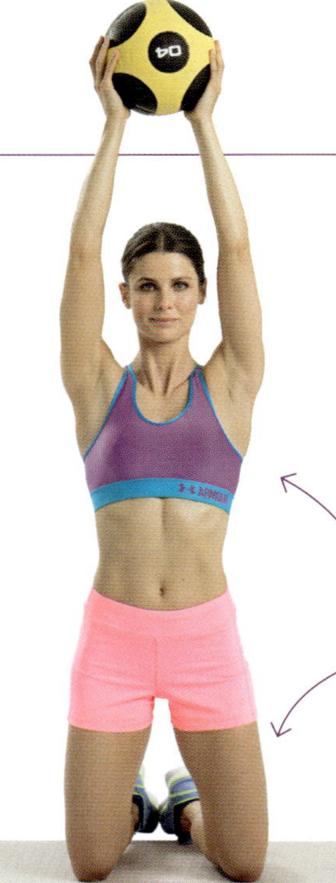

Die Oberschenkel und der Oberkörper bilden eine Linie.

- Setzen Sie sich links von Ihren Unterschenkeln auf den Boden. Tippen Sie dabei den Ball vor den Knien auf dem Boden auf.

- Richten Sie sich aus den Oberschenkel und dem Bauch heraus auf und führen Sie den Ball wieder über den Kopf. Nun setzen Sie sich rechts von Ihren Waden hin und lassen den Ball erneut den Boden berühren.

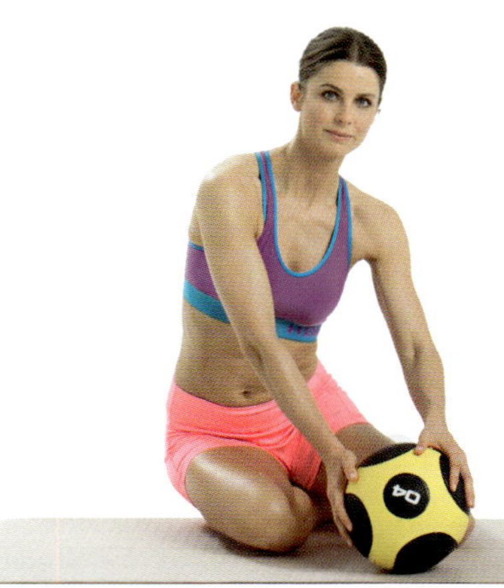

Zum Kennenlernen: Senken Sie den Po gerade nach hinten ab und setzen Sie sich auf Ihre Waden.

Zur Steigerung: Setzen Sie in Position B und C den Po nicht ab, sondern halten Sie ihn einige Zentimeter über dem Boden.

Strecksprünge mit Med-Ball

FORMEN: gerade Bauchmuskeln, Rücken, Schultern

BONUSEFFEKT: Koordinations- und Balancetraining

- Legen Sie einen Medizinball vor Ihre Fußspitzen. Beugen Sie die Beine und beugen Sie sich mit geradem Rücken vor, um sich mit gestreckten Armen auf dem Medizinball aufzustützen.

- Bauen Sie mit den Händen einen starken Druck auf den Ball auf und springen Sie mit beiden Füßen nach hinten …

- … in eine Liegestützposition. Spannen Sie Bauch und Po fest an, damit Sie kein Hohlkreuz bilden. Springen Sie mit den Füßen zurück zum Ball. Achten Sie darauf, mit dem gesamten Fuß und möglichst sanft zu landen. Setzen Sie direkt zur nächsten Wiederholung an.

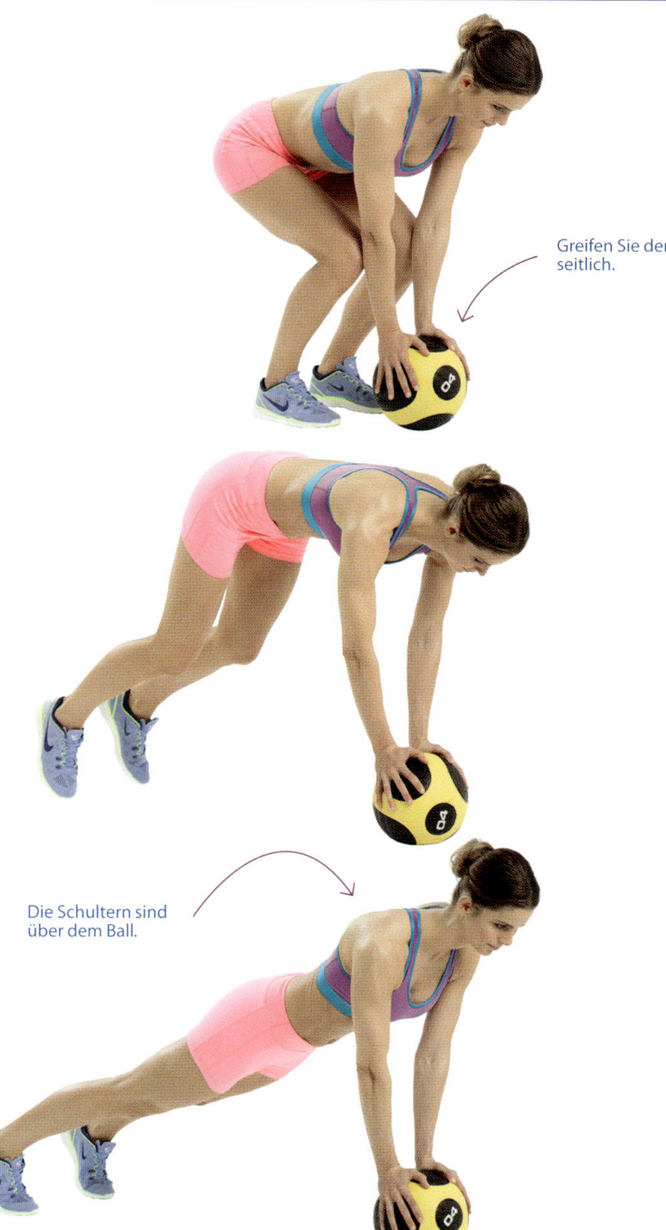

Greifen Sie den Ball seitlich.

Die Schultern sind über dem Ball.

Zum Kennenlernen: Fixieren Sie den Ball (zum Beispiel auf einem dickeren Gummiring), damit er nicht wegrollt.

Zur Steigerung: Führen Sie in Position C zusätzlich einen Liegestütz aus.

Sit-ups mit Med-Ball

FORMEN: gerade Bauchmuskeln, Schultern

BONUSEFFEKT: Haltungsschulung

- Halten Sie einen Medizinball in beiden Händen und legen Sie sich auf den Rücken. Stellen Sie die Füße in einem Abstand auf, in dem nur die Fersen aufsetzen. Strecken Sie die Arme lang hinter dem Kopf aus und halten Sie den Ball einige Zentimeter über dem Boden.

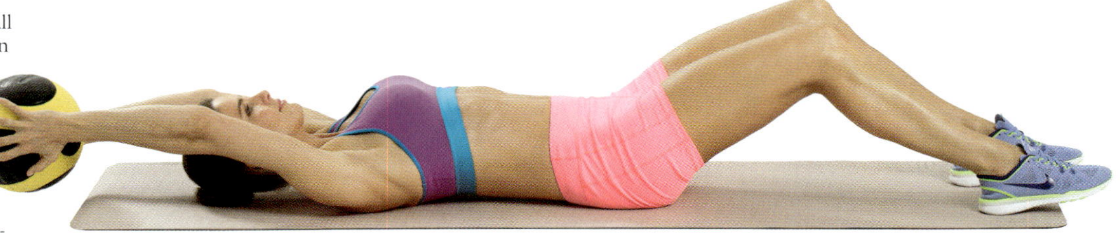

B

- Richten Sie sich mit geradem Rücken zum Sitzen auf und führen Sie dabei den Ball mit gestreckten Armen auf Schulterhöhe nach vorn. Lehnen Sie sich ohne Schwung zurück in die Ausgangsposition A, heben Sie dabei die Zehen etwas an.

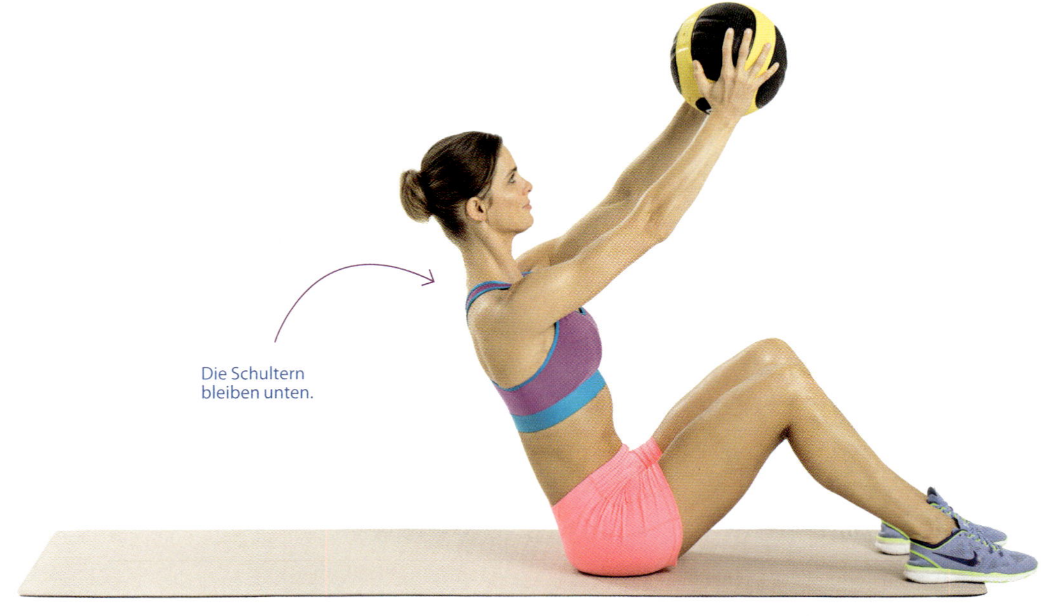

Zum Kennenlernen: Heben Sie Ihren Oberkörper nur leicht an. Halten Sie dabei die Arme mit dem Ball auf einer Linie mit Ihrem Oberkörper.
Zur Steigerung: Halten Sie die Beine angewinkelt in der Luft.

Langes Beinheben mit Med-Ball

FORMT: gerade Bauchmuskeln, Beininnenseiten

BONUSEFFEKT: Koordinationstraining

- Legen Sie sich lang auf den Rücken und klemmen Sie einen Medizinball zwischen Ihre Fußinnenkanten. Die Arme liegen auf Schulterhöhe zur Seite ausgestreckt.

- Heben Sie die Beine so weit wie möglich an und pressen Sie sie dabei fest zusammen, um den Ball nicht fallen zu lassen. Senken Sie die Beine wieder ab, ohne den Boden zu berühren.

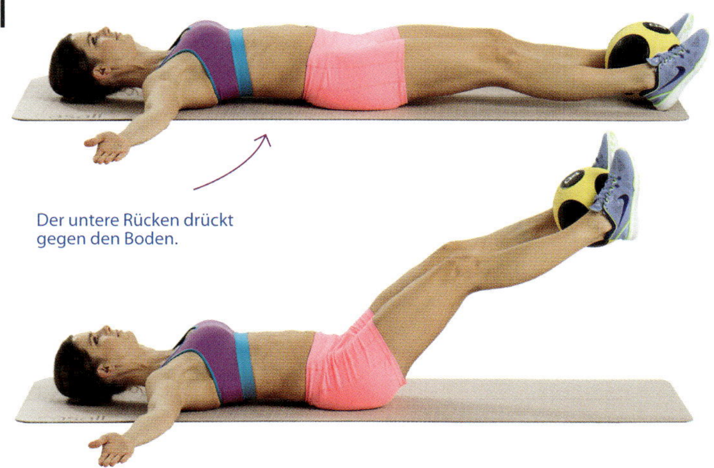

Der untere Rücken drückt gegen den Boden.

Zum Kennenlernen: Heben Sie die Beine in Position B angewinkelt an, sodass die Knie über den Hüften stehen.

Zur Steigerung: Heben Sie gleichzeitig den Oberkörper so weit wie möglich mit geradem Rücken an. Verschränken Sie dazu die Arme vor der Brust oder halten Sie sie seitlich neben dem Körper.

Med-Ball-Tausch

FORMT: gerade Bauchmuskeln, Rücken

BONUSEFFEKT: mehr Beweglichkeit in den Beinen

- Setzen Sie sich mit aufgestellten Füßen auf den Boden und halten Sie einen Medizinball in beiden Händen. Lehnen Sie sich mit geradem Rücken etwas nach hinten und ziehen Sie das linke Bein anwinkelt zur Brust. Strecken Sie gleichzeitig das rechte Bein knapp über dem Boden aus. Nehmen Sie den Ball in die linke Hand und übergeben sie ihn unter der linken Wade an die rechte.

- Ziehen Sie jetzt das rechte Bein angewinkelt zur Brust und strecken Sie zugleich das linke Bein knapp über dem Boden aus. Übergeben Sie dabei den Ball unter der rechten Wade an die linke Hand. Setzen Sie diesen Ablauf flüssig fort.

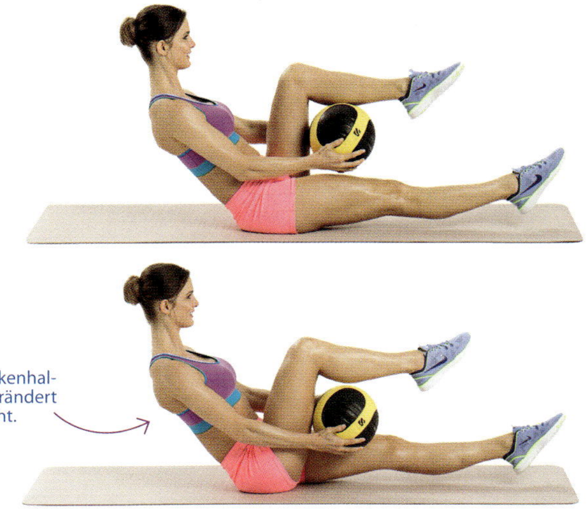

Die Rückenhaltung verändert sich nicht.

Zum Kennenlernen: Stellen Sie die Füße auf und heben Sie immer nur ein Bein an, indem Sie das Knie zur Brust ziehen.

Zur Steigerung: Führen Sie den Ablauf mit gestreckten Beinen aus.

Starke Hochbeugen

FORMEN: seitliche Bauchmuskeln, Schultern

BONUSEFFEKT: Dehnung der Oberkörperseiten

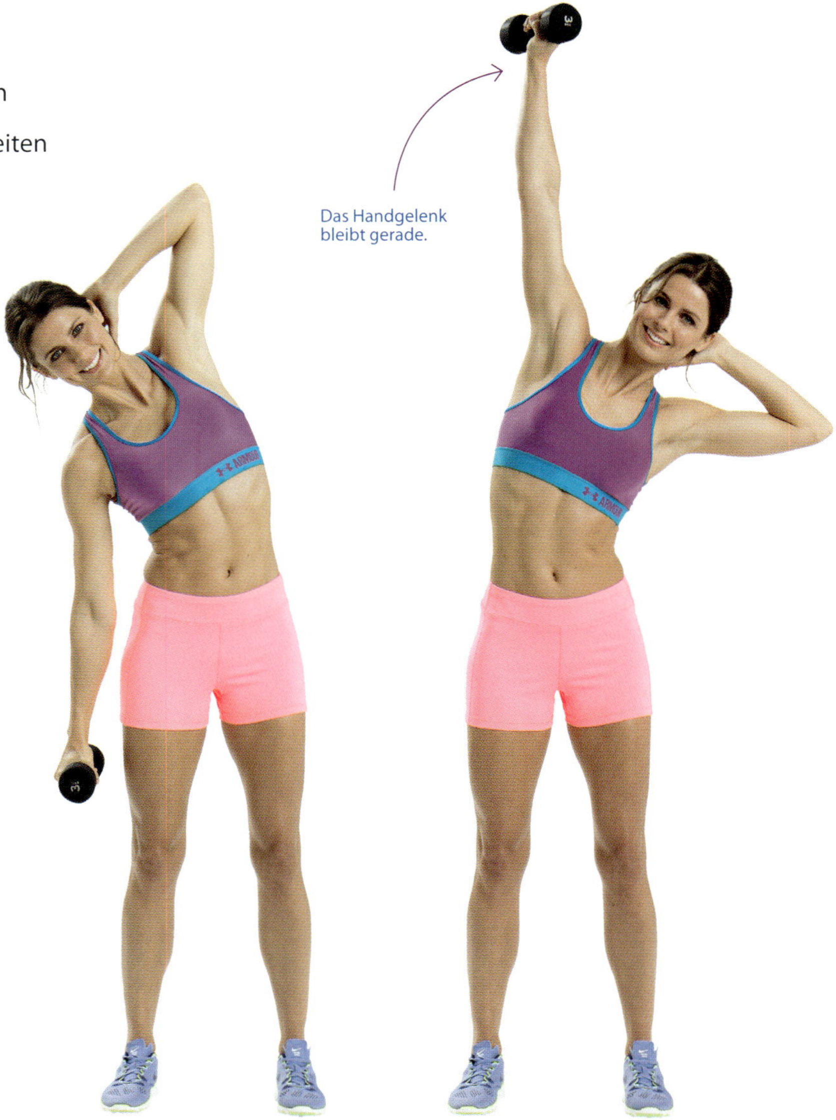

- Stellen Sie sich etwas weiter als hüftbreit auf. Halten Sie eine Kurzhantel in der rechten Hand und lassen Sie den rechten Arm neben dem Körper hängen. Legen Sie die linke Hand in den Nacken, der Ellbogen zeigt nach außen. Beugen Sie sich jetzt über die rechte Seite nach unten.

- Beugen Sie sich aus dieser Position heraus nach links und führen Sie gleichzeitig die Hantel mit gestrecktem Arm über die Seite senkrecht nach oben. Die Schulter bleibt tief. Gehen Sie zurück zur Ausgangsposition A und führen Sie alle Wiederholungen auf der rechten Seite aus, bevor Sie die Übung auf der linken Seite umsetzen.

Das Handgelenk bleibt gerade.

Zum Kennenlernen: Verzichten Sie auf das Hochstrecken des Hantelarms.

Zur Steigerung: Erhöhen Sie das Gewicht der Hantel. Achten Sie darauf, die Schulter beim Anheben des Arms unten zu lassen.

Seit-Crunches im Stehen

FORMEN: seitliche Bauchmuskeln, Schultern

BONUSEFFEKT: Balancetraining

A

- Hüftbreiter Stand. Greifen Sie mit der rechten Hand eine Hantel und strecken Sie den rechten Arm senkrecht nach oben. Lassen Sie den linken Arm neben dem Körper hängen.

Die Schulter bleibt unten.

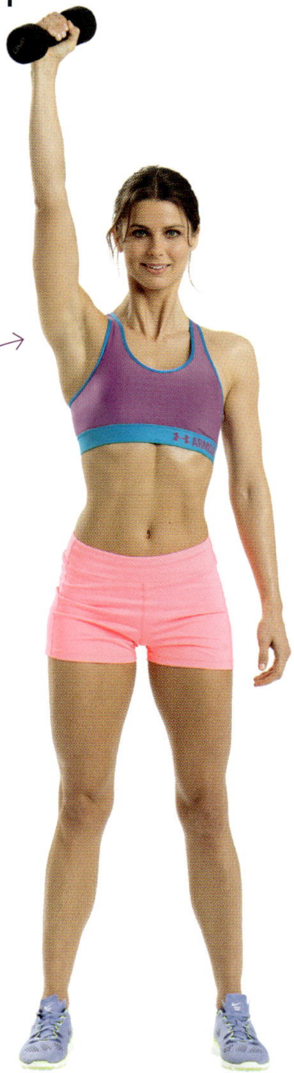

B

- Verlagern Sie Ihr Gewicht auf den linken Fuß und ziehen Sie das rechte Knie über die Seite nach oben. Führen Sie gleichzeitig den rechten Ellbogen zum rechten Knie, senken Sie dazu den Arm angewinkelt ab. Strecken Sie den Arm wieder nach oben und senken Sie das Bein ab, setzen Sie aber nur die Zehen auf. Führen Sie erst alle Wiederholungen aus, bevor Sie zur anderen Seite wechseln.

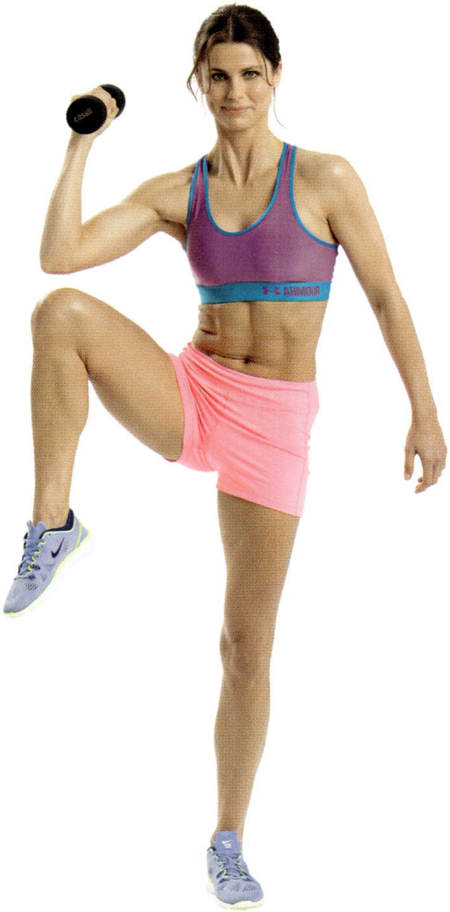

Zum Kennenlernen: Halten Sie sich mit der freien Hand an einem stabilen Stuhl oder Ähnlichem fest.

Zur Steigerung: Halten Sie den jeweiligen Fuß beim Absenken einige Zentimeter über dem Boden in der Luft, ohne die Zehen abzusetzen.

Starke Halbkreise

FORMEN: seitliche Bauchmuskeln, Schultern

BONUSEFFEKT: mehr Beweglichkeit in den Schultern

A

- Nehmen Sie einen stabilen Stand ein, die Knie sind ganz leicht gebeugt. Halten Sie mit beiden Händen eine Hantel an ihren Köpfen. Strecken Sie Ihre Arme über den Kopf. Die Schultern bleiben tief.

B

- Senken Sie die Hantel in einem Halbkreis auf die Höhe der rechten Schulter ab – als ob Sie mit einem langen Paddel ins Wasser stechen würden.

C

- Führen Sie die Hantel über die Ausgangsposition in einem Halbkreis auf die linke Seite.

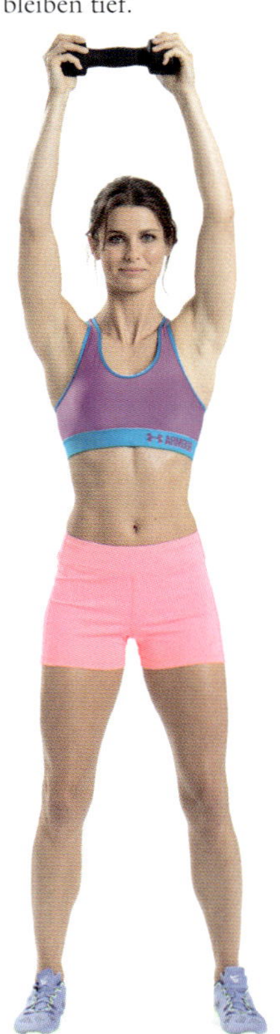

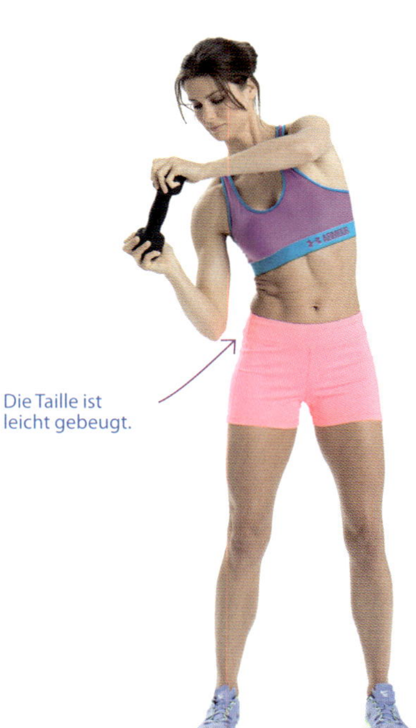

Die Taille ist leicht gebeugt.

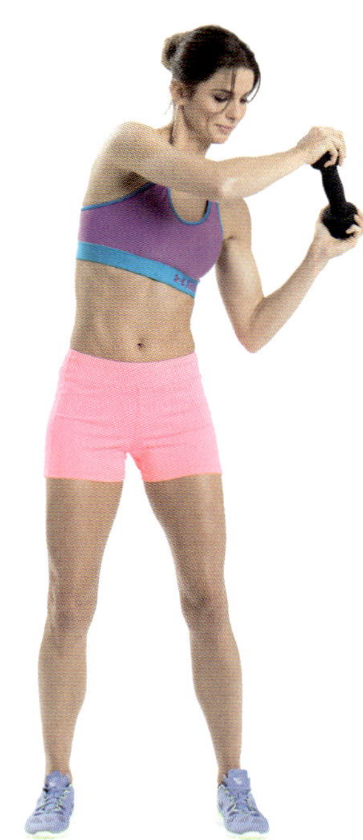

Zum Kennenlernen: Führen Sie die Übung im Sitzen aus. Achten Sie dabei auf einen geraden Rücken.
Zur Steigerung: Erhöhen Sie das Hantelgewicht oder halten Sie zwei – übereinander verschränkte – Hanteln in den Händen.

Schräges Beinheben im Hang

FORMT: seitliche Bauchmuskeln, Arme

BONUSEFFEKT: Trainiert das Selbstbewusstsein.

- Stellen Sie sich unter eine Stange, die Sie so gerade nicht mehr mit den Händen erreichen können. Stoßen Sie sich mit beiden Füßen vom Boden ab und springen Sie senkrecht in die Luft, um die Stange schulterbreit zu greifen. Die Handrücken zeigen nach hinten.

- Halten Sie die Beine geschlossen und ziehen Sie die Knie so hoch wie möglich auf die rechte Seite.

- Strecken Sie die Beine und ziehen Sie die Knie auf die linke Seite. Führen Sie erst alle Wiederholungen aus, ehe Sie wieder den Boden berühren.

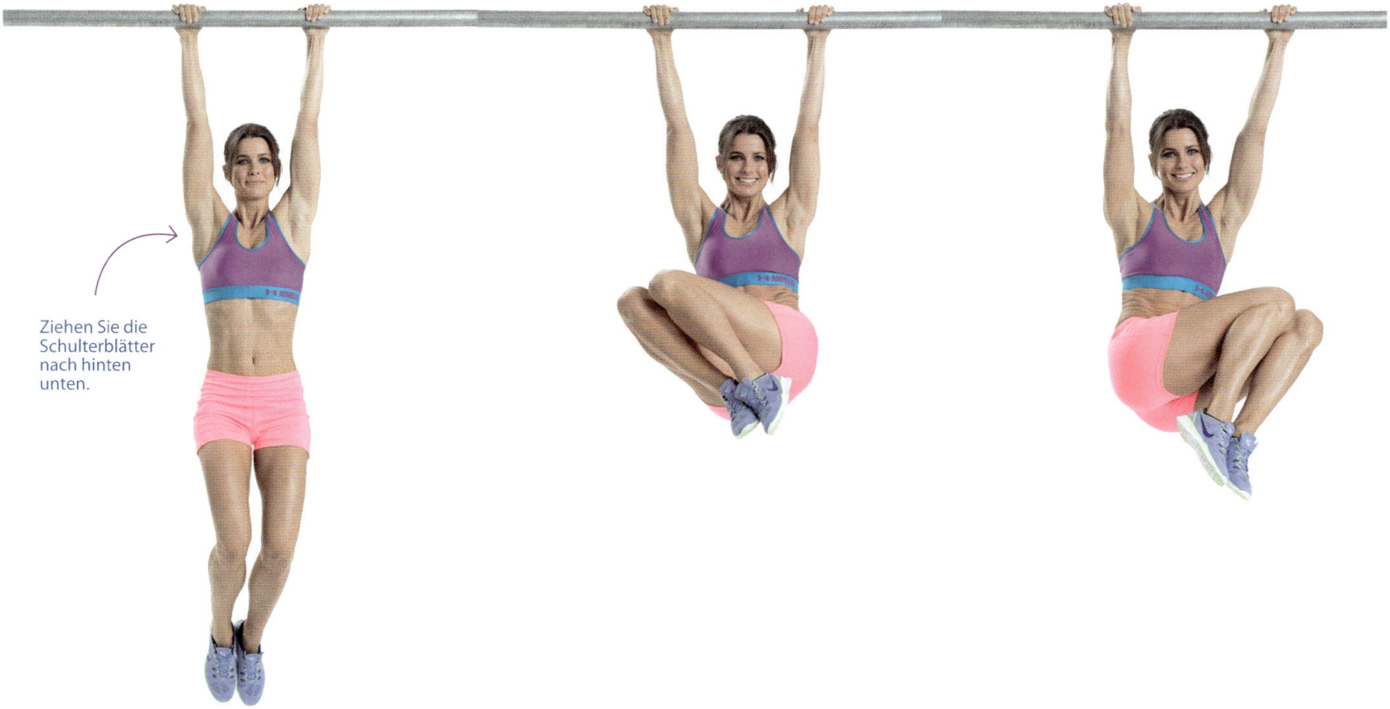

Ziehen Sie die Schulterblätter nach hinten unten.

Zum Kennenlernen: Wählen Sie eine Stangenhöhe, bei der Sie mit den Füßen den Boden erreichen können, und stellen Sie die Füße zwischen den einzelnen Wiederholungen kurz auf.

Zur Steigerung: Klemmen Sie sich ein Gewicht wie einen Medizinball oder ein schweres Buch zwischen die Oberschenkel.

Schwingendes Beinheben im Hang

FORMT: gerade und seitliche Bauchmuskeln, Schultern

BONUSEFFEKT: Trainiert das Selbstbewusstsein.

- Hängen Sie sich in einem weiten Griff an eine Stange. Ziehen Sie sich so weit nach oben, dass sich Ihre Arme im 90-Grad-Winkel direkt unter der Stange befinden. Winkeln Sie die Beine nach vorn an, sodass die Knie auf Hüfthöhe sind.

- Strecken Sie die Beine nach vorn aus und führen Sie sie so weit wie möglich nach links.

- Führen Sie die Beine – ohne sie wieder anzuwinkeln – auf die rechte Seite.

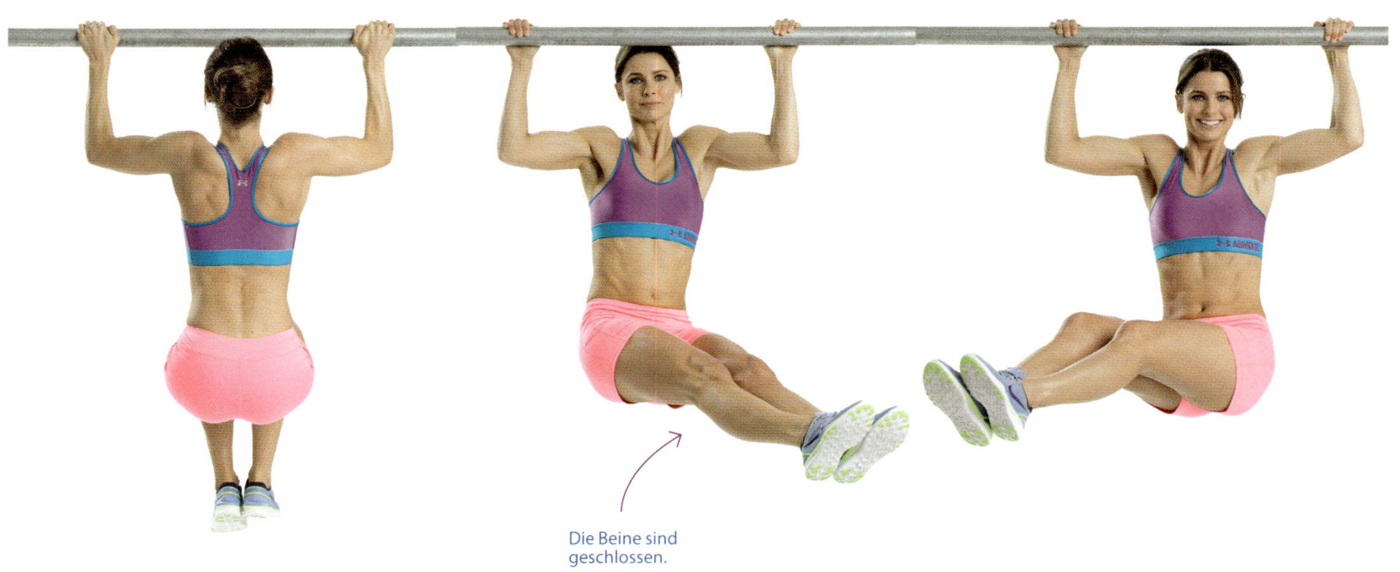
Die Beine sind geschlossen.

Zum Kennenlernen: Bewegen Sie die Beine angewinkelt von rechts nach links.
Zur Steigerung: Klemmen Sie sich ein Gewicht wie eine Kurzhantel oder eine große Wasserflasche zwischen die Füße.

Ellbogen-Knie-Kombis

FORMEN: die geraden Bauchmuskeln

BONUSEFFEKT: Dehnung und Mobilisation des Rückens

A

- Hängen Sie sich mit gestrecktem Körper an eine Stange, die Handrücken zeigen nach hinten. Ziehen Sie die Schulterblätter nach hinten unten.

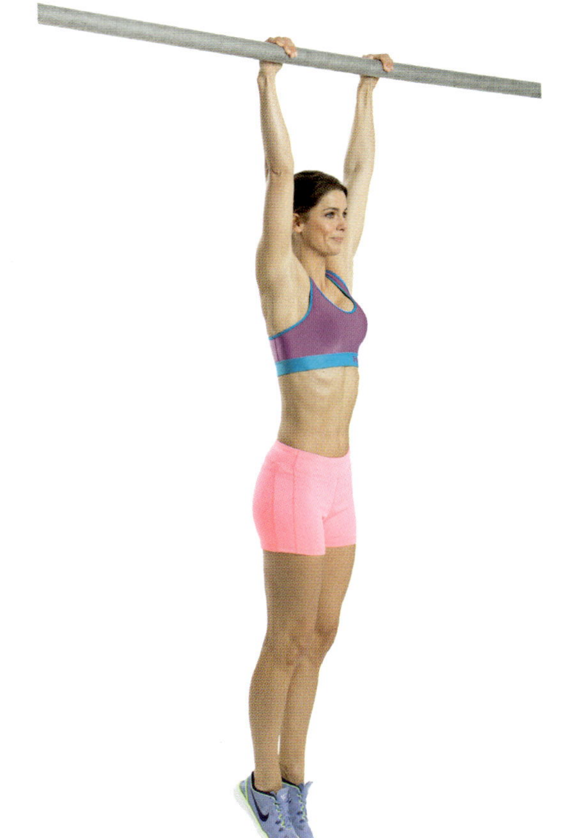

- Führen Sie aus dieser hängenden Position die Knie in Richtung der Oberarme, indem Sie die Beine anziehen und sich zusammenrollen. Strecken Sie sich wieder vollständig, bevor Sie zur nächsten Wiederholung ansetzen.

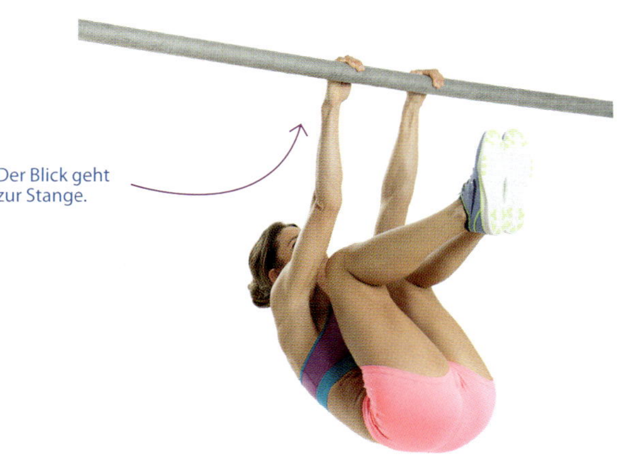

Der Blick geht zur Stange.

Zum Kennenlernen: Starten Sie aus dem Stand, versuchen Sie sich jedoch so wenig wie möglich mit den Füßen vom Boden abzudrücken.
Zur Steigerung: Klemmen Sie sich ein Gewicht zwischen die Oberschenkel.

Stand-Twists

FORMEN: die seitlichen Bauchmuskeln

BONUSEFFEKT: mehr Beweglichkeit im Rumpf

A

- Stellen Sie sich mit einem leichten Abstand rücklings zu Ihrer Trainingspartnerin. Halten Sie einen Medizinball mit beiden Händen. Drehen Sie sich nach rechts – die Partnerin dreht sich gleichzeitig nach links –, um ihr den Ball zu übergeben.

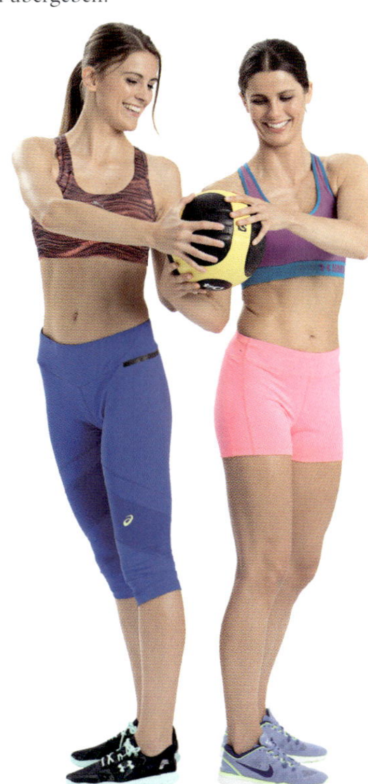

- Drehen Sie sich beide gleichzeitig in die jeweils andere Richtung, um den Ball auf der gegenüberliegenden Seite zu übergeben. Die Arme sind dabei auf Brusthöhe möglichst gestreckt. Wechseln Sie nach der Hälfte der Wiederholungen die Richtung.

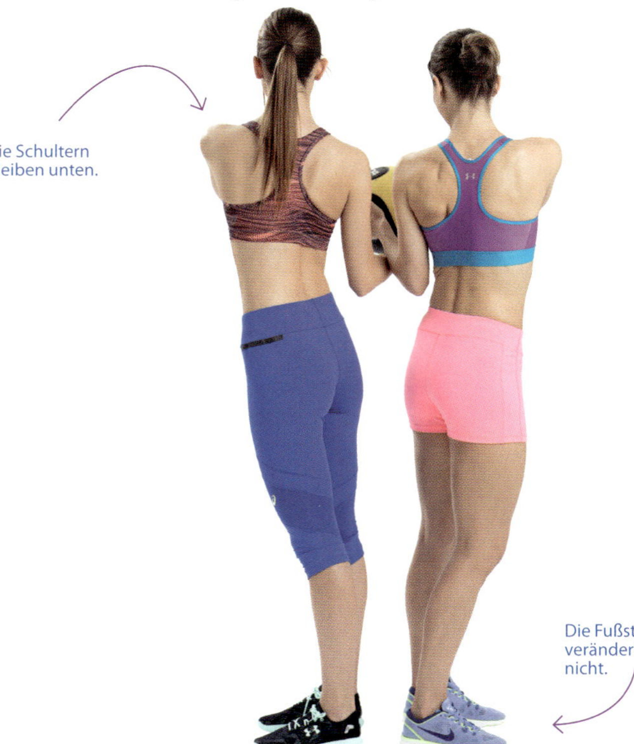

Die Schultern bleiben unten.
Die Fußstellung verändert sich nicht.

Zum Kennenlernen: Benutzen Sie einen leichten oder keinen Ball – dann berühren Sie kurz die Finger der Partnerin.

Zur Steigerung: Vergrößern Sie den Abstand zu Ihrer Trainingspartnerin.

Im Alleingang: Stellen Sie sich vor einen brust- bis schulterhohen Gegenstand und legen Sie den Ball nach der Seitdrehung dort ab. Drehen Sie sich dann über die andere Seite zum Ball und nehmen ihn wieder auf.

Ballwechsel

FORMEN: gerade Bauchmuskeln, Rücken

BONUSEFFEKT: Reaktionstraining, Haltungsschulung

- Legen Sie sich mit ausgestreckten Beinen auf den Rücken. Ihre Partnerin stellt sich in aufrechter Haltung hinter Ihren Kopf. Klemmen Sie sich einen Medizinball zwischen die Füße und fassen Sie mit beiden Händen die Fesseln Ihrer Partnerin.

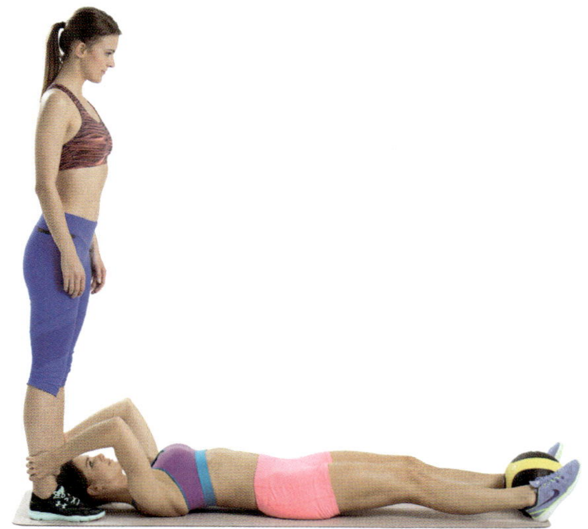

- Pressen Sie Ihre Füße zusammen und heben Sie den Ball mit gestreckten Beinen so weit wie möglich an. Gleichzeitig beugt sich Ihre Partnerin mit geradem Rücken nach vorn, um den Ball mit gestreckten Armen entgegenzunehmen.

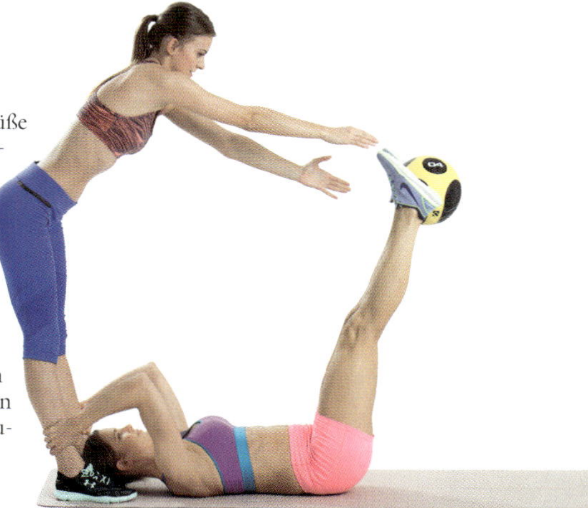

- Senken Sie Ihre Beine langsam in Richtung Boden ab, ohne dass die Fersen diesen berühren. Dabei richtet sich Ihre Partnerin wieder auf und hält den Ball mit gestreckten Armen über ihrem Kopf. In der nächsten Wiederholung beugt sich die Partnerin erneut mit geradem Rücken nach vorn, um Ihnen den Ball zu übergeben. Dazu heben Sie die Beine wieder so weit wie möglich nach oben.

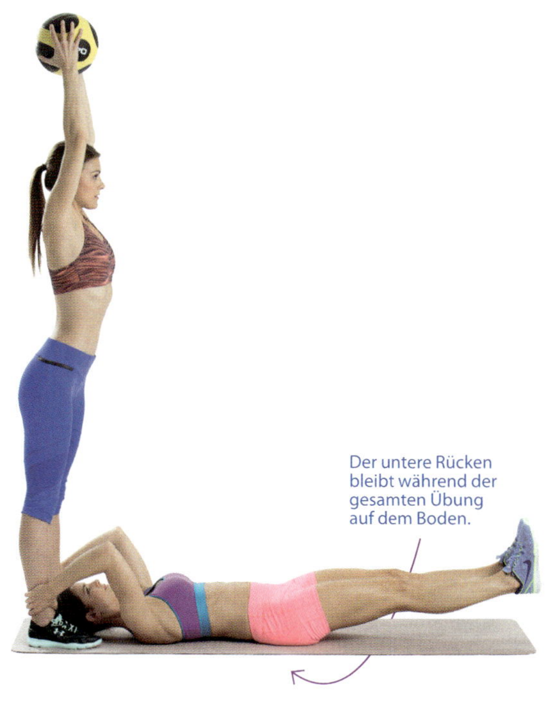
Der untere Rücken
bleibt während der
gesamten Übung
auf dem Boden.

Zum Kennenlernen: Heben Sie den Ball mit angewinkelten Beinen in die Höhe und ziehen Sie die Knie so weit wie möglich zur Brust.

Zur Steigerung: Schieben Sie in Position B den Po senkrecht nach oben, damit Sie Ihre untere Bauchmuskulatur stärker beanspruchen.

Im Alleingang: Legen Sie sich mit dem Kopf vor eine Sprossenwand oder Ihr Bett und halten Sie sich an der untersten Sprosse beziehungsweise der Bettkante fest. Führen Sie die Übung in dieser Position aus.

Seitstütz-Übergaben

FORMEN: die seitlichen Bauchmuskeln

BONUSEFFEKT: Koordinationstraining

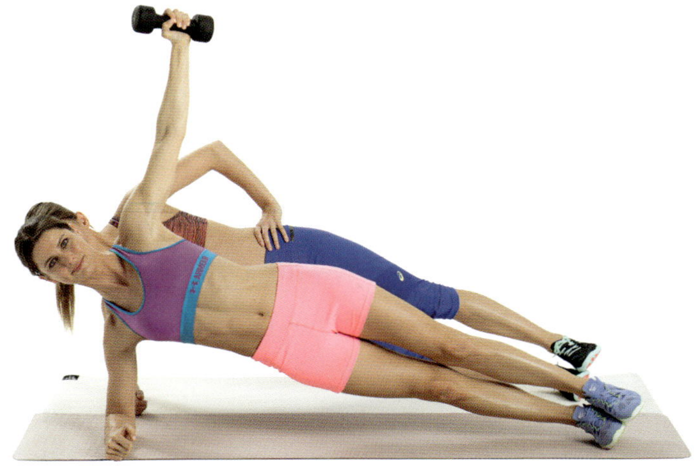

- Gehen Sie in einen Seitstütz. Achten Sie darauf, dass sich der Ellbogen unter der Schulter befindet und Ihr Körper eine gerade Linie bildet. In der oberen Hand halten Sie eine Kurzhantel. Strecken Sie diesen Arm senkrecht nach oben. Ihre Partnerin nimmt hinter Ihnen die gleiche Position ein, stützt jedoch ihre obere Hand in die Hüfte.

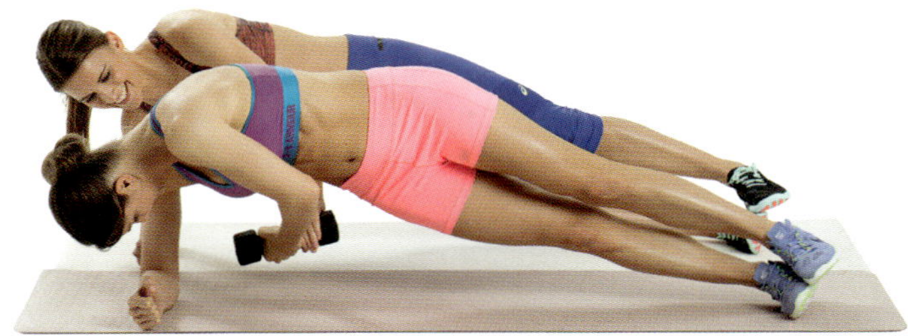

- Senken Sie die Kurzhantel vor Ihrer Brust ab und führen Sie sie unter Ihrem Körper hindurch. Dazu drehen Sie den Oberkörper etwas ein. In dieser Position übergeben Sie die Hantel an Ihre Partnerin, die diese mit der oberen Hand greift.

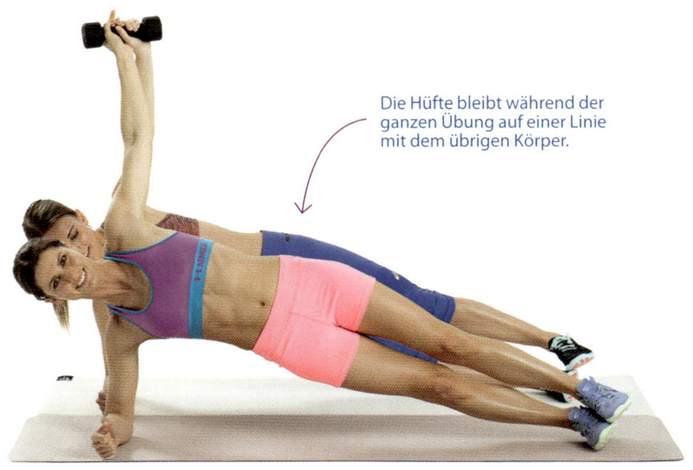

Die Hüfte bleibt während der ganzen Übung auf einer Linie mit dem übrigen Körper.

- Jetzt streckt Ihre Partnerin den oberen Arm senkrecht nach oben. Sie tun das Gleiche, um die Hantel mit gestrecktem Arm – ohne Blickkontakt – wieder zu übernehmen. Führen Sie erst alle Wiederholungen aus, bevor Sie die Seite wechseln.

Zum Kennenlernen: Führen Sie die Übung mit angewinkelten Unterschenkeln aus, das untere Knie liegt auf dem Boden.

Zur Steigerung: Heben Sie das obere Bein an und halten Sie es parallel zum Boden in der Luft.

Im Alleingang: Führen Sie die Übung ohne Übergabe aus, drehen Sie sich aber stets so weit nach unten ein, als müssten Sie die Hantel weiterreichen.

Gesetzte Crunches

FORMEN: gerade Bauchmuskeln, Rücken

BONUSEFFEKT: Teambuilding

A

- Gehen Sie in den Vierfüßlerstand. Die Handgelenke befinden sich unter den Schultern, die Knie unter den Hüften. Eine Trainingspartnerin nimmt auf Ihrem Po Platz und hakt sich mit den Unterschenkeln unter Ihren Armen ein. Die Hände legt sie an ihren Hinterkopf, die Ellbogen zeigen nach außen.

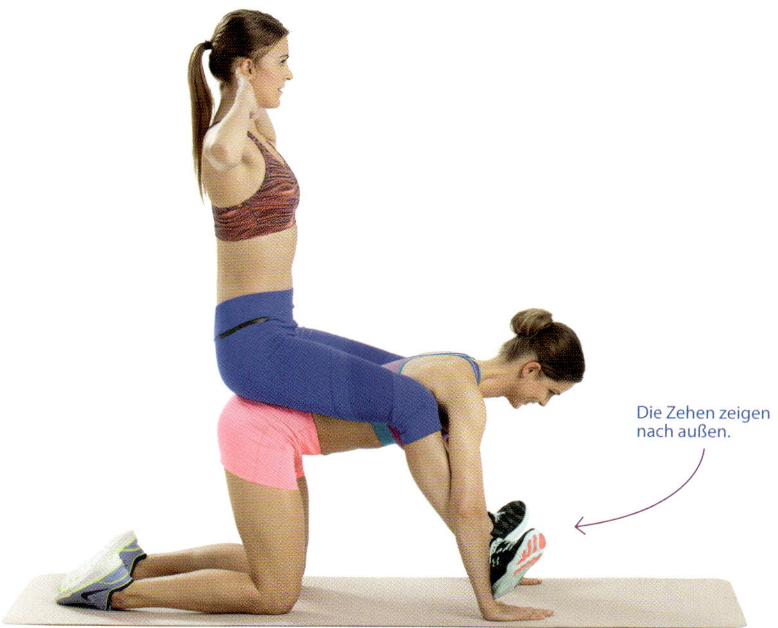
Die Zehen zeigen nach außen.

B

- Nun lehnt sich Ihre Partnerin so weit zurück, wie sie ihren Oberkörper gerade halten kann. Dann richtet sie sich wieder auf, der Druck der Schienbeine gegen Ihre Arme hilft ihr dabei. Führen Sie erst alle Wiederholungen aus, dann tauschen Sie die Plätze.

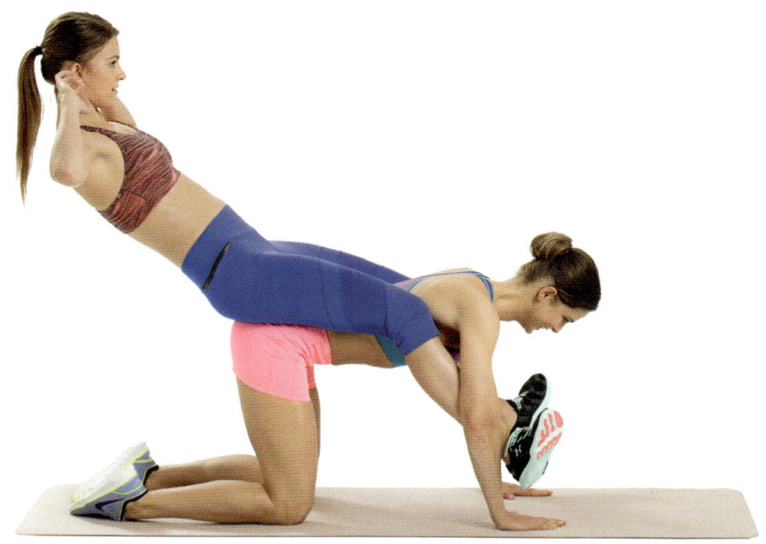

Zum Kennenlernen: Setzen Sie sich auf den Boden und klemmen Sie Ihre Füße unter eine Bett- oder Sofakante, um die gesetzten Crunches auszuführen.

Zur Steigerung: Führen Sie im Vierfüßlerstand Liegestützbewegungen mit den Armen aus – sobald sich Ihre Partnerin wieder aufrichtet, beugen Sie die Arme und senken die Brust in Richtung Boden ab.

Im Alleingang: Absolvieren Sie die Übung auf einer Trainingsbank (ein stabiler Hocker geht auch), an der Sie Ihre Füße einhaken können.

High-5-Stütz

FORMT: gerade Bauchmuskeln, Rücken

BONUSEFFEKT: Balancetraining

- Ihre Partnerin und Sie nehmen voreinander eine Liegestützposition ein, zwischen Ihren Köpfen ist eine Handbreit Platz. Spannen Sie Bauch und Po fest an.

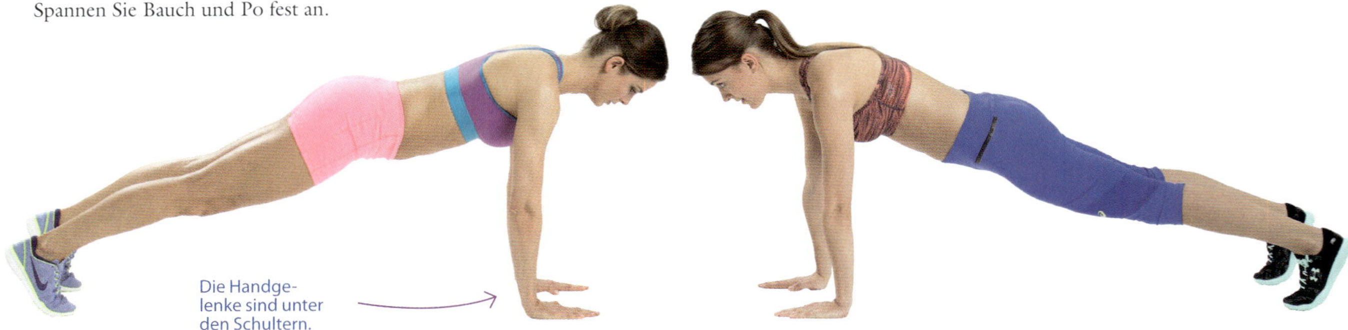
Die Handge-
lenke sind unter
den Schultern.

B

- Verlagern Sie Ihr Gewicht auf die linke Hand, Ihre Partnerin tut das Gleiche. Heben Sie beide die freie rechte Hand auf Ellbogenhöhe an und drücken Sie die Handflächen kurz so fest wie möglich zusammen. Stützen Sie dann die Hand wieder auf und führen Sie die Bewegung mit der jeweils anderen Hand aus. Verändern Sie dabei die Liegestützposition nicht.

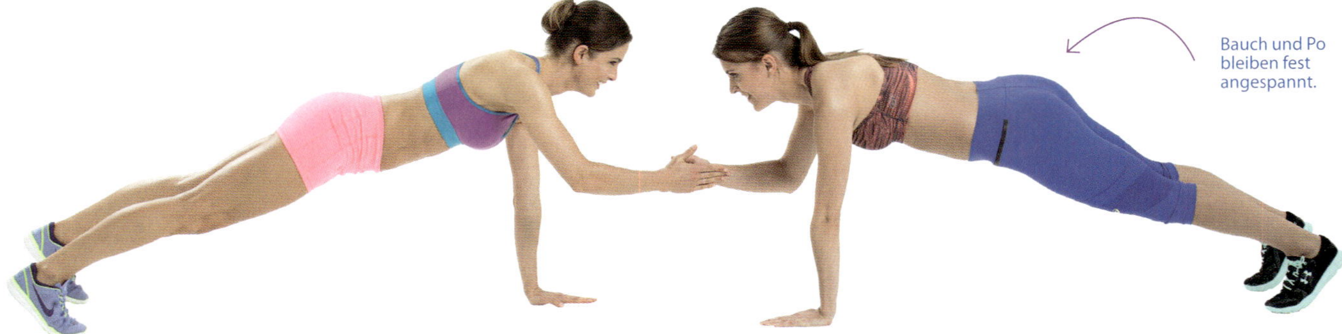
Bauch und Po
bleiben fest
angespannt.

Zum Kennenlernen: Führen Sie die Übung im Unterarmstütz aus.

Zur Steigerung: Bauen Sie nach jedem Händedruck einen Liegestütz ein.

Im Alleingang: Machen Sie die Übung vor einem Bücherstapel oder einer Wassermelone und berühren Sie den Gegenstand jeweils mit der Hand.

High-5-Sit-ups

FORMEN: die geraden und seitlichen Bauchmuskeln

BONUSEFFEKT: mehr Beweglichkeit in der Wirbelsäule

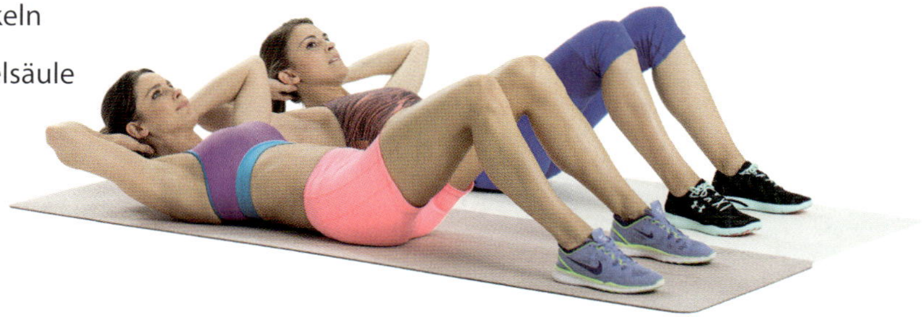

- Ihre Partnerin und Sie legen sich Seite an Seite auf den Rücken und stellen die Füße in einem bequemen Abstand auf. Heben Sie beide den Kopf leicht an und führen Sie die Hände an den Hinterkopf, die Ellbogen zeigen nach außen.

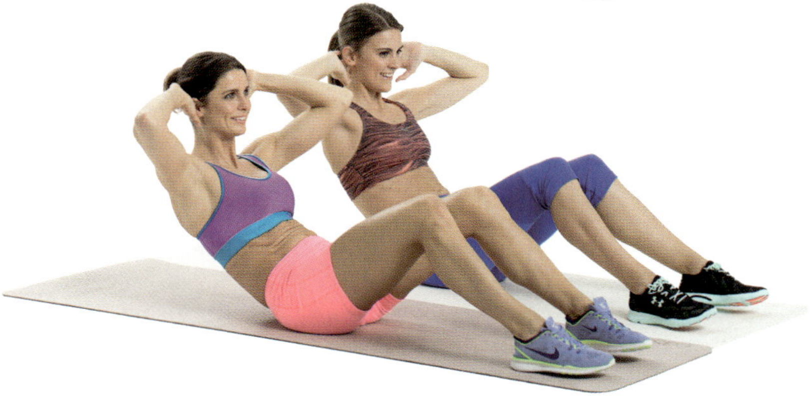

- Richten Sie sich beide mit geradem Rücken so weit wie möglich zum Sitzen auf.

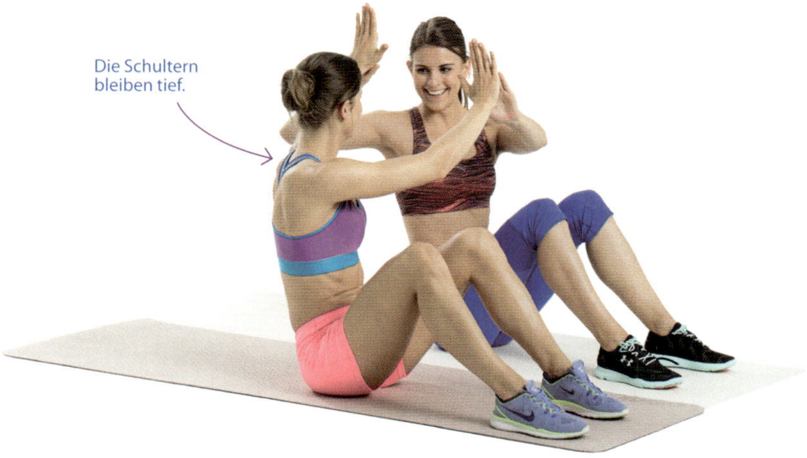

- Drehen Sie beide den Rumpf in Richtung des Gegenübers ein. Klatschen Sie auf Kopfhöhe in die Hände der Partnerin, die Finger zeigen dabei zur Decke. Drehen Sie sich wieder zurück zu Position B und legen Sie den Rücken auf dem Boden ab, der Kopf bleibt in der Luft. Führen Sie erst alle Wiederholungen aus, bevor Sie die Übung zur anderen Seite umsetzen (Ihre Partnerin also auf der anderen Seite neben Ihnen Platz nimmt).

Die Schultern bleiben tief.

Zum Kennenlernen: Klatschen Sie in Position C nur mit einer Hand in die der Partnerin. Mit der anderen stützen Sie den (noch) zu schwachen Nacken.

Zur Steigerung: Halten Sie während der gesamten Übung die Beine im rechten Winkel in der Luft.

Im Alleingang: Drehen Sie sich einfach so weit zur Seite, dass Sie einer Trainingspartnerin in die Hände klatschen könnten.

Flacher Bauch | PERFORMANCE MIT PARTNERIN

Kurbel

FORMT: die geraden und seitlichen Bauchmuskeln

BONUSEFFEKT: Koordinationstraining

A

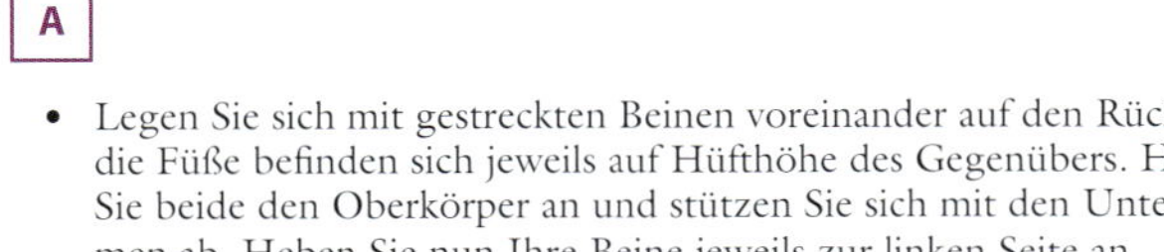

- Legen Sie sich mit gestreckten Beinen voreinander auf den Rücken, die Füße befinden sich jeweils auf Hüfthöhe des Gegenübers. Heben Sie beide den Oberkörper an und stützen Sie sich mit den Unterarmen ab. Heben Sie nun Ihre Beine jeweils zur linken Seite an.

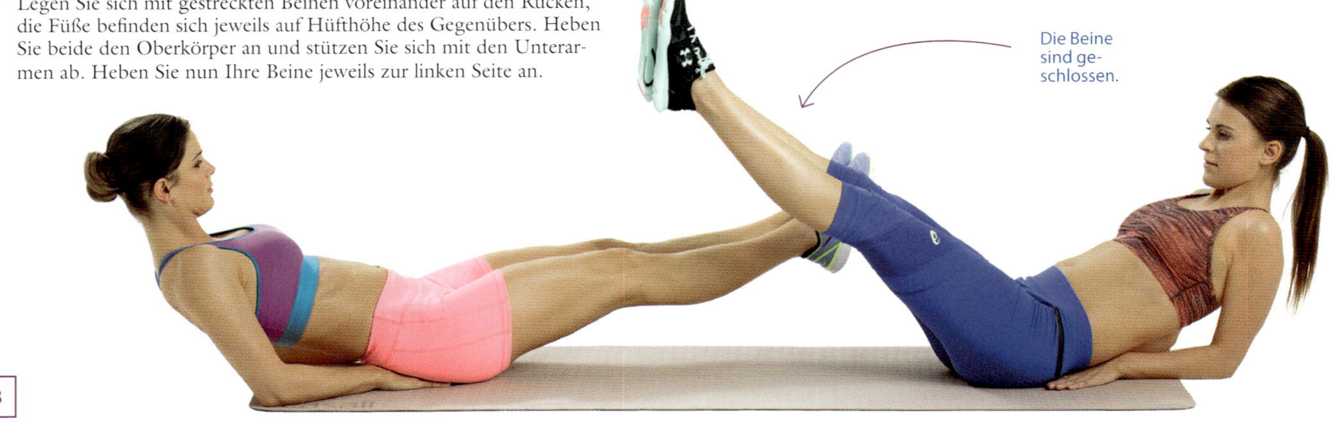
Die Beine
sind ge-
schlossen.

B

- Machen Sie mit Ihren Beinen Kreisbewegungen um die Beine der Partnerin herum. Wenn Ihre Beine den höchsten Punkt erreichen, sind die der Partnerin am tiefsten. Wechseln Sie nach allen Wiederholungen die Kreisrichtung.

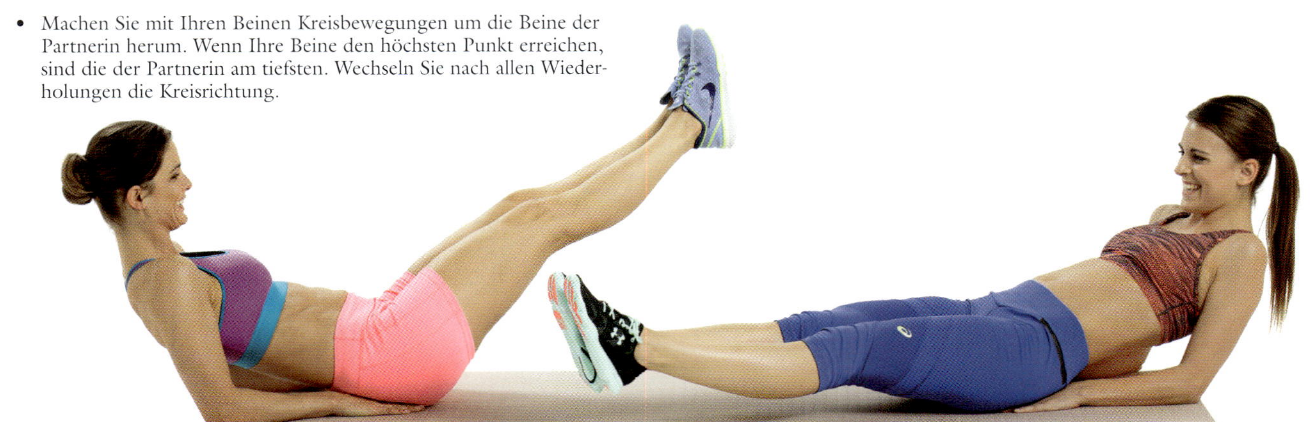

Zum Kennenlernen: Legen Sie nach einer Umkreisung die Beine kurz am Boden ab.
Zur Steigerung: Wechseln Sie nach jeder Umkreisung die Richtung – das kickt auch im Kopf!
Im Alleingang: Schreiben Sie mit den Beinen eine liegende Acht in die Luft.

Sit-ups-Doppel

FORMT: gerade Bauchmuskeln, Waden

BONUSEFFEKT: Teambuilding

- Legen Sie sich voreinander rücklings auf den Boden und stellen Sie beide die Füße bequem auf. Ihre Füße stehen zwischen denen Ihrer Partnerin. Heben Sie beide den Kopf an und legen Sie die Handflächen an den Hinterkopf, die Ellbogen zeigen nach außen. Außerdem ziehen Sie beide Ihre Füße an und haken Sie sie jeweils unterhalb der Waden der Partnerin ein.

Zwischen Kinn und Brust ist eine Faustbreit Platz.

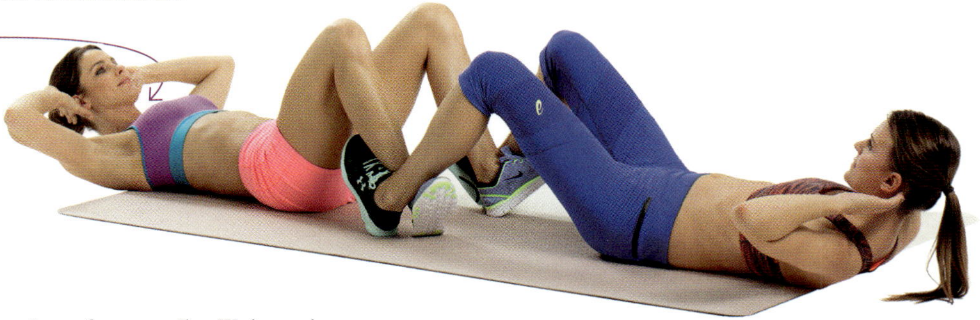

B

- Ihre Partnerin drückt ihre Füße mit dem Spann fest gegen Ihre Waden und richtet sich mit geradem Rücken zum Sit-up auf. Sie kehrt sofort in die Ausgangsposition zurück und Sie führen die Bewegung aus.

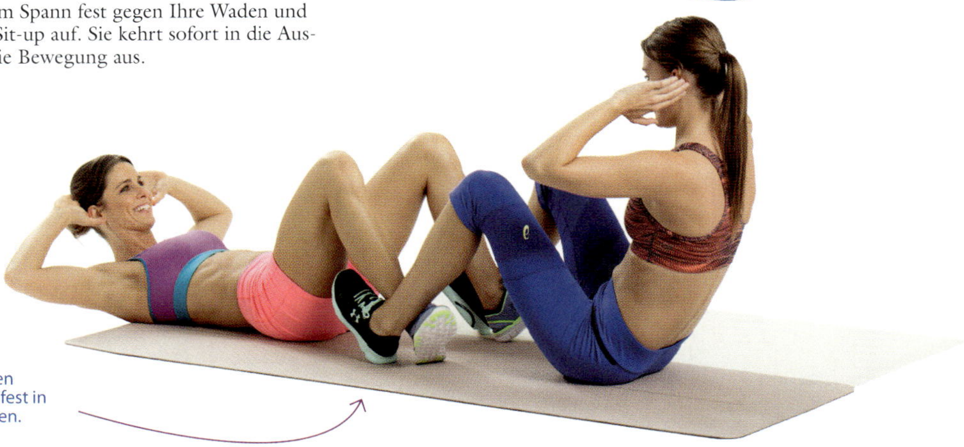

Die Fersen drücken fest in den Boden.

Zum Kennenlernen: Können Sie sich (noch) nicht ganz aufrichten, heben Sie den geraden Rumpf so weit wie möglich an.

Zur Steigerung: Richten Sie sich beide gleichzeitig zum Sit-up auf.

Im Alleingang: Legen Sie sich mit den Füßen voran vor eine Sprossenwand oder Ihr Bett und haken Sie sich mit den Füßen an der untersten Sprosse beziehungsweise an der Bettkante ein. Führen Sie die Übung in dieser Position aus.

Übergriff

FORMT: vor allem den oberen, aber auch den unteren Rücken, Oberschenkel

BONUSEFFEKT: mehr Beweglichkeit in den Schultern

- Stellen Sie sich mit geschlossenen Beinen hin und beugen Sie sich mit geradem Rücken leicht nach vorn. Dabei schieben Sie den Po nach hinten und beugen die Knie. Führen Sie nun die Arme gestreckt nach oben neben den Kopf, die Zeigefinger berühren sich.

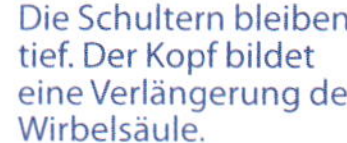

Die Schultern bleiben tief. Der Kopf bildet eine Verlängerung der Wirbelsäule.

- Senken Sie die Arme im Halbkreis nach unten, sodass sich die Handrücken über Ihrem Po befinden. Heben Sie die Arme wieder an und wiederholen Sie die Übung in einem flüssigen Tempo. Die übrige Körperhaltung verändert sich dabei nicht.

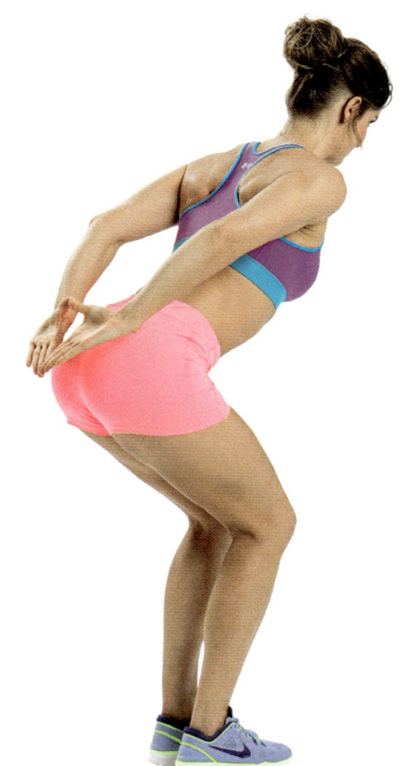

Zum Kennenlernen: Setzen Sie sich auf die vordere Kante eines Stuhls und führen Sie die Übung im Sitzen aus.

Zur Steigerung: Stellen Sie sich auf die Zehen, um zusätzlich die Beinmuskulatur und das Balancegefühl zu fordern.

Vorgebeugte Schrittstellung

FORMT: den unteren Rücken

BONUSEFFEKT: Koordinationstraining

- Nehmen Sie eine Schrittstellung ein, der rechte Fuß ist vorn. Legen Sie die Handflächen an den Hinterkopf und lassen Sie die Ellbogen nach außen zeigen. Heben Sie nun die hintere Ferse an und beugen Sie beide Beine leicht.

- Führen Sie den Oberkörper mit geradem Rücken so weit wie möglich nach vorn. Halten Sie diese Position kurz und richten Sie sich dann wieder auf. Wechseln Sie erst nach Ausführung aller Wiederholungen die Schrittstellung, der linke Fuß steht nun vorn.

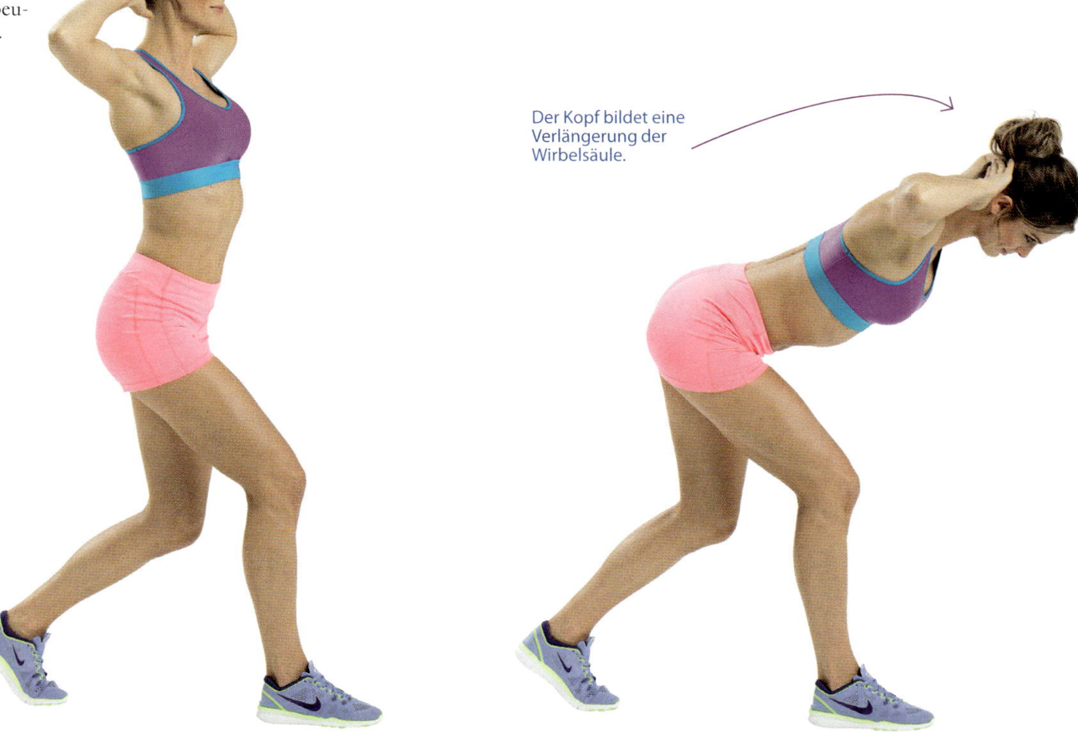
Der Kopf bildet eine Verlängerung der Wirbelsäule.

Zum Kennenlernen: Je stärker Sie die Beine beugen, desto stabiler stehen Sie.

Zur Steigerung: Führen Sie die Bewegung dynamischer aus – beugen Sie die Beine in der Vorlage stärker und strecken Sie sie beim Aufrichten des Oberkörpers.

Dreieck

FORMT: den Rücken

BONUSEFFEKT: Dehnung der Wirbelsäule und des Nackens

A

- Gehen Sie in den Vierfüßlerstand, die Handgelenke sind unter den Schultern und die Knie unter den Hüften. Spannen Sie den Bauch an und stellen Sie die Zehen auf, um die Knie vom Boden zu lösen.

B

- Aus dieser Position heraus schieben Sie den Po so weit wie möglich nach oben. Dazu strecken Sie die Beine und führen den Kopf zwischen die Arme.

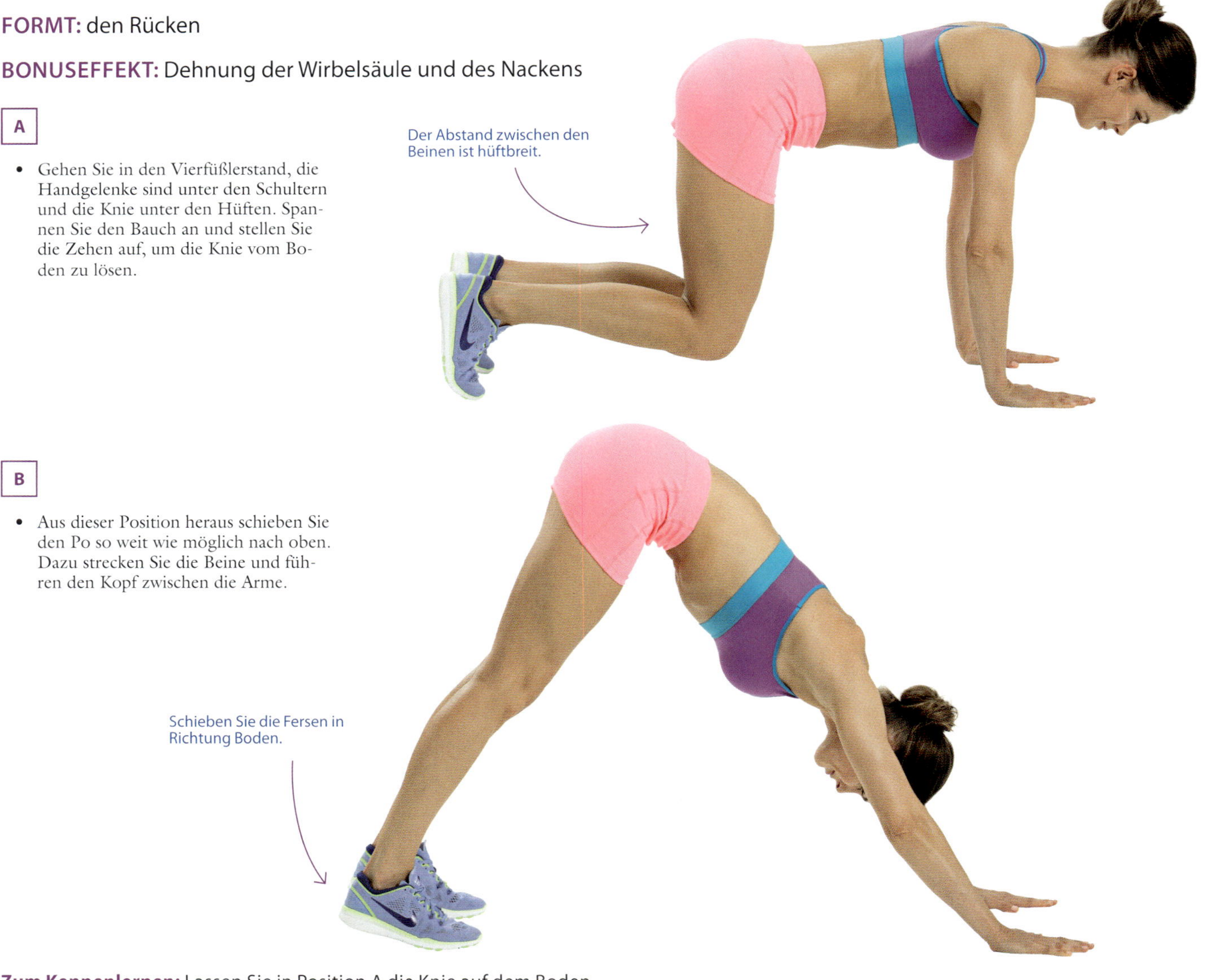

Der Abstand zwischen den Beinen ist hüftbreit.
Schieben Sie die Fersen in Richtung Boden.

Zum Kennenlernen: Lassen Sie in Position A die Knie auf dem Boden.

Zur Steigerung: Stellen Sie in Position B die Fersen auf.

Scheibenwischer

FORMT: den Rücken

BONUSEFFEKT: Schnellkrafttraining

A

- Nehmen Sie eine Liegestützposition ein. Die Füße sind hüftbreit geöffnet, der Kopf bildet eine Verlängerung der Wirbelsäule.

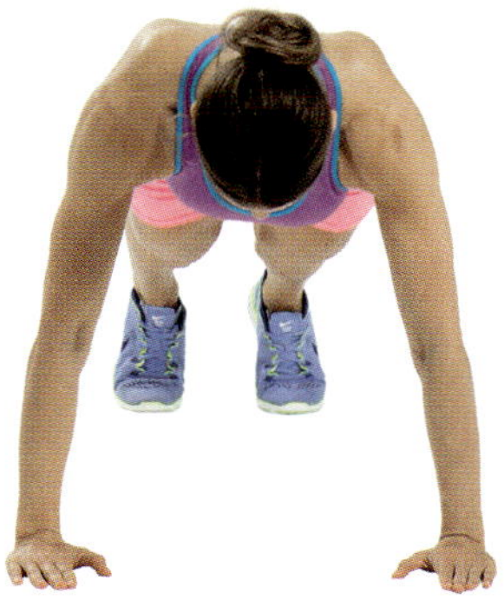

- Drücken Sie sich mit beiden Füßen fest vom Boden ab und springen Sie nach rechts, ohne die Position der Hände zu verändern.

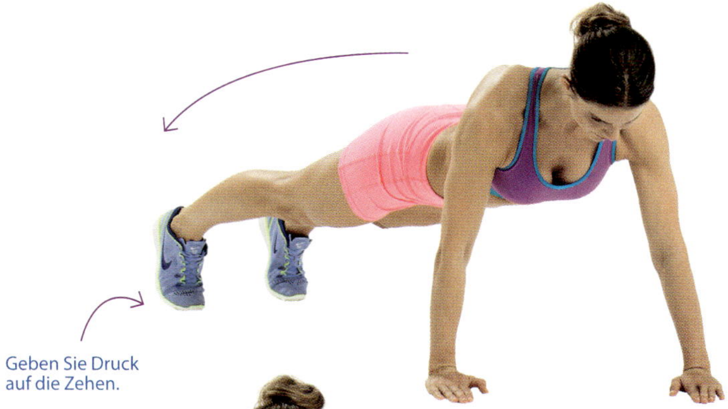

- Springen Sie mit den Füßen über die Mitte hinweg nach links.

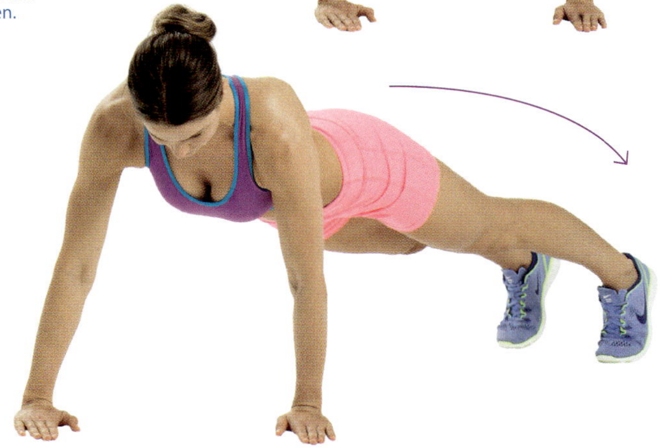

Geben Sie Druck auf die Zehen.

Zum Kennenlernen: Verzichten Sie auf den Sprung und setzen Sie erst den äußeren, dann den inneren Fuß zur Seite.

Zur Steigerung: Führen Sie nach jedem Sprung einen Liegestütz aus.

Umgekehrte Liegestütze

FORMEN: den Rücken

BONUSEFFEKT: mehr Beweglichkeit in der Wirbelsäule

- Legen Sie sich auf den Rücken und stellen Sie die Füße dicht am Po auf. Legen Sie nun die Hände neben den Ohren auf den Boden, die Finger zeigen in Richtung der Füße.

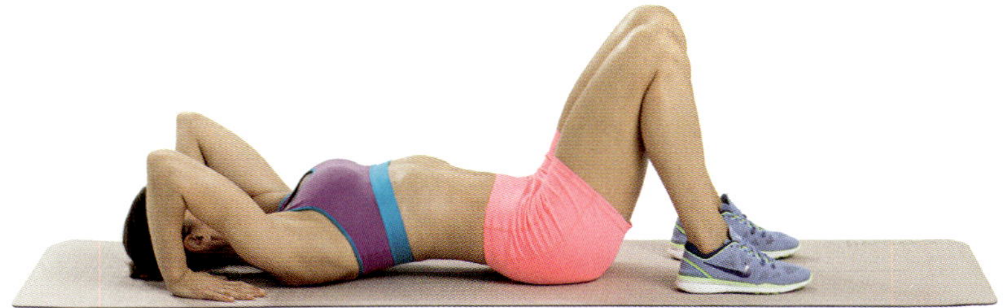

B

- Geben Sie Druck auf die Handflächen und heben Sie Kopf und Po vom Boden ab.

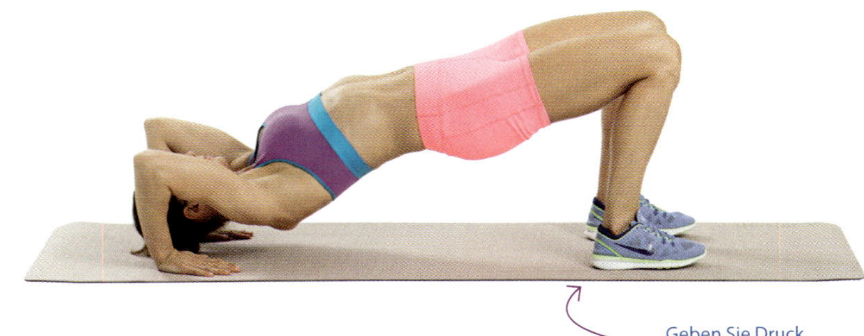

Geben Sie Druck auf die Fersen.

- Drücken Sie sich aus Händen und Füßen heraus so weit wie möglich nach oben. Halten Sie die höchste Position kurz und kehren Sie dann zu Position A zurück. Führen Sie die Übung mit Bedacht und ohne Schwung aus.

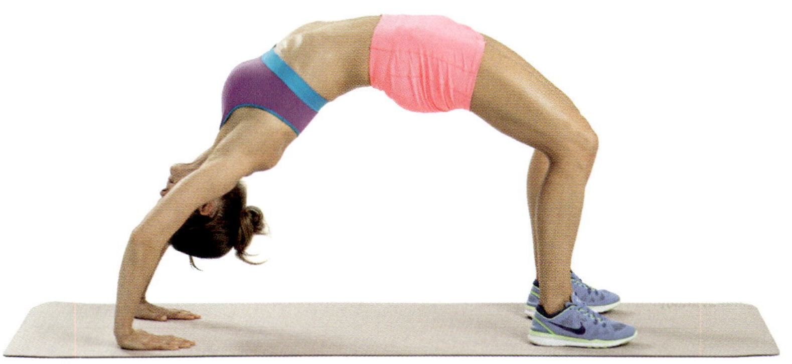

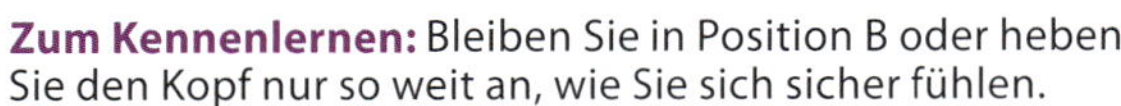

Zum Kennenlernen: Bleiben Sie in Position B oder heben Sie den Kopf nur so weit an, wie Sie sich sicher fühlen.

Zur Steigerung: Heben Sie in Position C die Fersen an.

Hampelmann-Stütz

FORMT: den Rücken

BONUSEFFEKT: Schnellkrafttraining

A

- Nehmen Sie eine Liegestützposition ein. Die Handgelenke stehen unter den Schultern. Spannen Sie Bauch und Po fest an, der Körper bildet eine Linie. Der Blick geht zum Boden.

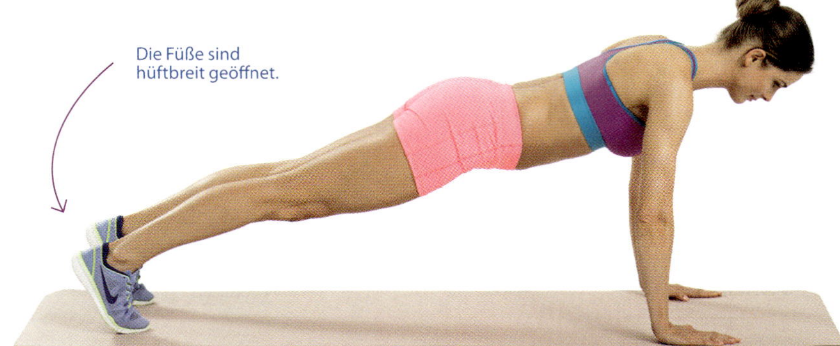
Die Füße sind
hüftbreit geöffnet.

B

- Drücken Sie sich mit den Zehen fest vom Boden ab und springen Sie …

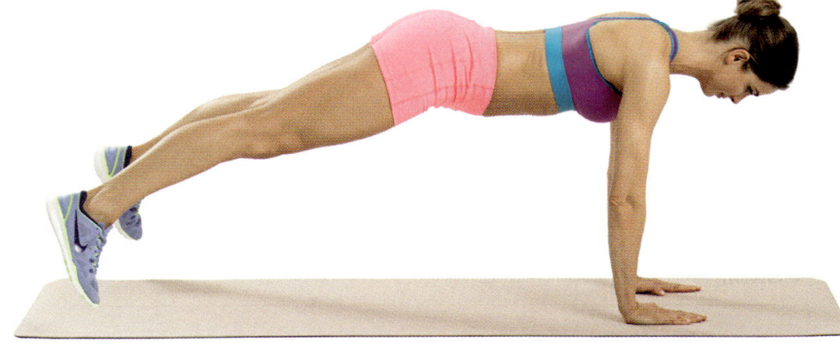

C

- … in eine breite Fußstellung, ohne die übrige Haltung zu verändern. Springen Sie zurück zu Position A und wiederholen Sie den Ablauf fließend.

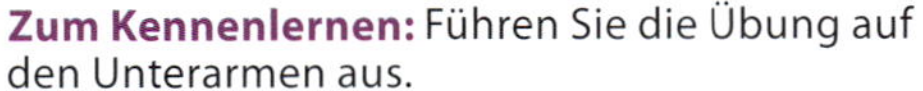

Zum Kennenlernen: Führen Sie die Übung auf den Unterarmen aus.

Zur Steigerung: Drücken Sie sich nach jeder Wiederholung mit den Händen vom Boden ab, um diese mit einem „Sprung“ weiter zur Seite wieder aufzusetzen. Gehen Sie erst mit den Händen zurück zu Position A, bevor Sie mit den Füßen weiterarbeiten.

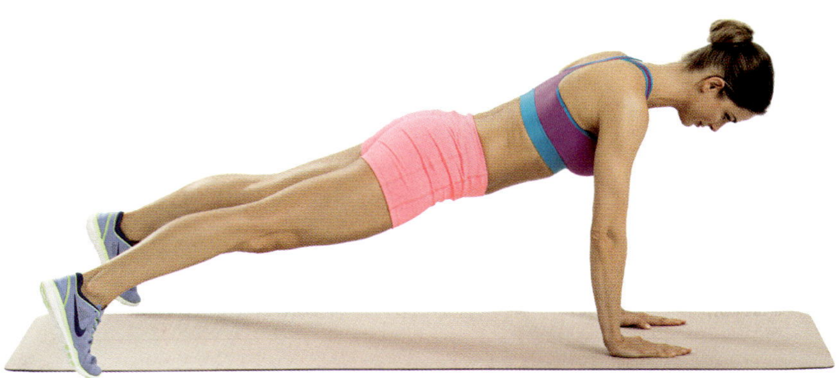

I-Liegestütze

FORMEN: Rücken, Schultern

BONUSEFFEKT: Balancetraining

A

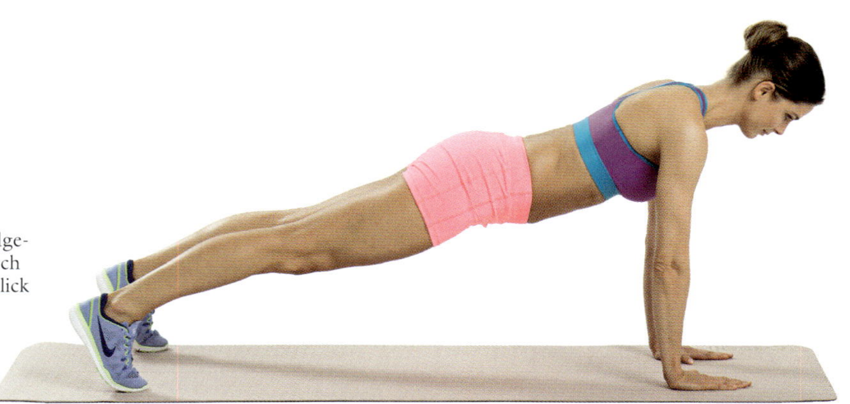

- Nehmen Sie eine Liegestützposition ein. Die Handgelenke stehen unter den Schultern. Spannen Sie Bauch und Po fest an, der Körper bildet eine Linie. Der Blick geht zum Boden.

B

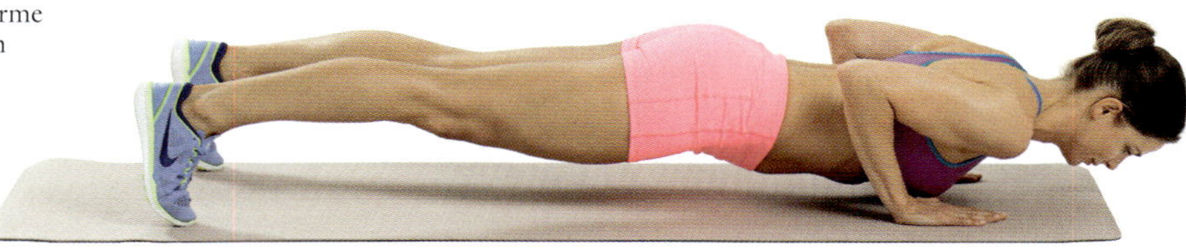

- Führen Sie Ihre Brust zum Boden, indem Sie die Arme stark beugen. Halten Sie dabei die Ellbogen eng am Körper.

Legen Sie Ihre Brust nicht auf dem Boden ab.

C

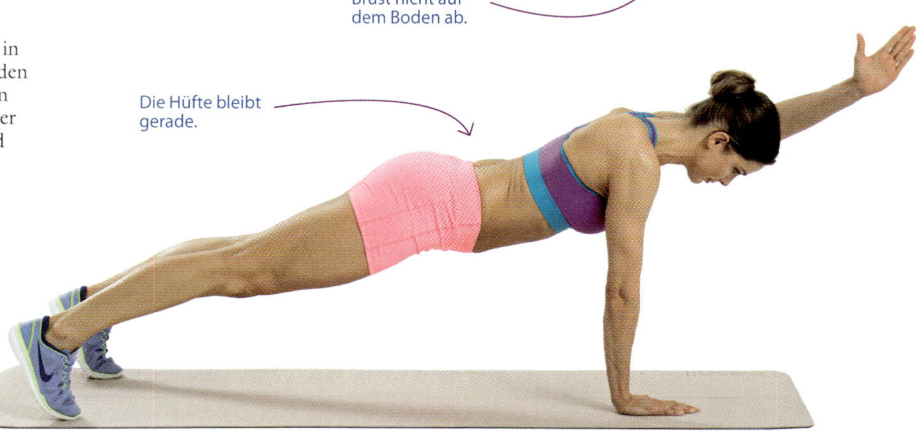

Die Hüfte bleibt gerade.

- Drücken Sie sich zurück nach oben und verlagern Sie in der Bewegung das Gewicht auf die rechte Hand, um den linken Arm vom Boden zu lösen und schräg nach vorn auszustrecken. Der Kopf bleibt in der Verlängerung der Wirbelsäule. Setzen Sie die linke Hand wieder auf und heben Sie in der nächsten Wiederholung den rechten Arm schräg nach vorn an. Verlagern Sie dazu das Gewicht auf die linke Hand.

Zum Kennenlernen: Führen Sie die Übung auf den Knien aus.

Zur Steigerung: Heben Sie in Position C zusätzlich das gegengleiche Bein an. Geben Sie dazu festen Druck auf den anderen Fuß.

Wechselheber

FORMEN: Rücken, Po

BONUSEFFEKT: Koordinationstraining

A

- Legen Sie sich auf den Bauch. Die Arme und die Beine sind lang ausgestreckt. Heben Sie nun Arme, Kopf und Beine an und halten Sie sie einige Zentimeter über dem Boden. Spannen Sie dazu den Po fest an.

B

- Heben Sie nun den linken Arm und das rechte Bein so weit wie möglich an, ohne den rechten Arm oder das linke Bein abzusenken.

C

- Gehen Sie zurück in die Position A und heben Sie den rechten Arm und das linke Bein möglichst hoch.

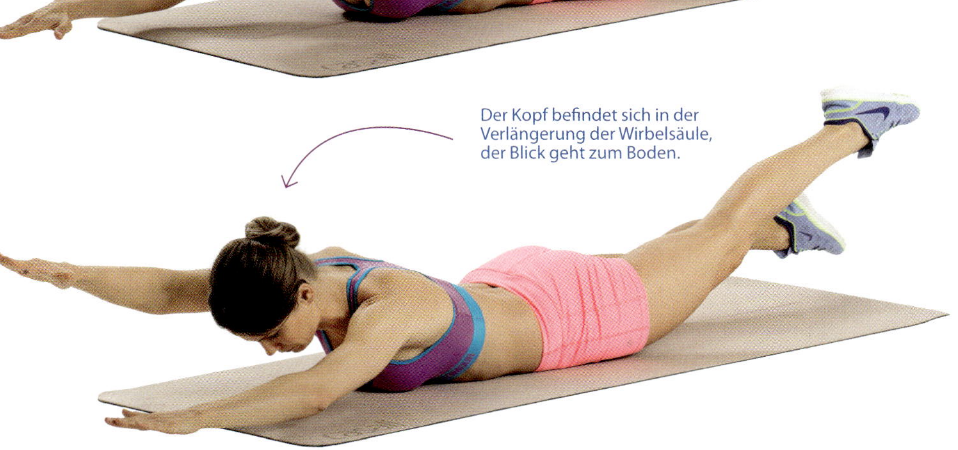
Der Kopf befindet sich in der Verlängerung der Wirbelsäule, der Blick geht zum Boden.

Zum Kennenlernen: Legen Sie Arme und Beine nach jeder Wiederholung kurz auf dem Boden ab, bevor Sie sie zur nächsten Ausführung erneut anheben.

Zur Steigerung: Erhöhen Sie das Tempo, führen Sie die Bewegung aber dennoch korrekt aus.

Daumenhübe

FORMEN: den oberen Rücken

BONUSEFFEKT: Dehnung der Brustmuskeln

A

- Legen Sie sich mit gestreckten Beinen auf den Bauch. Heben Sie nun die gestreckten Arme seitlich auf Schulterhöhe an. Die Hände bilden eine Faust, nur der Daumen zeigt nach oben. Heben Sie gleichzeitig auch den Kopf um einige Zentimeter an, der Blick geht zum Boden.

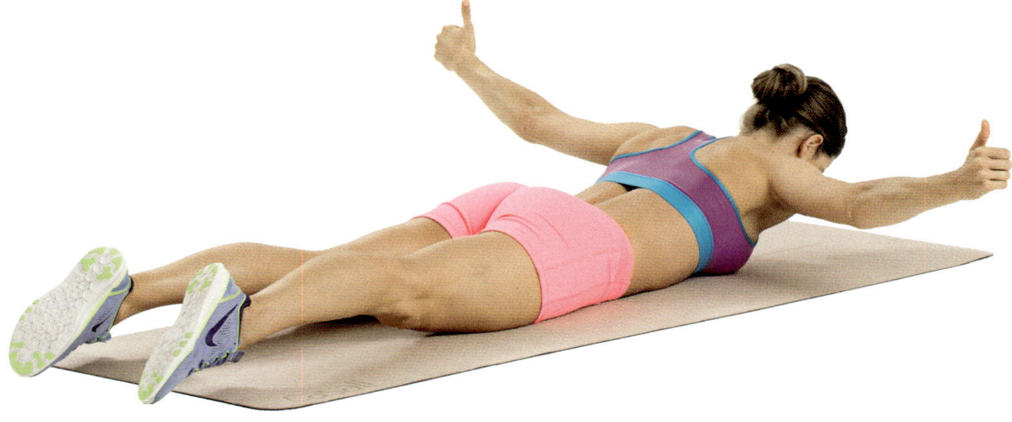

B

- Heben Sie die Arme nun so weit wie möglich nach oben. Halten Sie diese Position kurz, dann senken Sie die Arme wieder ab, ohne sie abzulegen.

Stellen Sie sich vor, Sie hielten zwischen Ihren Schulterblättern einen Stift, der nicht herunterfallen darf.

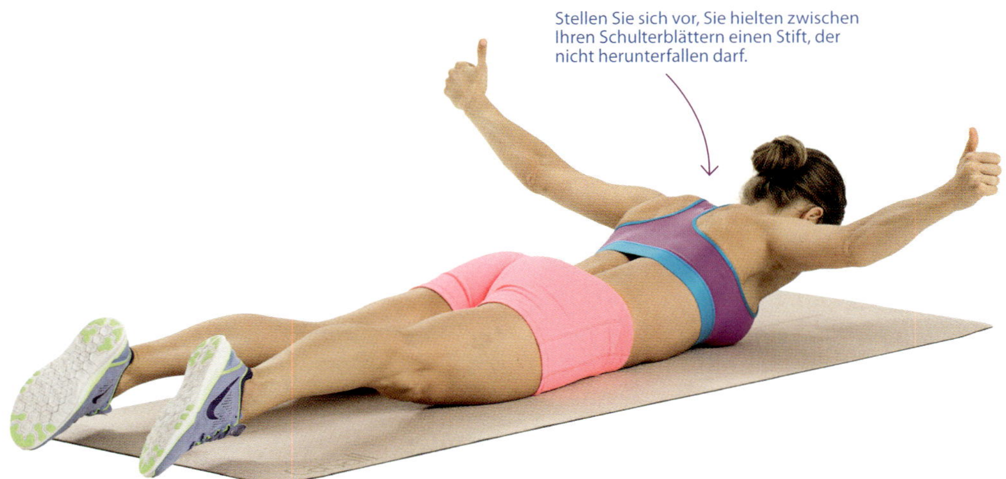

Zum Kennenlernen: Legen Sie die Arme nach ein bis zwei Wiederholungen kurz auf dem Boden ab, bevor Sie zur nächsten Ausführung übergehen.

Zur Steigerung: Führen Sie in Position B für fünf bis zehn Sekunden kleine Wippbewegungen mit den Armen aus.

Einarmiges hohes Rudern

FORMT: den oberen Rücken

BONUSEFFEKT: Koordinationstraining

A

- Führen Sie eine Schlaufe eines Schlingentrainers durch die andere (siehe das Foto unten links), um mit nur einem Strang zu arbeiten. Stellen Sie die Länge des Schlingentrainers so ein, dass Ihnen die Griffe bis zur Brust reichen. Greifen Sie mit der linken Hand nach der Schlaufe und lehnen Sie sich mit gestrecktem Arm nach hinten. Halten Sie den rechten Arm gestreckt hinter dem Rücken, der ganze Körper ist unter Spannung. Ziehen Sie die Zehen zu den Schienbeinen.

B

- Ziehen Sie sich näher zum Schlingentrainer, indem sie den linken Ellbogen zum Körper führen und dabei den Arm beugen. Die übrige Körperhaltung verändert sich nicht, nur der rechte Arm darf zur besseren Balance zur Seite angehoben werden. Strecken Sie den linken Arm langsam wieder, um zu Position A zurückzukehren.

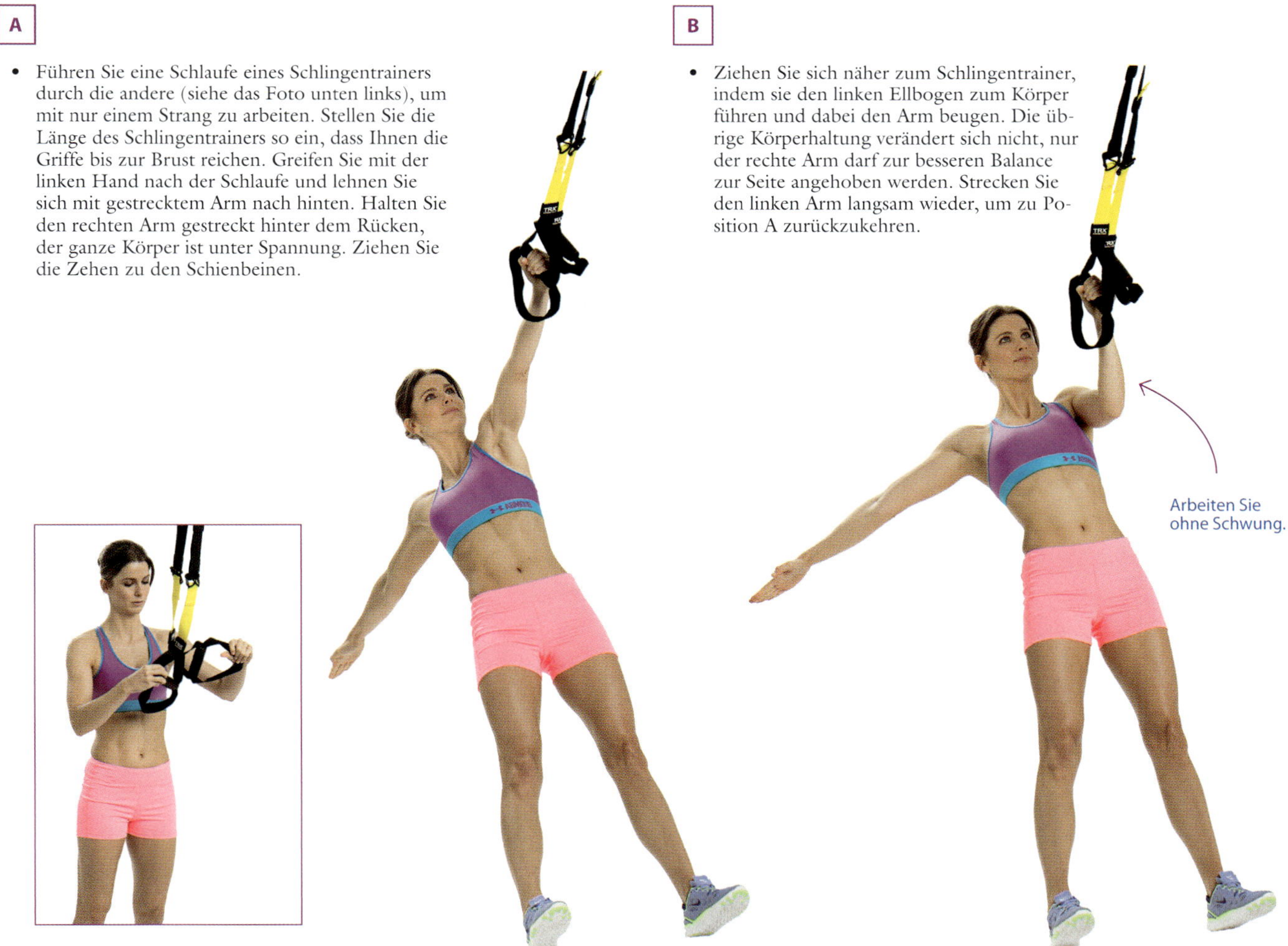
Arbeiten Sie ohne Schwung.

Zum Kennenlernen: Führen Sie die Übung in einem kleineren Winkel aus, indem Sie mit den Füßen weiter nach hinten wandern.

Zur Steigerung: Führen Sie die Übung in einem größeren Winkel aus, indem Sie mit den Füßen weiter nach vorn wandern.

Hohes Rudern mit Kniebeuge

FORMT: oberen Rücken, Po, Oberschenkel, Arme

BONUSEFFEKT: Dehnung der Brust

A

- Stellen Sie einen Schlingentrainer so ein, dass die Griffe auf Bauchhöhe enden. Fassen Sie beide Griffe mit gestreckten Armen und gehen Sie einen Schritt zurück. Führen Sie nun eine Kniebeuge aus. Stellen Sie sich dazu vor, Sie wollten sich hinsetzen, indem Sie die Beine beugen und den Po auf Kniehöhe absenken. Der Blick geht dabei zum Schlingentrainer, die Arme bilden eine Verlängerung der Gurte und die Handrücken zeigen nach außen.

B

- Geben Sie Druck auf die Fersen und spannen Sie den Po an, um sich ganz aufzurichten. Führen Sie gleichzeitig die Ellbogen auf Schulterhöhe nach außen und ziehen Sie die Schulterblätter zusammen. Die Handrücken zeigen jetzt zur Decke. Gehen Sie zurück zu Position A, indem Sie sich wieder „setzen" und die Arme schräg nach vorn oben strecken.

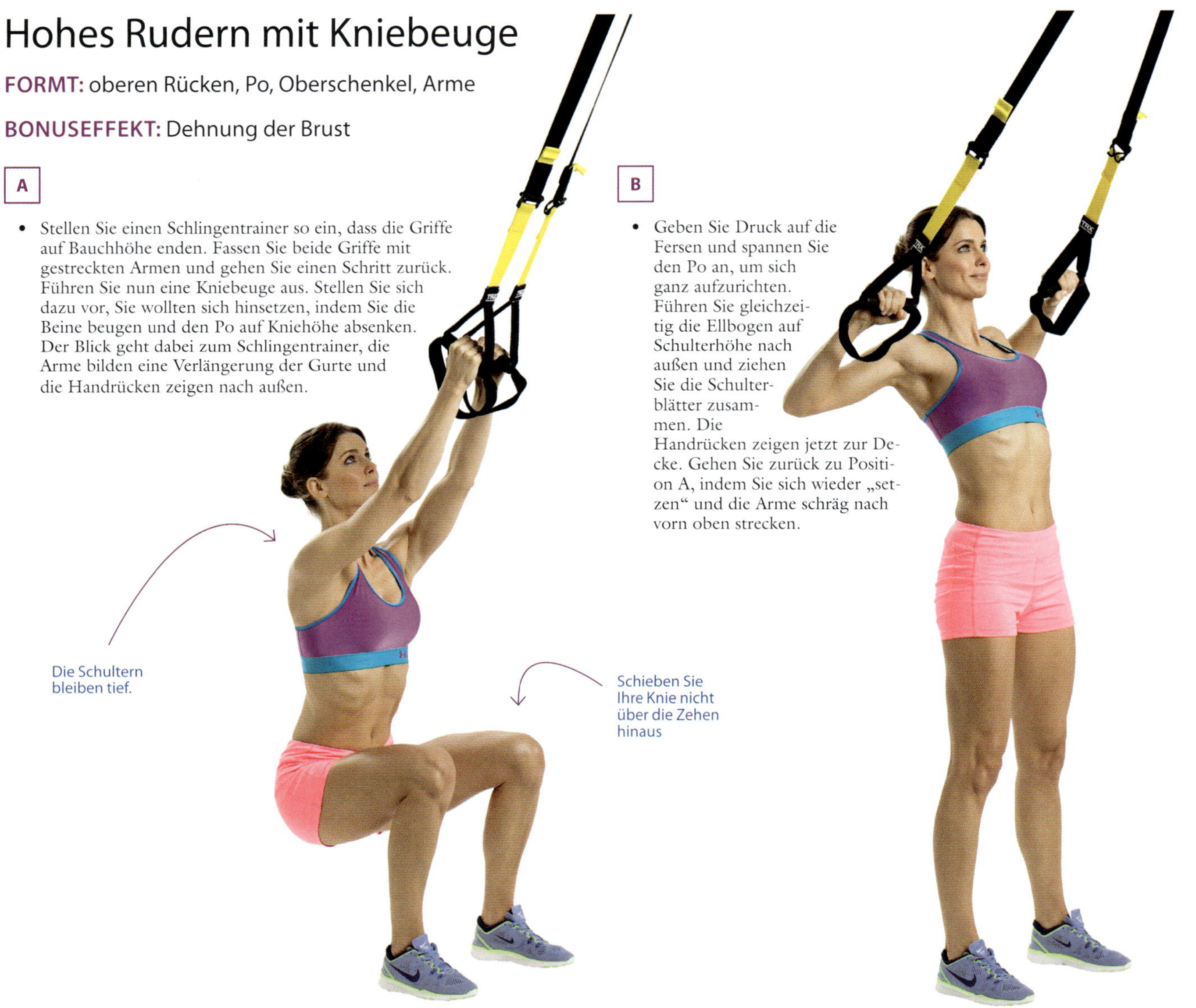
Die Schultern bleiben tief.
Schieben Sie Ihre Knie nicht über die Zehen hinaus

Zum Kennenlernen: Nehmen Sie in Position A eine leichte Hocke ein.
Zur Steigerung: Führen Sie die Übung auf einem Bein aus, das andere Bein halten Sie angewinkelt in der Luft.

V-Rudern mit Kniebeuge

FORMT: oberen Rücken, Schultern

BONUSEFFEKT: Dehnung der Brust

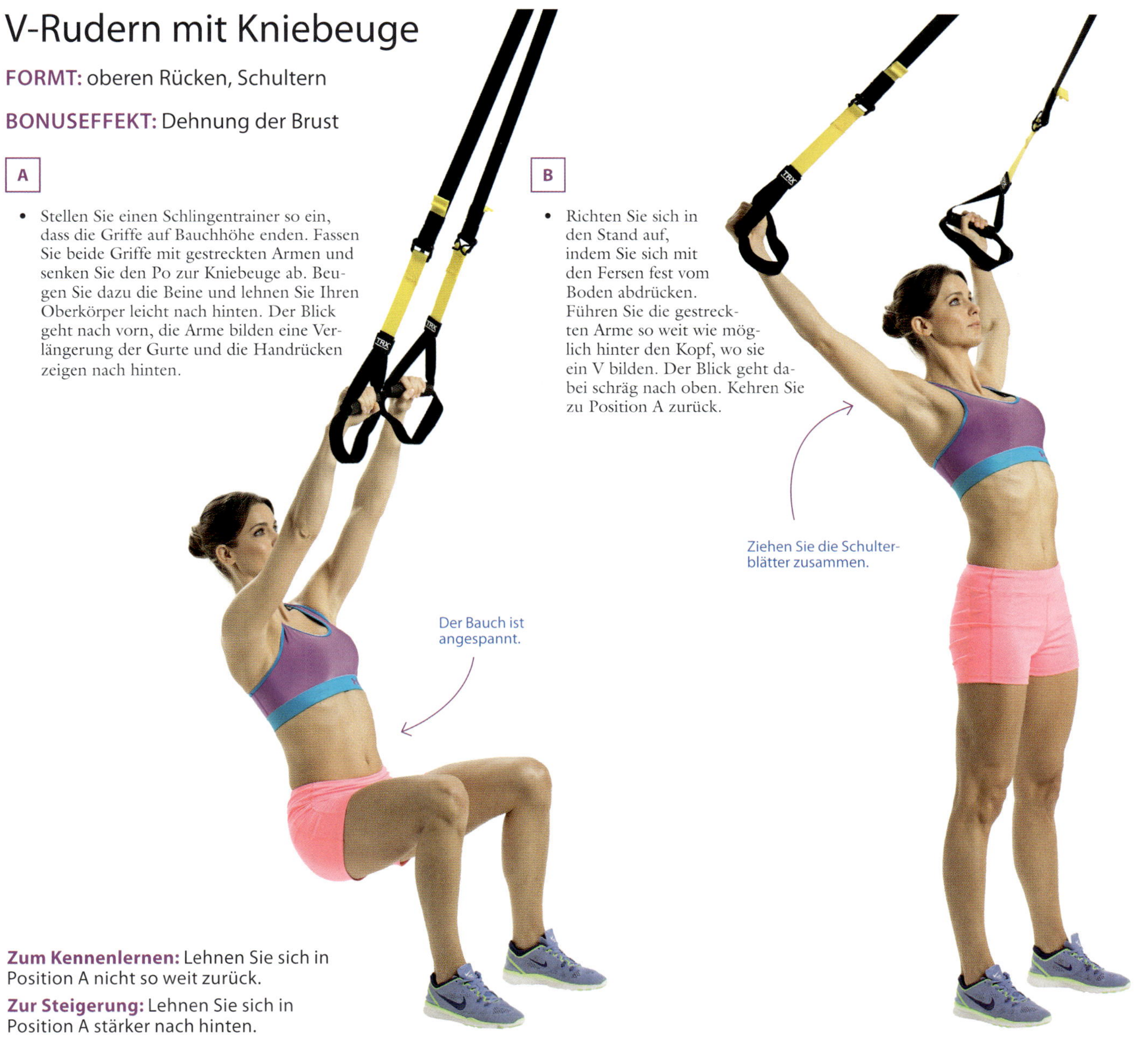
Der Bauch ist angespannt.
Ziehen Sie die Schulterblätter zusammen.

A

- Stellen Sie einen Schlingentrainer so ein, dass die Griffe auf Bauchhöhe enden. Fassen Sie beide Griffe mit gestreckten Armen und senken Sie den Po zur Kniebeuge ab. Beugen Sie dazu die Beine und lehnen Sie Ihren Oberkörper leicht nach hinten. Der Blick geht nach vorn, die Arme bilden eine Verlängerung der Gurte und die Handrücken zeigen nach hinten.

B

- Richten Sie sich in den Stand auf, indem Sie sich mit den Fersen fest vom Boden abdrücken. Führen Sie die gestreckten Arme so weit wie möglich hinter den Kopf, wo sie ein V bilden. Der Blick geht dabei schräg nach oben. Kehren Sie zu Position A zurück.

Zum Kennenlernen: Lehnen Sie sich in Position A nicht so weit zurück.

Zur Steigerung: Lehnen Sie sich in Position A stärker nach hinten.

Enges Rudern

FORMT: oberen Rücken, Bizeps

BONUSEFFEKT: Balancetraining

A

- Stellen Sie einen Schlingentrainer so ein, dass die Griffe auf Bauchhöhe enden. Fassen Sie beide Griffe, spannen Sie den gesamten Körper an und lehnen Sie sich in einer geraden Linie zurück. Ihre Füße befinden sich unter der Aufhängung des Schlingentrainers, die Zehen sind in der Luft. Die gestreckten Arme bilden eine Verlängerung der Gurte, die Handrücken zeigen nach außen.

B

- Führen Sie die Ellbogen seitlich am Körper vorbei nach unten, um die Brust zu den Griffen zu ziehen. Dabei heben Sie Ihren Körper an, aber seine Haltung verändert sich nicht. Gehen Sie zurück zu Position A, indem Sie die Arme wieder strecken und so Ihren Körper absenken.

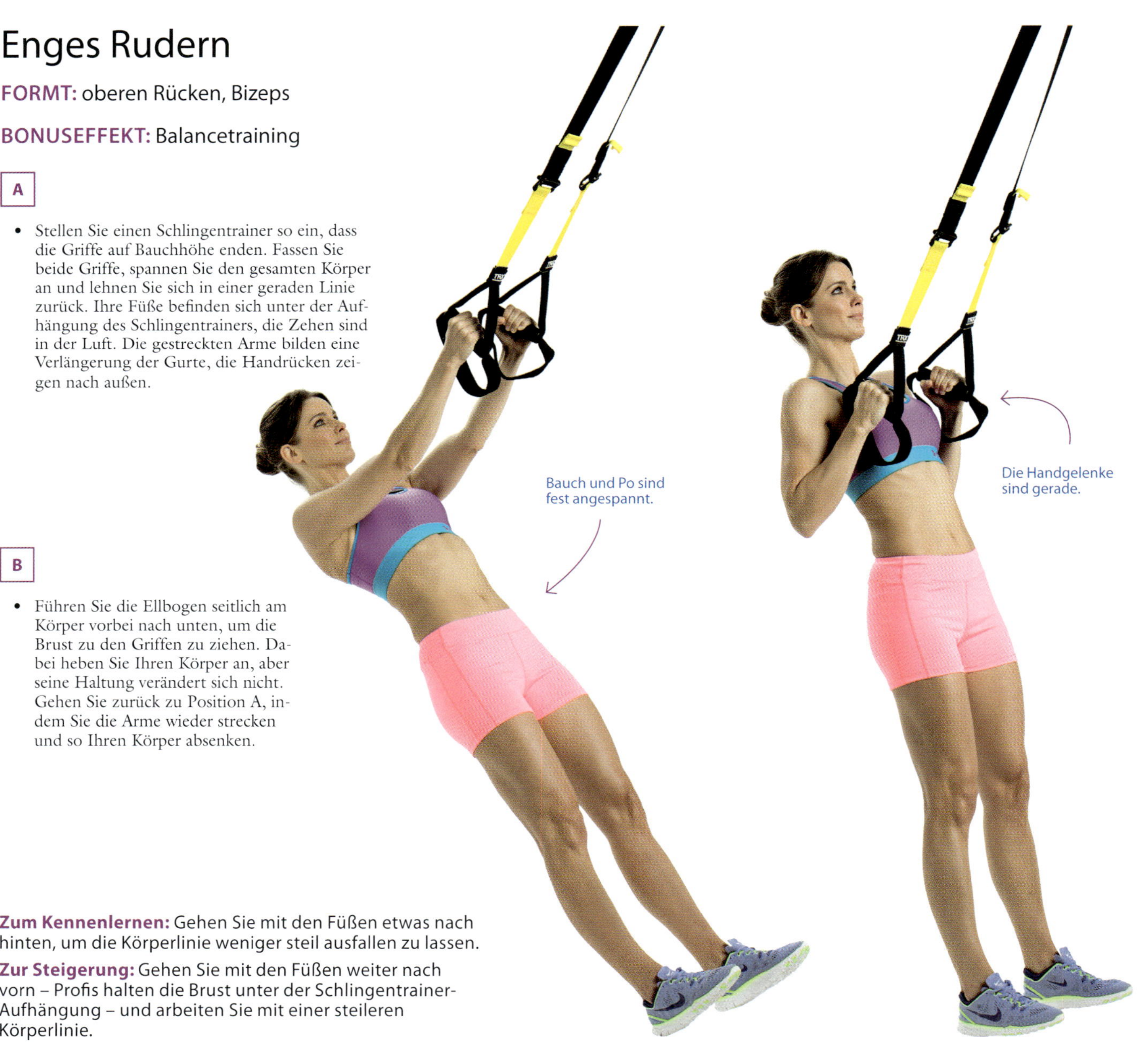

Bauch und Po sind fest angespannt.
Die Handgelenke sind gerade.

Zum Kennenlernen: Gehen Sie mit den Füßen etwas nach hinten, um die Körperlinie weniger steil ausfallen zu lassen.

Zur Steigerung: Gehen Sie mit den Füßen weiter nach vorn – Profis halten die Brust unter der Schlingentrainer-Aufhängung – und arbeiten Sie mit einer steileren Körperlinie.

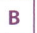

Rudern mit Med-Ball

FORMT: Rücken, Po, Oberschenkel, Arme

A

- Nehmen Sie einen hüftbreiten Stand ein und halten Sie einen Medizinball in beiden Händen. Beugen Sie sich mit geradem Rücken leicht nach vorn – dabei den Bauch fest anspannen – und schieben Sie dazu den Po etwas nach hinten. Beugen Sie die Beine ganz leicht, Ihr Kopf befindet sich in der Verlängerung der Wirbelsäule. Ihre Arme sind gestreckt und direkt unter den Schultern. Pressen Sie die Hände fest an den Medizinball.

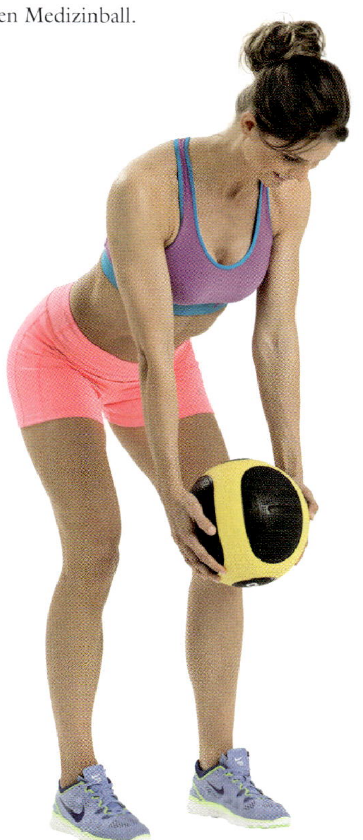

B

- Ziehen Sie die Ellbogen nach hinten und drücken Sie die Schulterblätter dabei zusammen, bis sich der Med-Ball vor Ihrem Bauch befindet. Die übrige Körperhaltung verändert sich nicht.

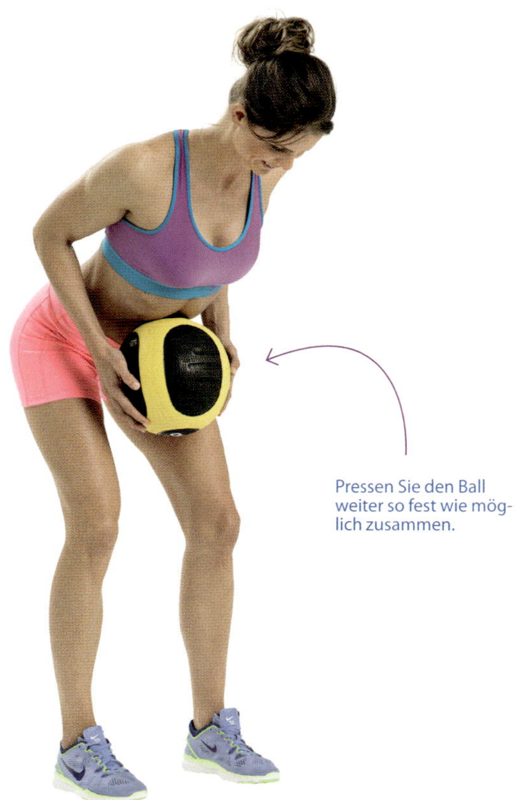

Pressen Sie den Ball weiter so fest wie möglich zusammen.

Zum Kennenlernen: Setzen Sie sich auf die vordere Kante eines Stuhls und führen Sie die Übung sitzend aus.

Zur Steigerung: Heben Sie in Position A die gestreckten Arme an, bis sich die Oberarme neben den Ohren befinden. Die Schultern bleiben tief.

Bergsteiger auf dem Med-Ball

FORMT: den Rücken

BONUSEFFEKT: Balancetraining

A

- Stützen Sie sich mit beiden Händen auf einen Med-Ball und stellen Sie die Zehen so weit hinten auf, dass Sie eine Liegestützposition einnehmen. Spannen Sie den Po und den Bauch fest an und geben Sie mit den Händen Druck auf den Ball, damit dieser nicht wegrollt. Verlagern Sie nun das Gewicht auf den rechten Fuß und ziehen Sie das linke Knie in Richtung Ball.

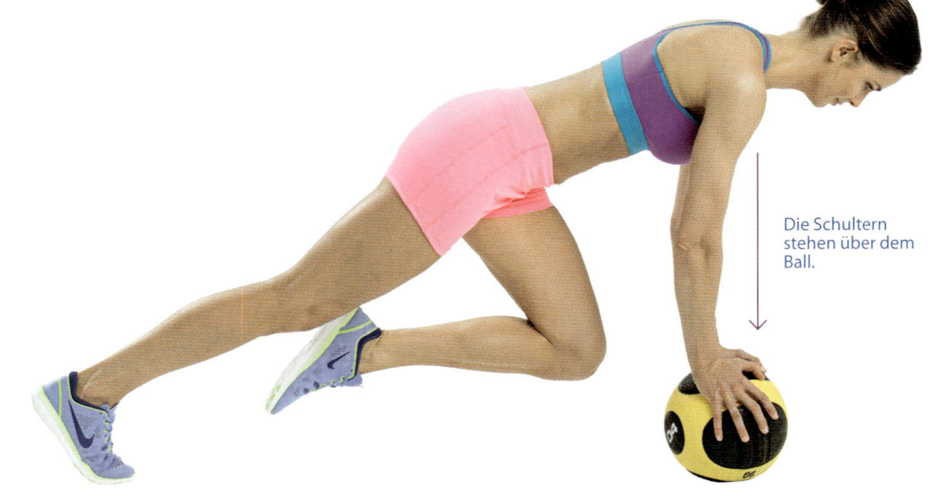
Die Schultern stehen über dem Ball.

B

- Setzen Sie den linken Fuß sofort wieder auf den Zehen ab, um das rechte Knie in Richtung Ball zu führen. Wiederholen Sie diesen Ablauf in einer flüssigen Bewegung.

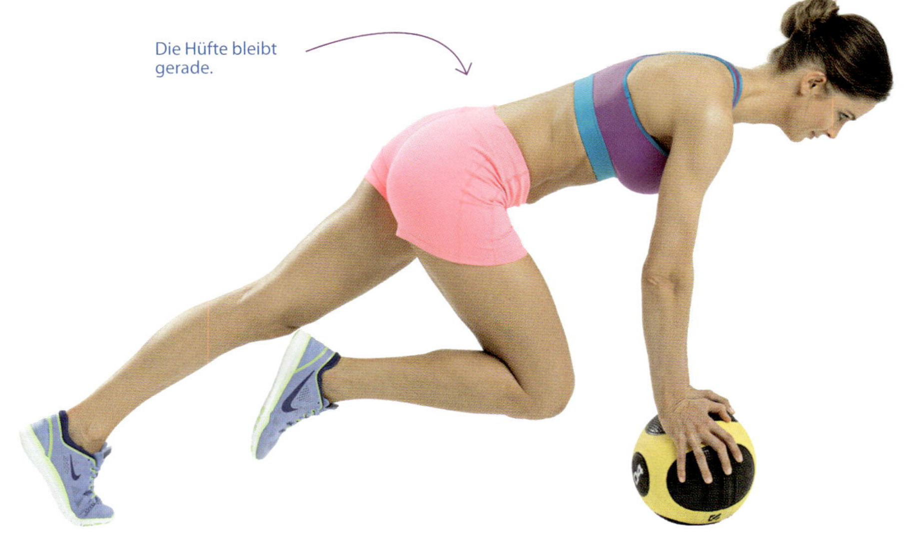
Die Hüfte bleibt gerade.

Zum Kennenlernen: Legen Sie den Ball in eine Kuhle oder auf einen Ring, damit er nicht wegrollen kann.

Zur Steigerung: Erhöhen Sie das Tempo der Beinbewegung auf Ihr persönliches Maximum.

Rumpfheben mit Med-Ball

FORMT: oberen Rücken, Nacken

BONUSEFFEKT: Dehnung der Brust

A

- Legen Sie sich mit gestreckten Beinen auf den Bauch und stellen Sie die Zehen auf. Positionieren Sie einen Med-Ball in Ihrem Nacken, dabei zeigen die Ellbogen nach außen und Ihr Gesicht schwebt einige Zentimeter über dem Boden.

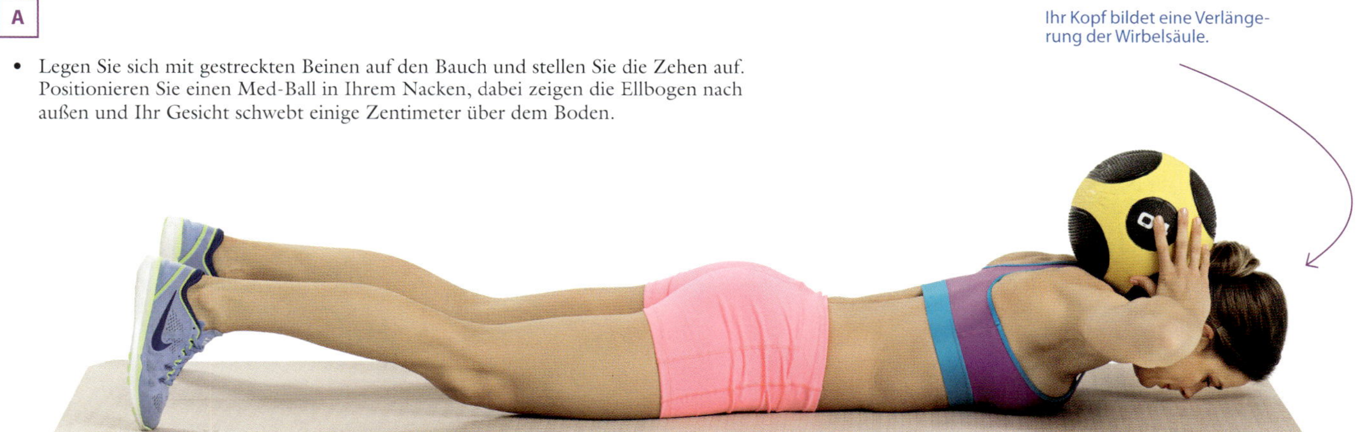

Ihr Kopf bildet eine Verlängerung der Wirbelsäule.

B

- Spannen Sie den Po fest an und heben Sie den oberen Rücken so weit wie möglich nach oben an. Halten Sie diese Position kurz und kehren Sie dann in die Position A zurück.

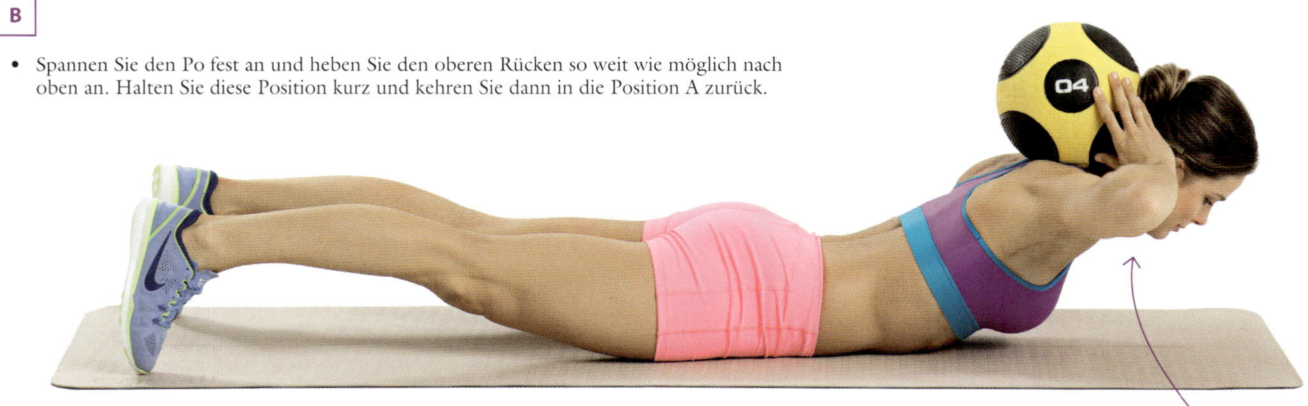

Führen Sie die Ellbogen gedanklich so weit wie möglich zusammen.

Zum Kennenlernen: Führen Sie die Übung mit einem Luftballon aus.

Zur Steigerung: Halten Sie Position B für drei bis fünf Atemzüge.

Bogenschießen

FORMT: oberen Rücken, Schultern

- Nehmen Sie einen hüftbreiten Stand ein und spannen Sie Bauch und Po fest an. Halten Sie in jeder Hand eine Kurzhantel. Heben Sie nun beide Arme gestreckt auf Schulterhöhe nach vorn an. Die Handrücken zeigen nach außen.

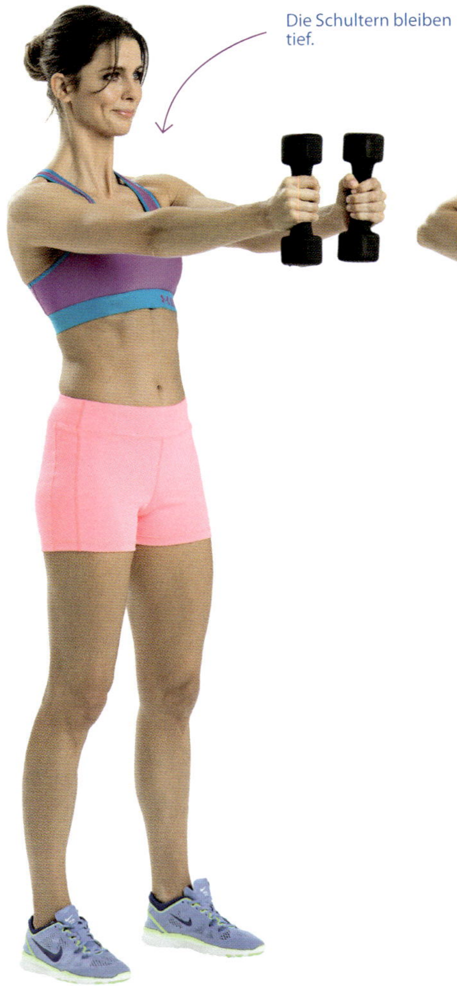

Die Schultern bleiben tief.

B

- Ziehen Sie nun den rechten Ellbogen so weit wie möglich nach hinten, ohne den Arm absinken zu lassen. Führen Sie den rechten Arm dann direkt nach vorn und wiederholen Sie die Bewegung mit dem linken Ellbogen.

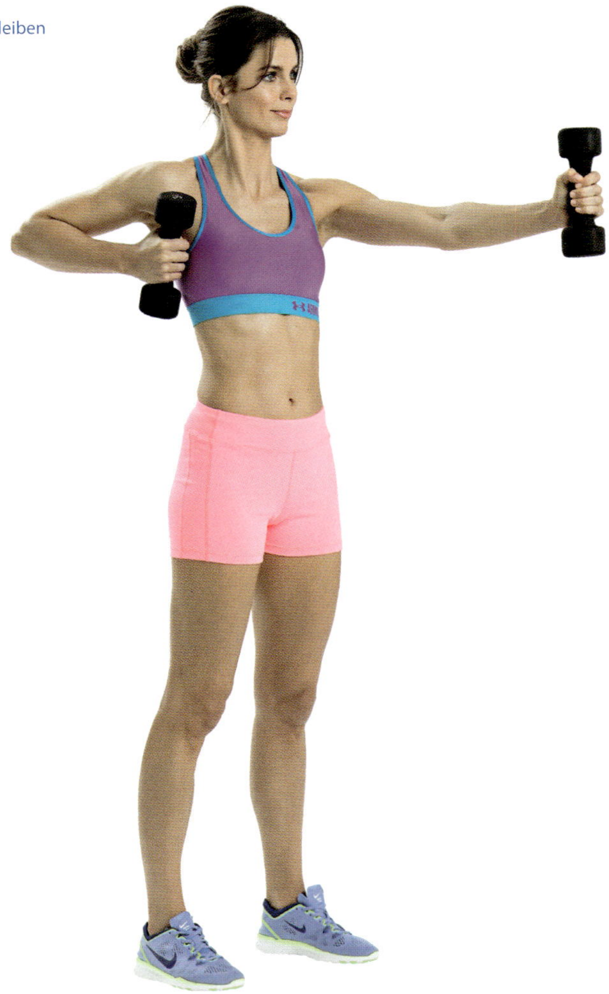

Zum Kennenlernen: Halten Sie den Arm, der nicht nach hinten gezogen wird, seitlich neben dem Körper.

Zur Steigerung: Ziehen Sie den zweiten Arm nach hinten, sobald der erste in Position B ist, und strecken Sie die Arme dann gleichzeitig nach vorn. Arbeiten Sie dabei ohne Schwung!

Hinterhalt

FORMT: den oberen Rücken

BONUSEFFEKT: mehr Beweglichkeit in der Schulter

A

- Stellen Sie sich etwas weiter als hüftbreit hin. In jeder Hand halten Sie eine Kurzhantel. Heben Sie nun beide Arme gestreckt bis auf Schulterhöhe zur Seite an. Die Handrücken zeigen nach oben.

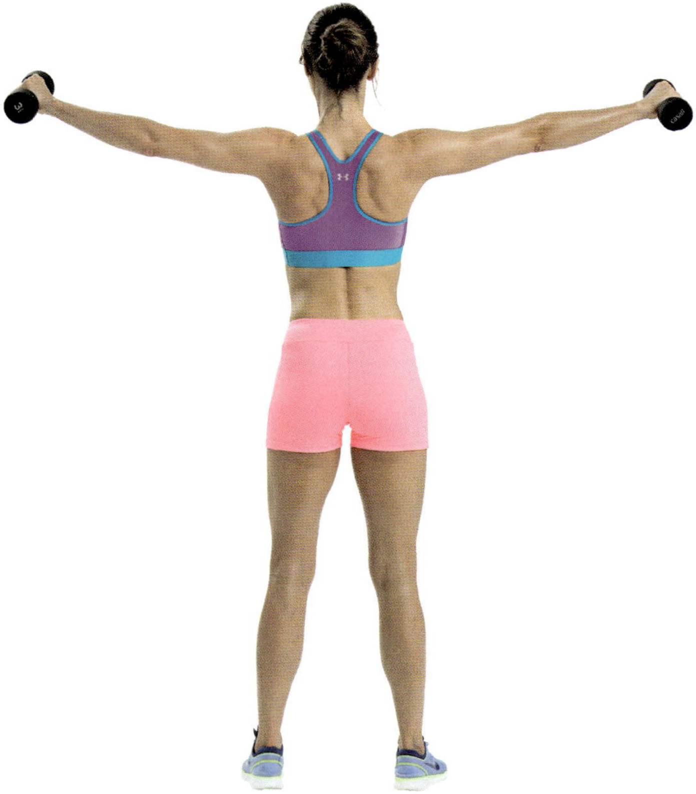

- Führen Sie nun die linke Hantel zur linken Seite Ihres Hosenbunds. Beugen Sie dazu den linken Ellbogen. Kurz halten, dann bringen Sie den linken Arm zurück in Position A. Wiederholen Sie die Übung direkt im Anschluss auf der rechten Seite.

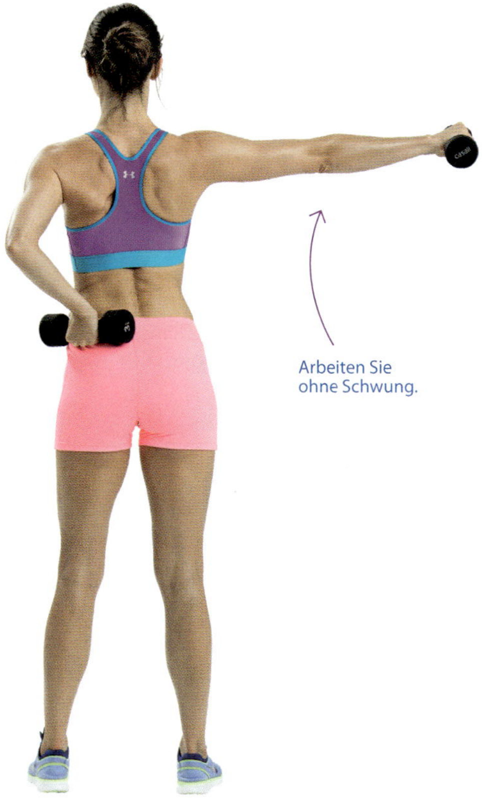

Arbeiten Sie ohne Schwung.

Zum Kennenlernen: Lassen Sie den nicht arbeitenden Arm seitlich neben dem Körper hängen.

Zur Steigerung: Führen Sie erst alle Wiederholungen auf einer Seite aus, bevor Sie zur anderen Seite wechseln.

Vorgebeugtes Rudern

FORMT: Rücken, Bizeps

BONUSEFFEKT: Koordinationstraining

- Nehmen Sie einen hüftbreiten Stand ein und halten Sie in jeder Hand eine Kurzhantel. Beugen Sie sich mit geradem Rücken nach vorn und schieben Sie den Po nach hinten. Beugen Sie gleichzeitig die Knie. Halten Sie die Kurzhanteln oberhalb Ihrer Knie, die Handrücken zeigen zum Körper. Ihre Arme sind leicht angewinkelt und Ihr Kopf bildet eine Verlängerung der Wirbelsäule.

- Ziehen Sie den rechten Ellbogen bis auf Schulterhöhe nach oben. Der übrige Körper bewegt sich nicht.

- Führen Sie nun auch den linken Ellbogen auf Schulterhöhe. Halten Sie diese Position kurz und senken Sie erst den rechten, dann den linken Arm wieder zu Position A ab.

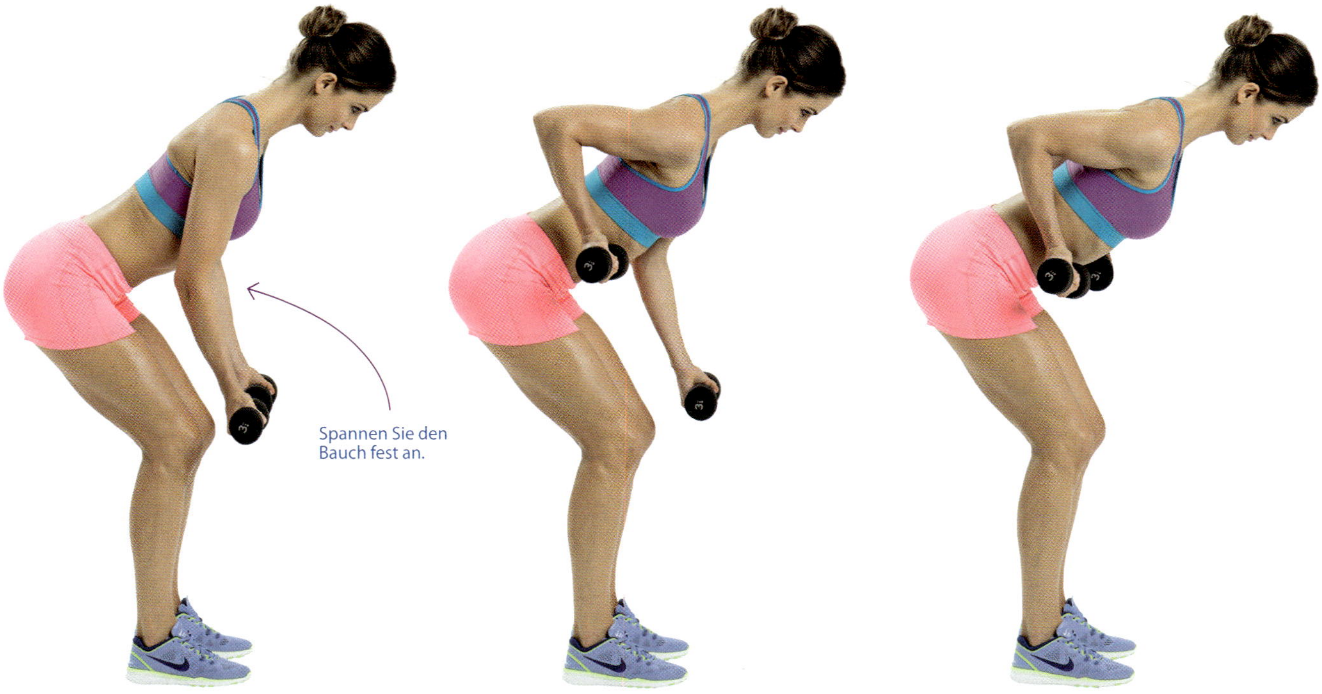

Spannen Sie den Bauch fest an.

Zum Kennenlernen: Senken Sie in Position B den angezogenen Arm erst wieder ab, ehe Sie den anderen Ellbogen anheben.
Zur Steigerung: Heben und senken Sie beide Arme gleichzeitig.

Butterfly in der Standwaage

FORMT: oberen Rücken, Schultern

BONUSEFFEKT: Balancetraining

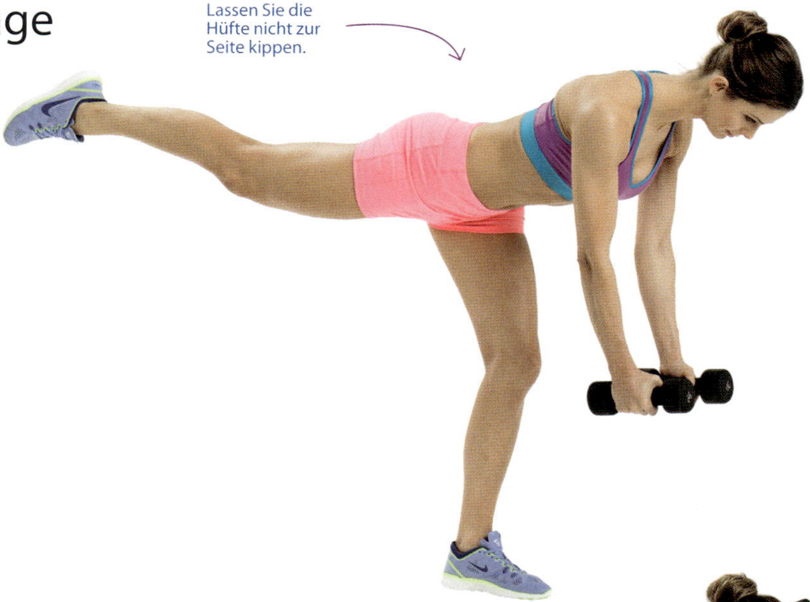

Lassen Sie die Hüfte nicht zur Seite kippen.

- Halten Sie im hüftbreiten Stand in jeder Hand eine Kurzhantel. Verlagern Sie Ihr Gewicht auf den linken Fuß. Beugen Sie den Oberkörper gerade nach vorn, spannen Sie dabei den Bauch fest an. Die Kurzhanteln befinden sich jetzt unter den Schultern, die Handrücken zeigen nach außen. Heben Sie gleichzeitig den rechten Fuß mit gestrecktem Bein auf Hüfthöhe an.

- Heben Sie die Arme seitlich bis auf Schulterhöhe an und schieben Sie die Schulterblätter zusammen, ohne die übrige Körperhaltung zu verändern. Halten Sie diese Position kurz und senken Sie dann die Arme wieder zu Position A ab. Nach Absolvierung der vorgegebenen Wiederholungen wechseln Sie das Standbein und führen die Übung erneut aus.

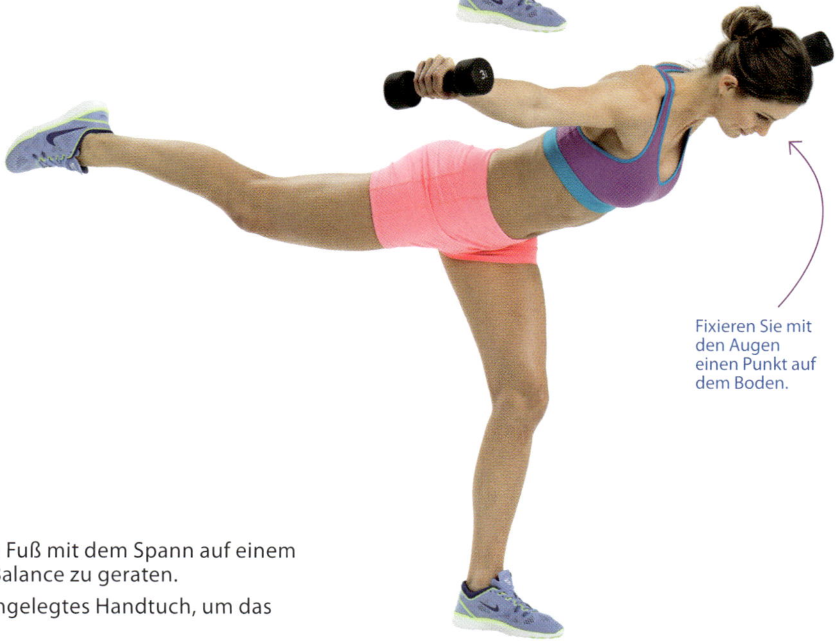

Fixieren Sie mit den Augen einen Punkt auf dem Boden.

Zum Kennenlernen: Legen Sie den angehobenen Fuß mit dem Spann auf einem festen Gegenstand ab, um nicht so leicht aus der Balance zu geraten.

Zur Steigerung: Stellen Sie sich auf ein zusammengelegtes Handtuch, um das Balancegefühl noch stärker zu fordern.

Iron Burpees

FORMEN: oberen Rücken, Bauch, Schultern

BONUSEFFEKT: Koordinations- und Konditionstraining

A

- Halten Sie in jeder Hand eine Kurzhantel und nehmen Sie einen breiten Stand ein. Gehen Sie in eine tiefe Hocke, Ihr Po befindet sich auf Kniehöhe. Drücken Sie die Kurzhanteln vor der Brust fest zusammen, die Hanteln stehen dabei senkrecht.

B

- Beugen Sie sich nach vorn und setzen Sie die Hanteln auf den Boden. Stoßen Sie sich mit den Füßen vom Boden ab …

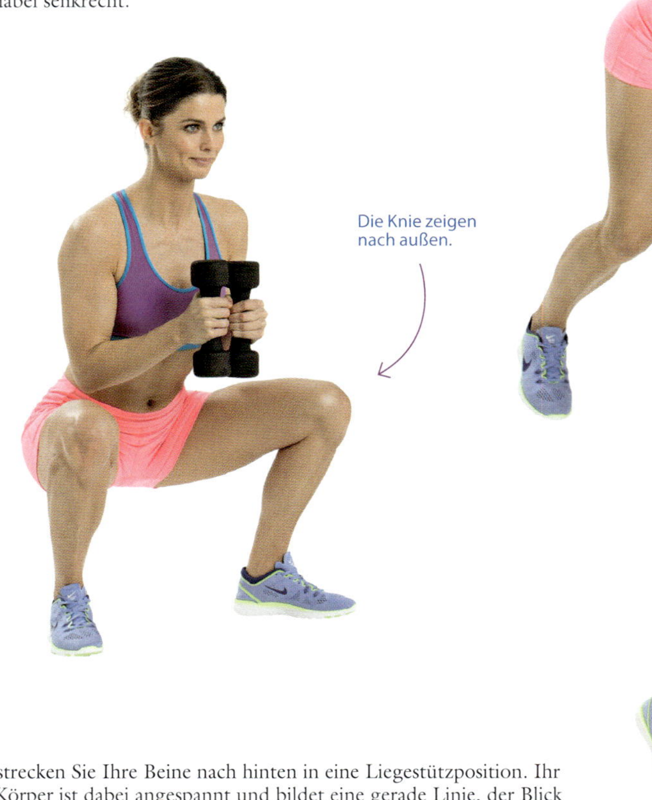
Die Knie zeigen
nach außen.

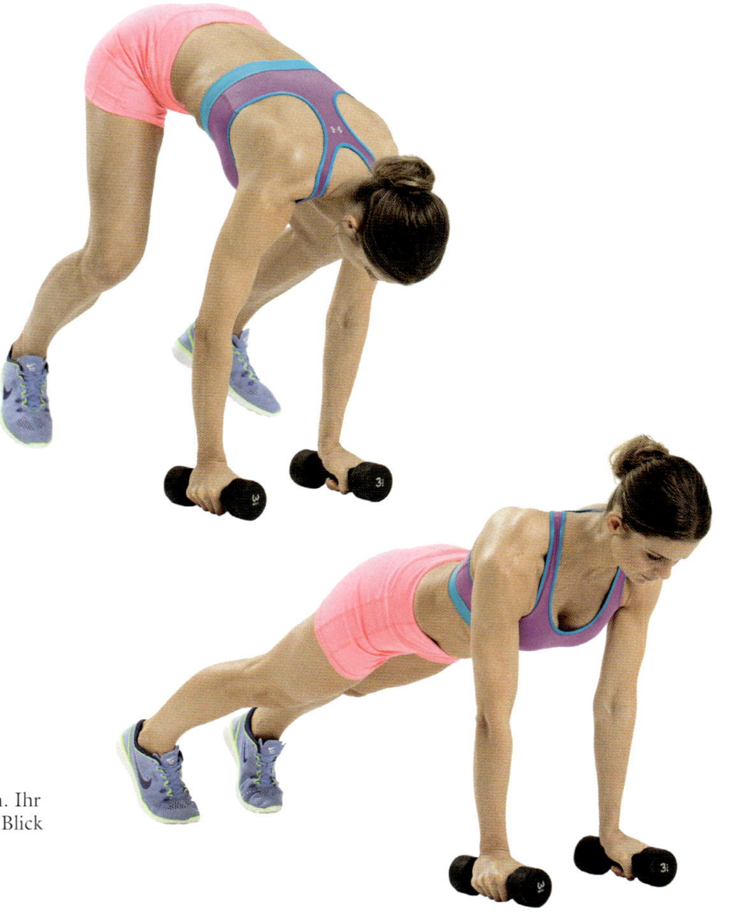

C

- … und strecken Sie Ihre Beine nach hinten in eine Liegestützposition. Ihr ganzer Körper ist dabei angespannt und bildet eine gerade Linie, der Blick geht zum Boden.

D

- Springen Sie mit beiden Füßen wieder nach vorn und landen Sie außen neben den Kurzhanteln.

E

- Richten Sie Ihren Oberkörper auf und strecken Sie die Arme auf Schulterhöhe zur Seite aus. Die Hanteln stehen jetzt senkrecht in der Luft. Führen Sie die Hanteln dann vor der Brust zusammen, sodass Sie sich wieder in Position A befinden.

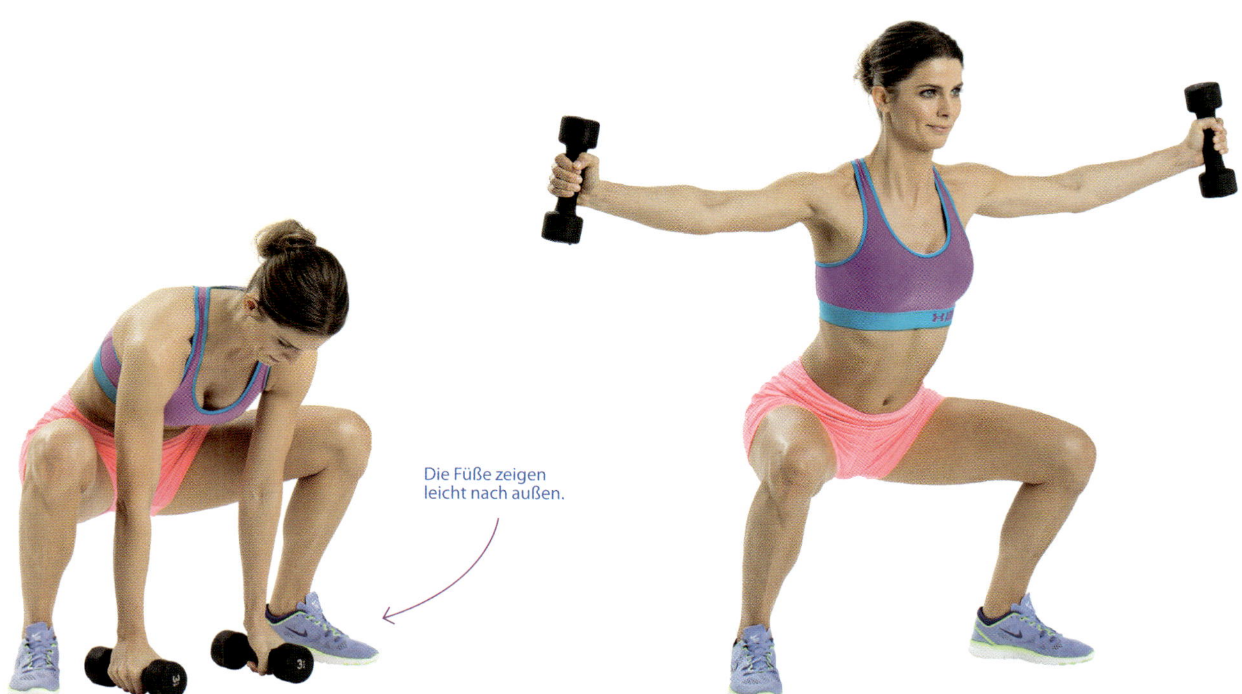
Die Füße zeigen
leicht nach außen.

Zum Kennenlernen: Führen Sie in Position B ein Bein nach dem anderen nach hinten und verzichten Sie auf den Sprung. Genauso gehen Sie auch in Position D vor.

Zur Steigerung: Fügen Sie nach Position D einen senkrechten Sprung nach oben ein, bevor Sie in Position E landen.

Einarmiges Rudern im Brett

FORMT: oberen Rücken, Bizeps

BONUSEFFEKT: Koordinationstraining

A

- Nehmen Sie eine Liegestützposition ein. In der rechten Hand halten Sie eine Kurzhantel, das Gewicht ruht auf der linken Hand. Spannen Sie Bauch und Po fest an.

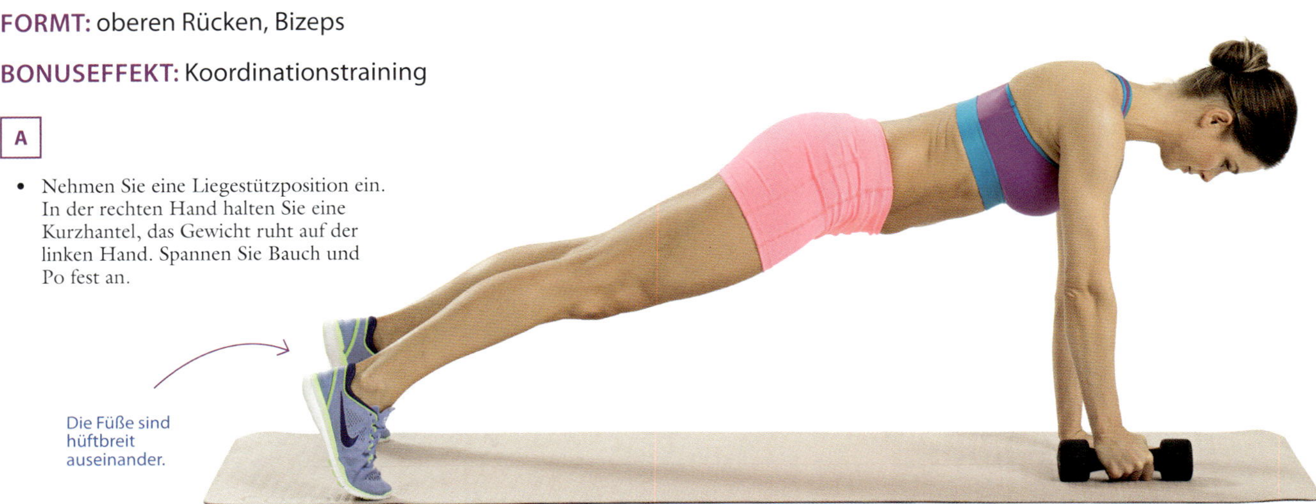
Die Füße sind
hüftbreit
auseinander.

B

- Führen Sie den rechten Ellbogen nach oben, bis die Hantel auf Körperhöhe ist. Kurz halten, dann senken Sie die Hantel wieder ab. Nach Absolvierung der vorgegeben Wiederholungen nehmen Sie die Kurzhantel in die linke Hand und führen die Übung erneut aus.

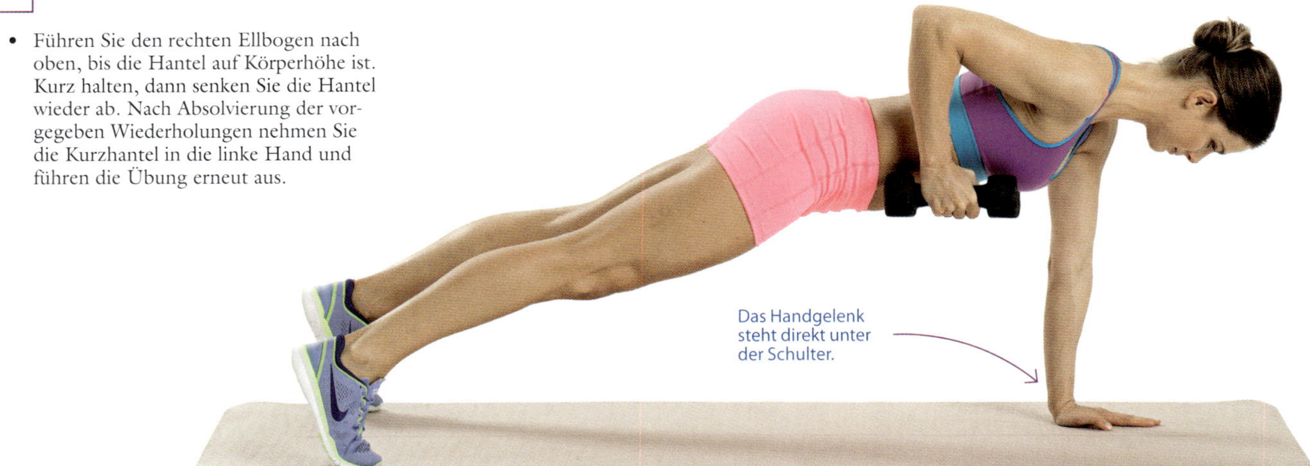
Das Handgelenk
steht direkt unter
der Schulter.

Zum Kennenlernen: Führen Sie die Übung im Vierfüßlerstand aus.

Zur Steigerung: Stellen Sie Ihre Füße auf eine Stufe oder eine fest stehende Kiste.

I-W-T-Posen

FORMEN: Rücken, Po

BONUSEFFEKT: Koordinationstraining

A

- Legen Sie sich mit lang ausgestreckten Beinen und Armen auf den Bauch. In beiden Händen halten Sie je eine Kurzhantel, die Handrücken zeigen nach oben. Ihr Kopf ist leicht angehoben, der Blick geht zum Boden.

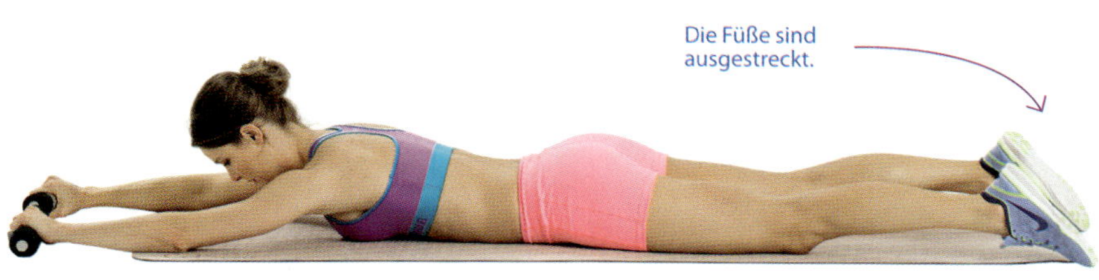
Die Füße sind
ausgestreckt.

B

- Spannen Sie den Po fest an und heben Sie gleichzeitig Arme und Beine so weit wie möglich an, Ihr Körper bildet den Buchstaben I. Halten Sie diese Position kurz.

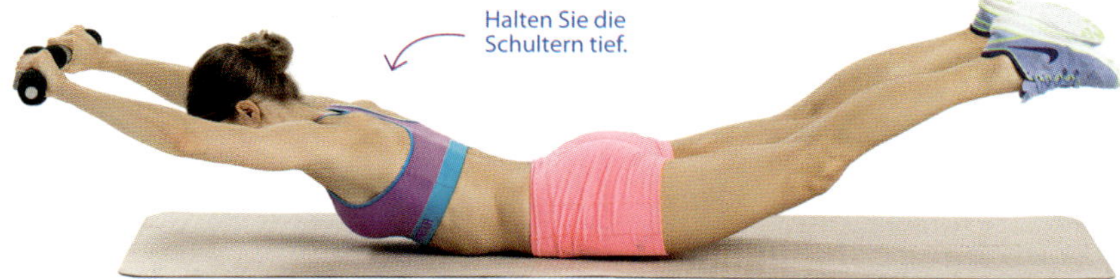
Halten Sie die
Schultern tief.

C

- Senken Sie Arme und Beine auf den Boden ab, ehe Sie die Beine dann wieder nach oben und die Arme schräg nach oben anheben. Ihr Oberkörper bildet nun ein W, halten Sie diese Position kurz.

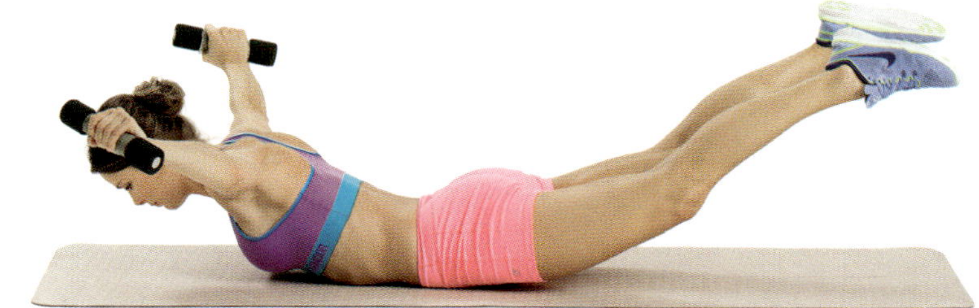

D

- Legen Sie Arme und Beine zu Position A ab. Heben Sie die Beine erneut nach oben und die Arme zur Seite an. Verharren Sie auch in dieser T-Haltung kurz, bevor Sie Arme und Beine wieder auf dem Boden in Position A ablegen.

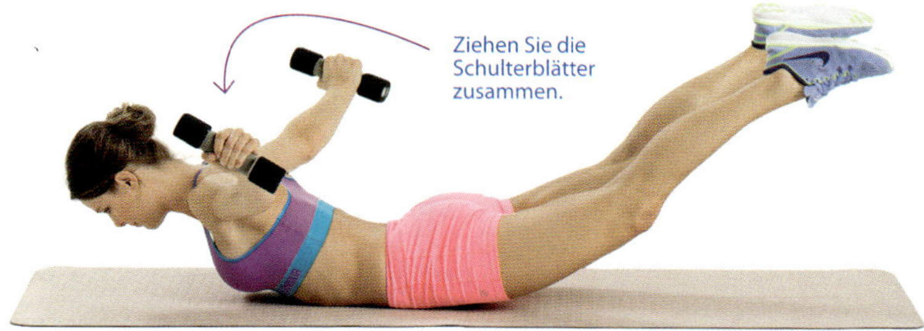
Ziehen Sie die
Schulterblätter
zusammen.

Zum Kennenlernen: Heben Sie abwechselnd nur die Arme und nur die Beine an.

Zur Steigerung: Senken Sie die Arme nicht ab, wenn Sie zu Position A zurückkehren, sondern halten Sie sie einige Zentimeter über dem Boden.

Starker Rücken | FITNESS MIT BAND

Vorzüge

FORMEN: Rücken, Schultern

BONUSEFFEKT: Haltungsschulung

- Stellen Sie sich hüftbreit auf ein Fitnessband und halten Sie die beiden Enden mit langen Armen neben dem Körper. Der Blick geht nach vorn, Bauch und Po sind fest angespannt.

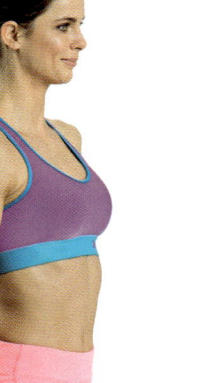

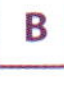

- Beugen Sie Ihren Oberkörper mit geradem Rücken nach vorn. Schieben Sie dabei den Po nach hinten und winkeln Sie die Beine an. Führen Sie gleichzeitig die Bandenden auf Schulterhöhe nach vorn oben. Ihr Kopf befindet sich nun zwischen den Oberarmen. Richten Sie sich wieder auf, zurück zu Position A.

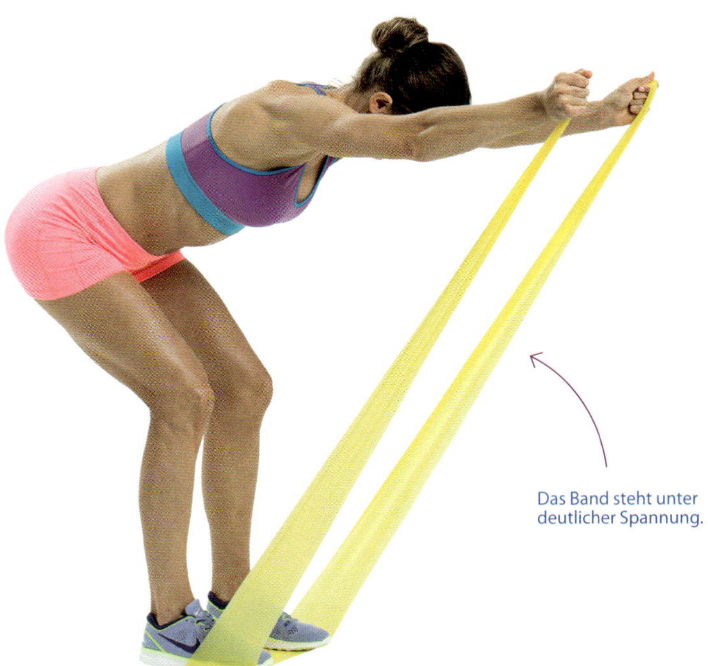

Das Band steht unter deutlicher Spannung.

Zum Kennenlernen: Setzen Sie sich auf die vordere Kante eines Hockers, sodass Ihre Beine rechtwinklig gebeugt sind, und führen Sie die Übung im Sitzen aus.

Zur Steigerung: Fügen Sie in Position B kleine Wippbewegungen mit den Bandenden nach oben und unten ein, ehe Sie zu Position A zurückkehren.

Seitzüge

FORMEN: den Rücken

BONUSEFFEKT: Mobilisation der Schultern

A

- Stellen Sie sich hüftbreit auf ein Fitnessband und halten Sie die beiden Enden mit gestreckten Armen neben dem Körper. Der Blick geht nach vorn, Bauch und Po sind fest angespannt.

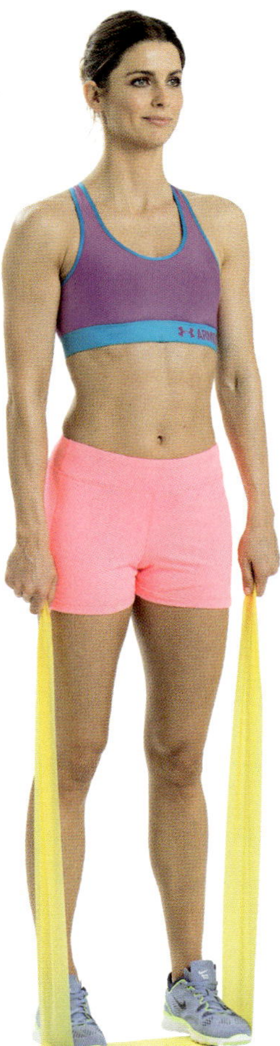

B

- Beugen Sie Ihren Oberkörper mit geradem Rücken bis auf Hüfthöhe nach vorn. Schieben Sie dabei den Po zurück und beugen Sie die Beine. Führen Sie die Bandenden gleichzeitig bis auf Schulterhöhe zur Seite. Ihr Kopf befindet sich in der Verlängerung der Wirbelsäule. Richten Sie sich auf, um wieder Position A einzunehmen.

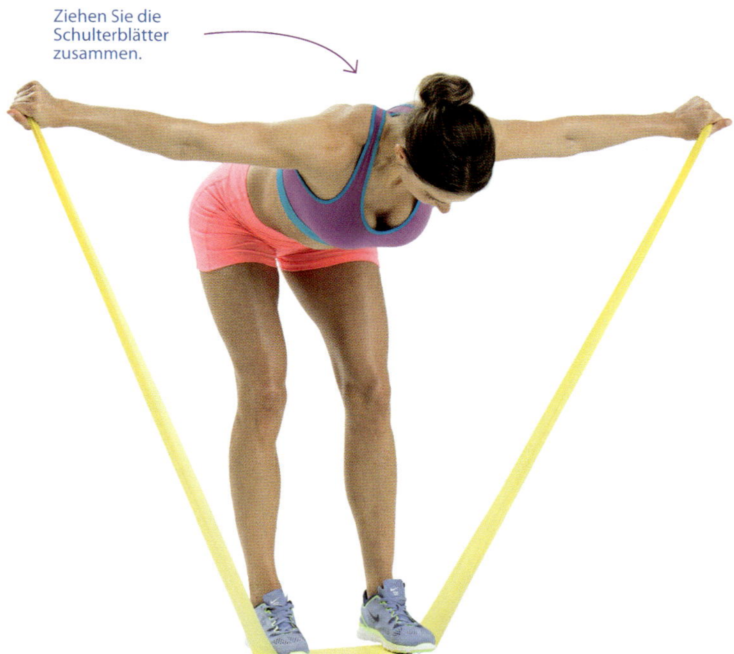
Ziehen Sie die Schulterblätter zusammen.

Zum Kennenlernen: Setzen Sie sich auf die vordere Kante eines Hockers, sodass Ihre Beine rechtwinklig gebeugt sind, und führen Sie die Bewegung im Sitzen aus.

Zur Steigerung: Machen Sie in Position B mit den Bandenden zusätzlich kleine Wippbewegungen nach oben und unten, bevor Sie wieder Position A einnehmen.

Rückschübe mit Fitnessband

FORMEN: oberen Rücken, Trizeps

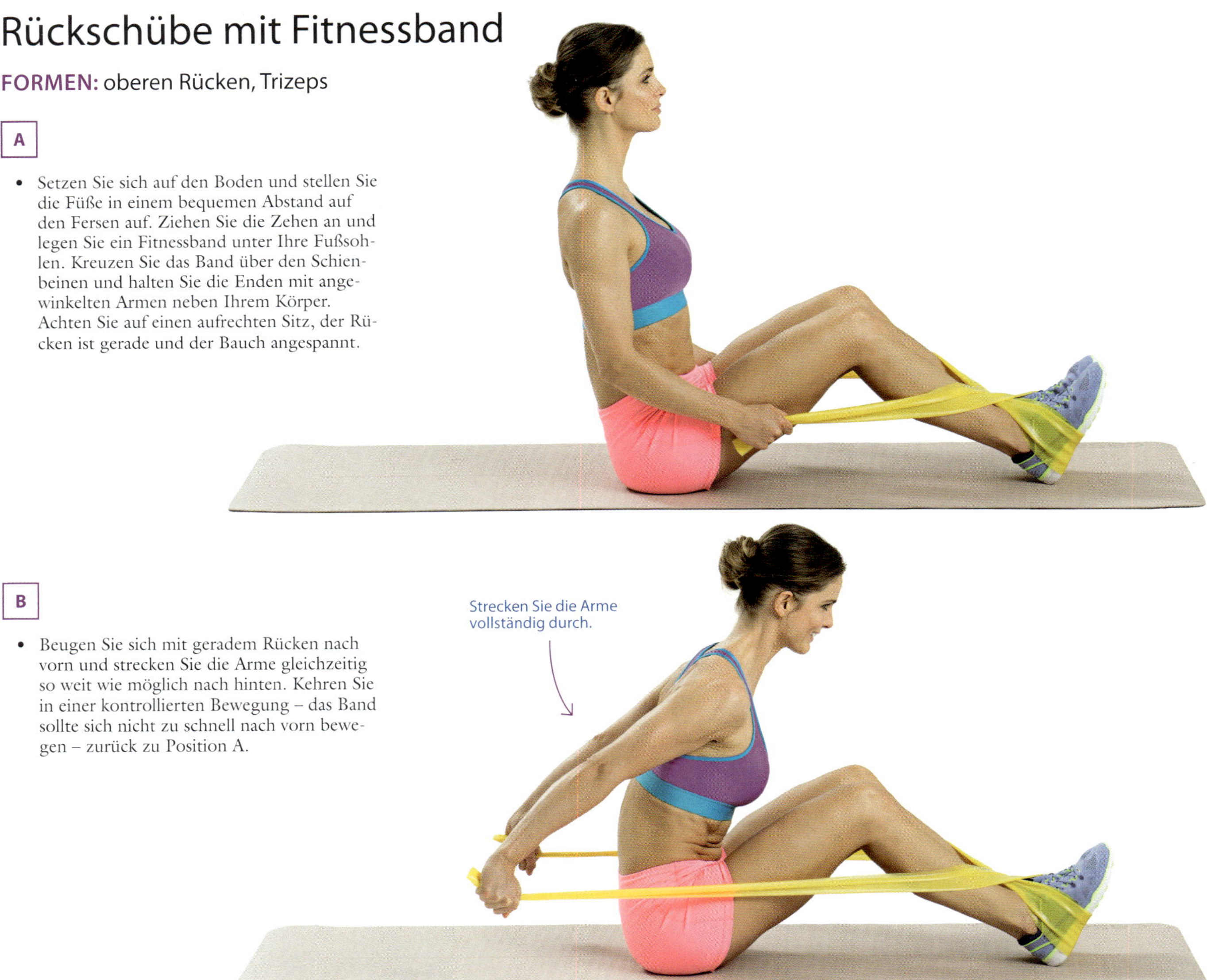
Strecken Sie die Arme
vollständig durch.

A

- Setzen Sie sich auf den Boden und stellen Sie die Füße in einem bequemen Abstand auf den Fersen auf. Ziehen Sie die Zehen an und legen Sie ein Fitnessband unter Ihre Fußsohlen. Kreuzen Sie das Band über den Schienbeinen und halten Sie die Enden mit angewinkelten Armen neben Ihrem Körper. Achten Sie auf einen aufrechten Sitz, der Rücken ist gerade und der Bauch angespannt.

B

- Beugen Sie sich mit geradem Rücken nach vorn und strecken Sie die Arme gleichzeitig so weit wie möglich nach hinten. Kehren Sie in einer kontrollierten Bewegung – das Band sollte sich nicht zu schnell nach vorn bewegen – zurück zu Position A.

Zum Kennenlernen: Führen Sie die Bewegung jeweils nur mit einem Arm aus, der andere bleibt in Position A.

Zur Steigerung: Führen Sie in Position B mit den Bandenden kleine Wippbewegungen nach vorn und hinten aus, ehe Sie zu Position A zurückkehren.

Nackenheber

FORMEN: Nacken, oberen Rücken

BONUSEFFEKT: Mobilisation des Nackens

- Stellen Sie einen Step auf die höchste Stufe. Legen Sie sich mit dem Rücken so darauf, dass Ihr Kopf den Boden nicht berührt. Pressen Sie Ihre Füße fest in den Boden, Ihre Hände liegen locker auf dem Bauch. Richten Sie den Blick nach oben.

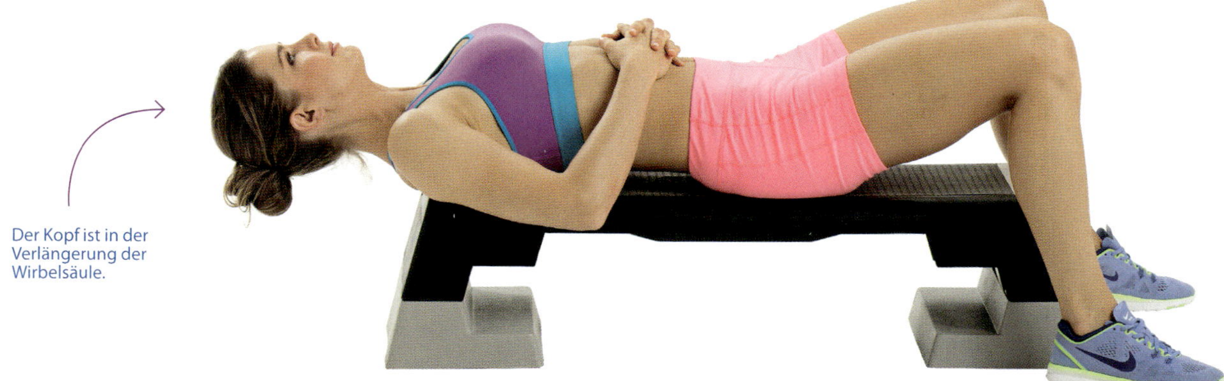
Der Kopf ist in der Verlängerung der Wirbelsäule.

- Senken Sie langsam den Kopf und legen Sie ihn so weit wie möglich in den Nacken. Nun heben Sie den Kopf vorsichtig an, das Kinn wandert in Richtung Brust. Wiederholen Sie die Übung in einem ruhigen, flüssigen Tempo.

Zum Kennenlernen: Legen Sie die Hände zur Unterstützung in den Nacken.

Zur Steigerung: Halten Sie jede Position kurz, ehe Sie zur nächsten übergehen.

Überzüge

FORMEN: oberen Rücken, Brust, Po

BONUSEFFEKT: Koordinationstraining

A

- Stellen Sie einen Step auf die höchste Stufe. Legen Sie sich quer auf das Gerät, sodass nur Ihre Schulterblätter aufliegen. Stellen Sie die Füße in hüftbreitem Abstand auf und heben Sie das Becken so weit wie möglich an. Greifen Sie mit beiden Händen zwei übereinanderliegende Kurzhanteln und halten Sie sie mit gerade nach oben gestreckten Armen in der Luft. Achten Sie beim Anheben der Hanteln auf eine kontrollierte Bewegung.

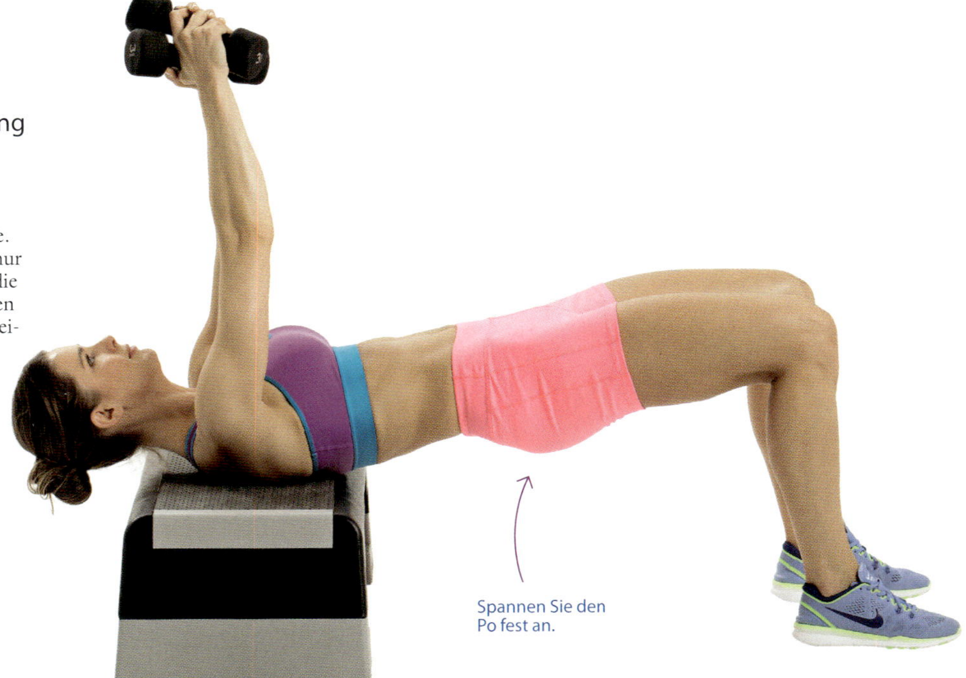

Spannen Sie den Po fest an.

B

- Senken Sie die Hanteln auf Kopfhöhe nach hinten ab. Arbeiten Sie dabei auch hier kontrolliert und niemals mit Schwung.

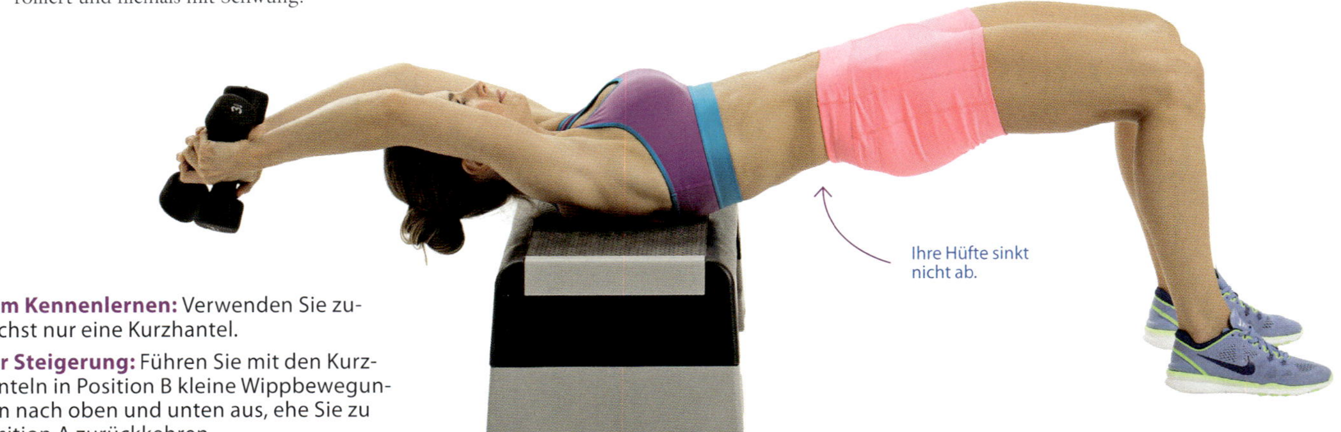

Ihre Hüfte sinkt nicht ab.

Zum Kennenlernen: Verwenden Sie zunächst nur eine Kurzhantel.

Zur Steigerung: Führen Sie mit den Kurzhanteln in Position B kleine Wippbewegungen nach oben und unten aus, ehe Sie zu Position A zurückkehren.

Starke Hübe

FORMEN: oberen Rücken, Schultern, Brust

BONUSEFFEKT: Mobilisation der Schultern

A

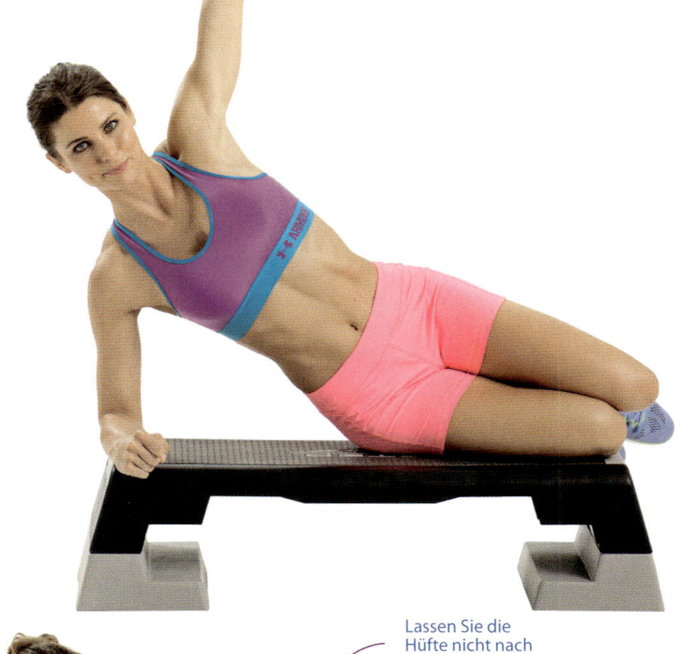

- Stellen Sie einen Step auf die höchste Stufe und legen Sie sich mit der rechten Körperseite darauf, die Unterschenkel sind angewinkelt. In der linken Hand halten Sie eine Kurzhantel. Stützen Sie den rechten Unterarm auf dem Step ab, um den Oberkörper anzuheben. Führen Sie die Kurzhantel mit gestrecktem linken Arm gerade nach oben. Der Handrücken zeigt nach hinten.

B

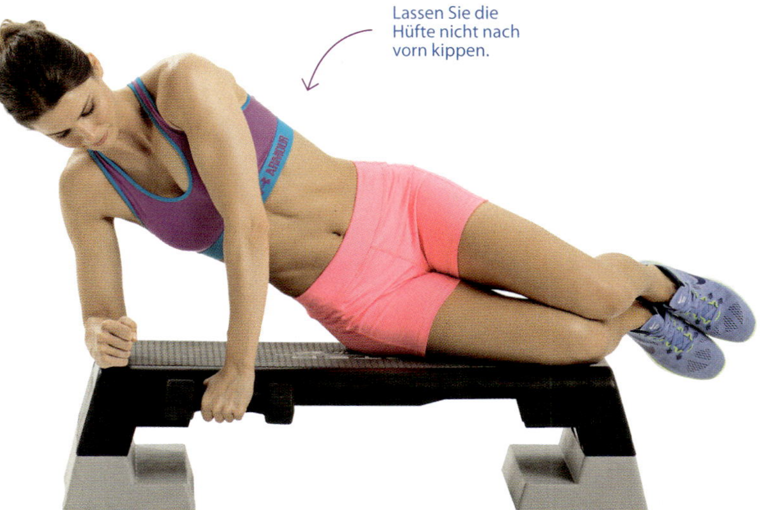
Lassen Sie die
Hüfte nicht nach
vorn kippen.

- Senken Sie die Hantel mit gestrecktem Arm vor Ihrem Körper ab. Halten Sie die Hantel kurz unten und führen Sie dann den Arm zurück zu Position A. Nach Absolvierung der angegebenen Wiederholungen wechseln Sie die Seite und führen die Übung erneut aus.

Zum Kennenlernen: Halten Sie die Hantel in Position B für drei bis fünf Atemzüge unten.

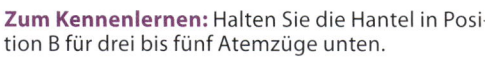

Zur Steigerung: Bauen Sie auf dem Weg nach unten (und nach oben) kleine Haltepausen ein.

Rückwärtiges Beinheben

FORMT: Rücken, Po

BONUSEFFEKT: mehr Beweglichkeit in der Lendenwirbelsäule

A

- Stellen Sie einen Step auf die höchste Stufe und legen Sie sich bäuchlings darauf. Die Hüfte schließt mit dem unteren Ende der Auflage ab, die Beine halten Sie etwa auf Stephöhe in der Luft, indem Sie den Po fest anspannen. Greifen Sie den Step zur Unterstützung seitlich auf Höhe Ihres Kinns. Legen Sie Ihren Kopf nicht ab.

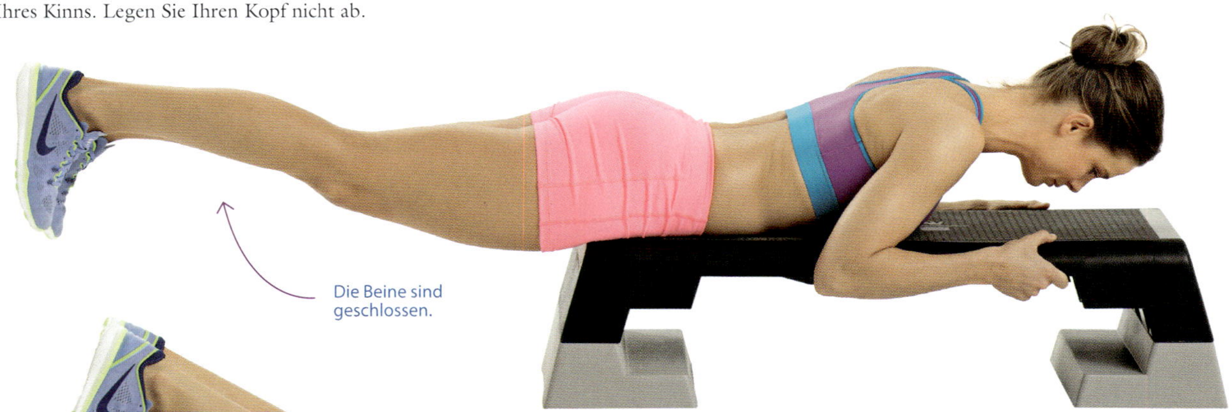

Die Beine sind geschlossen.

B

- Heben Sie Ihre Beine so hoch wie möglich an. Die übrige Körperhaltung verändert sich nicht. Senken Sie die Beine langsam wieder ab. Arbeiten Sie ohne Schwung.

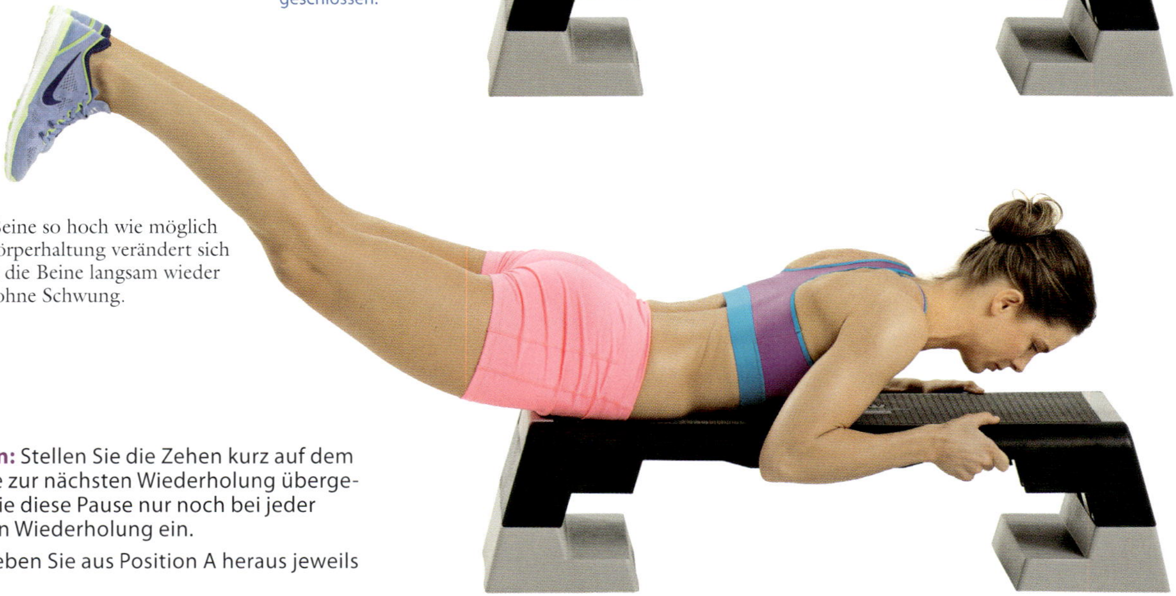

Zum Kennenlernen: Stellen Sie die Zehen kurz auf dem Boden ab, bevor Sie zur nächsten Wiederholung übergehen. Später legen Sie diese Pause nur noch bei jeder zweiten oder dritten Wiederholung ein.

Zur Steigerung: Heben Sie aus Position A heraus jeweils nur ein Bein an.

Schweres Schulterheben

FORMT: oberen Rücken, Schultern

BONUSEFFEKT: mehr Durchsetzungsvermögen

A

- Stellen Sie sich voreinander. Sie halten Ihre Arme gestreckt und schräg zur Seite angehoben, Ihre Partnerin legt die Hände auf Ihre Arme. Versuchen Sie nun, Ihre Arme zur V-Haltung anzuheben, während Ihre Partnerin dagegenhält.

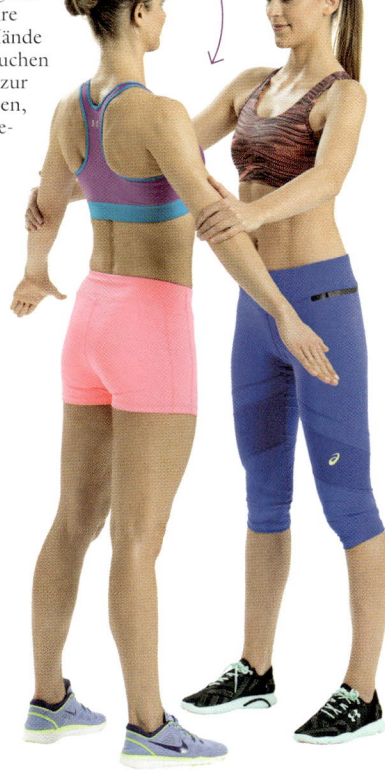

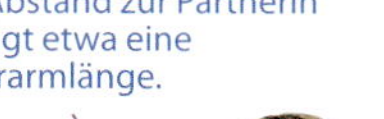
Der Abstand zur Partnerin
beträgt etwa eine
Unterarmlänge.

B

- Sind Sie am höchsten Punkt angekommen, legt Ihre Partnerin ihre Hände unter Ihre Arme und bremst durch Gegendruck Ihre Abwärtsbewegung. Achten Sie stets darauf, die Schultern tief zu halten – das gilt auch für Ihre Partnerin! Führen Sie zunächst alle vorgegebenen Wiederholungen aus, bevor Sie die Aufgaben tauschen.

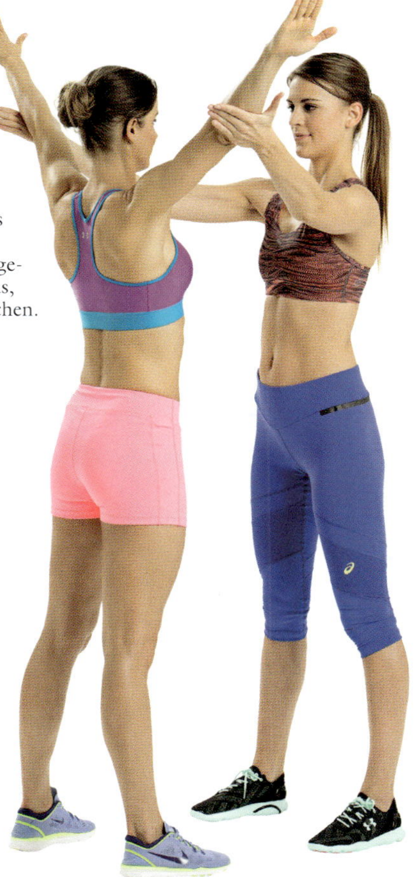

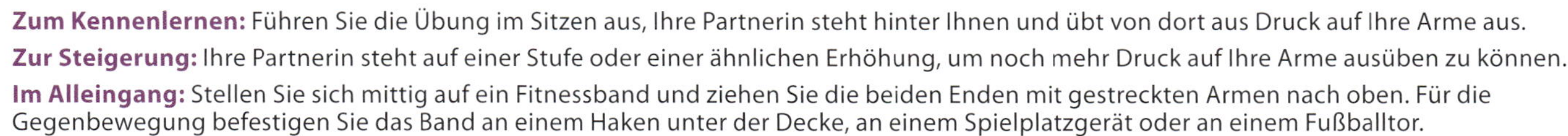

Zum Kennenlernen: Führen Sie die Übung im Sitzen aus, Ihre Partnerin steht hinter Ihnen und übt von dort aus Druck auf Ihre Arme aus.

Zur Steigerung: Ihre Partnerin steht auf einer Stufe oder einer ähnlichen Erhöhung, um noch mehr Druck auf Ihre Arme ausüben zu können.

Im Alleingang: Stellen Sie sich mittig auf ein Fitnessband und ziehen Sie die beiden Enden mit gestreckten Armen nach oben. Für die Gegenbewegung befestigen Sie das Band an einem Haken unter der Decke, an einem Spielplatzgerät oder an einem Fußballtor.

Partnerrudern

FORMT: den Rücken

BONUSEFFEKT: Teambuilding

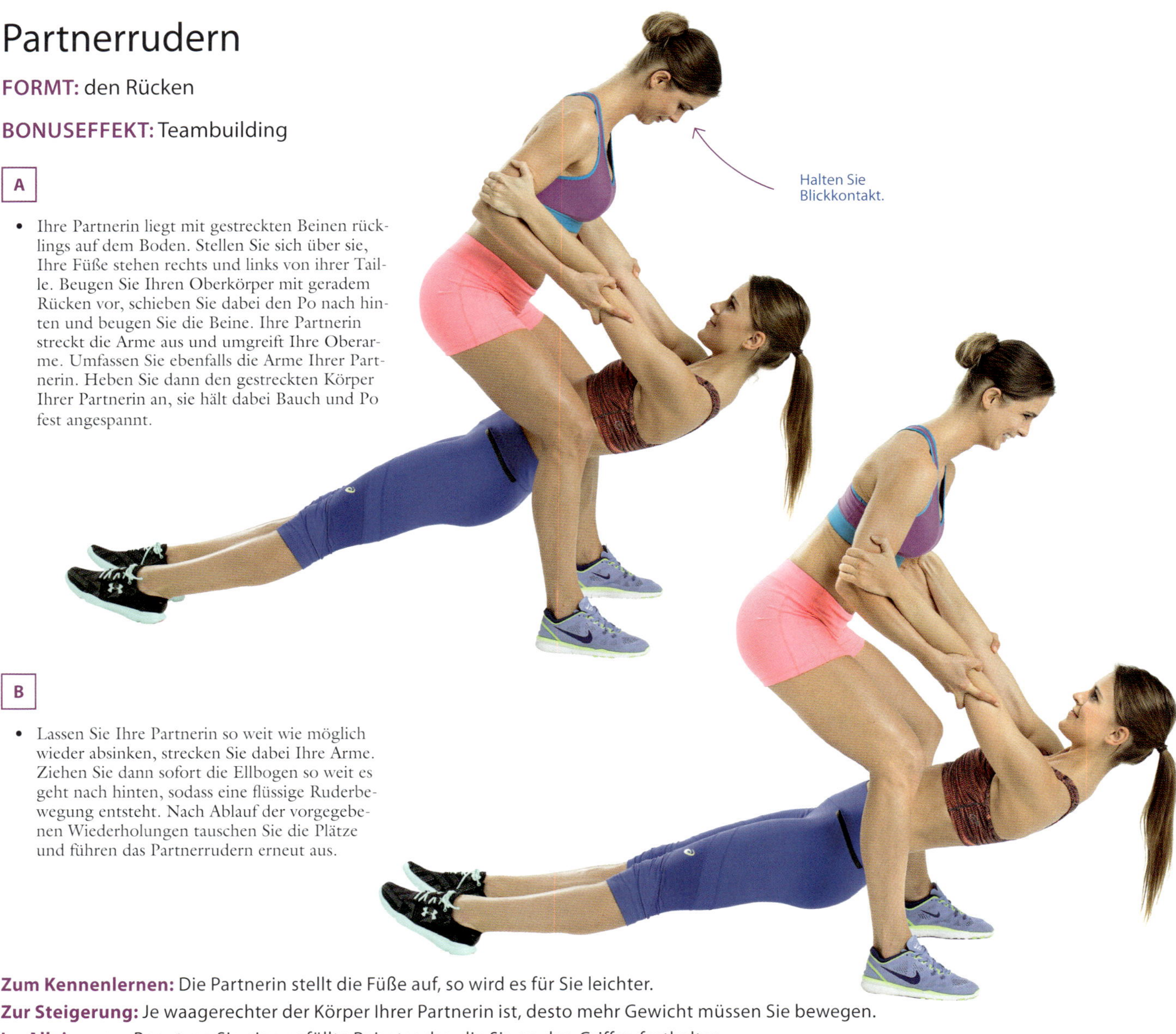
Halten Sie
Blickkontakt.

A

- Ihre Partnerin liegt mit gestreckten Beinen rücklings auf dem Boden. Stellen Sie sich über sie, Ihre Füße stehen rechts und links von ihrer Taille. Beugen Sie Ihren Oberkörper mit geradem Rücken vor, schieben Sie dabei den Po nach hinten und beugen Sie die Beine. Ihre Partnerin streckt die Arme aus und umgreift Ihre Oberarme. Umfassen Sie ebenfalls die Arme Ihrer Partnerin. Heben Sie dann den gestreckten Körper Ihrer Partnerin an, sie hält dabei Bauch und Po fest angespannt.

B

- Lassen Sie Ihre Partnerin so weit wie möglich wieder absinken, strecken Sie dabei Ihre Arme. Ziehen Sie dann sofort die Ellbogen so weit es geht nach hinten, sodass eine flüssige Ruderbewegung entsteht. Nach Ablauf der vorgegebenen Wiederholungen tauschen Sie die Plätze und führen das Partnerrudern erneut aus.

Zum Kennenlernen: Die Partnerin stellt die Füße auf, so wird es für Sie leichter.

Zur Steigerung: Je waagerechter der Körper Ihrer Partnerin ist, desto mehr Gewicht müssen Sie bewegen.

Im Alleingang: Benutzen Sie eine gefüllte Reisetasche, die Sie an den Griffen festhalten.

Lat-Rudern

FORMT: oberen Rücken, Schultern, Arme

BONUSEFFEKT: mehr Durchsetzungsvermögen

A

- Ihre Partnerin nimmt in einem bequemen Schneidersitz mit aufrechtem Oberkörper auf dem Boden Platz. Stellen Sie sich direkt hinter sie, Ihre Füße stehen rechts und links neben ihrem Po. Ihre Partnerin streckt ihre Arme leicht angewinkelt nach oben. Fassen Sie sie mit ebenfalls angewinkelten Armen an den Händen.

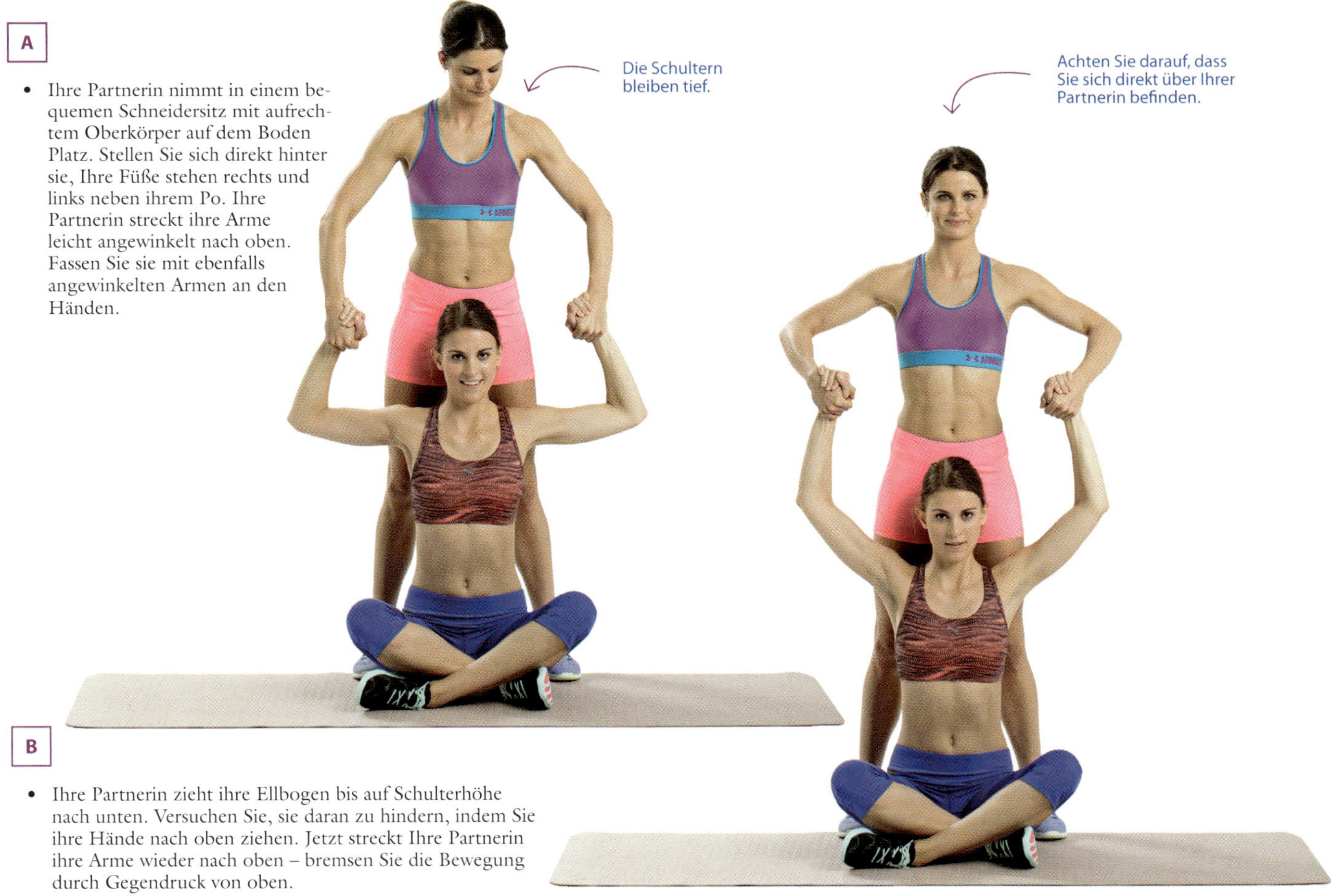
Die Schultern bleiben tief.
Achten Sie darauf, dass Sie sich direkt über Ihrer Partnerin befinden.

B

- Ihre Partnerin zieht ihre Ellbogen bis auf Schulterhöhe nach unten. Versuchen Sie, sie daran zu hindern, indem Sie ihre Hände nach oben ziehen. Jetzt streckt Ihre Partnerin ihre Arme wieder nach oben – bremsen Sie die Bewegung durch Gegendruck von oben.

Zum Kennenlernen: Üben Sie nur auf dem Weg nach unten Gegendruck aus.

Zur Steigerung: Legen Sie auf jedem Weg kurze Pausen ein, bei denen Sie den Druck halten – bis zu vier Unterbrechungen sind denkbar.

Im Alleingang: Setzen Sie sich unter einen hohen Tisch und versuchen Sie, diesen mit den Händen nach oben zu drücken. Für die Gegenrichtung ziehen Sie an der Tischkante, diese Bewegung ist statisch.

Partner-Plank

FORMT: Rücken, Bauch, Schultern, Brust

BONUSEFFEKT: Koordinations- und Balancetraining

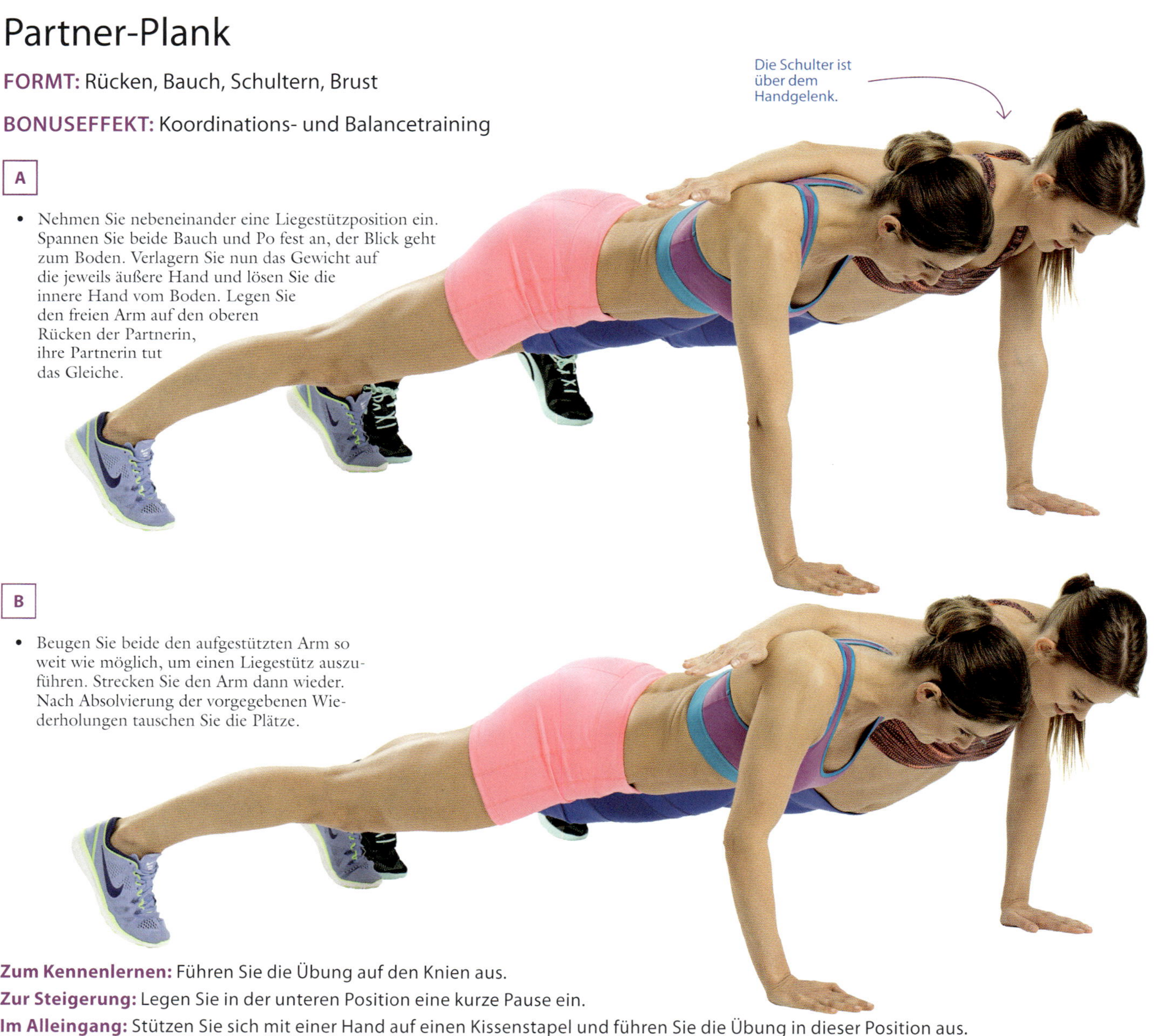
Die Schulter ist
über dem
Handgelenk.

A

- Nehmen Sie nebeneinander eine Liegestützposition ein. Spannen Sie beide Bauch und Po fest an, der Blick geht zum Boden. Verlagern Sie nun das Gewicht auf die jeweils äußere Hand und lösen Sie die innere Hand vom Boden. Legen Sie den freien Arm auf den oberen Rücken der Partnerin, ihre Partnerin tut das Gleiche.

B

- Beugen Sie beide den aufgestützten Arm so weit wie möglich, um einen Liegestütz auszuführen. Strecken Sie den Arm dann wieder. Nach Absolvierung der vorgegebenen Wiederholungen tauschen Sie die Plätze.

Zum Kennenlernen: Führen Sie die Übung auf den Knien aus.
Zur Steigerung: Legen Sie in der unteren Position eine kurze Pause ein.
Im Alleingang: Stützen Sie sich mit einer Hand auf einen Kissenstapel und führen Sie die Übung in dieser Position aus.

Brettsprünge

FORMEN: Rücken, Bauch, Schultern

BONUSEFFEKT: Sprungkrafttraining

A

- Nehmen Sie nebeneinander in entgegengesetzter Ausrichtung eine Liegestützposition ein. Achten Sie darauf, dass Ihre Schultern über den Handgelenken sind. Spannen Sie Bauch und Po fest an.

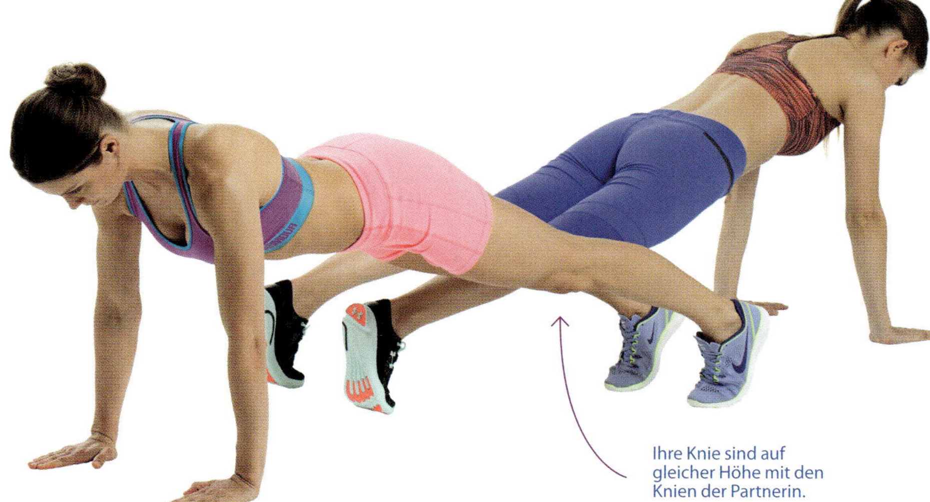
Ihre Knie sind auf
gleicher Höhe mit den
Knien der Partnerin.

B

- Verlagern Sie nun Ihr Gewicht auf die Hände und drücken Sie sich mit den Zehen fest vom Boden ab, um über die Beine Ihrer Partnerin hinweg zur Seite zu springen. Landen Sie weich und setzen Sie direkt zum nächsten Sprung an, zurück zu Position A. Anschließend ist Ihre Partnerin an der Reihe.

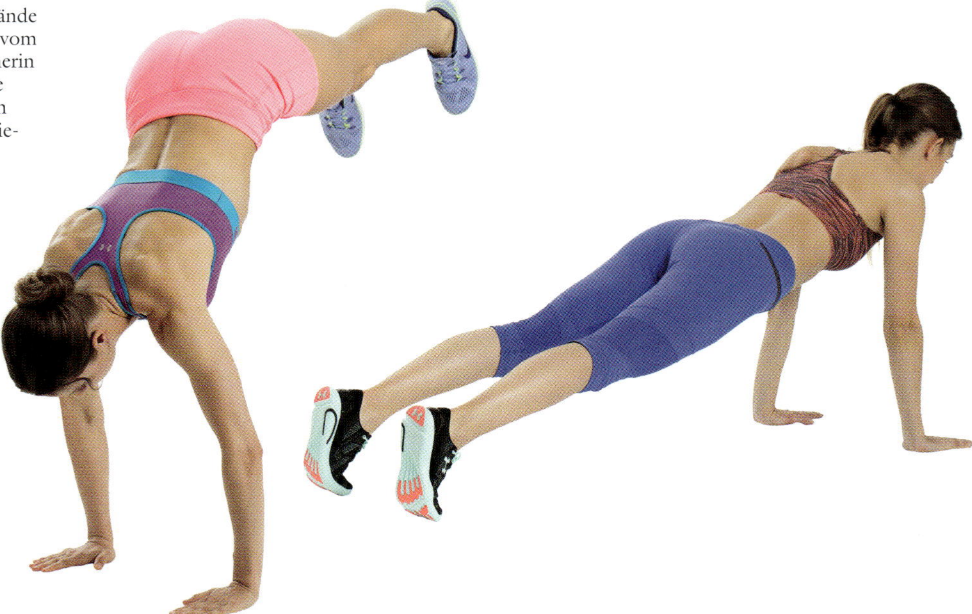

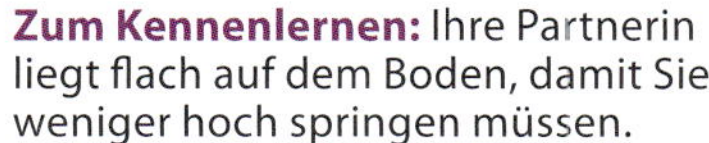

Zum Kennenlernen: Ihre Partnerin liegt flach auf dem Boden, damit Sie weniger hoch springen müssen.

Zur Steigerung: Machen Sie erst alle vorgegebenen Wiederholungen, bevor Ihre Partnerin die Übung ausführt.

Im Alleingang: Machen Sie die Sprünge über einen Stapel Bücher oder einen Eimer.

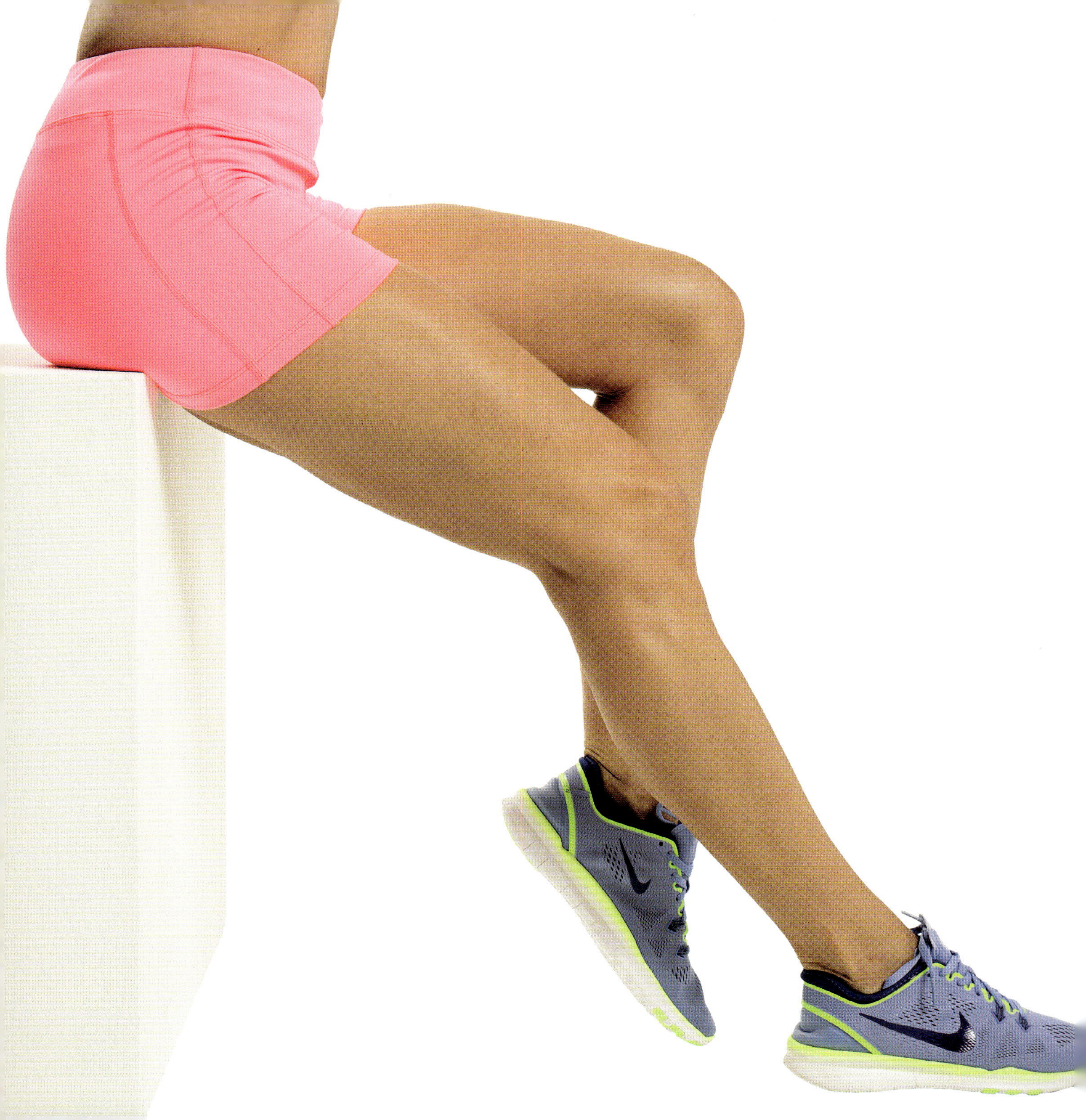

Kapitel 2.3

Beneidenswert schlanke Beine

Machen Sie sich (unglaublich schöne) Beine! Auf den nächsten Seiten finden Sie die besten Übungen, die schlaffe Schenkel Schritt für Schritt in straffe, sexy Partien verwandeln. Damit ist Ihnen nicht nur ein starker Auftritt in Hotpants sicher, sondern auch der Freibrief für gelegentliches Schlemmen. Schließlich verbrennen trainierte Muskeln eine Menge Energie – und gerade im Oberschenkel steckt einer der größten und kräftigsten Muskeln des Körpers.

Schlanke Beine

Beinhartes Basiswissen

Sie bringen uns von A nach B, lassen uns aufstehen und wieder hinsetzen, machen jeden Fahrstuhl und jede Rolltreppe überflüssig: unsere Beine. All diese Aufgaben und noch viele weitere laufen im trainierten Zustand natürlich noch besser ab. Je kräftiger Ihre Beinmuskeln sind, desto leichter wird es Ihnen fallen, die Wanderung mit den Schwiegereltern zu überstehen – oder den Marathon (durchs Einkaufszentrum). Doch neben der Funktion spielt auch die Form eine wichtige Rolle: Schlank, straff und bitte ohne unschöne Makel wie Cellulite sollen die Partien zwischen dem Po und den Füßen sein, stimmt's? Ob Sie es glauben oder nicht, das Beintraining hilft nicht nur dabei, schöne Schenkel zu bekommen, sondern unterstützt auch eine Reduzierung des Körperfetts. Der vordere Oberschenkel, auch Musculus quadriceps femoris genannt, gehört immerhin zu den größten Muskeln des menschlichen Körpers. Je besser er und seine Kollegen in Form sind, desto mehr Energie verbrennen sie. Und das wirkt sich positiv auf die Gesamtenergiebilanz aus. Da ist schon mal der ein oder andere Schokoriegel mehr drin. Aber bitte nicht zu oft. Süßigkeiten übersäuern nämlich den Körper (genauso wie Alkohol, Weißmehlprodukte und Fast Food), was die Entstehung und Verstärkung von Cellulite begünstigt. Greifen Sie daher lieber regelmäßig zu basischen Lebensmitteln. Beste Beispiele sind stilles Wasser, Vollkornprodukte, Obst (auch Zitronen und Orangen sind in diesem Sinne gar nicht sauer!) und Gemüse. Gerade Erdbeeren, Kiwis und Paprika oder Brokkoli sind echte Vitamin-C-Bomben, die Ihr Bindegewebe straffen. In Kombination mit den Übungen auf den folgenden Seiten sind Sie Minirock und Hotpants so nah wie noch nie – ganz einfach, weil eine ausgeprägte Beinmuskulatur die Haut auch optisch glättet.

Darauf stehen Sie – Ihre Beinmuskulatur!

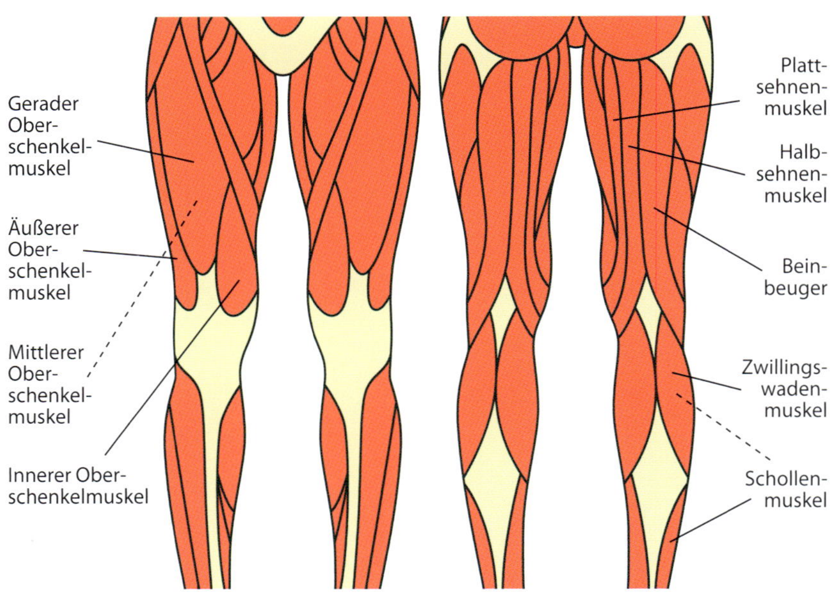

Der vordere Oberschenkelmuskel alias Musculus quadriceps femoris setzt sich aus vier Anteilen zusammen. Dazu gehören der gerade (Musculus rectus femoris), der äußere (Musculus vastus lateralis), der innere (Musculus vastus medialis) und der mittlere Oberschenkelmuskel (Musculus vastus intermedius, liegt hinter dem Musculus rectus femoris). Die Hauptaufgabe des Quadrizeps ist es, das Bein zu strecken und zu stabilisieren. Ohne diesen Muskel würde beispielsweise das Kniegelenk einknicken, Sie könnten nicht gerade stehen. Auf der Rückseite unterstützen den vorderen Oberschenkel gleich drei hintere Oberschenkelmuskeln, die auch unter dem Begriff ischiocrurale Muskulatur zusammengefasst werden: der Beinbeuger (Musculus biceps femoris), der Halbsehnenmuskel (Musculus semitendinosus) und der Plattsehnenmuskel (Musculus semimembranosus). Auch sie stabilisieren das Knie und sind für die Beugung des Beins zuständig. Zudem verdanken Sie diesen Muskeln, dass Sie den Oberschenkel nach innen und außen drehen können. Unterhalb der ischiocruralen Muskulatur leisten die beiden Wadenmuskeln, der Zwillingswadenmuskel (Musculus gastrocnemius) und der Schollenmuskel (Musculus soleus, vom Zwillingswadenmuskel teilweise verdeckt) treue Dienste, wenn es darum geht, die Füße nach unten zu strecken, um sich beispielsweise auf die Zehen zu stellen oder sich beim Gehen vom Boden abzudrücken.

Krieger-Variation

FORMT: die Beine

BONUSEFFEKT: Dehnung der Oberschenkel, Schultern und Brust; Koordinationstraining

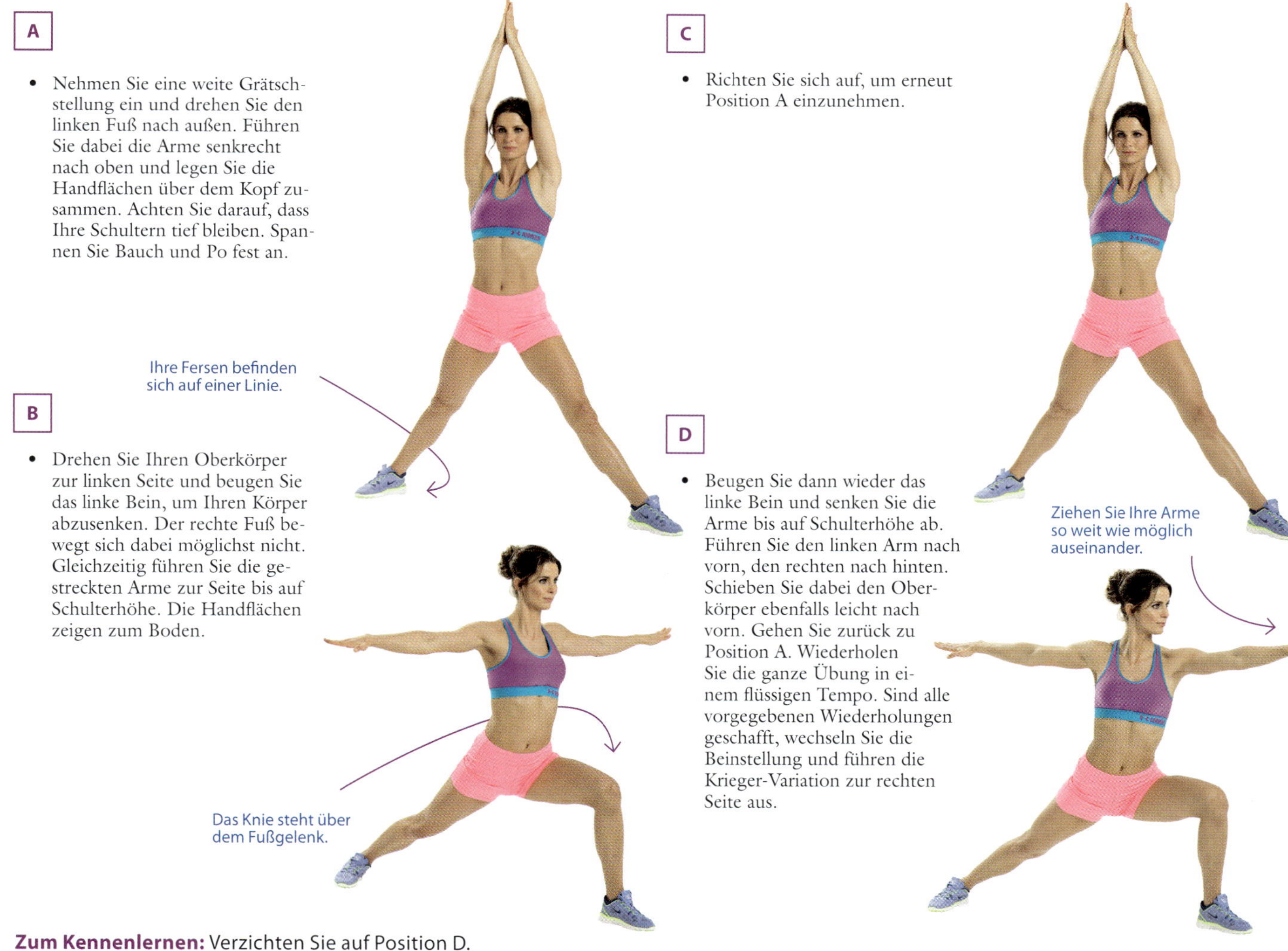
Ihre Fersen befinden sich auf einer Linie.
Das Knie steht über dem Fußgelenk.
Ziehen Sie Ihre Arme so weit wie möglich auseinander.

A

- Nehmen Sie eine weite Grätschstellung ein und drehen Sie den linken Fuß nach außen. Führen Sie dabei die Arme senkrecht nach oben und legen Sie die Handflächen über dem Kopf zusammen. Achten Sie darauf, dass Ihre Schultern tief bleiben. Spannen Sie Bauch und Po fest an.

B

- Drehen Sie Ihren Oberkörper zur linken Seite und beugen Sie das linke Bein, um Ihren Körper abzusenken. Der rechte Fuß bewegt sich dabei möglichst nicht. Gleichzeitig führen Sie die gestreckten Arme zur Seite bis auf Schulterhöhe. Die Handflächen zeigen zum Boden.

C

- Richten Sie sich auf, um erneut Position A einzunehmen.

D

- Beugen Sie dann wieder das linke Bein und senken Sie die Arme bis auf Schulterhöhe ab. Führen Sie den linken Arm nach vorn, den rechten nach hinten. Schieben Sie dabei den Oberkörper ebenfalls leicht nach vorn. Gehen Sie zurück zu Position A. Wiederholen Sie die ganze Übung in einem flüssigen Tempo. Sind alle vorgegebenen Wiederholungen geschafft, wechseln Sie die Beinstellung und führen die Krieger-Variation zur rechten Seite aus.

Zum Kennenlernen: Verzichten Sie auf Position D.

Zur Steigerung: Halten Sie Position B und D für drei bis fünf Atemzüge, bevor Sie sich wieder aufrichten.

Aufdreher im Stehen

FORMT: Oberschenkel-Innenseiten und -Außenseiten

BONUSEFFEKT: Balancetraining

A

- Nehmen Sie einen hüftbreiten Stand ein und stützen Sie die Hände bequem in die Hüften. Verlagern Sie Ihr Gewicht auf den rechten Fuß und heben Sie das linke Knie bis auf Hüfthöhe an. Bauch und Po sind fest angespannt, das Standbein ist leicht gebeugt.

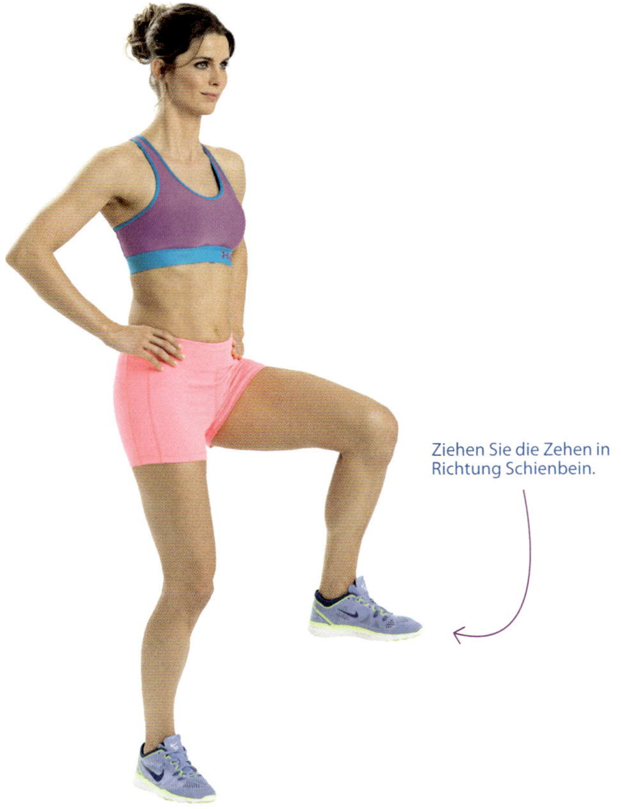

Ziehen Sie die Zehen in Richtung Schienbein.

- Drehen Sie das linke Bein so weit wie möglich zur linken Seite, ohne dabei an Höhe zu verlieren. Führen Sie das Bein wieder nach vorn und machen Sie die Bewegung erneut, ohne den Fuß abzustellen. Sind alle vorgegebenen Wiederholungen geschafft, wechseln Sie die Beinstellung und führen den Ausdreher mit dem rechten Bein aus.

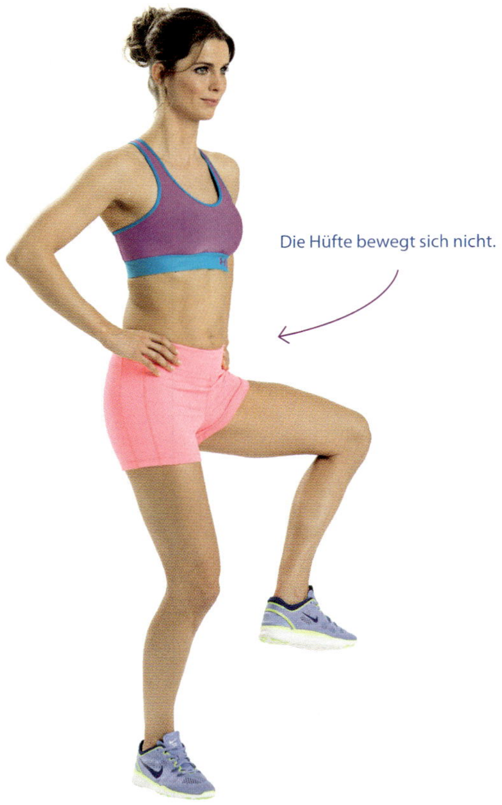

Die Hüfte bewegt sich nicht.

Zum Kennenlernen: Halten Sie sich mit der jeweils gegengleichen Hand an einem Gegenstand fest, der nicht verrutschen kann.
Zur Steigerung: Beugen Sie das Standbein stärker und/oder stellen Sie sich auf ein zusammengelegtes Handtuch.

Eisläufer

FORMT: die Oberschenkel-Außenseiten

BONUSEFFEKT: Balancetraining

- Nehmen Sie einen engen Stand ein und legen Sie beide Handrücken auf dem unteren Rücken ab. Beugen Sie die Knie, schieben Sie den Po nach hinten und lehnen Sie den Oberkörper mit geradem Rücken nach vorn. Der Kopf ist in der Verlängerung der Wirbelsäule.

- Verlagern Sie Ihr Gewicht auf den linken Fuß und heben Sie das rechte Bein gestreckt zur Seite an.

- Ziehen Sie das rechte Bein wieder zum linken, ohne den Fuß abzusetzen. Sind alle vorgegebenen Wiederholungen geschafft, wechseln Sie die Beinstellung und führen den Eisläufer mit dem linken Bein aus.

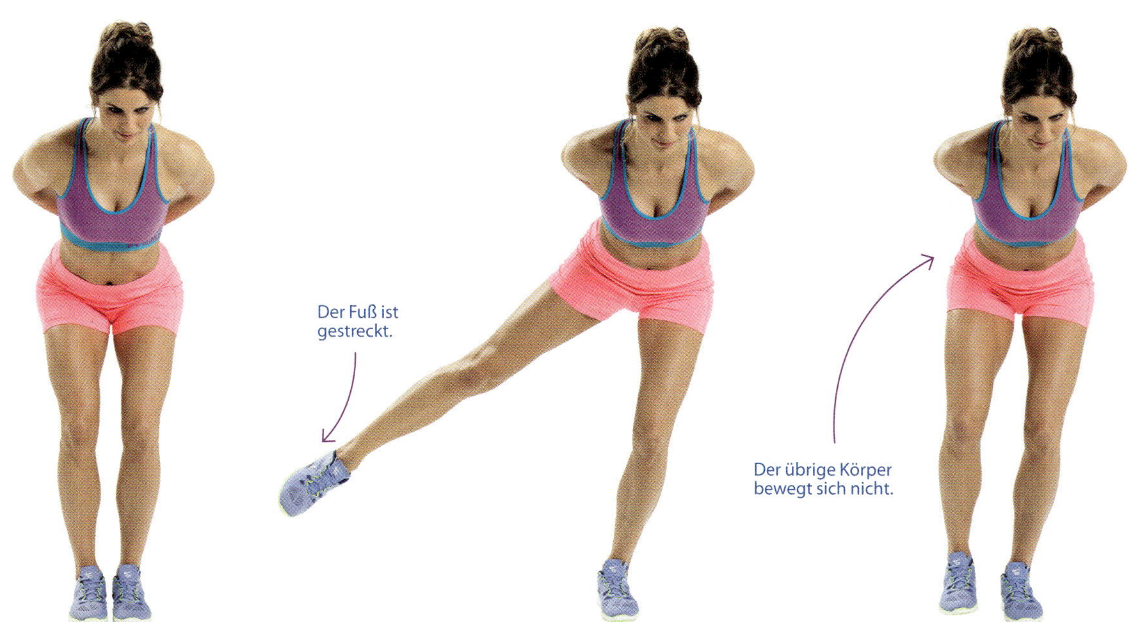
Der Fuß ist gestreckt.
Der übrige Körper bewegt sich nicht.

Zum Kennenlernen: Halten Sie sich mit der jeweils gegengleichen Hand an einem Gegenstand fest, der nicht verrutschen kann.
Zur Steigerung: Wechseln Sie das Standbein nach jeder Wiederholung, indem Sie von dem einen auf den anderen Fuß springen.

Pendel

FORMT: die Oberschenkel-Vorderseiten

BONUSEFFEKT: Dehnung der hinteren Oberschenkel

A

- Legen Sie sich mit gestreckten Beinen auf die rechte Seite und stützen Sie sich auf den rechten Unterarm. Dieser liegt unter der rechten Schulter auf dem Boden auf. Setzen Sie die linke Hand vor dem Bauch flach auf den Boden, die Finger zeigen zum rechten Unterarm. Heben Sie das linke Bein einige Zentimeter an und führen Sie es so weit es geht nach vorn.

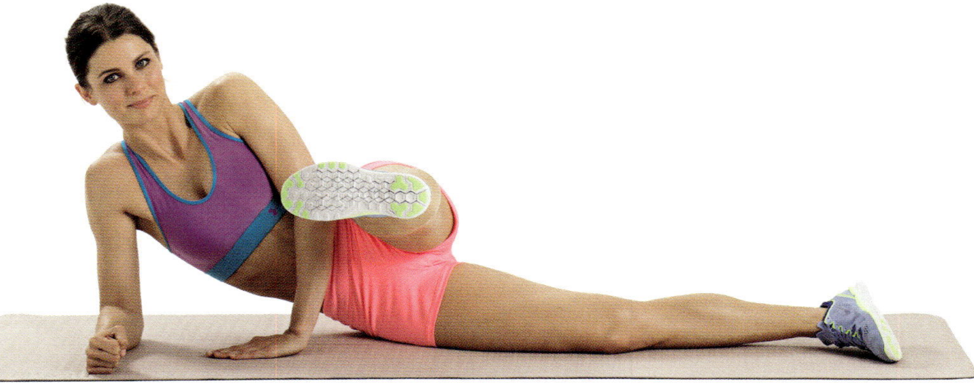

B

- Führen Sie das linke Bein dann über das rechte Bein und heben Sie es von dort aus so hoch wie möglich an. Wenn Sie alle vorgegebenen Wiederholungen absolviert haben, wechseln Sie die Seite und führen das Pendel mit dem rechten Bein aus.

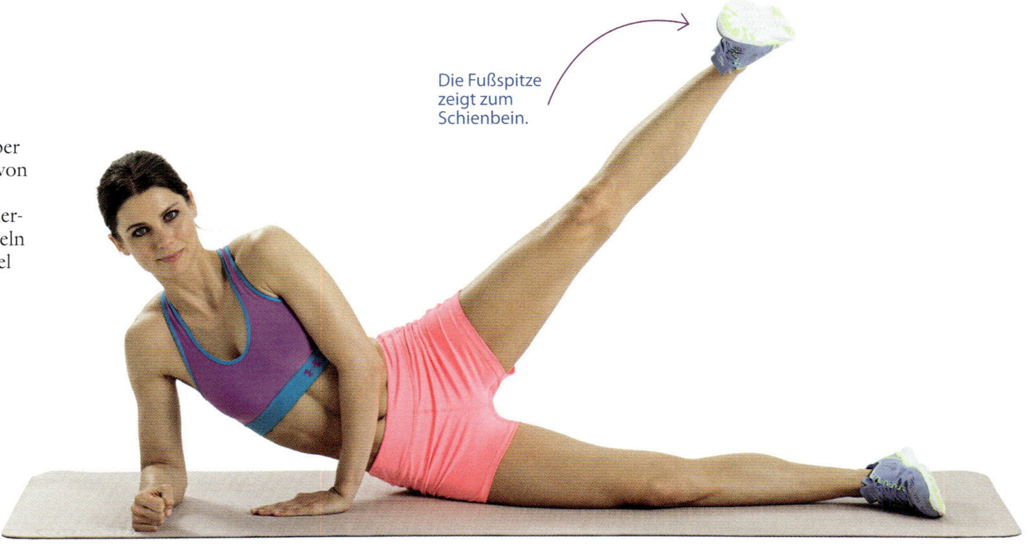

Die Fußspitze zeigt zum Schienbein.

Zum Kennenlernen: Legen Sie sich lang auf den Boden, der Kopf liegt auf dem Oberarm. Führen Sie die Übung in dieser Position aus.

Zur Steigerung: Machen Sie in der vorderen und der oberen Position drei bis fünf Wippbewegungen, ehe Sie wieder in die Ausgangshaltung zurückgehen.

Uhrzeiger

FORMT: die Oberschenkel

BONUSEFFEKT: Dehnung der Waden

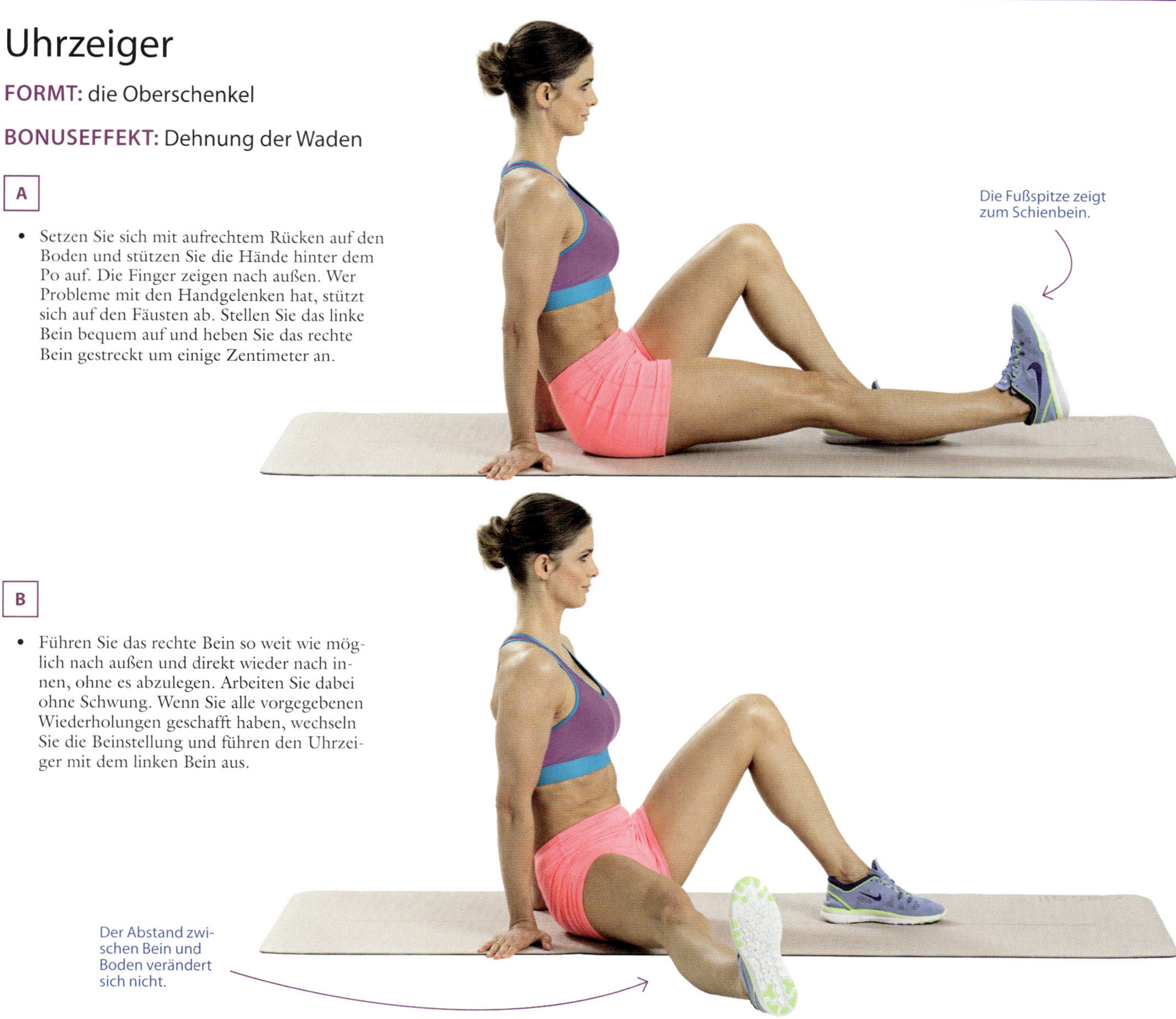
Die Fußspitze zeigt zum Schienbein.
Der Abstand zwischen Bein und Boden verändert sich nicht.

A

- Setzen Sie sich mit aufrechtem Rücken auf den Boden und stützen Sie die Hände hinter dem Po auf. Die Finger zeigen nach außen. Wer Probleme mit den Handgelenken hat, stützt sich auf den Fäusten ab. Stellen Sie das linke Bein bequem auf und heben Sie das rechte Bein gestreckt um einige Zentimeter an.

B

- Führen Sie das rechte Bein so weit wie möglich nach außen und direkt wieder nach innen, ohne es abzulegen. Arbeiten Sie dabei ohne Schwung. Wenn Sie alle vorgegebenen Wiederholungen geschafft haben, wechseln Sie die Beinstellung und führen den Uhrzeiger mit dem linken Bein aus.

Zum Kennenlernen: Legen Sie das arbeitende Bein nach jeder Wiederholung kurz auf dem Boden ab, bevor Sie weitermachen.

Zur Steigerung: Führen Sie in Position B drei bis fünf Wippbewegungen mit dem Bein aus, ehe Sie es zurück nach vorn führen.

Scherenschnitte

FORMEN: Oberschenkel-Innenseiten, untere Bauchmuskeln

BONUSEFFEKT: Koordinationstraining

A

- Legen Sie sich auf den Rücken und heben Sie die Beine gestreckt an. Die Arme liegen lang neben dem Körper auf dem Boden, die Handrücken zeigen nach oben. Öffnen Sie die Beine zu einer V-Haltung.

B

- Überkreuzen Sie die Beine, das rechte Bein befindet sich vor dem linken. Gehen Sie zurück zu Position A und kreuzen Sie die Beine erneut. Nun ist das linke Bein vorn.

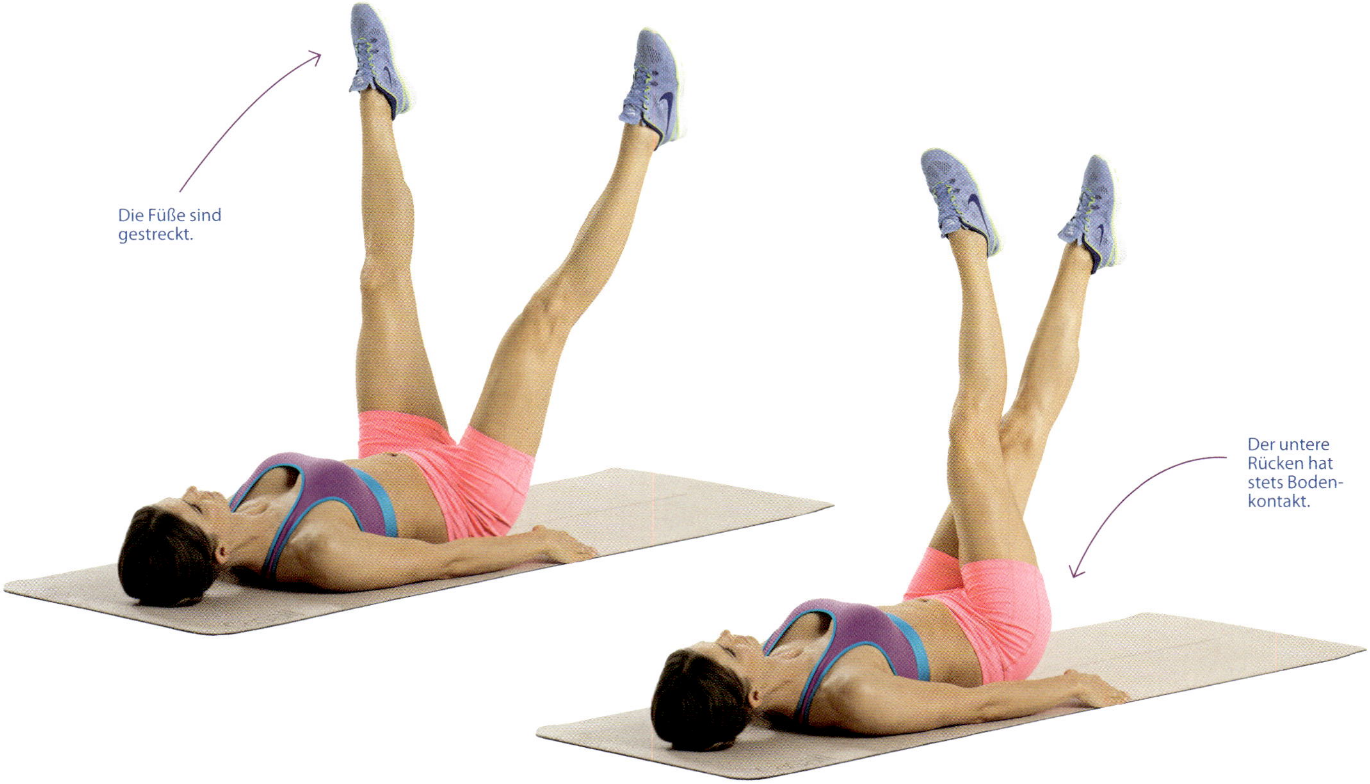

Die Füße sind gestreckt.

Der untere Rücken hat stets Bodenkontakt.

Zum Kennenlernen: Legen Sie sich ein gefaltetes Handtuch oder einen Pilatesball unter den unteren Rücken. Durch die Erhöhung muss der Bauch weniger arbeiten und Sie können sich auf die Beinarbeit konzentrieren.

Zur Steigerung: Heben und senken Sie die gestreckten Beine, während Sie sie voreinander kreuzen.

Aufschübe

FORMEN: die Oberschenkel-Vorderseiten

BONUSEFFEKT: Dehnung der Wade

A

- Stützen Sie sich in Rückenlage auf Ihre Unterarme, die Finger zeigen zum Po. Stellen Sie den linken Fuß auf und heben Sie das rechte Bein gestreckt an. Drehen Sie dabei die Fußspitze nach außen, sodass das Knie leicht zur Seite zeigt.

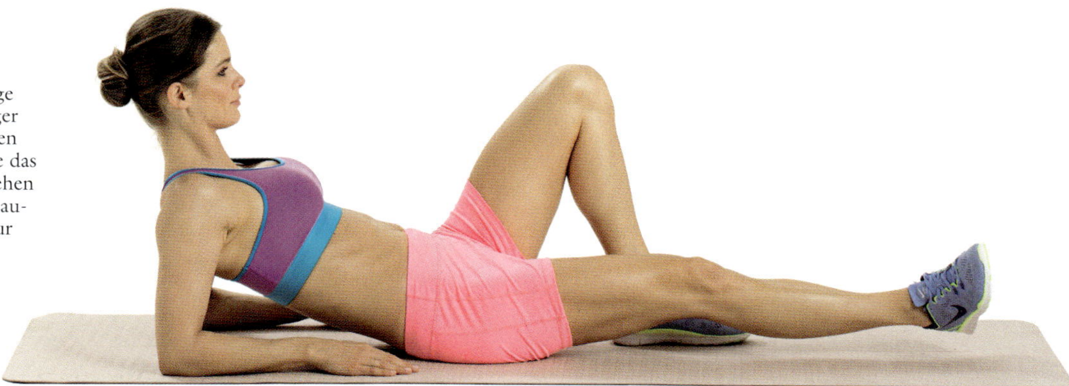

B

- Heben Sie das rechte Bein so weit an, dass beide Oberschenkel parallel zueinander sind. Senken Sie dann das rechte Bein, legen Sie es aber nicht auf dem Boden ab. Sind alle vorgegebenen Wiederholungen absolviert, wechseln Sie die Beinstellung und führen die Aufschübe mit dem linken Bein aus.

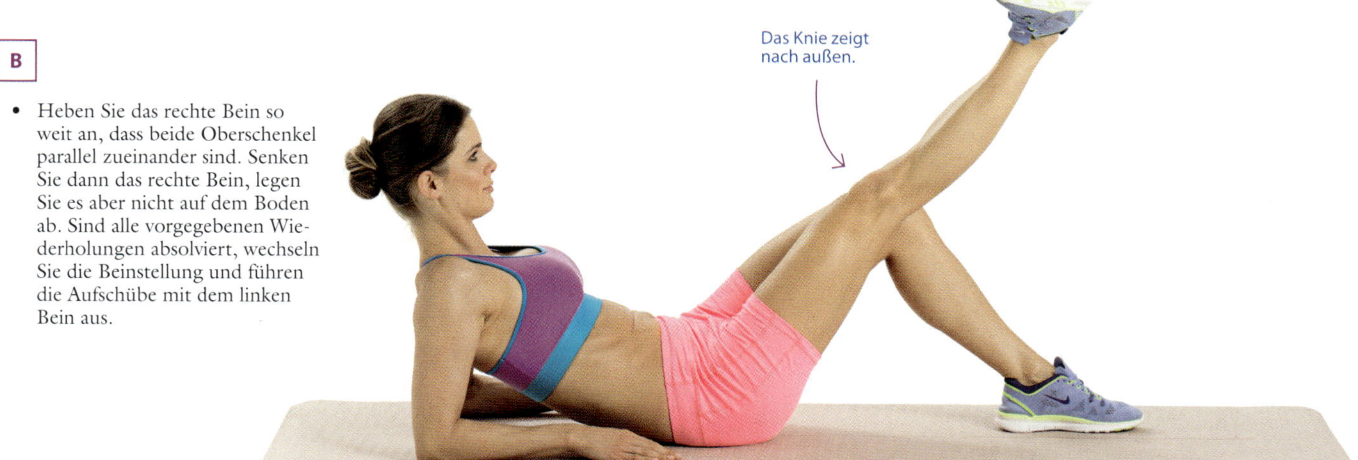
Das Knie zeigt
nach außen.

Zum Kennenlernen: Legen Sie das arbeitende Bein nach jeder zweiten Wiederholung kurz auf dem Boden ab.

Zur Steigerung: Führen Sie das angehobene Bein in Position B so weit wie möglich zur Seite, dann zurück zur Mitte und erst danach wieder nach unten.

Kniebeugen mit Fitnessband

FORMEN: Oberschenkel-Vorderseiten, Po

BONUSEFFEKT: Haltungsschulung

A

- Legen Sie sich im hüftbreiten Stand ein Fitnessband unterhalb der Knie um die Beine. Das Fitnessband sollte dabei unter Spannung stehen. Die Arme hängen locker neben dem Körper, Bauch und Po sind angespannt.

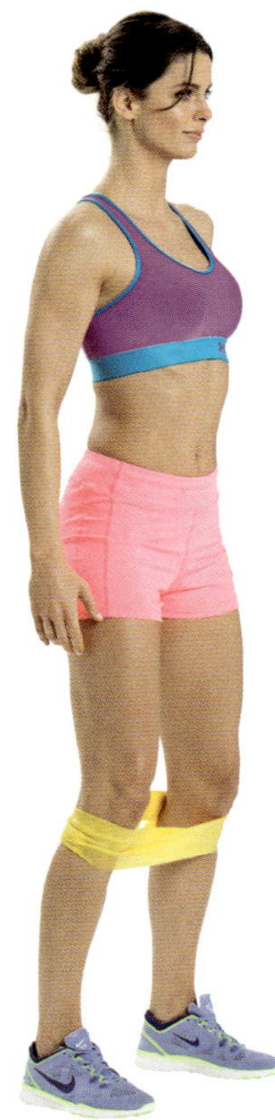

B

- Beugen Sie die Knie und senken Sie den Po ab, als wollten Sie sich auf einen Stuhl setzen. Lehnen Sie dabei den Oberkörper mit geradem Rücken vor und heben Sie die Arme bis auf Schulterhöhe nach vorn an. Achten Sie darauf, dass das Fitnessband weiterhin unter Spannung steht; drücken Sie dazu die Knie nach außen. Richten Sie sich wieder auf und spannen Sie dabei den Po noch einmal bewusst an.

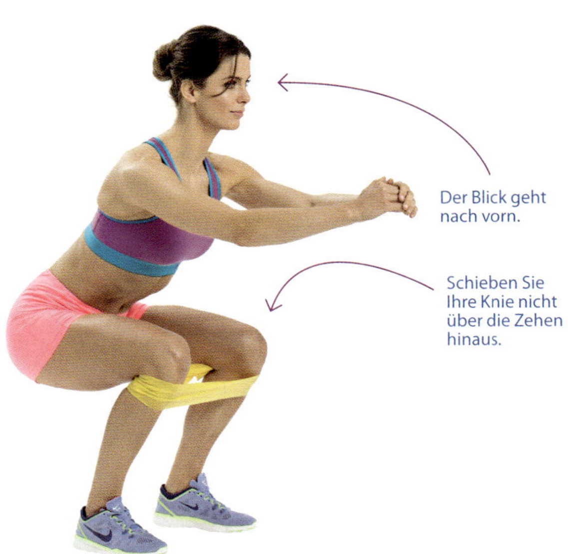

Der Blick geht nach vorn.
Schieben Sie Ihre Knie nicht über die Zehen hinaus.

Zum Kennenlernen: Führen Sie die Übung vor einem Stuhl aus und berühren Sie in Position B die Kante der Sitzfläche kurz mit dem Po.

Zur Steigerung: Heben Sie in Position B eine Ferse an. Setzen Sie diese wieder ab, bevor Sie sich aufrichten. Profis halten die Ferse die gesamte Zeit über in der Luft.

Ballerina-Hübe

FORMEN: die Oberschenkel

BONUSEFFEKT: Balancetraining, Haltungsschulung

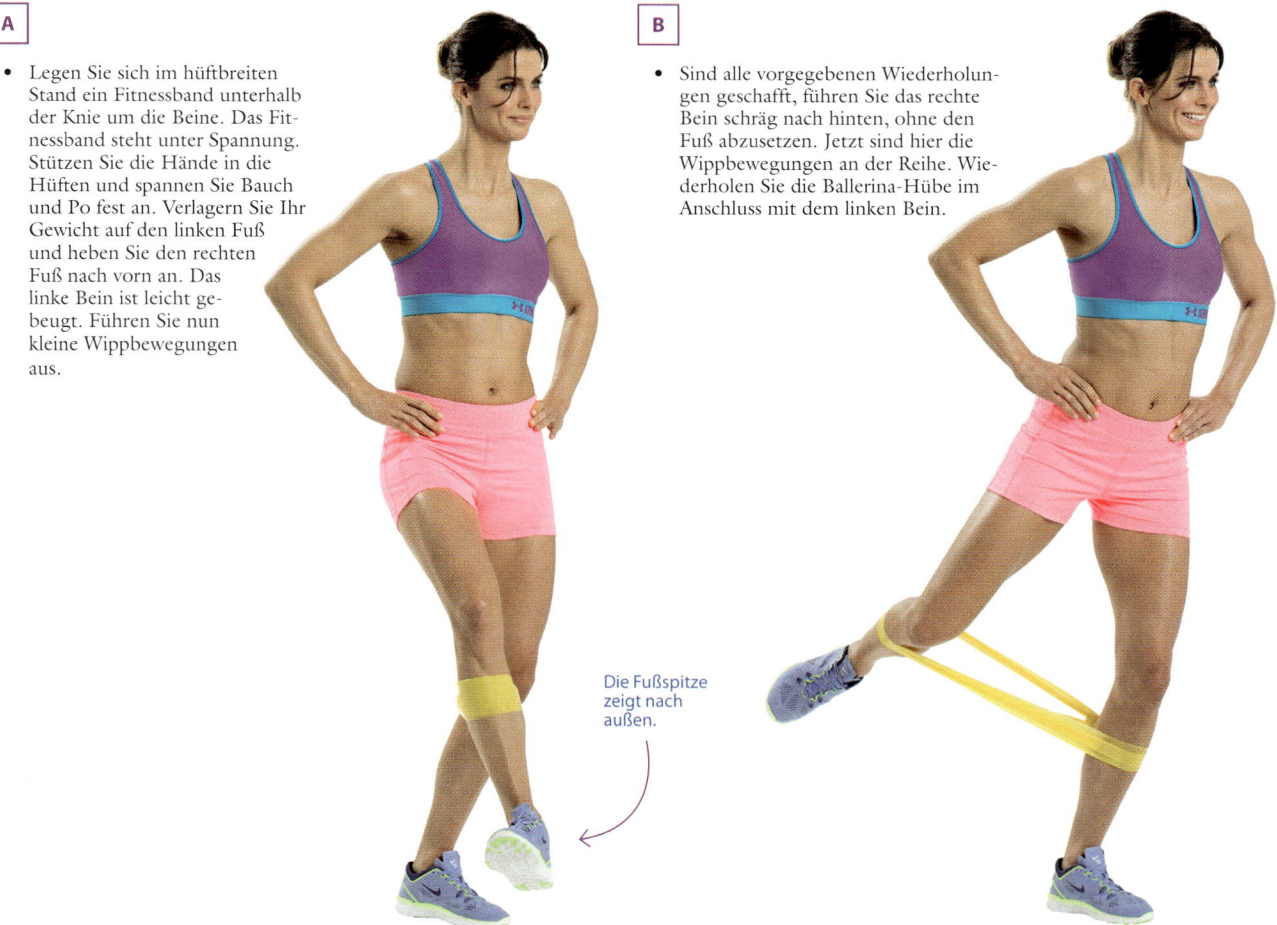

A

- Legen Sie sich im hüftbreiten Stand ein Fitnessband unterhalb der Knie um die Beine. Das Fitnessband steht unter Spannung. Stützen Sie die Hände in die Hüften und spannen Sie Bauch und Po fest an. Verlagern Sie Ihr Gewicht auf den linken Fuß und heben Sie den rechten Fuß nach vorn an. Das linke Bein ist leicht gebeugt. Führen Sie nun kleine Wippbewegungen aus.

B

- Sind alle vorgegebenen Wiederholungen geschafft, führen Sie das rechte Bein schräg nach hinten, ohne den Fuß abzusetzen. Jetzt sind hier die Wippbewegungen an der Reihe. Wiederholen Sie die Ballerina-Hübe im Anschluss mit dem linken Bein.

Die Fußspitze zeigt nach außen.

Zum Kennenlernen: Setzen Sie den Fußballen beim Wechsel von vorn nach hinten kurz auf dem Boden auf.

Zur Steigerung: Wechseln Sie direkt von vorn nach hinten, eine Wiederholung entspricht der Kombi aus einem Hub nach vorn und einem nach hinten.

Straffer Hampelmann

FORMT: Beine, Bauch, Rücken

BONUSEFFEKT: Koordinationstraining

A

- Legen Sie sich ein Fitnessband um die Unterschenkel und nehmen Sie eine Liegestützposition ein. Die Schultern stehen über den Handgelenken, der Kopf ist in der Verlängerung der Wirbelsäule.

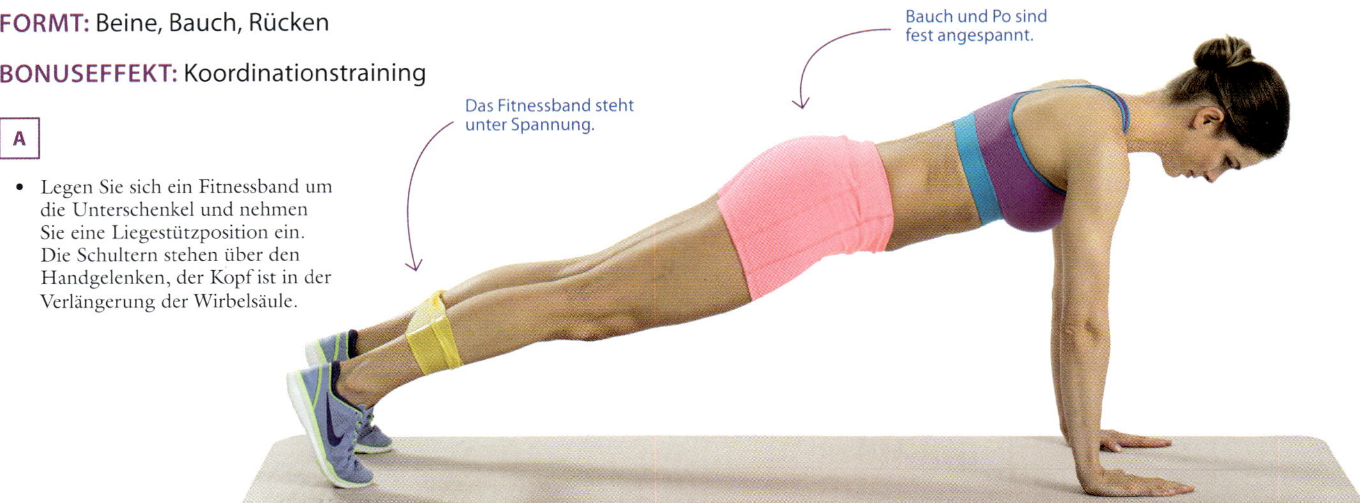
Das Fitnessband steht unter Spannung.
Bauch und Po sind fest angespannt.

B

- Verlagern Sie Ihr Gewicht auf die Handflächen und springen Sie mit beiden Füßen so weit wie möglich nach außen. Setzen Sie direkt zum nächsten Sprung nach innen an, die Füße sind nach der Landung hüftbreit auseinander.

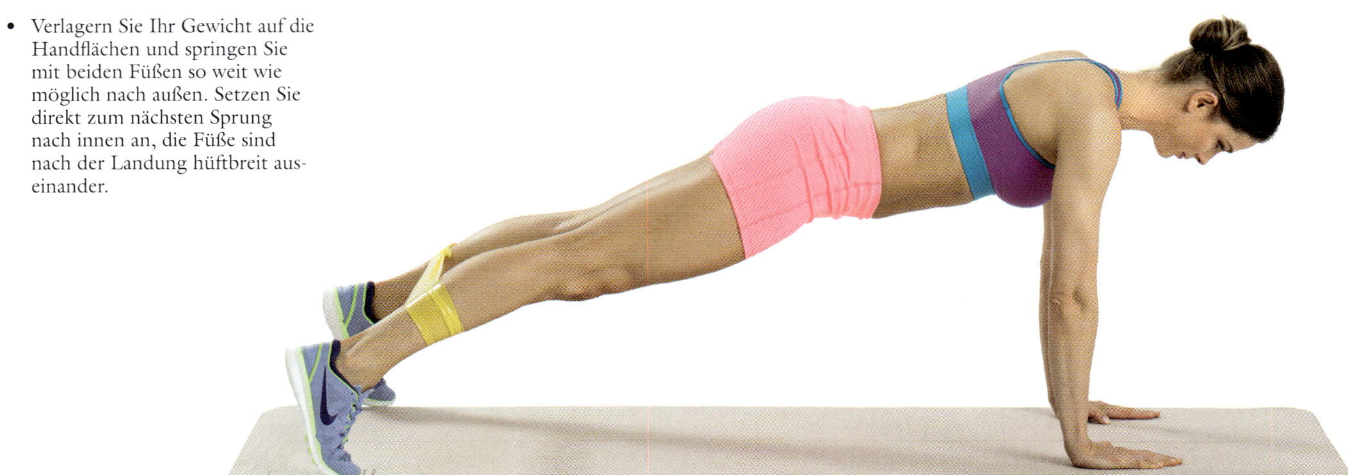

Zum Kennenlernen: Führen Sie die Übung im Unterarmstütz aus.

Zur Steigerung: Schlagen Sie die Beine in der Luft kurz zusammen, ehe Sie hüftbreit landen.

Aufstehen

FORMT: Oberschenkel, Po, Schultern

BONUSEFFEKT: Schnellkrafttraining

A

- Stellen Sie sich hüftbreit auf ein Fitnessband. Nehmen Sie in jede Hand ein Ende, führen Sie das Fitnessband hinter Ihren Körper und legen Sie Ihre Hände auf die Schultern. Gehen Sie leicht in die Knie.

B

- Beugen Sie die Beine und senken Sie den Po ab, als wollten Sie sich auf einen tiefen Hocker setzen. Lehnen Sie dabei Ihren Oberkörper mit geradem Rücken nach vorn.

C

- Drücken Sie sich mit den Fersen fest vom Boden ab und richten Sie sich auf. Führen Sie die Arme senkrecht nach oben und ziehen Sie gleichzeitig die Schulterblätter zusammen. Gehen Sie aus dieser Haltung direkt zu Position B über.

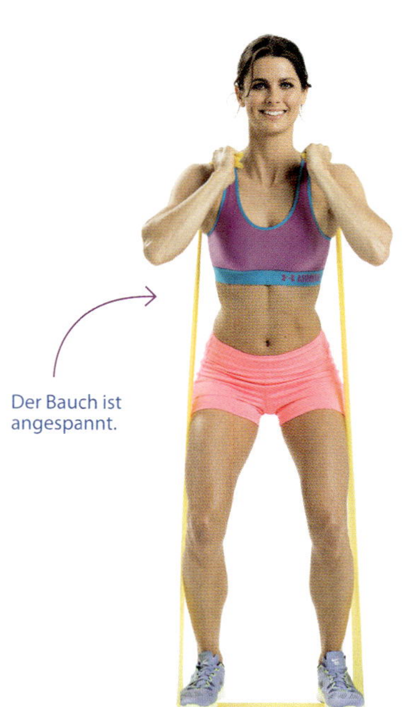
Der Bauch ist angespannt.

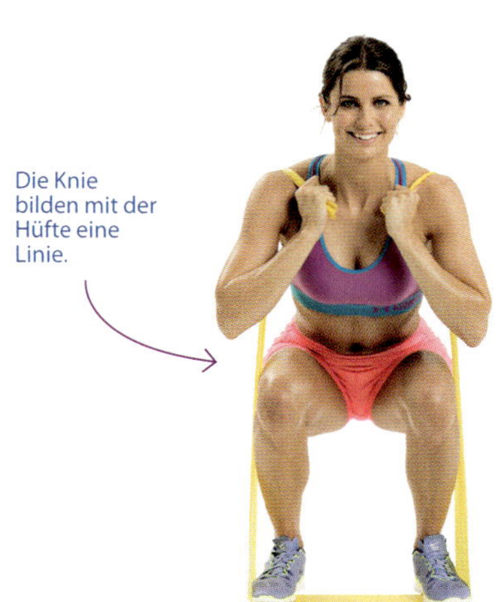
Die Knie bilden mit der Hüfte eine Linie.

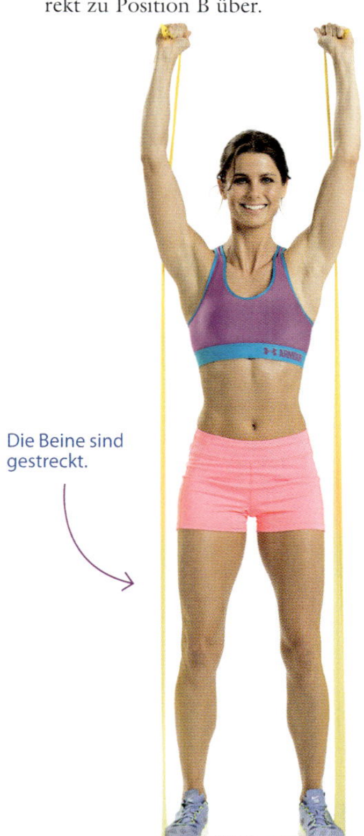
Die Beine sind gestreckt.

Zum Kennenlernen: Lassen Sie die Hände die ganze Zeit über auf den Schultern.

Zur Steigerung: Gehen Sie in Position C auf die Zehenspitzen.

Standwaagen mit Zug

FORMEN: Beine, Po

BONUSEFFEKT: Balancetraining

A

- Stellen Sie sich mit dem linken Fuß auf ein Fitnessband und halten Sie in jeder Hand ein Bandende unter Spannung. Verlagern Sie Ihr Gewicht auf den linken Fuß und heben Sie den rechten Fuß nach hinten an. Lehnen Sie sich dabei leicht nach vorn.

B

- Heben Sie nun das rechte Bein bis auf Pohöhe an. Lehnen Sie gleichzeitig Ihren Oberkörper mit geradem Rücken nach vorn und beugen Sie das linke Bein leicht. Das Fitnessband steht weiter unter Spannung; gegebenenfalls müssen Sie das Band kürzen, indem Sie es um Ihre Hände wickeln. Richten Sie sich auf, ohne die Bandlänge zu verändern. Den rechten Fuß halten Sie dabei durchgehend in der Luft. Sind alle vorgegebenen Wiederholungen geschafft, wechseln Sie die Beinstellung und führen die Übung mit dem linken Bein aus.

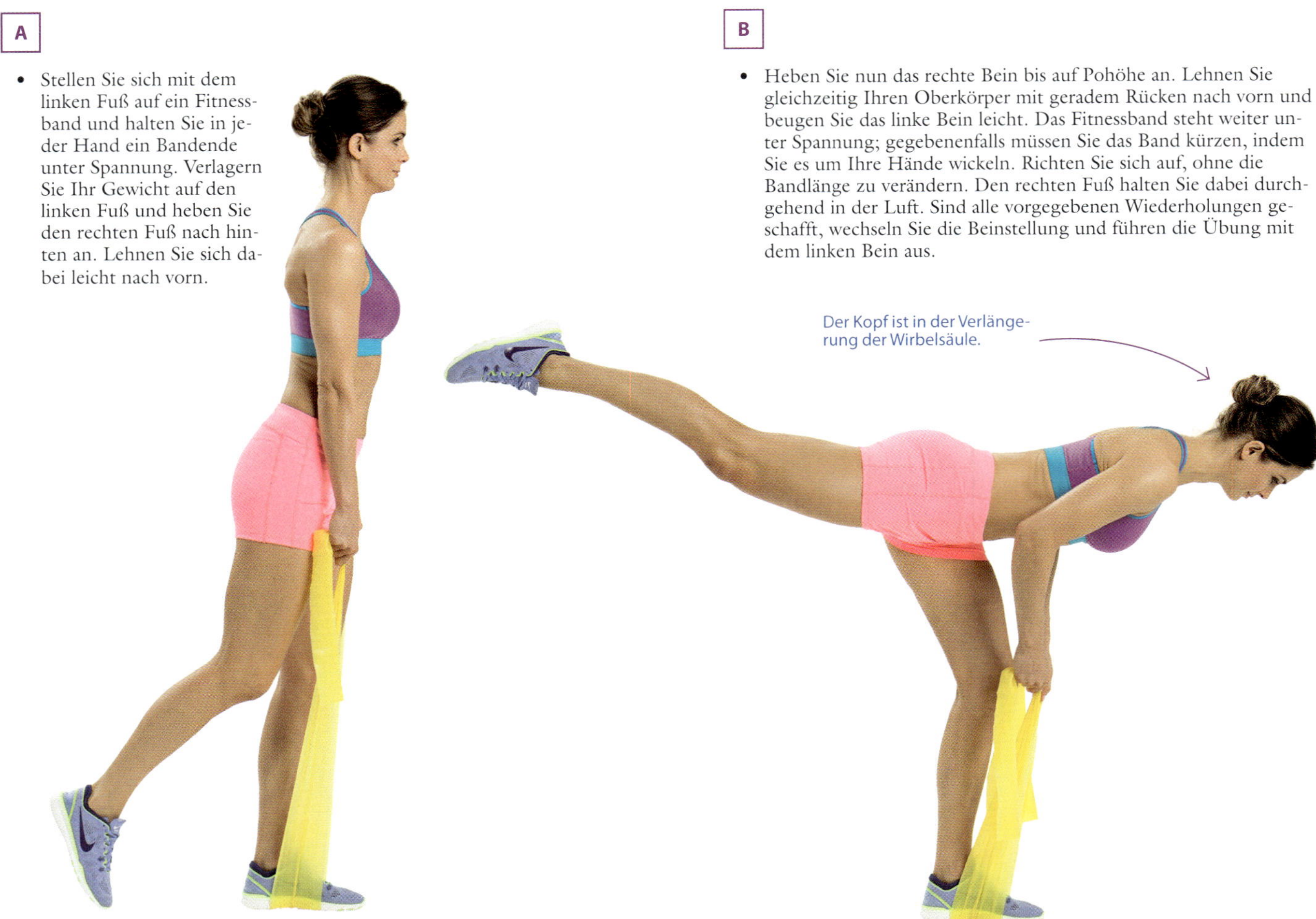
Der Kopf ist in der Verlängerung der Wirbelsäule.

Zum Kennenlernen: Setzen Sie die Fußspitze des arbeitenden Beins kurz auf dem Boden ab, ehe Sie die nächste Wiederholung ausführen.
Zur Steigerung: Beugen und strecken Sie das Standbein in Position B drei- bis fünfmal, bevor Sie sich aufrichten.

Seitlauf mit Fitnessband

FORMT: die Oberschenkel-Außenseiten

BONUSEFFEKT: Koordinationstraining

A

- Stellen Sie sich hüftbreit auf ein Fitnessband. Kreuzen Sie das Band vor den Beinen und halten Sie die Enden mit langen Armen in den Händen. Spannen Sie den Bauch an.

B

- Verlagern Sie Ihr Gewicht auf den rechten Fuß und heben Sie den linken Fuß an, um einen großen Schritt nach links zu gehen.

C

- Setzen Sie den linken Fuß auf und ziehen Sie das rechte Bein nach, ohne dass die Spannung im Fitnessband verloren geht. Sind alle vorgegebenen Wiederholungen absolviert, führen Sie den Seitlauf mit Fitnessband zur rechten Seite aus.

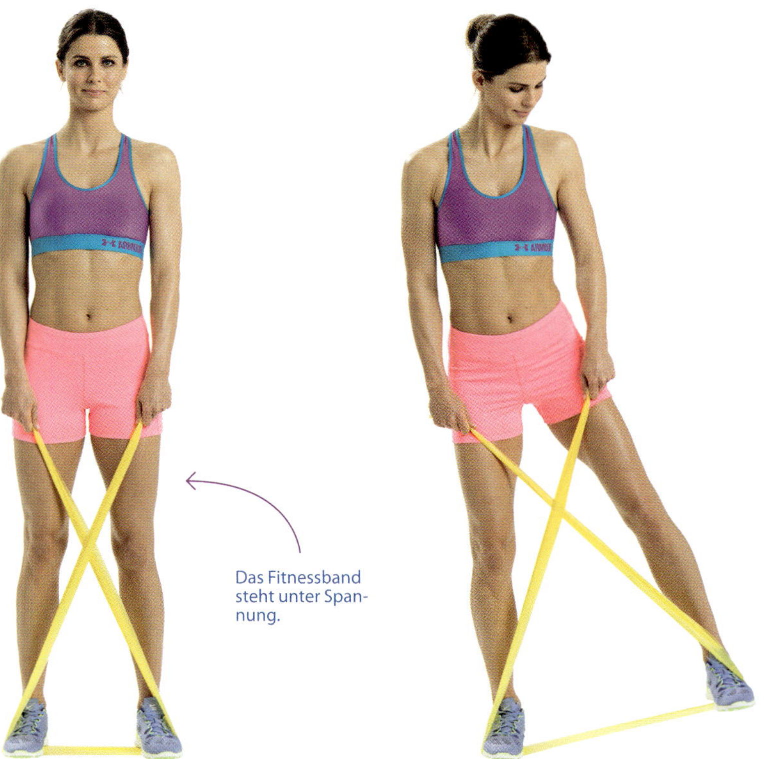
Das Fitnessband steht unter Spannung.

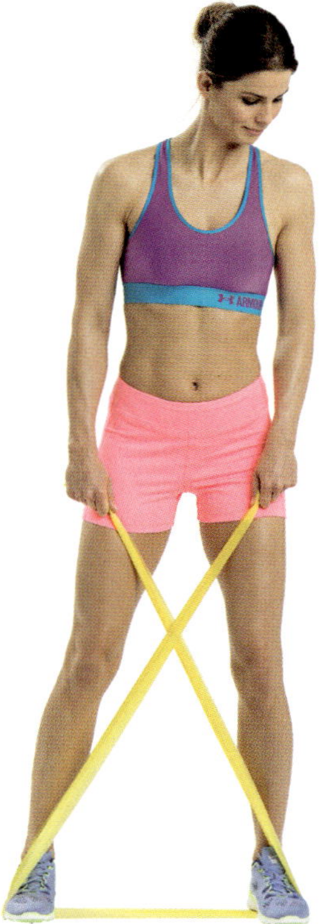

Zum Kennenlernen: Gehen Sie abwechselnd einen Schritt nach links und einen Schritt nach rechts.

Zur Steigerung: Führen Sie – sobald beide Füße wieder auf dem Boden stehen – eine Kniebeuge aus. Auch in der tiefen Position bleibt das Fitnessband unter Spannung.

Pinguin

FORMT: die Beine

BONUSEFFEKT: Koordinationstraining

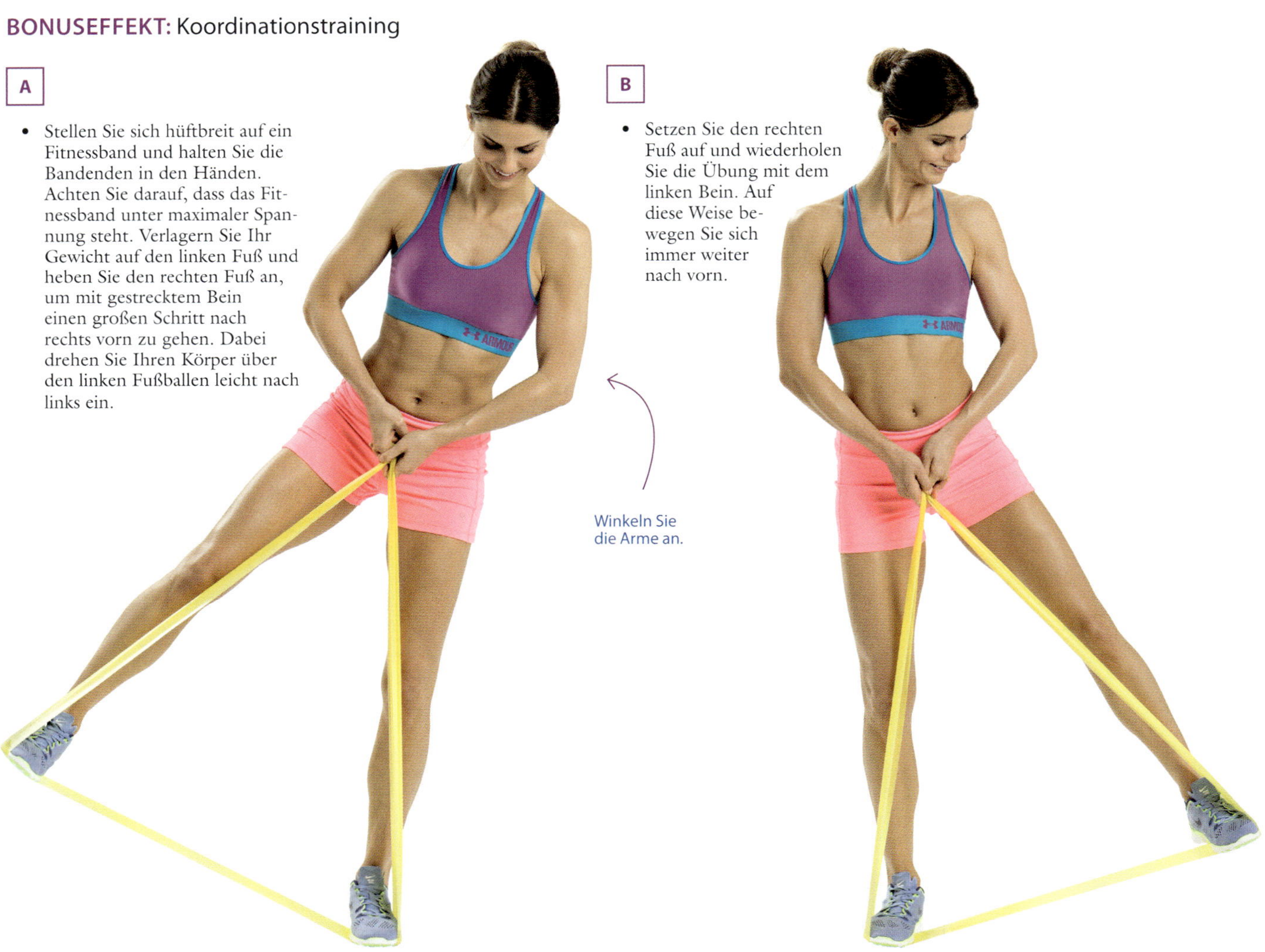

A

- Stellen Sie sich hüftbreit auf ein Fitnessband und halten Sie die Bandenden in den Händen. Achten Sie darauf, dass das Fitnessband unter maximaler Spannung steht. Verlagern Sie Ihr Gewicht auf den linken Fuß und heben Sie den rechten Fuß an, um mit gestrecktem Bein einen großen Schritt nach rechts vorn zu gehen. Dabei drehen Sie Ihren Körper über den linken Fußballen leicht nach links ein.

B

- Setzen Sie den rechten Fuß auf und wiederholen Sie die Übung mit dem linken Bein. Auf diese Weise bewegen Sie sich immer weiter nach vorn.

Winkeln Sie die Arme an.

Zum Kennenlernen: Starten Sie in einem engen Stand und führen Sie die Schrittbewegungen in diesem Abstand aus.
Zur Steigerung: Führen Sie die Übung nach der Hälfte der vorgegebenen Wiederholungen rückwärts aus.

Fersen-Kniebeugen

FORMEN: Beine, Po

BONUSEFFEKT: Balancetraining

A

- Stellen Sie einen Schlingentrainer so ein, dass die Schlaufen etwa auf Brusthöhe enden. Greifen Sie die Schlaufen mit beiden Händen, beugen Sie die Beine und senken Sie den Po ab, als wollten Sie sich auf einen Stuhl setzen. Halten Sie Ihre Arme dabei im rechten Winkel vor dem Körper. Verlagern Sie nun Ihr Gewicht auf den rechten Fuß und stellen Sie die linke Ferse eine Schrittlänge vor dem rechten Fuß auf.

B

- Drücken Sie sich mit dem rechten Fuß nach oben in eine aufrechte Haltung. Das Standbein bleibt allerdings leicht gebeugt. Ziehen Sie gleichzeitig die Brust zu den Schlaufen des Schlingentrainers die Ellbogen bewegen sich dabei am Körper vorbei nach hinten. Wenn Sie alle vorgegebenen Wiederholungen geschafft haben, führen Sie die Fersen-Kniebeugen mit dem linken Bein aus.

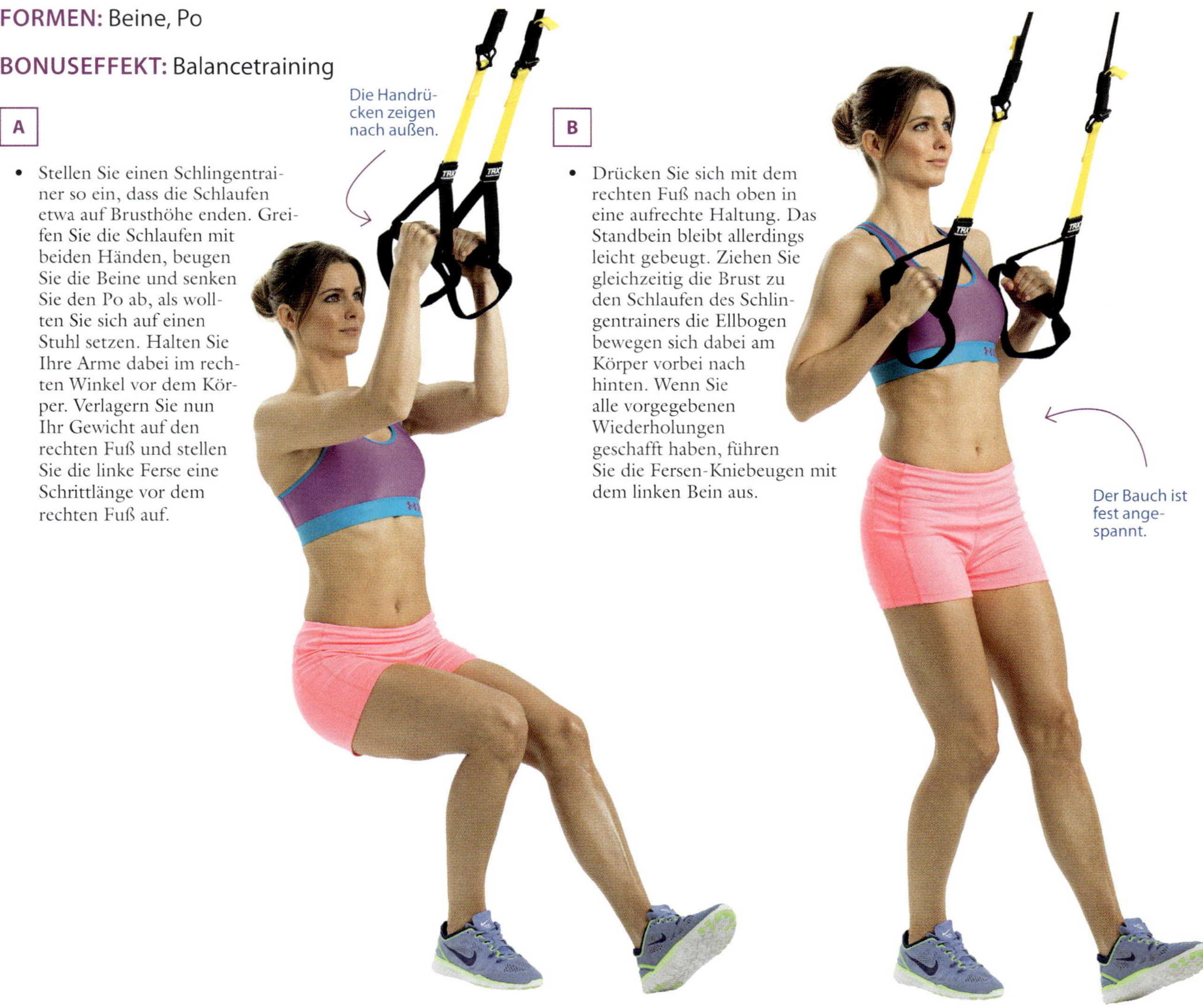

Die Handrücken zeigen nach außen.
Der Bauch ist fest angespannt.

Zum Kennenlernen: Wechseln Sie nach jeder zweiten Wiederholung die Beinstellung.
Zur Steigerung: Halten Sie das vordere Bein in der Luft.

Balanceakt

FORMT: die Beine

BONUSEFFEKT: Koordinations- und Balancetraining

A

- Stellen Sie einen Schlingentrainer so ein, dass die Schlaufen auf Wadenhöhe enden. Stecken Sie eine Schlaufe durch die andere (siehe Seite 105), sodass Sie nur mit einer arbeiten können. Stellen Sie sich mit dem Rücken zum Schlingentrainer, verlagern Sie Ihr Gewicht auf den linken Fuß und legen Sie den rechten Fußspann in die Schlaufe. Ziehen Sie dann das rechte Knie bis auf Hüfthöhe und schwingen Sie die Arme gegengleich mit. Der linke Arm ist also vorn, der rechte hinten.

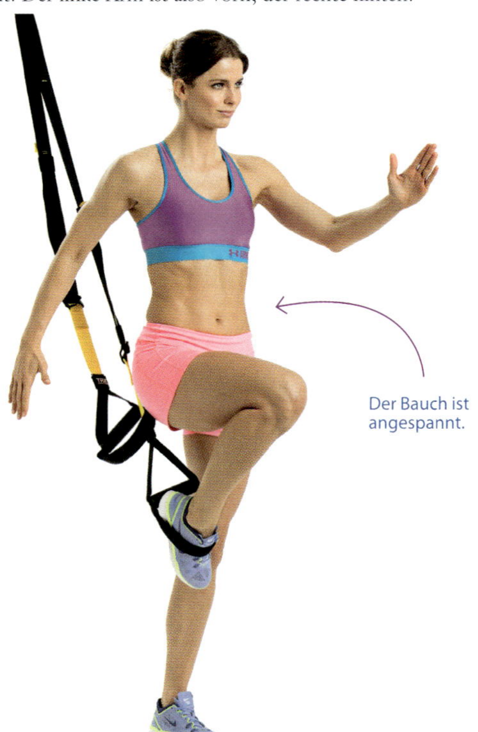

Der Bauch ist angespannt.

B

- Beugen Sie das linke Bein so weit wie möglich und schieben Sie das rechte Bein nach hinten. Führen Sie dabei den rechten Arm angewinkelt nach vorn und den linken nach hinten. Drücken Sie sich nun aus dem linken Bein zurück in Position A, indem Sie Druck auf die linke Ferse geben. Sind alle vorgegebenen Wiederholungen absolviert, führen Sie den Balanceakt mit dem linken Bein in der Schlaufe aus.

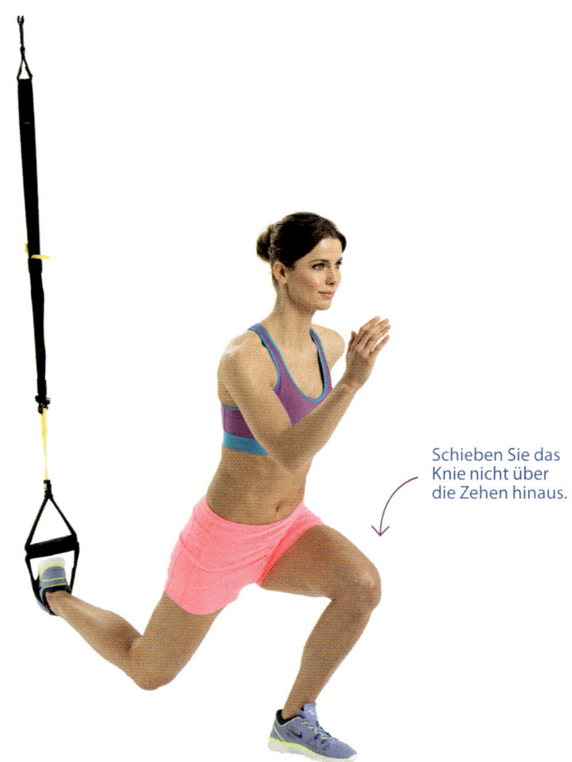

Schieben Sie das Knie nicht über die Zehen hinaus.

Zum Kennenlernen: Halten Sie in Position A das Bein in der Schlaufe neben dem Standbein, verzichten Sie also auf das Anheben des Knies.
Zur Steigerung: Führen Sie mit dem Standbein einen kleinen Sprung nach oben aus, wenn Sie sich aus Position B aufrichten.

Fliegende Schere

FORMT: Beine, Bauch, Rücken

BONUSEFFEKT: Balancetraining

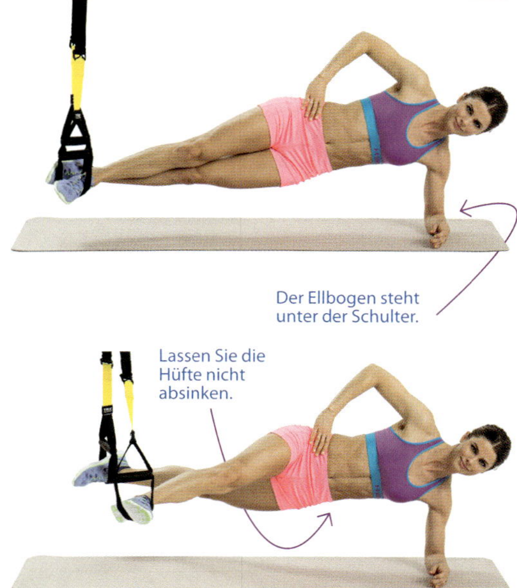
Der Ellbogen steht unter der Schulter.
Lassen Sie die Hüfte nicht absinken.

A

- Stellen Sie einen Schlingentrainer so ein, dass die Schlaufen auf Wadenhöhe enden. Legen Sie sich auf die linke Seite, Ihre Füße zeigen zum Schlingentrainer. Legen Sie den rechten Fuß in die linke Schlaufe und umgekehrt. Stützen Sie sich auf den rechten Unterarm und drücken Sie Ihren ganzen Körper nach oben. Spannen Sie dazu den Bauch und Po fest an. Legen Sie die obere Hand auf die Hüfte.

B

- Schieben Sie nun den rechten Fuß nach vorn und den linken nach hinten. Gehen Sie direkt zurück zu Position A. Nach Absolvierung aller vorgegebenen Wiederholungen führen Sie die fliegende Schere auf der linken Seite aus.

Zum Kennenlernen: Schieben Sie jeweils nur ein Bein nach vorn oder nach hinten.

Zur Steigerung: Stützen Sie sich auf der Hand und nicht auf dem Unterarm ab.

Beinspreizer

FORMT: Beine, Po

BONUSEFFEKT: Koordinationstraining

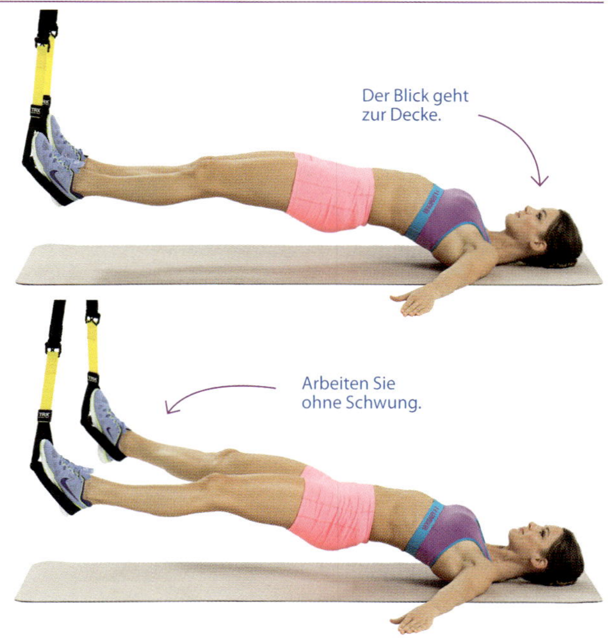
Der Blick geht zur Decke.
Arbeiten Sie ohne Schwung.

A

- Stellen Sie einen Schlingentrainer so ein, dass die Schlaufen auf Wadenhöhe enden. Legen Sie sich auf den Rücken, die Fersen befinden sich in den Schlaufen und die Arme liegen schräg zur Seite auf dem Boden. Spannen Sie nun den Po fest an und heben Sie Ihren Körper bis zu den Schulterblättern vom Boden ab.

B

- Öffnen und schließen Sie in dieser Position die Beine, ohne die Hüfte absinken zu lassen.

Zum Kennenlernen: Legen Sie den Po kurz auf dem Boden ab, sobald Sie merken, dass Sie die Hüfte nicht mehr in Position halten können.

Zur Steigerung: Halten Sie Position B für drei bis fünf Atemzüge.

Bulgarische Split-Kniebeugen

FORMEN: Oberschenkel, Po

BONUSEFFEKT: Balancetraining

A

- Stellen Sie sich eine Schrittlänge entfernt mit dem Rücken zu einem Step, dieser steht auf der höchsten Stufe. Halten Sie in jeder Hand eine Kurzhantel am langen Arm neben dem Körper. Verlagern Sie Ihr Gewicht auf den linken Fuß und legen Sie den rechten Fuß mit dem Spann auf dem Step ab.

B

- Beugen Sie die Beine und senken Sie das rechte Knie bis kurz über dem Boden ab. Richten Sie sich direkt wieder auf, indem Sie Druck auf die linke Ferse geben und den Po bewusst anspannen. Sind alle vorgegebenen Wiederholungen geschafft, führen Sie die bulgarischen Split-Kniebeugen mit dem linken Bein aus.

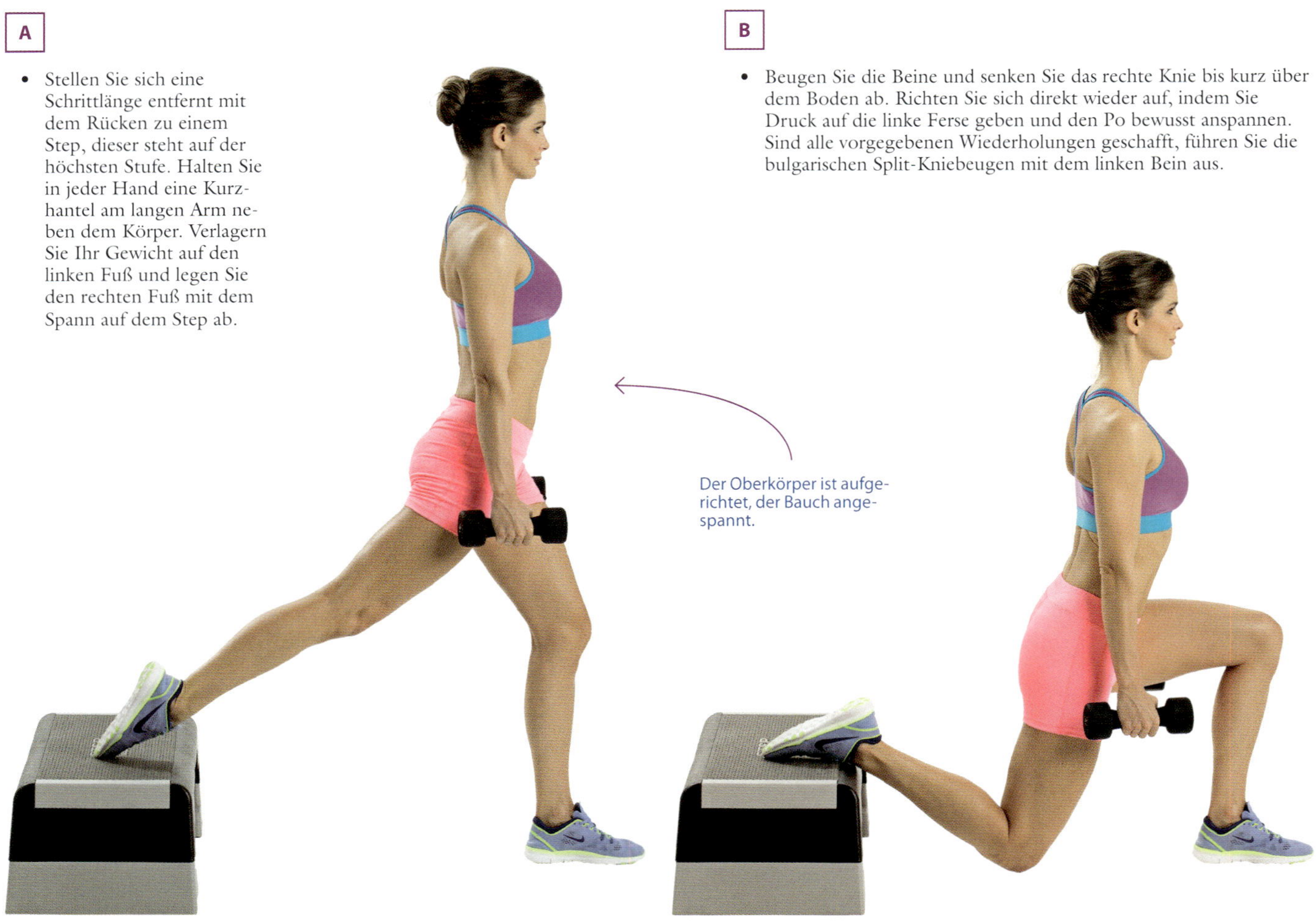

Der Oberkörper ist aufgerichtet, der Bauch angespannt.

Zum Kennenlernen: Stellen Sie den Step auf die niedrigste Stufe.

Zur Steigerung: Benutzen Sie eine Trainingsbank oder einen ähnlich hohen stabilen Gegenstand, um den hinteren Fuß abzulegen.

Absprünge

FORMEN: die Beine

BONUSEFFEKT: Explosivkrafttraining

A

- Stellen Sie sich hüftbreit auf einen Step auf höchster Stufe. Springen Sie langsam – mit dem rechten Fuß zuerst – nach unten auf den Boden.

B

- Landen Sie in einem hüftbreiten Stand, beugen Sie die Knie und nehmen Sie die Arme gestreckt nach hinten, um …

C

- … direkt zum senkrechten Sprung anzusetzen. Drehen Sie sich nach der Landung um und gehen Sie zurück auf den Step. Beginnen Sie die nächste Wiederholung mit dem linken Fuß.

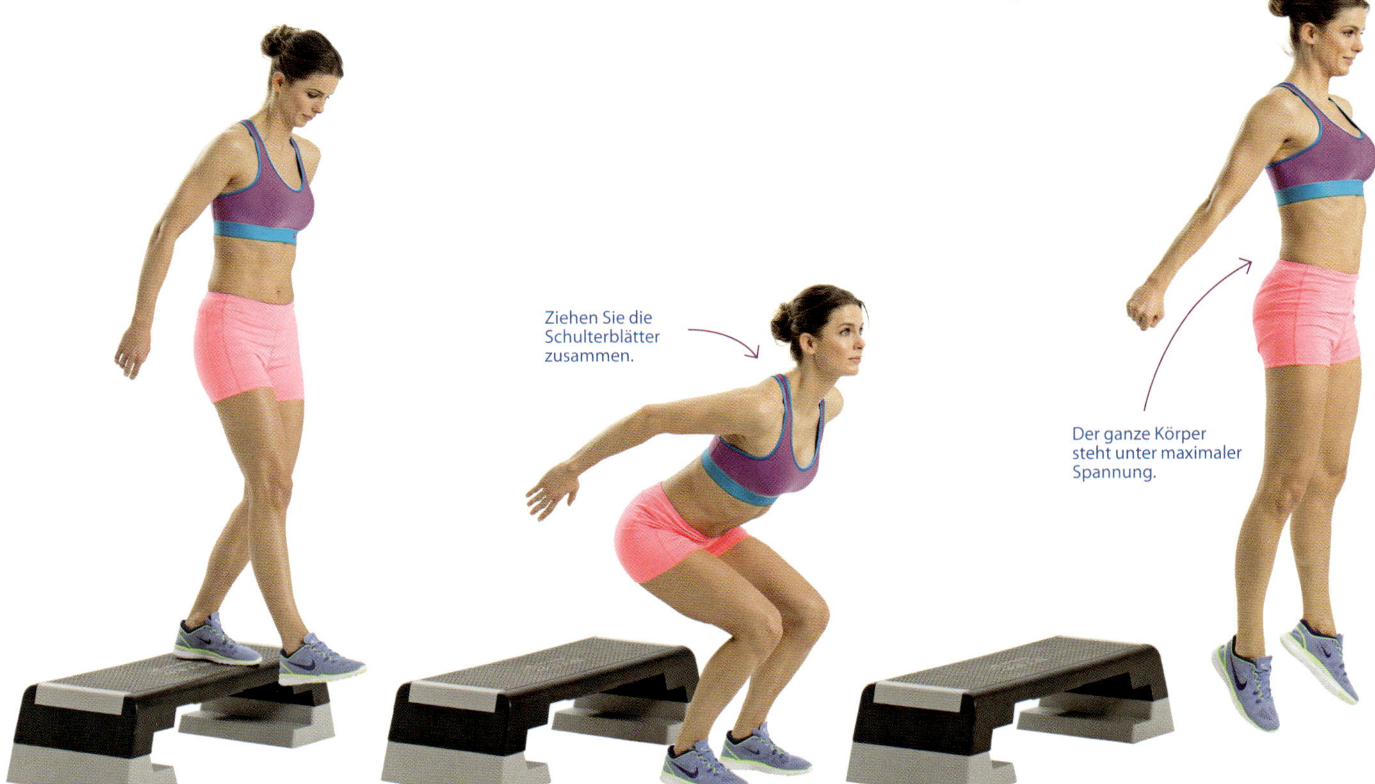

Ziehen Sie die Schulterblätter zusammen.
Der ganze Körper steht unter maximaler Spannung.

Zum Kennenlernen: Stellen Sie den Step auf die niedrigste Stufe.

Zur Steigerung: Benutzen Sie einen höheren stabilen Gegenstand wie zum Beispiel eine Trainingsbank.

Tiefe einbeinige Kniebeugen

FORMEN: die Beine

BONUSEFFEKT: Balancetraining

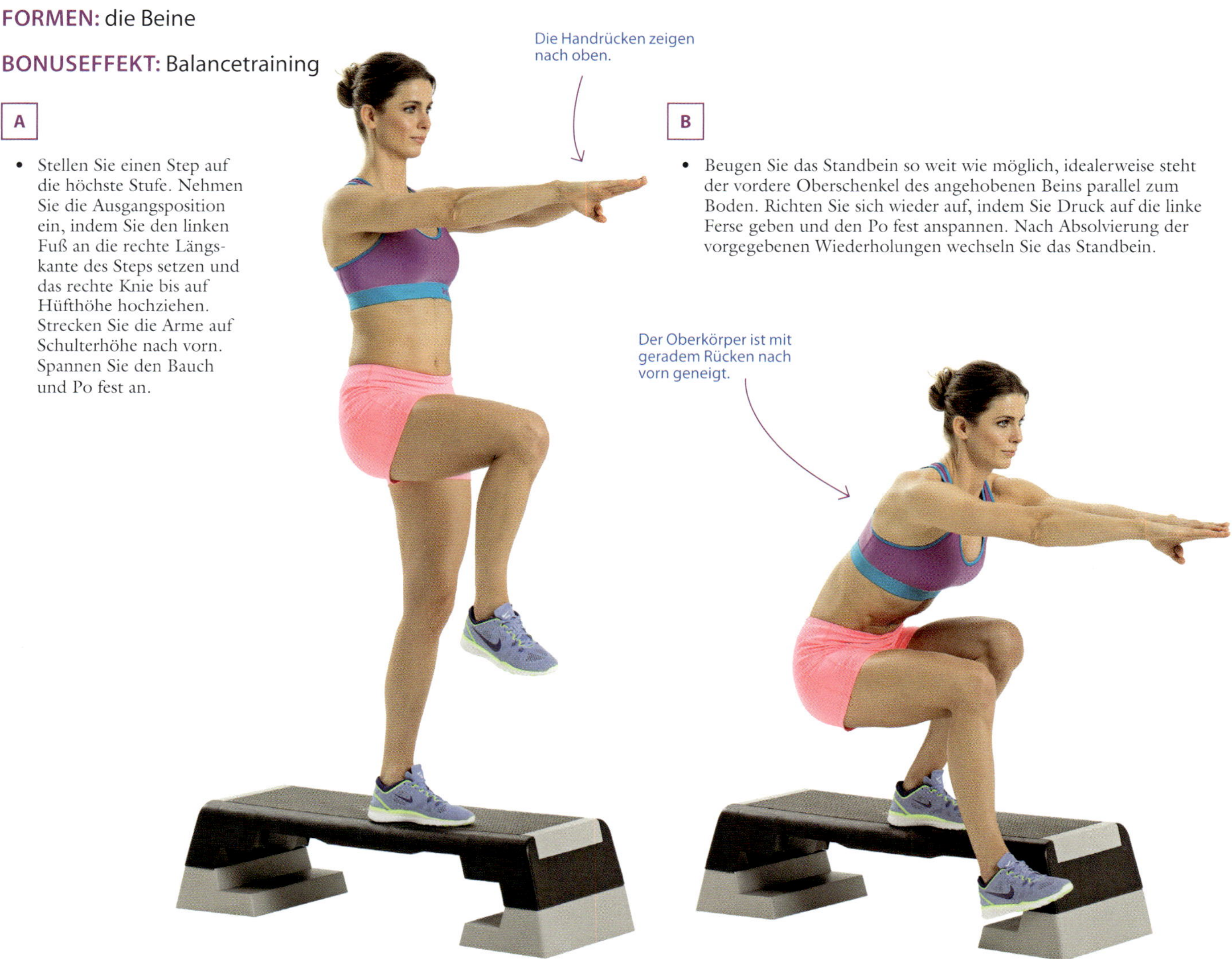

Die Handrücken zeigen nach oben.
Der Oberkörper ist mit geradem Rücken nach vorn geneigt.

A

- Stellen Sie einen Step auf die höchste Stufe. Nehmen Sie die Ausgangsposition ein, indem Sie den linken Fuß an die rechte Längskante des Steps setzen und das rechte Knie bis auf Hüfthöhe hochziehen. Strecken Sie die Arme auf Schulterhöhe nach vorn. Spannen Sie den Bauch und Po fest an.

B

- Beugen Sie das Standbein so weit wie möglich, idealerweise steht der vordere Oberschenkel des angehobenen Beins parallel zum Boden. Richten Sie sich wieder auf, indem Sie Druck auf die linke Ferse geben und den Po fest anspannen. Nach Absolvierung der vorgegebenen Wiederholungen wechseln Sie das Standbein.

Zum Kennenlernen: Stellen Sie den Step neben eine Wand, sodass Sie sich auf der Seite des Standbeins mit einer Hand abstützen können.
Zur Steigerung: Strecken Sie das angehobene Bein nach vorn aus.

Entengang mit Med-Ball

FORMT: Oberschenkel, Schultern

BONUSEFFEKT: Koordinationstraining

A

- Halten Sie einen Med-Ball mit beiden Händen und strecken Sie die Arme senkrecht nach oben, sodass sich der Ball über Ihrem Kopf befindet. Nehmen Sie eine breite Grätschstellung ein und beugen Sie die Beine stark. Schieben Sie dabei den Po nach hinten, als wollten Sie sich hinsetzen. Spannen Sie den Bauch fest an.

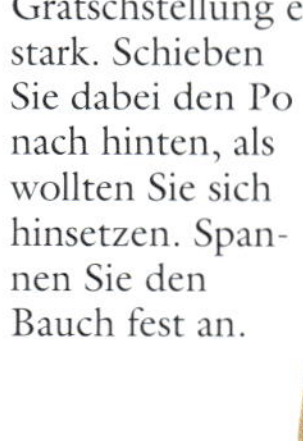

Die Knie zeigen nach außen.

- Verlagern Sie Ihr Gewicht auf den linken Fuß und gehen Sie mit dem rechten Fuß einen großen Schritt schräg nach vorn. Der Körperschwerpunkt verändert sich dabei nicht – je tiefer er ist, desto intensiver der Effekt.

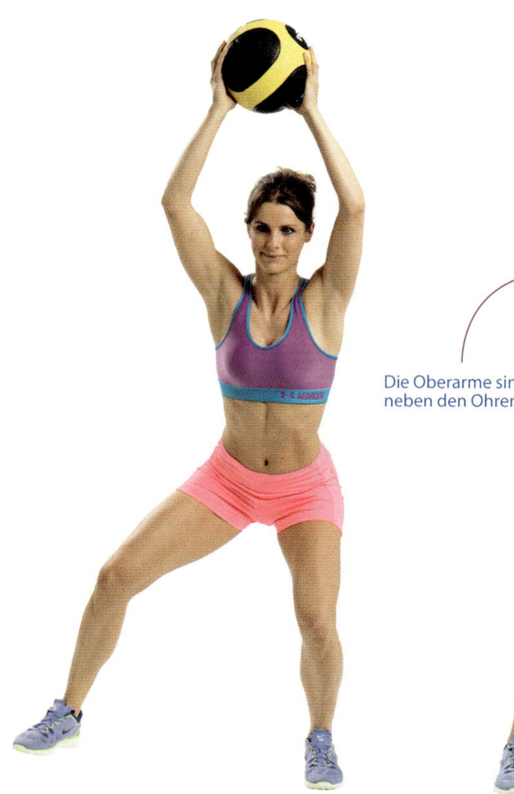

- Setzen Sie den rechten Fuß ganz auf und gehen Sie dann mit dem linken Fuß einen Schritt schräg nach vorn.

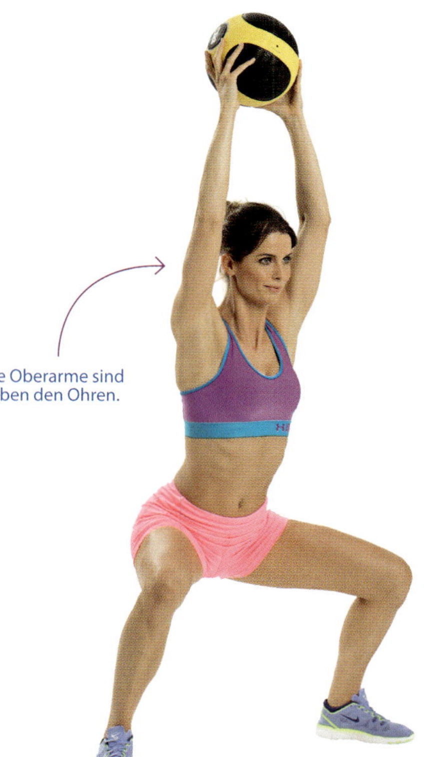

Die Oberarme sind neben den Ohren.

Zum Kennenlernen: Halten Sie den Ball mit gestreckten Armen auf Brusthöhe, die Ellbogen zeigen nach außen.
Zur Steigerung: Führen Sie die Übung nach der Hälfte der vorgegebenen Wiederholungen rückwärts aus.

Wall-Squats

FORMEN: Oberschenkel, Po

BONUSEFFEKT: Kraftausdauertraining

- Stellen Sie sich vor eine Wand und halten Sie einen Med-Ball mit beiden Händen unterhalb Ihres Kinns. Die Ellbogen zeigen nach unten. Gehen Sie in eine tiefe Kniebeuge. Senken Sie dazu den Po ab, als wollten Sie sich hinsetzen. Beugen Sie Ihren Oberkörper mit geradem Rücken leicht nach vorn, der Blick geht schräg nach oben.

- Richten Sie sich explosiv auf, indem Sie die Beine strecken und den Po anspannen. Strecken Sie gleichzeitig die Arme und werfen Sie den Ball so hoch und fest (!) wie möglich gegen die Wand. Fangen Sie den Ball wieder auf und gehen Sie direkt zurück in die tiefe Kniebeuge.

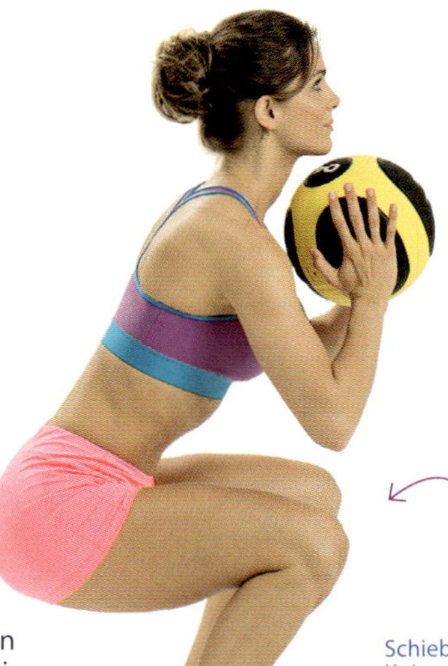

Schieben Sie Ihre Knie nicht über die Zehen hinaus.

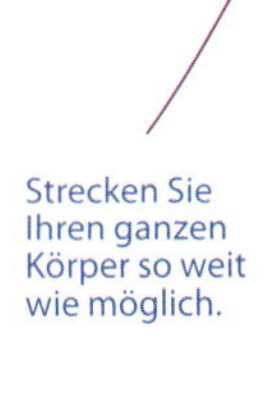

Strecken Sie Ihren ganzen Körper so weit wie möglich.

Zum Kennenlernen: Werfen Sie den Ball nur leicht in die Höhe, um ihn direkt wieder aufzufangen.

Zur Steigerung: Bauen Sie beim Aufrichten einen Sprung in den Bewegungsablauf ein. Achten Sie darauf, sanft zu landen.

Gedrehte Ausfallschritte

FORMEN: Oberschenkel, Po, Taille, Schultern

BONUSEFFEKT: Koordinationstraining

A

- Nehmen Sie einen hüftbreiten Stand ein. Halten Sie einen Med-Ball mit beiden Händen und strecken Sie die Arme auf Schulterhöhe nach vorn aus. Spannen Sie den Bauch an.

Die Schultern bleiben tief.

- Setzen Sie den rechten Fuß mit einem großen Schritt nach vorn. Beugen Sie das rechte Bein und senken Sie das linke Knie bis kurz über dem Boden ab. Die Haltung des Oberkörpers verändert sich dabei nicht.

Das Knie steht über dem Fußgelenk.

- Drehen Sie Ihren Oberkörper so weit wie möglich nach rechts. Hüfte und Beine bleiben dabei in Position. Drehen Sie den Oberkörper wieder zurück nach vorn und richten Sie sich aus der Schrittstellung auf. Gehen Sie nun mit dem linken Fuß einen großen Schritt nach vorn und wiederholen Sie die Übung zur linken Seite.

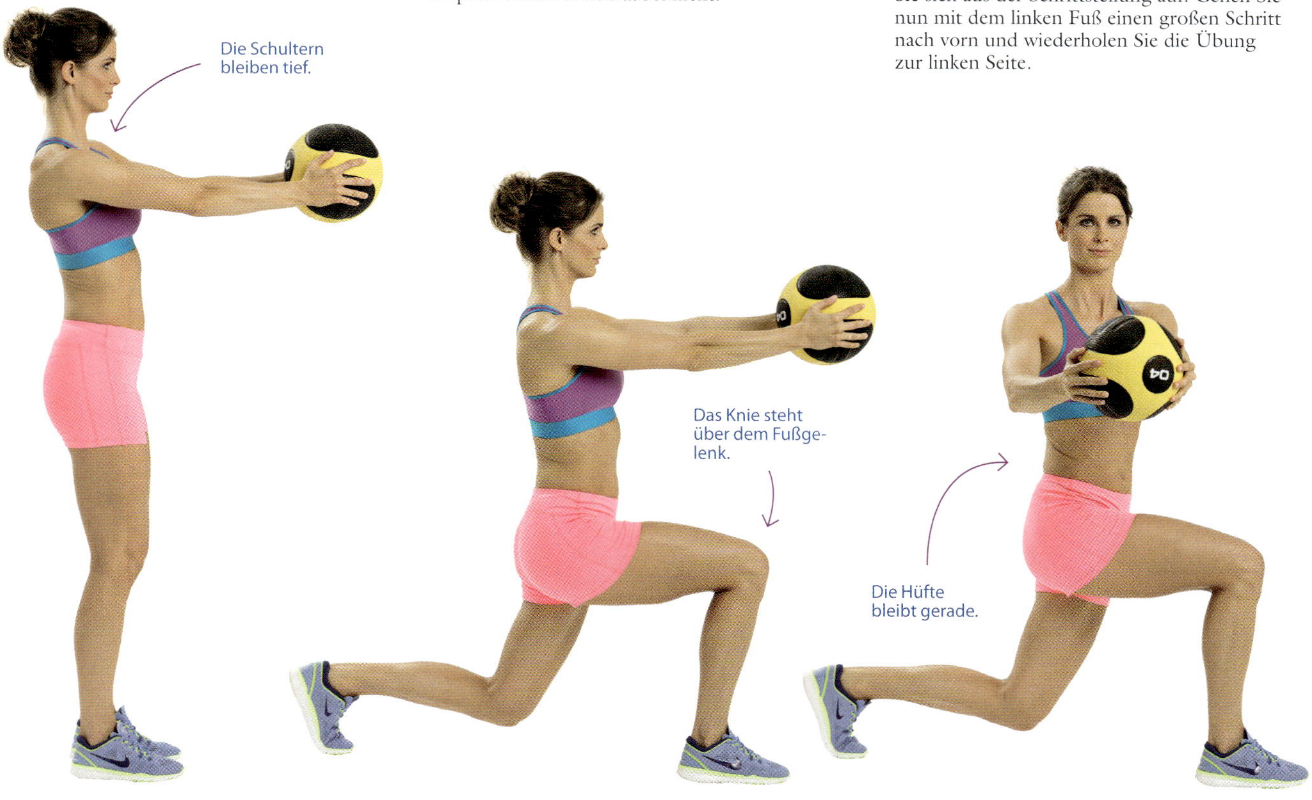

Die Hüfte bleibt gerade.

Zum Kennenlernen: Halten Sie den Ball vor der Brust, die Ellbogen zeigen nach außen.

Zur Steigerung: Richten Sie sich aus dem tiefen Ausfallschritt mit einem Sprung auf und wechseln Sie die Beinstellung in der Luft.

Beinheben mit Med-Ball

FORMT: die Oberschenkel-Außenseiten

BONUSEFFEKT: Koordinationstraining

A

- Legen Sie sich auf die rechte Seite und stützen Sie Ihren Kopf bequem in die rechte Hand. Halten Sie mit der linken Hand einen Medizinball auf der Außenseite Ihres linken Oberschenkels. Winkeln Sie die Beine an und halten Sie das linke Bein einige Zentimeter über dem rechten.

Ziehen Sie die Fußspitze zu den Schienbeinen.

B

- Heben Sie das linke Bein nun so weit wie möglich an. Drücken Sie dabei mit der linken Hand fest gegen den Med-Ball. Kurz halten, dann senken Sie das linke Bein kontrolliert ab, ohne es auf dem rechten Bein abzulegen. Nach allen vorgegebenen Wiederholungen legen Sie sich auf die linke Seite und führen die Übung mit dem rechten Bein aus.

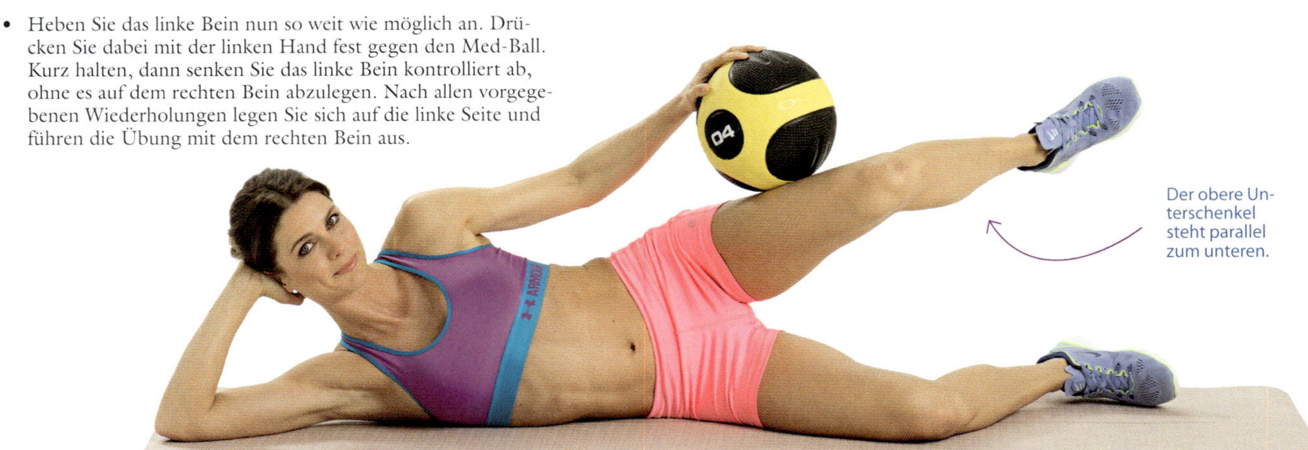
Der obere Unterschenkel steht parallel zum unteren.

Zum Kennenlernen: Legen Sie das obere Bein nach jeder (zweiten) Wiederholung kurz auf dem unteren ab.

Zur Steigerung: Halten Sie zusätzlich das untere Bein einige Zentimeter über dem Boden.

Gedrehte Knickse

FORMEN: Oberschenkel, Po, Brust, Trizeps

BONUSEFFEKT: Koordinationstraining

A

- Nehmen Sie einen hüftbreiten Stand ein. Halten Sie mit beiden Händen eine Kurzhantel über dem Kopf. Spannen Sie den Bauch an.

- Verlagern Sie Ihr Gewicht auf den rechten Fuß und kreuzen Sie den linken Fuß hinter dem rechten Bein. Beugen Sie beide Beine, sodass sich das linke Knie kurz über dem Boden befindet. Senken Sie gleichzeitig die Unterarme so weit nach hinten ab, dass die Hantel zwischen Ihren Schulterblättern steht.

- Richten Sie sich wieder ganz auf und führen Sie den gedrehten Knicks zur linken Seite aus.

Die Schultern bleiben unten.

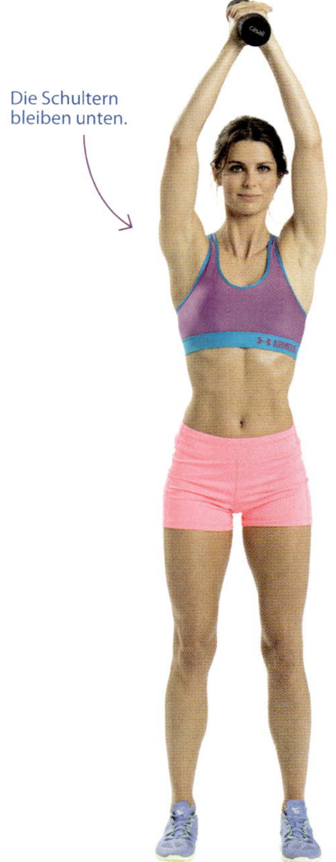

Die Ellbogen stehen direkt über den Schultern.

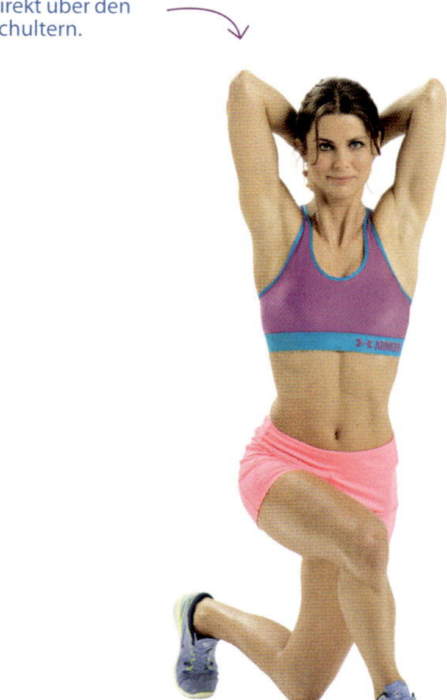

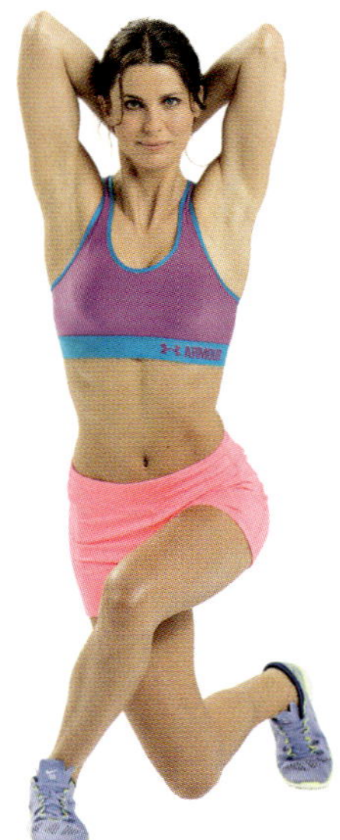

Zum Kennenlernen: Setzen Sie einen geraden Schritt nach hinten und gehen Sie dann in den Ausfallschritt.
Zur Steigerung: Führen Sie erst alle vorgegebenen Wiederholungen zu einer Seite aus, ehe Sie zur anderen Seite wechseln.

Starkes Beugen

FORMT: die Oberschenkel-Rückseiten

BONUSEFFEKT: Dehnung des unteren Rückens

- Nehmen Sie einen hüftbreiten Stand ein. Halten Sie eine Kurzhantel mit beiden Händen vor der Brust, die Ellbogen liegen eng am Körper. Spannen Sie den Bauch an und richten Sie den Blick nach vorn.

B

- Beugen Sie sich mit geradem Rücken so weit nach vorn, bis Ihr Oberkörper parallel zum Boden steht. Richten Sie sich ohne Schwung wieder in den Stand auf.

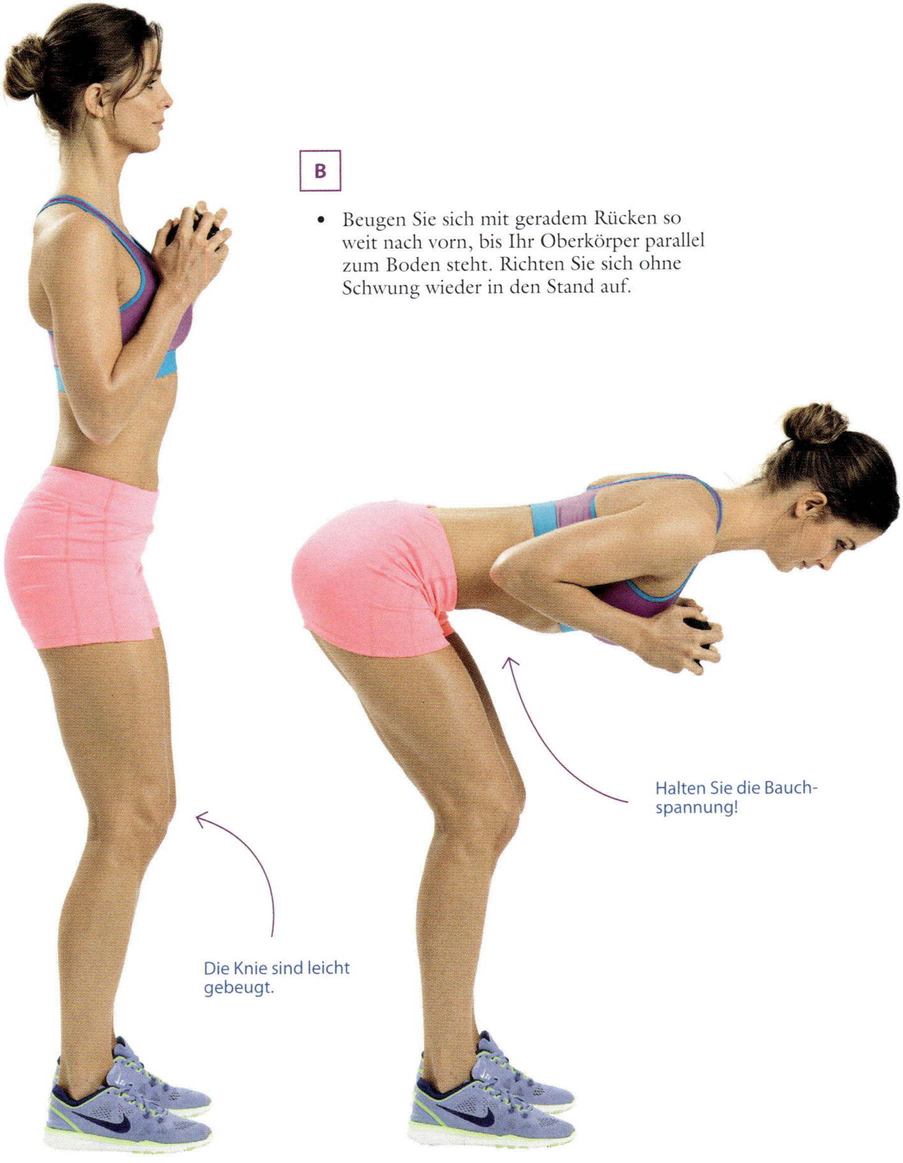

Halten Sie die Bauchspannung!

Die Knie sind leicht gebeugt.

Zum Kennenlernen: Beugen Sie sich nur so weit nach vorn, dass Sie die Rückseiten Ihrer Oberschenkel spüren.

Zur Steigerung: Strecken Sie Ihre Arme während der gesamten Übung über den Kopf, die Schultern bleiben dabei tief.

Spitzenaufstehen

FORMT: Oberschenkel, Waden, Po, Schultern

BONUSEFFEKT: Balancetraining

- Nehmen Sie einen hüftbreiten Stand ein. Halten Sie in jeder Hand eine Kurzhantel am langen Arm neben dem Körper. Der Bauch ist angespannt.

- Beugen Sie die Beine und senken Sie den Po ab, als wollten Sie sich hinsetzen. Führen Sie gleichzeitig die Arme leicht angewinkelt auf Brusthöhe nach vorn. Die Hanteln stehen senkrecht.

- Richten Sie sich in den Stand auf, indem Sie die Beine strecken und dabei den Po anspannen. Schieben Sie gleichzeitig die Arme gestreckt hinter den Körper und heben Sie die Fersen an. Aus der Streckung des ganzen Körpers senken Sie die Fersen dann wieder ab und gehen in einem fließenden Übergang in eine Kniebeuge.

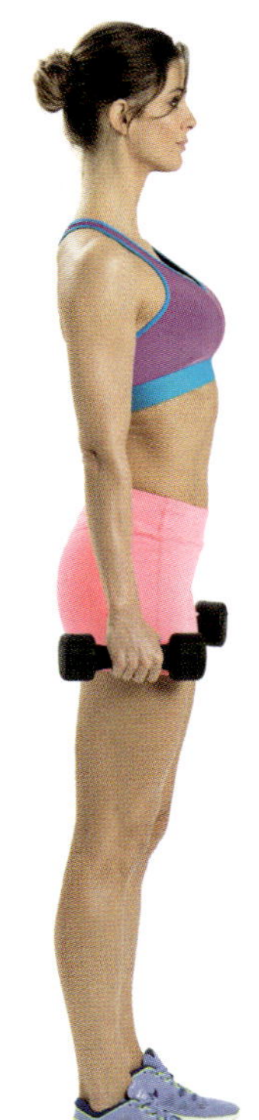

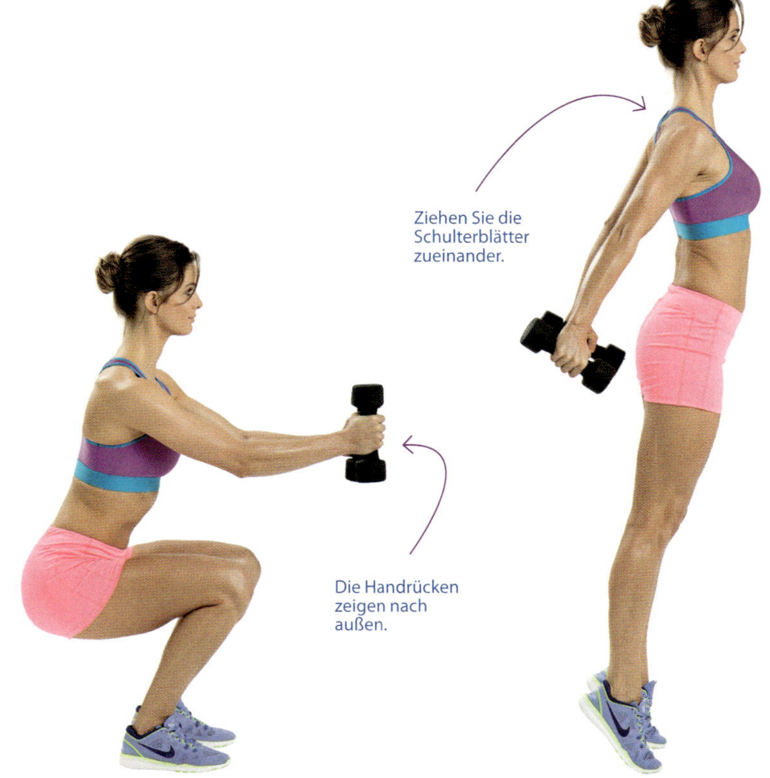

Ziehen Sie die Schulterblätter zueinander.

Die Handrücken zeigen nach außen.

Zum Kennenlernen: Lassen Sie in Position C die Fersen auf dem Boden.

Zur Steigerung: Machen Sie beim Aufrichten einen kleinen Sprung. Landen Sie so sanft wie möglich auf den Fußballen.

Wadenheben mit Hanteln

FORMT: die Waden

BONUSEFFEKT: Balancetraining

A

- Nehmen Sie einen hüftbreiten Stand ein. Halten Sie in jeder Hand eine Kurzhantel am langen Arm neben dem Körper. Spannen Sie den Bauch an.

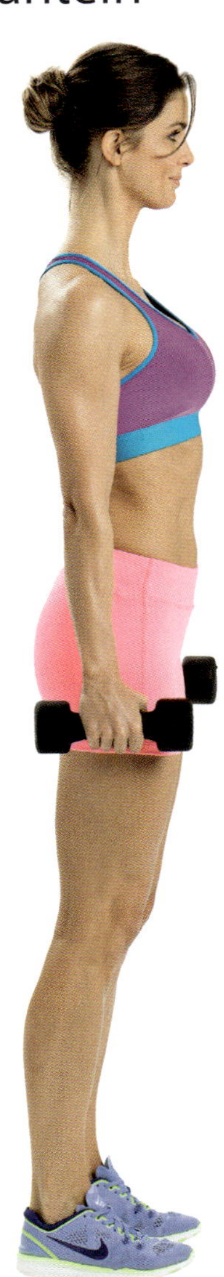

B

- Heben Sie die Fersen für drei bis fünf Atemzüge möglichst hoch. Der ganze Körper ist dabei gestreckt. Setzen Sie die Fersen dann kontrolliert wieder ab, arbeiten Sie ohne Schwung.

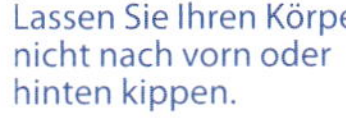

Lassen Sie Ihren Körper nicht nach vorn oder hinten kippen.

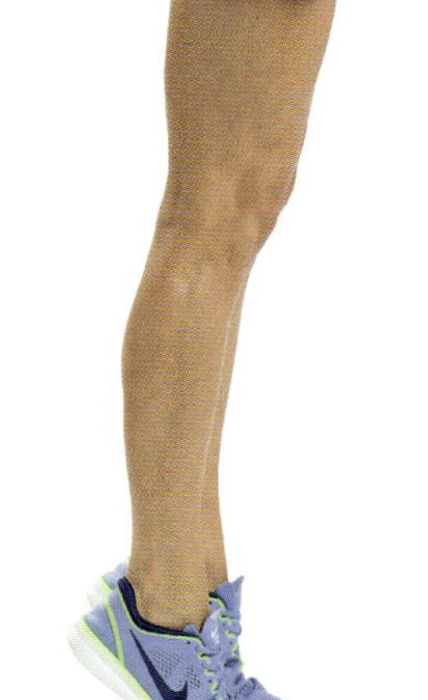

Zum Kennenlernen: Lassen Sie sich von einer Trainingspartnerin an den Schultern halten, damit Sie nicht aus der Balance geraten.

Zur Steigerung: Führen Sie die Übung auf der Kante einer Stufe aus, sodass Sie die Fersen nicht nur heben, sondern auch senken können.

Kniebeugen mit Hanteln

FORMEN: Oberschenkel, Po

A

- Nehmen Sie einen hüftbreiten Stand ein. Halten Sie in jeder Hand eine Kurzhantel. Führen Sie die Hanteln nach hinten auf Ihre Schultern. Heben Sie dazu die Ellbogen bis auf Schulterhöhe an und winkeln Sie die Arme an. Die Ellbogen zeigen jetzt nach vorn und die Hanteln stehen senkrecht. Der Bauch ist dabei angespannt.

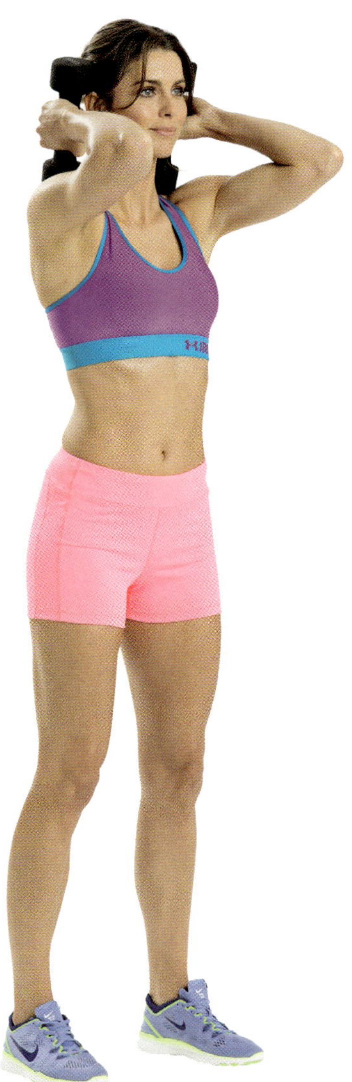

B

- Gehen Sie in eine tiefe Kniebeuge. Senken Sie dazu den Po ab, als wollten Sie sich hinsetzen. Lehnen Sie gleichzeitig Ihren Oberkörper mit geradem Rücken leicht nach vorn. Richten Sie sich wieder auf, indem Sie Druck auf die Fersen geben, die Beine strecken und den Po anspannen.

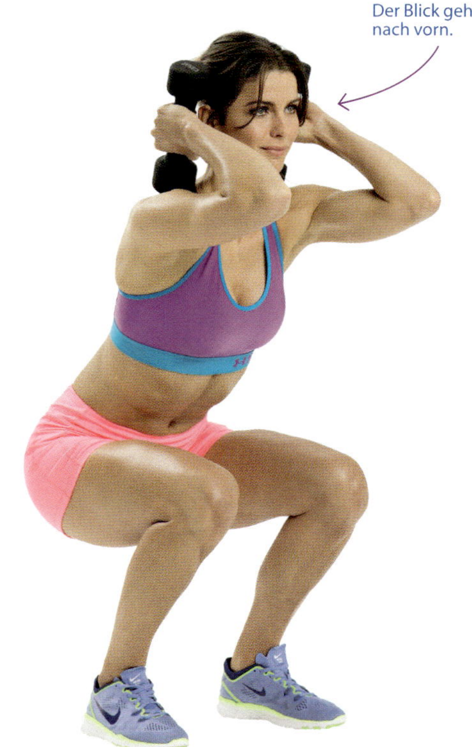
Der Blick geht nach vorn.

Zum Kennenlernen: Überkreuzen Sie die Hanteln vor der Brust.

Zur Steigerung: Halten Sie eine Ferse in der Luft. Nach der Hälfte der vorgegebenen Wiederholungen wechseln Sie die Fußstellung.

Lange Kniebeugen

FORMEN: Beine, Po, Schultern

BONUSEFFEKT: Haltungsschulung

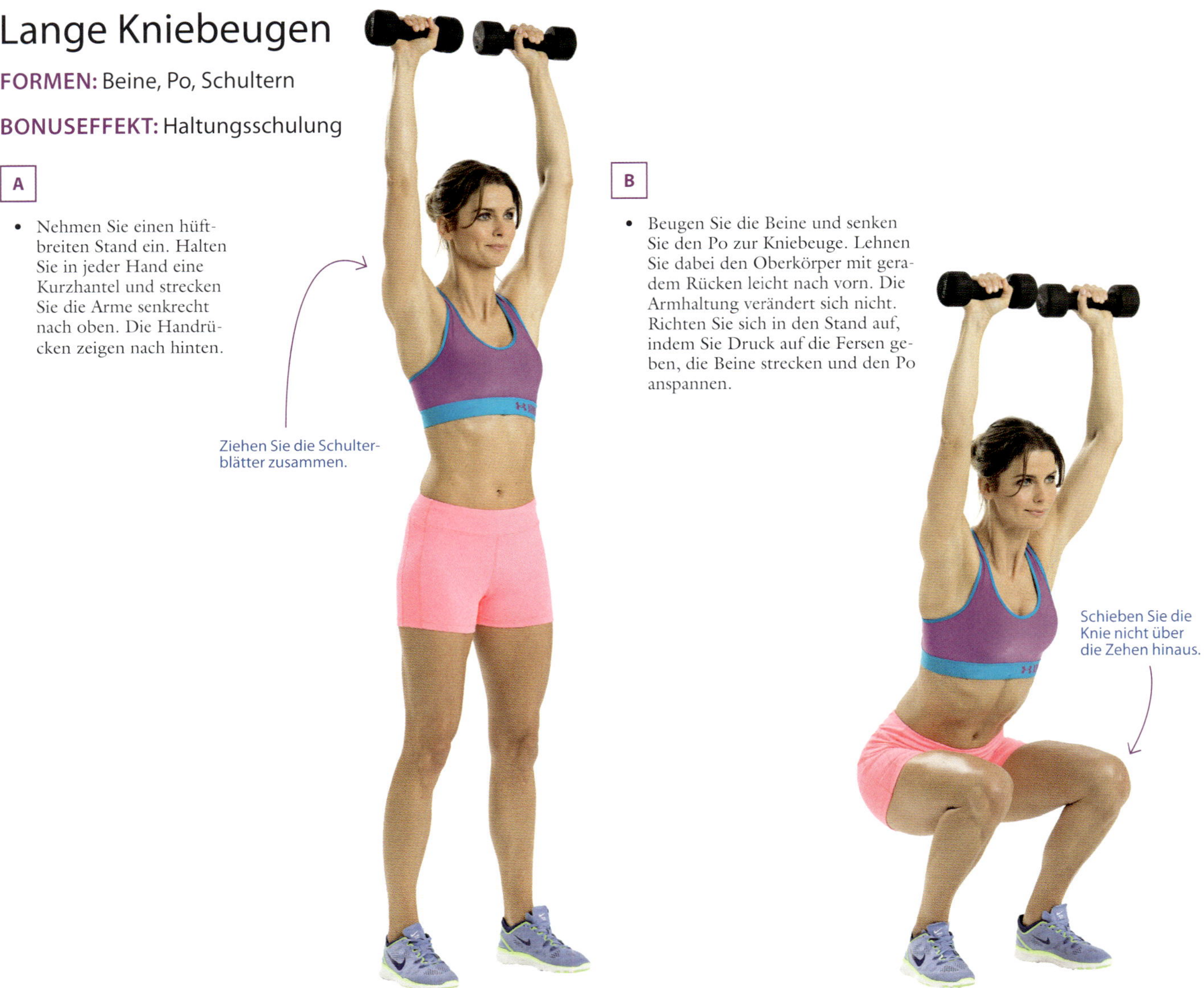
Ziehen Sie die Schulterblätter zusammen.
Schieben Sie die Knie nicht über die Zehen hinaus.

A

- Nehmen Sie einen hüftbreiten Stand ein. Halten Sie in jeder Hand eine Kurzhantel und strecken Sie die Arme senkrecht nach oben. Die Handrücken zeigen nach hinten.

B

- Beugen Sie die Beine und senken Sie den Po zur Kniebeuge. Lehnen Sie dabei den Oberkörper mit geradem Rücken leicht nach vorn. Die Armhaltung verändert sich nicht. Richten Sie sich in den Stand auf, indem Sie Druck auf die Fersen geben, die Beine strecken und den Po anspannen.

Zum Kennenlernen: Senken Sie die Arme nach jeder (zweiten) Wiederholung kurz ab.

Zur Steigerung: Senken Sie die gestreckten Arme in Position B bis auf Brusthöhe. Halten Sie diese Position kurz, bevor Sie die Arme senkrecht wieder anheben und sich aufrichten. Die Schultern bleiben dabei tief.

Wechselsprünge mit Hanteln

FORMEN: die Beine

BONUSEFFEKT: Sprungkrafttraining

A

- Nehmen Sie eine lange Schrittstellung ein, das linke Bein ist vorn. Halten Sie in jeder Hand eine Kurzhantel am langen Arm neben dem Körper. Beugen Sie beide Beine, bis das rechte Knie kurz über dem Boden ist. Achten Sie darauf, dass Sie das linke Knie nicht über die Zehen hinausschieben.

B

- Geben Sie Druck auf den rechten Fußballen und die linke Ferse. Drücken Sie sich fest vom Boden ab und springen Sie mit gestreckten Beinen senkrecht in die Luft.

C

- Wechseln Sie im Sprung die Schrittstellung, sodass Sie mit dem rechten Fuß vorn und dem linken Fuß hinten landen. Beugen Sie die Beine sofort nach der Landung. Nun hält das linke Knie knapp über dem Boden. Setzen Sie aus dieser Position heraus direkt zum nächsten Wechselsprung an.

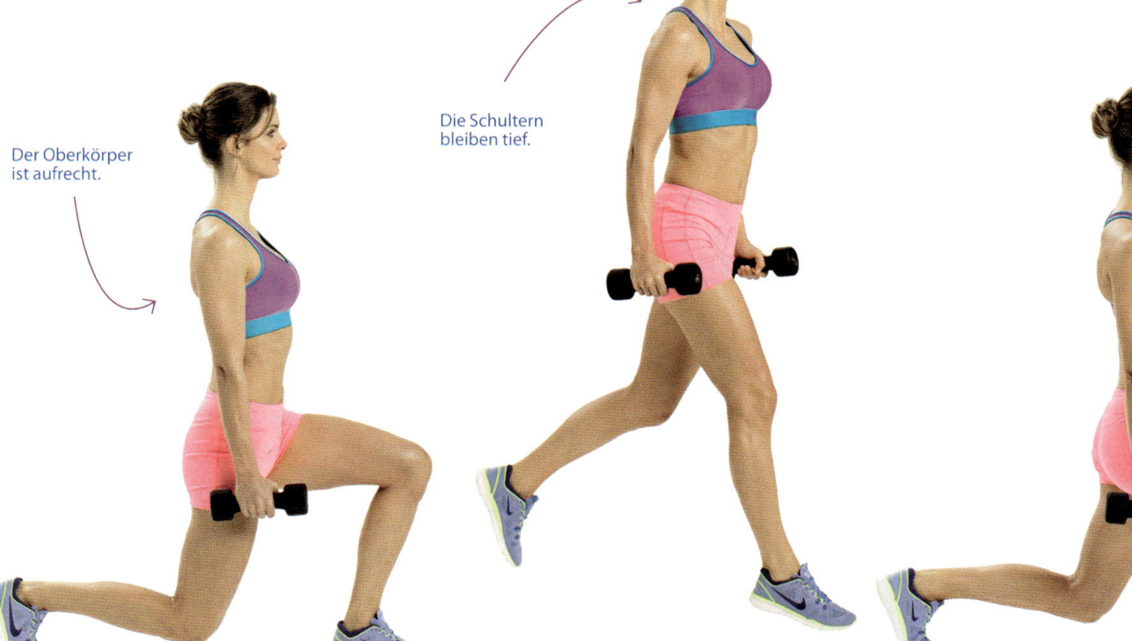

Der Oberkörper ist aufrecht.
Die Schultern bleiben tief.

Zum Kennenlernen: Verzichten Sie auf den Wechsel der Schrittstellung in der Luft. Führen Sie stattdessen erst alle Wiederholungen mit dem linken Fuß vorn, dann mit dem rechten Fuß vorn aus.

Zur Steigerung: Schließen Sie während der Übungsausführung die Augen.

Seitliche Ausfallschritte mit Hanteln

FORMEN: die Beine

BONUSEFFEKT: Dehnung der Oberschenkel-Innenseiten

A

- Nehmen Sie eine breite Grätschstellung ein. Halten Sie mit gestreckten Armen in jeder Hand eine Kurzhantel vor dem Körper.

- Verlagern Sie Ihr Gewicht nach rechts, beugen Sie das rechte Bein stark und lehnen Sie den Oberkörper nach vorn. Das rechte Knie befindet sich zwischen Ihren Armen. Rutschen Sie gegebenenfalls mit dem linken Fuß etwas weiter zur Seite, damit das linke Bein ganz gestreckt ist.

- Strecken Sie das rechte Bein, spannen Sie den Po fest an und richten Sie sich wieder in den Stand auf. Gehen Sie direkt zur nächsten Wiederholung auf der linken Seite über, indem Sie Ihr Gewicht nach links verlagern und das linke Bein beugen.

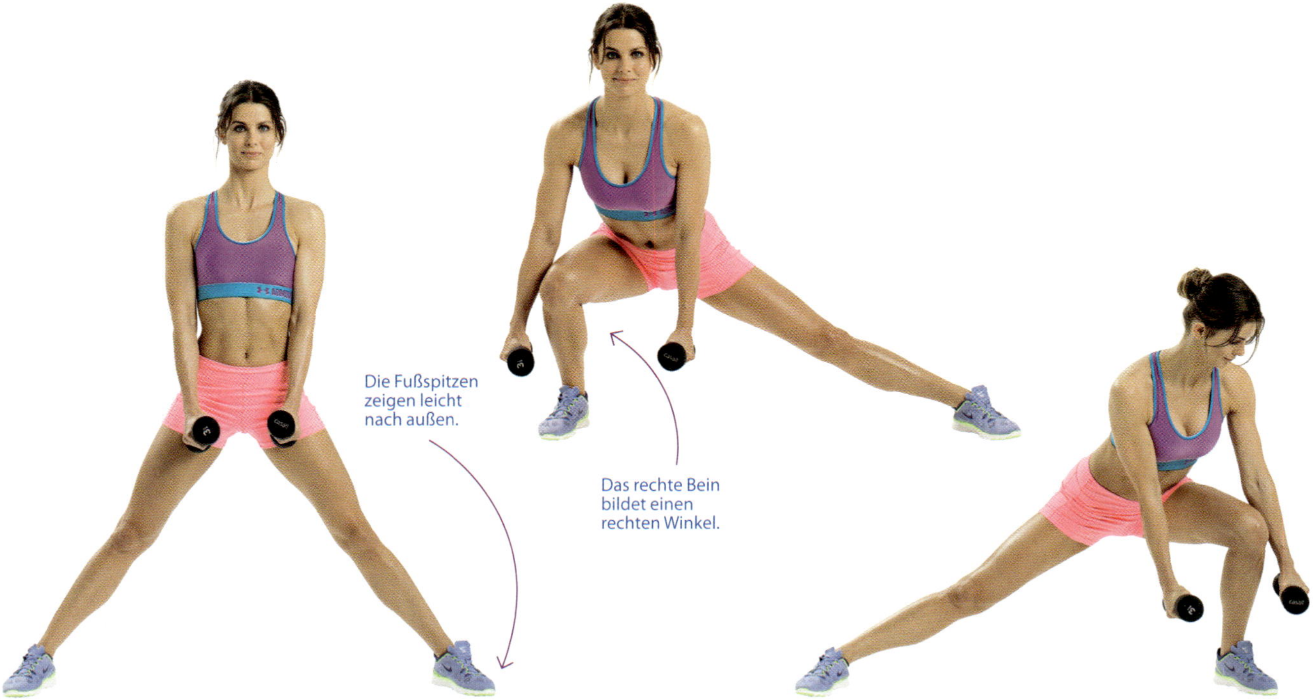

Die Fußspitzen zeigen leicht nach außen.

Das rechte Bein bildet einen rechten Winkel.

Zum Kennenlernen: Beugen Sie das Standbein nur leicht.
Zur Steigerung: Führen Sie erst alle Wiederholungen auf einer Seite aus, ehe Sie zur anderen übergehen.

Hoher Farmer's Walk

FORMT: die Beine

BONUSEFFEKT: Balancetraining

A

- Nehmen Sie eine Schrittstellung ein, der rechte Fuß ist vorn. Halten Sie in jeder Hand eine Kurzhantel am langen Arm neben dem Körper. Der Oberkörper ist aufrecht, der Blick geht nach vorn. Stellen Sie sich auf die Fußballen, indem Sie die Fersen so weit wie möglich anheben.

B

- Gehen Sie in kleinen Schritten nach vorn, ohne die Fersen abzusenken.

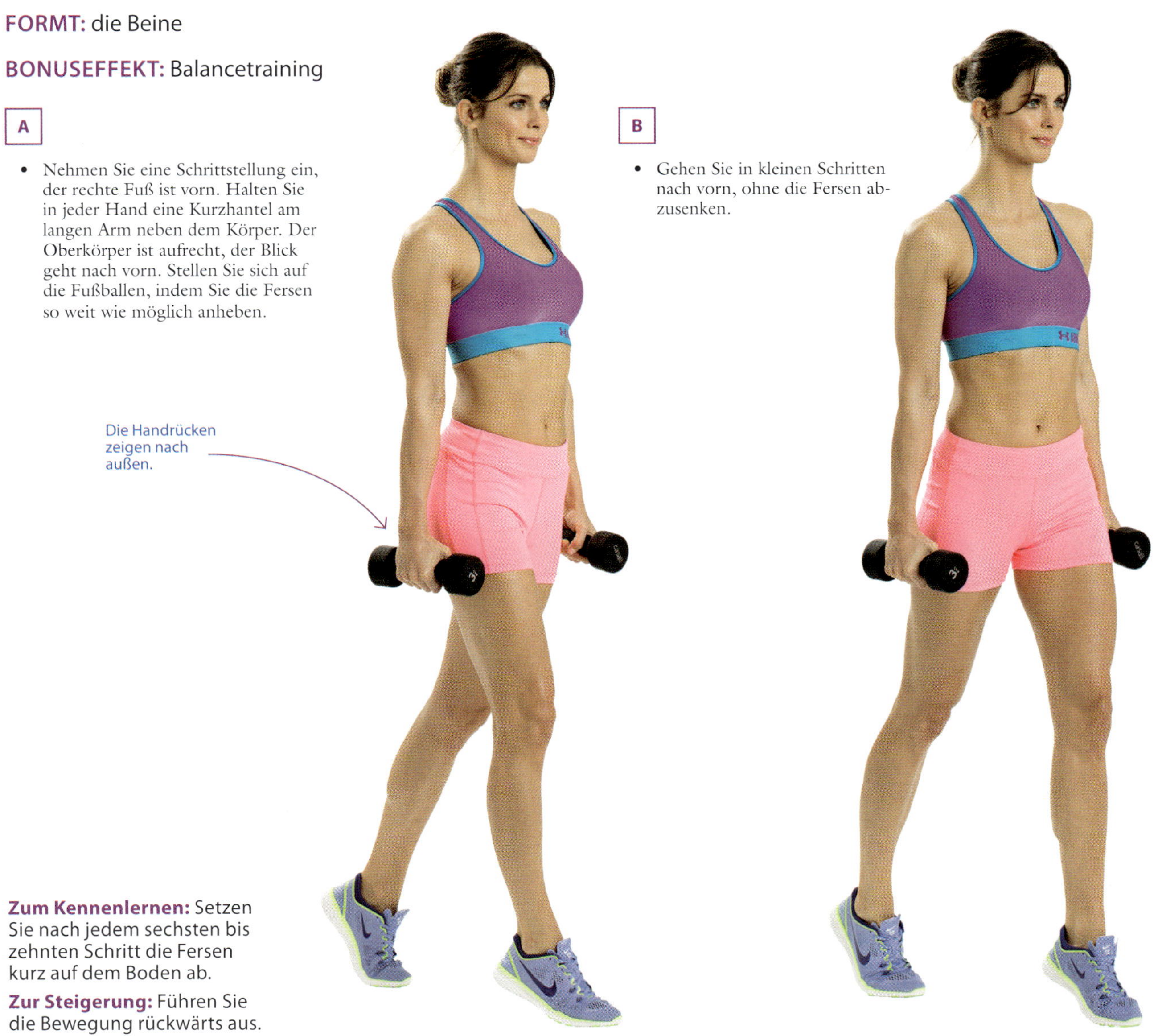
Die Handrücken zeigen nach außen.

Zum Kennenlernen: Setzen Sie nach jedem sechsten bis zehnten Schritt die Fersen kurz auf dem Boden ab.

Zur Steigerung: Führen Sie die Bewegung rückwärts aus.

Hochdruck

FORMT: Beine, Rücken

BONUSEFFEKT: Teambuilding

A

- Stellen Sie sich mit Ihrer Trainingspartnerin Rücken an Rücken und haken Sie sich mit Ihren Unterarmen in den Ellbogenbeugen Ihrer Partnerin unter. Gehen Sie nun beide einige Schritte nach vorn und senken Sie den Po unter Kniehöhe ab.

B

- Drücken Sie sich fest gegen Ihre Trainingspartnerin – und umgekehrt –, um sich aus der Hocke …

C

- … so weit wie möglich aufzurichten. Verändern Sie die Fußstellung dabei nicht und achten Sie darauf, dass die Bewegung senkrecht nach oben geht. Senken Sie beide den Po ab und beugen Sie die Beine, um mit Gegendruck wieder in die Hocke zu gehen.

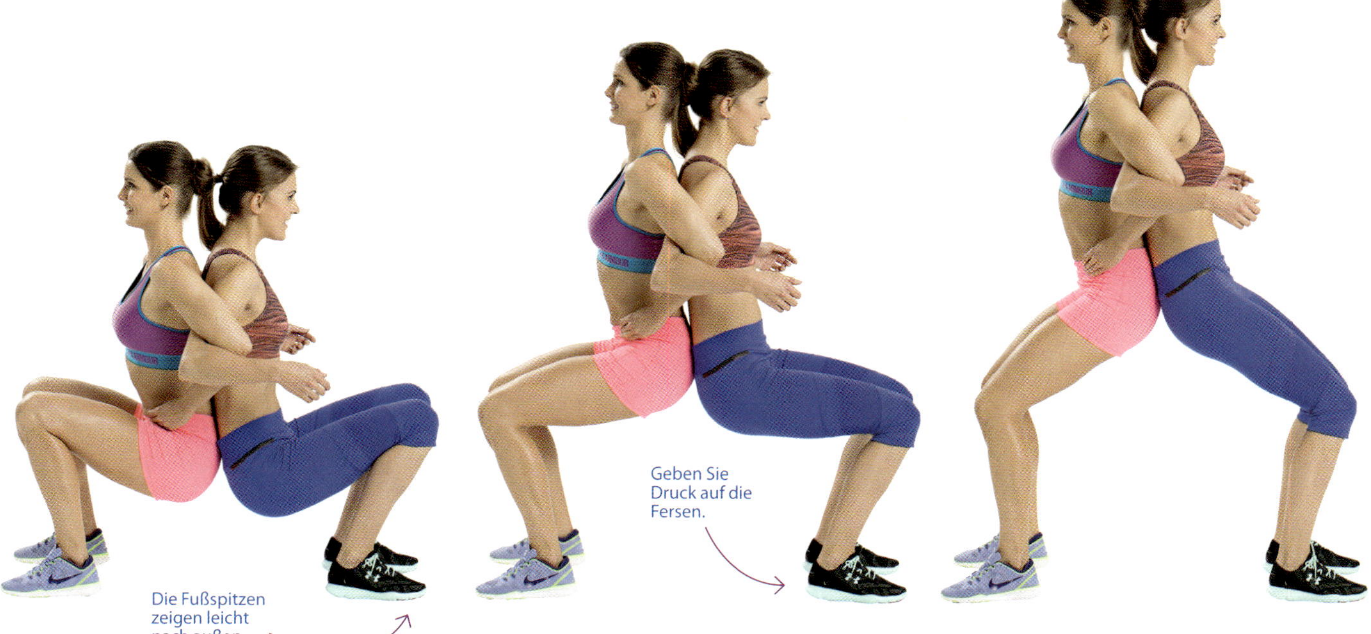

Geben Sie Druck auf die Fersen.
Die Fußspitzen zeigen leicht nach außen.

Zum Kennenlernen: Senken Sie den Po nur bis Kniehöhe ab.

Zur Steigerung: Heben Sie in Position C die Fersen – abwechselnd oder gleichzeitig – kurz an.

Im Alleingang: Lehnen Sie sich mit dem Rücken fest gegen eine Wand und führen Sie die Übung dort aus, indem Sie mit dem Po nach unten beziehungsweise oben rutschen.

Partner-Pistols

FORMEN: die Beine

BONUSEFFEKT: Balancetraining

A

- Stellen Sie sich leicht versetzt voreinander hin und greifen Sie mit der rechten Hand den rechten Unterarm Ihrer Trainingspartnerin. Stützen Sie die linke Hand in die Hüfte und heben Sie beide das linke Bein etwas an. Schieben Sie dabei den Po nach hinten und beugen Sie das Standbein leicht.

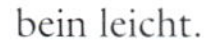

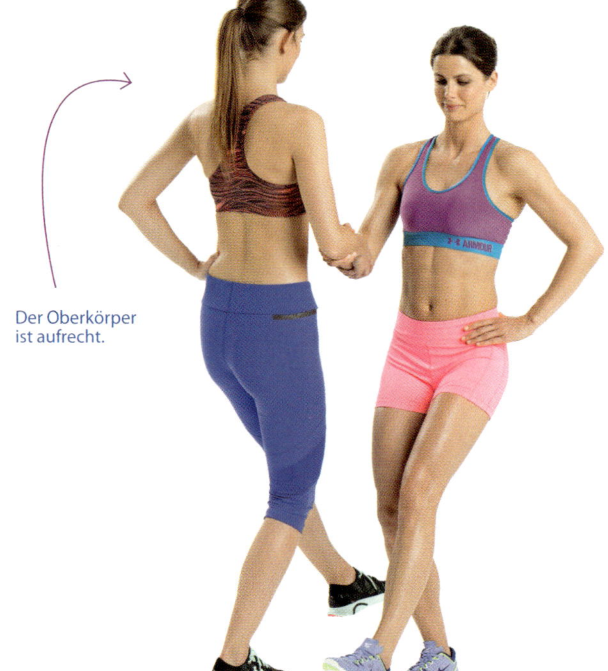
Der Oberkörper
ist aufrecht.

B

- Lehnen Sie sich zurück und halten Sie den Unterarm der Partnerin fest umschlossen. Beugen Sie beide das Standbein so stark wie möglich und senken Sie den Po so weit es geht ab. Idealerweise berührt der rechte hintere Oberschenkel nun die rechte Wade. Halten Sie das linke Bein gestreckt in der Luft. Für eine bessere Balance führen Sie in der Abwärtsbewegung den linken Arm auf Schulterhöhe nach vorn. Geben Sie starken Druck auf die rechte Ferse und ziehen Sie am Arm der Partnerin, um sich aufzurichten. Sind alle vorgegebenen Wiederholungen geschafft, führen Sie die Partner-Pistols mit dem linken Bein aus.

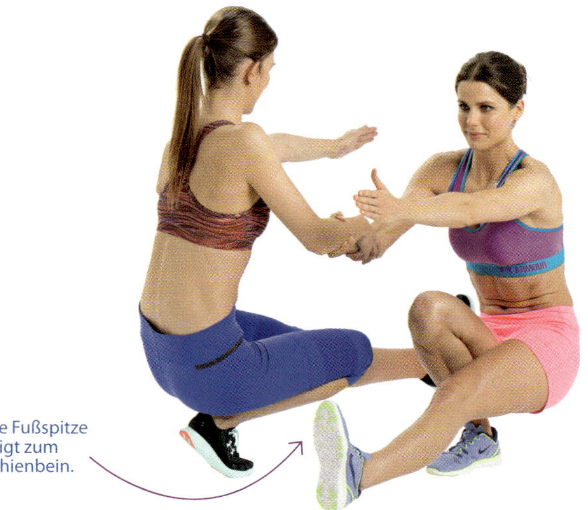
Die Fußspitze
zeigt zum
Schienbein.

Zum Kennenlernen: Stellen Sie sich hüftbreit hin und heben Sie zu Beginn nur eine Ferse an, anstatt das Bein in der Luft zu halten.

Zur Steigerung: Berühren Sie nur die Handfläche der Partnerin, um ohne ihre Unterstützung arbeiten zu können. So hilft Ihre Partnerin Ihnen nur beim Balancehalten.

Im Alleingang: Halten Sie sich an der Klinke einer geöffneten Tür fest und führen Sie die Übung in dieser Position aus.

Anziehung

FORMT: Beine, Schultern

BONUSEFFEKT: mehr Durchsetzungsvermögen

AUSFÜHRUNG

- Stellen Sie sich vor Ihre Trainingspartnerin. Die Entfernung beträgt etwa zwei Armlängen – das heißt, Sie können sich mit auf Schulterhöhe nach vorn gestreckten Armen über Kreuz die Hände reichen. Gehen Sie beide in eine tiefe Hocke, der Po ist unter Kniehöhe. Versuchen Sie sich nun gegenseitig so weit es geht nach hinten zu ziehen. Das Ziel ist es, dass Sie so weit wie möglich zurück und so wenig wie möglich nach vorn gehen.

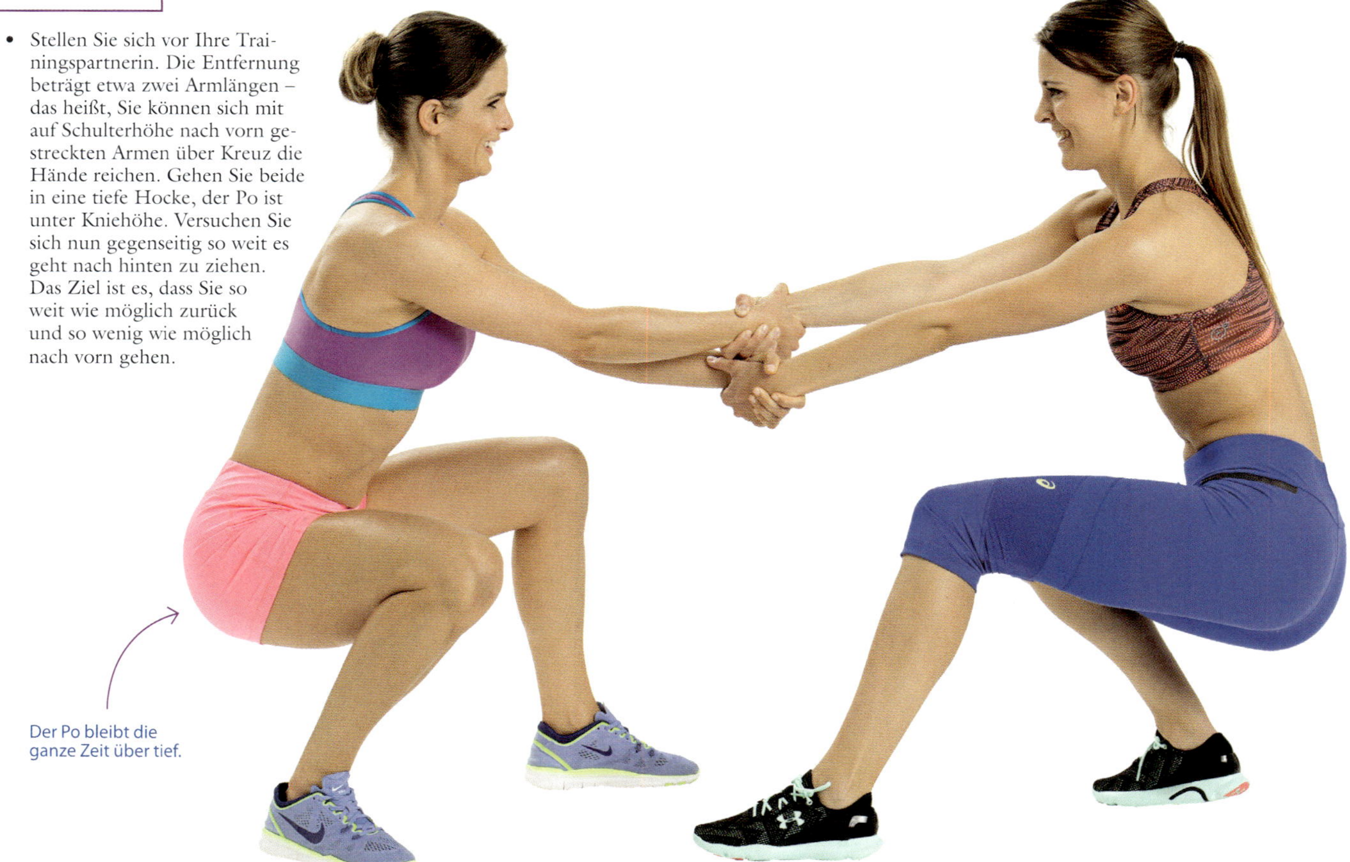

Der Po bleibt die ganze Zeit über tief.

Zum Kennenlernen: Richten Sie sich zwischendurch kurz auf, um die Beine zu lockern.

Zur Steigerung: Versuchen Sie, die Partnerin auch zur Seite zu ziehen.

Im Alleingang: Halten Sie sich an einem Tischbein fest und ziehen Sie den (mit Büchern beschwerten) Tisch nach hinten beziehungsweise vorn. Ein Tipp: Kleben Sie vorab Flitzgleiter unter die Tischfüße – der Tisch rutscht dann besser und der Boden wird nicht verkratzt.

Rumpfneigen im Knien

FORMT: die Oberschenkel

BONUSEFFEKT: Haltungsschulung

- Knien Sie sich auf den Boden und richten Sie sich auf, sodass Oberschenkel und Rumpf eine Linie bilden. Der Blick geht nach vorn unten. Legen Sie die rechte Hand auf die linke Schulter und die linke Hand auf die rechte Schulter. Ihre Trainingspartnerin kniet sich hinter Sie und stützt sich mit gestreckten Armen auf Ihre Fesseln.

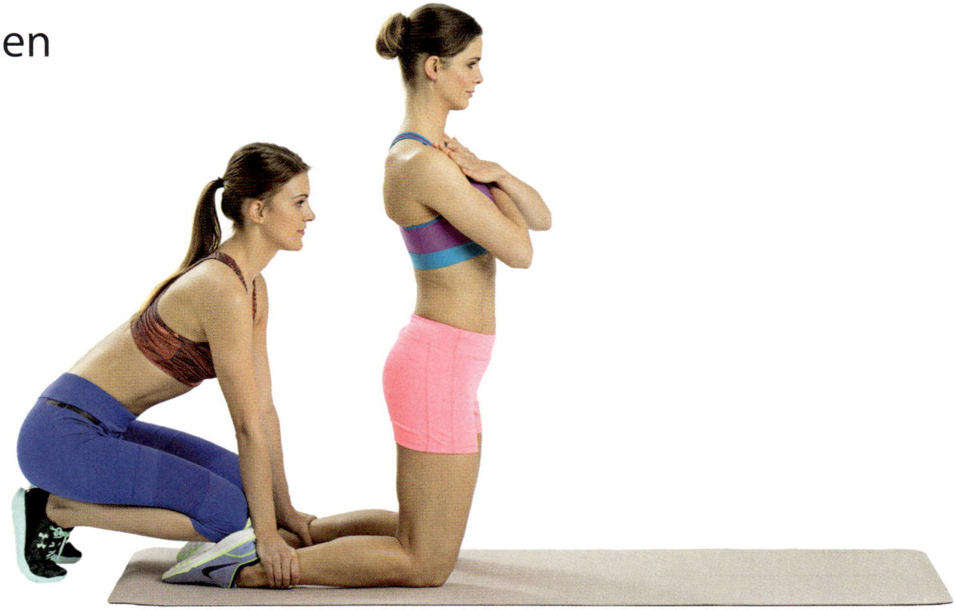

- Spannen Sie Oberschenkel, Bauch und Po fest an. Lehnen Sie sich so weit wie möglich nach vorn, ohne die gerade Linie aus Oberschenkeln und Rumpf aufzulösen. Ihre Trainingspartnerin drückt Ihre Unterschenkel auf den Boden, damit Sie nicht umkippen. Halten Sie am tiefsten Punkt der Bewegung kurz inne und richten Sie sich dann wieder auf, indem Sie die Spannung in den Oberschenkeln, im Bauch und im Po noch einmal verstärken.

Die Fersen fallen nach außen.

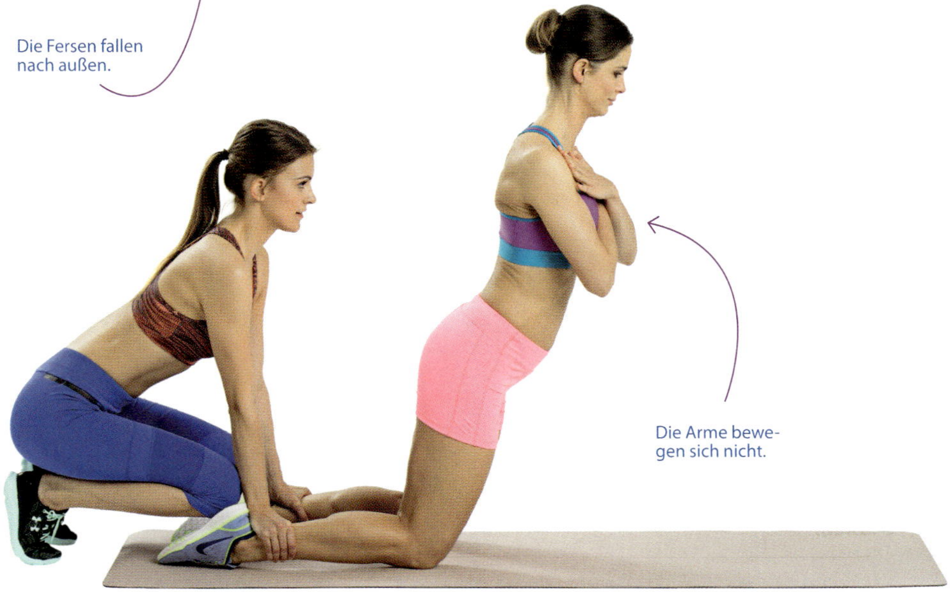

Die Arme bewegen sich nicht.

Zum Kennenlernen: Lehnen Sie sich nur ganz leicht nach vorn – die Hauptsache ist es, dass Sie die Belastung der Bauch-, Po- und Oberschenkelmuskeln spüren.

Zur Steigerung: Lehnen Sie sich so weit nach vorn, dass Sie mit den Händen den Boden berühren, und führen Sie einen Liegestütz aus.

Im Alleingang: Knien Sie sich auf ein Kissen und pressen Sie die Fußballen gegen eine Wand. Absolvieren Sie die Übung in dieser Position.

Hocksprünge

FORMEN: Beine, Rumpf, Schultern

BONUSEFFEKT: Koordinations- und Sprungkrafttraining

A

- Gehen Sie in einen Unterarmstütz. Legen Sie dazu die Unterarme auf dem Boden ab, verschränken Sie die Finger ineinander und halten Sie Ihren Körper wie ein Brett über dem Boden. Den Bauch und den Po fest anzuspannen hilft Ihnen dabei, die Hüfte nicht absinken zu lassen. Ihre Trainingspartnerin stellt sich links von Ihnen auf, geht leicht in die Hocke und umfasst Ihre Taille mit ihren Händen.

B

- Nun drückt sich Ihre Partnerin mit beiden Füßen fest vom Boden ab, um mit gestreckten Armen und angezogenen Beinen …

C

- … auf Ihre rechte Seite zu springen. Dort landet Ihre Trainingspartnerin sanft auf dem Vorfuß und setzt direkt zum nächsten Sprung zurück auf die linke Seite an.

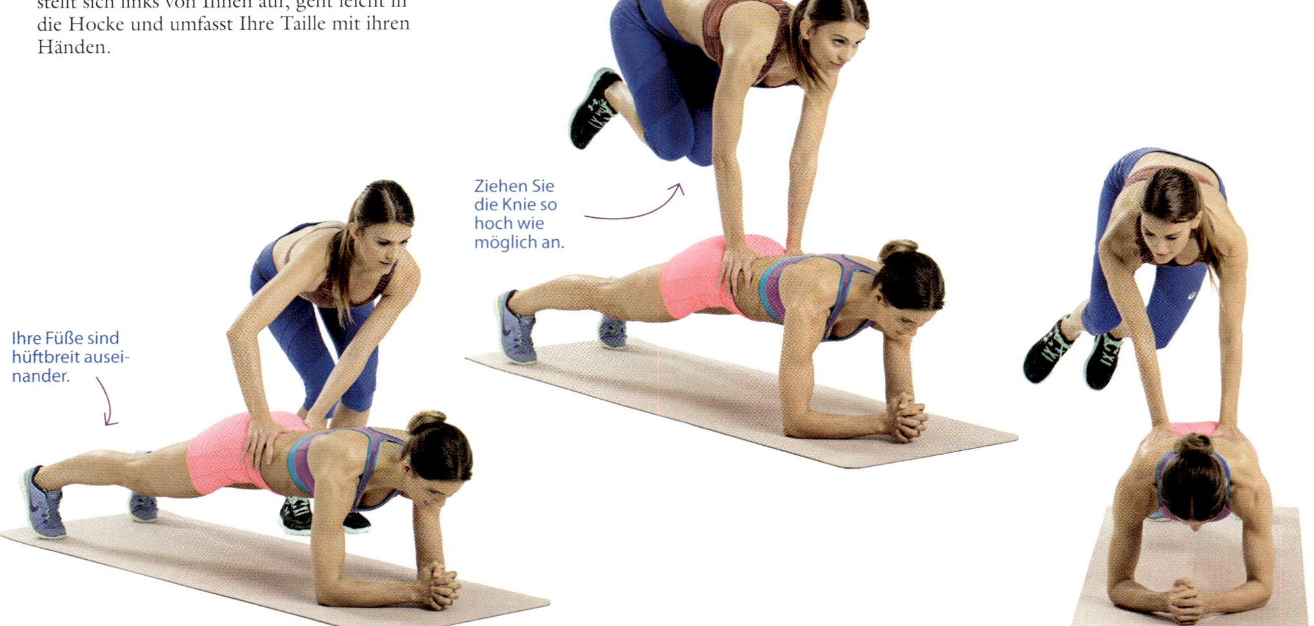
Ihre Füße sind hüftbreit auseinander.
Ziehen Sie die Knie so hoch wie möglich an.

Zum Kennenlernen: Legen Sie nach jedem (zweiten) Sprung eine kurze Pause ein.

Zur Steigerung: Führen Sie die Übung in einer Liegestützposition aus.

Im Alleingang: Springen Sie über eine flache Bank oder eine fest stehende Kiste. Nach zwei Sprüngen pro Seite gehen Sie für fünf bis zehn Sekunden in den Unterarmstütz.

Drunter & drüber

FORMT: Beine, Schultern

BONUSEFFEKT: Koordinationstraining

A

- Stellen Sie sich mit Ihrer Trainingspartnerin so hin, dass Ihre Rücken zueinanderzeigen, der Abstand beträgt eine halbe Schrittlänge. Halten Sie mit langen Armen einen Med-Ball in beiden Händen. Führen Sie die Arme über den Kopf nach oben und lehnen Sie sich leicht nach hinten, um Ihrer Trainingspartnerin den Ball zu übergeben. Diese hat sich ebenfalls mit nach oben gestreckten Armen leicht zurückgelehnt.

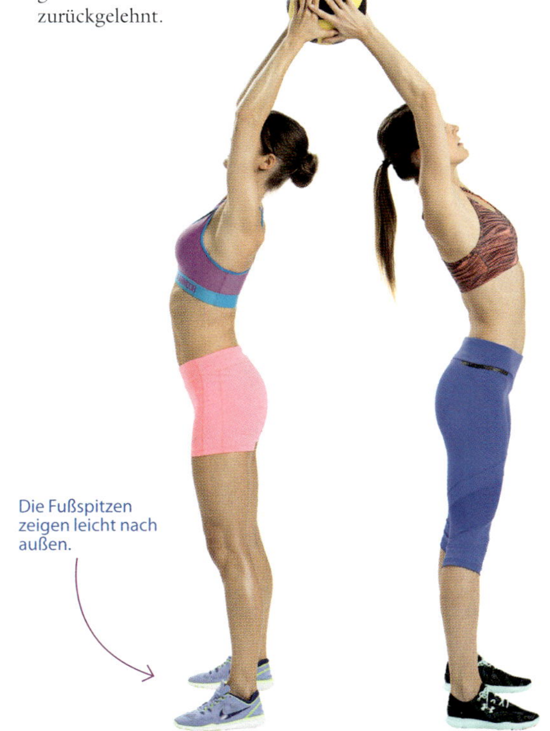

Die Fußspitzen zeigen leicht nach außen.

B

- Senken Sie beide den Po ab, gehen Sie in die Knie und beugen Sie sich nach vorn, um den Ball zwischen den Beinen wieder von Ihrer Partnerin zu übernehmen. Wenn Sie alle vorgegebenen Wiederholungen absolviert haben, wechseln Sie die Übergaberichtung.

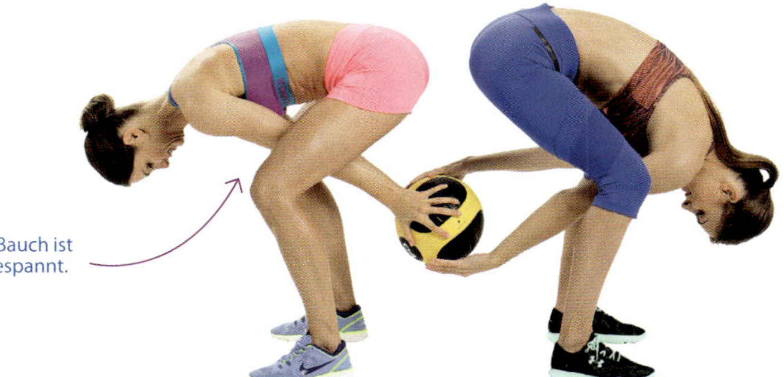

Der Bauch ist angespannt.

Zum Kennenlernen: Benutzen Sie einen Wasserball oder Luftballon.
Zur Steigerung: Vergrößern Sie den Abstand zur Trainingspartnerin.
Im Alleingang: Führen Sie die Übung ohne die Ballübergabe aus.

Austauschschritte

FORMEN: Beine, Schultern

BONUSEFFEKT: Koordinationstraining

A

- Stellen Sie sich leicht versetzt voreinander auf. Der Abstand beträgt etwa eine Schrittlänge. Ihre Trainingspartnerin hält mit angewinkelten Armen einen Med-Ball in beiden Händen.

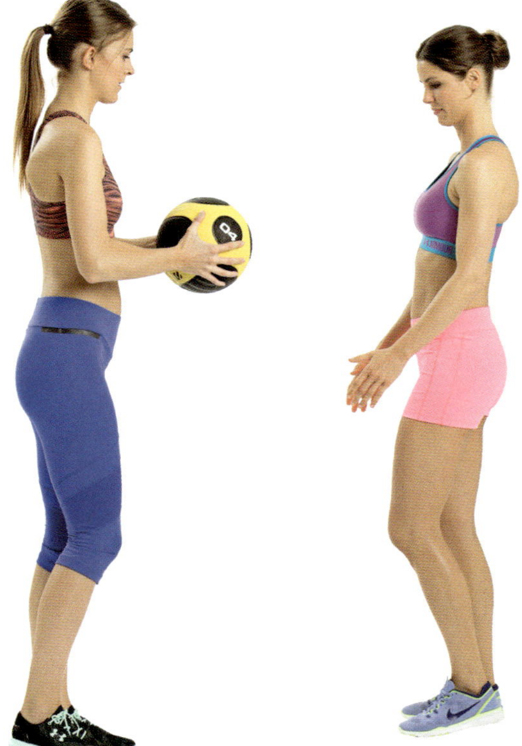

B

- Setzen Sie beide den linken Fuß einen Schritt nach vorn, beugen Sie das linke Knie und senken Sie das rechte in Richtung Boden ab, ohne es aufzusetzen. Übernehmen Sie den Med-Ball am tiefsten Punkt des Ausfallschritts und richten Sie sich dann wieder in den Stand auf. Geben Sie dazu gleichmäßigen Druck auf den linken Fuß und die Zehen des rechten Fußes. Machen Sie nun einen Ausfallschritt mit dem rechten Fuß vorn und übergeben Sie den Ball an Ihre Trainingspartnerin.

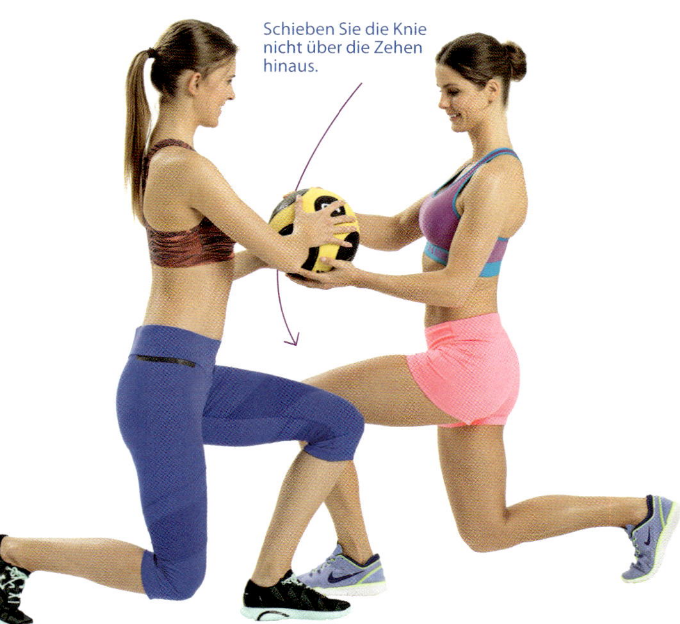

Schieben Sie die Knie nicht über die Zehen hinaus.

Zum Kennenlernen: Bauen Sie nach jeder zweiten oder vierten Wiederholung eine kurze Pause ein.

Zur Steigerung: Wandern Sie bei der Übung durch den Raum, indem Sie direkt von einem Ausfallschritt zum nächsten übergehen, ohne sich aufrichten. Achten Sie darauf, dass die jeweils rückwärts Gehende nirgendwo anstößt.

Im Alleingang: Führen Sie die Übung ohne die Ballübergabe aus.

Stuhlersatz

FORMT: Beine, Schultern, Trizeps

BONUSEFFEKT: Koordinationstraining, Haltungsschulung

A

- Halten Sie einen Med-Ball in beiden Händen und gehen Sie in eine tiefe Kniebeuge. Senken Sie dazu den Po ab, beugen Sie die Beine und lehnen Sie den Oberkörper leicht nach vorn. Strecken Sie nun die Arme neben den Ohren nach oben. Ihre Partnerin stützt sich rücklings mit den Händen auf Ihren Knien auf und bringt ihre Beine in einen rechten Winkel. Der Po ihrer Partnerin befindet sich auf Ihrer Kniehöhe, ihr Oberkörper ist aufrecht, der Blick geht nach vorn.

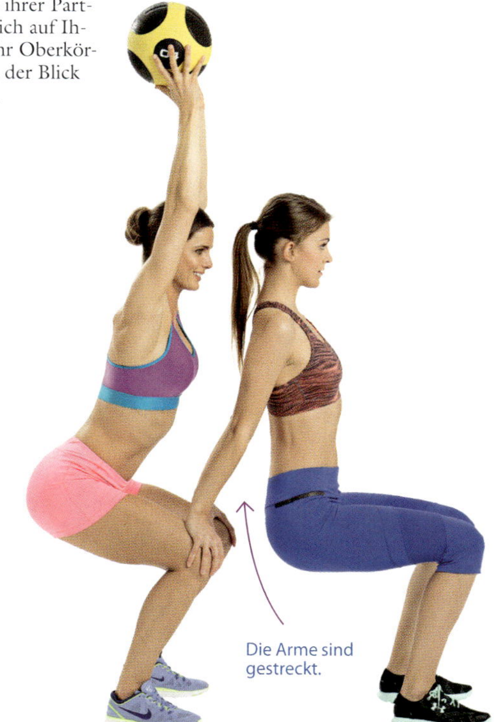

Die Arme sind
gestreckt.

B

- Sie verändern Ihre Haltung nicht, während Ihre Trainingspartnerin die Arme beugt und den Po so weit wie möglich absenkt. Diese Position hält die Partnerin kurz, dann baut sie Druck auf die Hände auf und streckt die Arme wieder zurück zur Ausgangsposition.

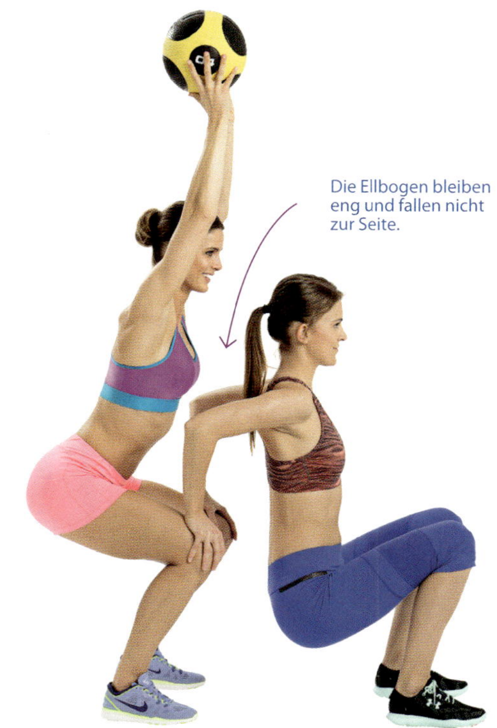

Die Ellbogen bleiben
eng und fallen nicht
zur Seite.

Zum Kennenlernen: Richten Sie sich nach jeder (zweiten) Wiederholung kurz auf, um Beine und Arme zu lockern.

Zur Steigerung: Senken und heben Sie Ihren Po synchron zum Armbeugen und -strecken Ihrer Trainingspartnerin.

Im Alleingang: Stützen Sie sich rücklings auf einen Badewannenrand oder eine tiefe Fensterbank und absolvieren Sie die Übung in dieser Position. Halten Sie im Anschluss die tiefe Kniebeuge mit gestreckten Armen für fünf bis zehn Sekunden.

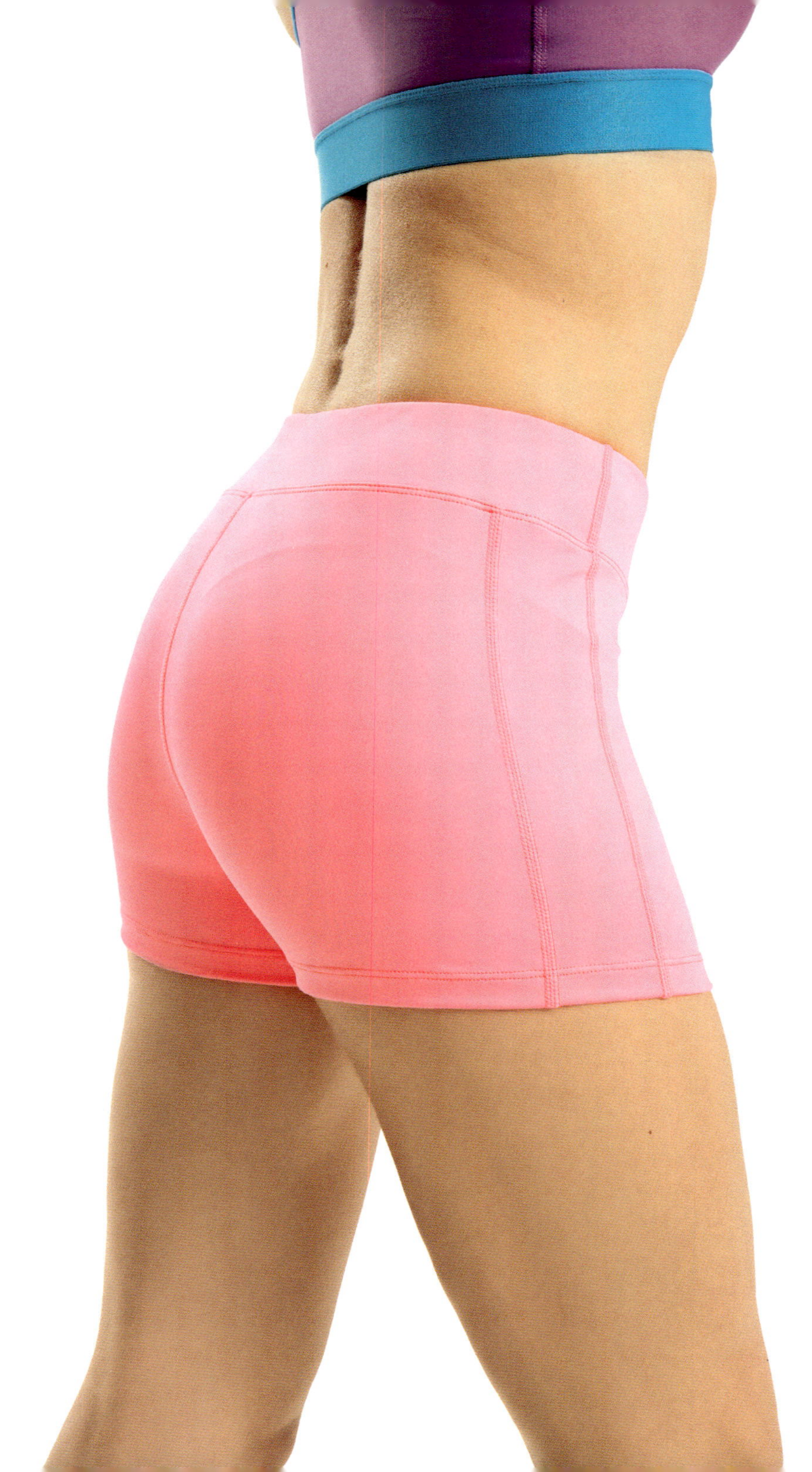

Kapitel 2.4

Der perfekte Knack-Po

Schluss mit schlaff – je abwechslungsreicher ein Po-Training ausfällt, desto knackiger ist der Effekt für Ihre Kehrseite! Daher finden Sie auf den folgenden Seiten vielfältige Übungen mit diversen Varianten, die den Musculus gluteus maximus und seine zwei Brüder so richtig herausfordern. Und das Training lohnt sich! Fitte Gesäßmuskeln sind nicht nur sexy, sie helfen Ihnen auch, mühelos aufzustehen, stundenlang und überall unterwegs zu sein sowie einen stabilen Stand einzunehmen. Um die Sache rund zu machen: Ein straffer Po lässt Rücken- und Knieschmerzen kaum eine Chance!

Perfekter Knack-Po

Positives über den Po

Eine knackige Kehrseite macht auf den ersten Blick eine Menge her. Im Bikini, in engen Jeans oder im knappen Partydress – je mehr Ihr Po einem prallen Apfel statt einer lang gezogenen Birne ähnelt, desto besser stehen Sie da. Im wahrsten Sinne des Wortes, denn ein trainiertes Gesäß sorgt für eine aufrechte Haltung – egal ob Sie gerade gehen, hüpfen, Treppen steigen, klettern ... Es ist also nicht nur aus optischen Gründen wichtig, die Pobacken zusammenzukneifen (das sollten Sie übrigens für den Apfelform-Feinschliff immer mal wieder im Alltag tun) und regelmäßig zu trainieren. Ein starker Hintern schützt nämlich auch vor Kreuzschmerzen, da die Rückenmuskulatur ziemlich selbstlos ist und die Stabilisierungsaufgaben von einem schlaffen Po übernimmt. Auch Hüftschmerzen können daran liegen, dass die zu schwachen Pomuskeln ihrer eigentlichen Aufgabe nicht nachkommen. Ähnliches gilt für das Läuferknie. Wenn der Po beim Joggen nur schlapp mitwackelt, anstatt aktiv beteiligt zu sein, müssen die Knie viel mehr Druck aushalten und das tut irgendwann weh. Ein Tipp zum Schluss: Damit Sie Ihre straffen Leistungen nicht durchs Essen gleich wieder zunichtemachen, sollten Sie so wenig Salz wie möglich verwenden. In großen Mengen begünstigt Salz Wassereinlagerungen, die den Hintern größer machen, als er tatsächlich ist. Achten Sie stattdessen lieber darauf, genug zu trinken. Mindestens zwei Liter stilles Wasser am Tag sind Pflicht, denn sonst beginnt der Körper Flüssigkeit zu speichern, weil er Angst hat, irgendwann auf dem Trockenen zu sitzen. Steht ihm hingegen genug zur Verfügung, werden Schlacken leichter abtransportiert und der Weg wird frei gemacht für dellenfreie Po-Partien.

Diese Muskeln sind hintenrum der Hit

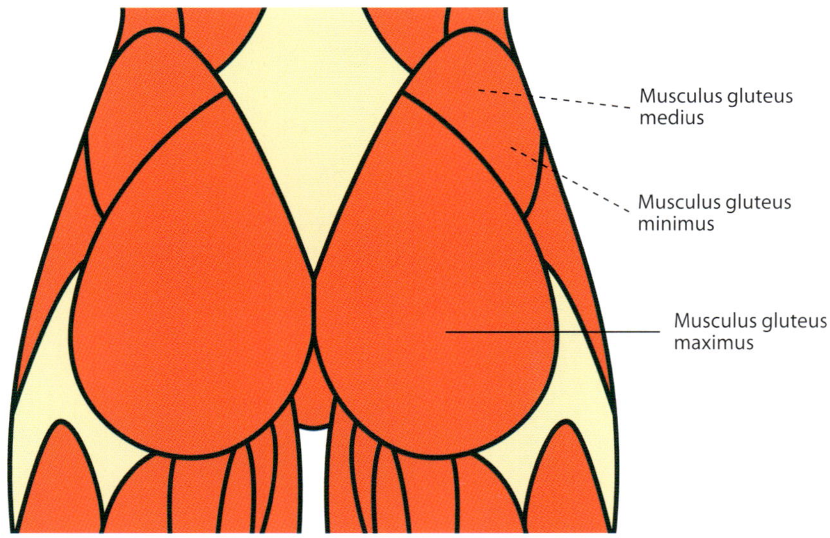

Der große Pomuskel alias Musculus gluteus maximus ist aufgrund seiner Lage und Größe für die Form des Hinterns zuständig. Doch er kann noch mehr: Sobald Sie vom Stuhl aufstehen, sorgt er für die dazu notwendige Streckung im Hüftgelenk. Unter diesem – im Hinblick auf das Volumen – größten Muskel des Körpers liegt der mittlere Gesäßmuskel oder Musculus gluteus medius. Er hilft Ihnen dabei, aufrecht stehen zu können und das Bein seitlich anzuheben oder zu drehen. Wenn Sie ihn trainieren, profitiert auch Ihre Taille, da der mittlere Gesäßmuskel direkt dort angrenzt. Unterstützung bekommt er dabei von dem kleinen Gesäßmuskel (Musculus gluteus minimus), der vollständig unter dem mittleren Gesäßmuskel liegt. Der kleine Gesäßmuskel schützt zudem die Partie zwischen Oberschenkel und Becken vor Fettpolstern.

Einbeinige Kniebeugen

FORMEN: den Po

BONUSEFFEKT: Balancetraining

A

- Nehmen Sie einen hüftbreiten Stand ein. Strecken Sie die Arme auf Schulterhöhe nach vorn und umfassen Sie mit Ihrer linken Hand die Finger der rechten. Die Ellbogen sind leicht gebeugt. Verlagern Sie Ihr Gewicht auf den rechten Fuß, beugen Sie die Beine leicht – dazu den Po etwas nach hinten schieben – und lösen Sie die linke Ferse vom Boden.

Der Bauch ist angespannt.

B

- Senken Sie den Po noch weiter ab, als wollten Sie sich auf einen tiefen Hocker setzen, und beugen Sie die Beine stark. Idealerweise befindet sich der Po nun auf Höhe des linken Knies. Lehnen Sie gleichzeitig den Oberkörper mit geradem Rücken nach vorn. Diese Position kurz halten, dann geben Sie Druck auf den rechten Fuß und die Zehen des linken Fußes, um die Beine zu strecken. Spannen Sie dabei den Po fest an. Sind alle vorgegebenen Wiederholungen geschafft, führen Sie die Übung auf dem linken Fuß stehend aus.

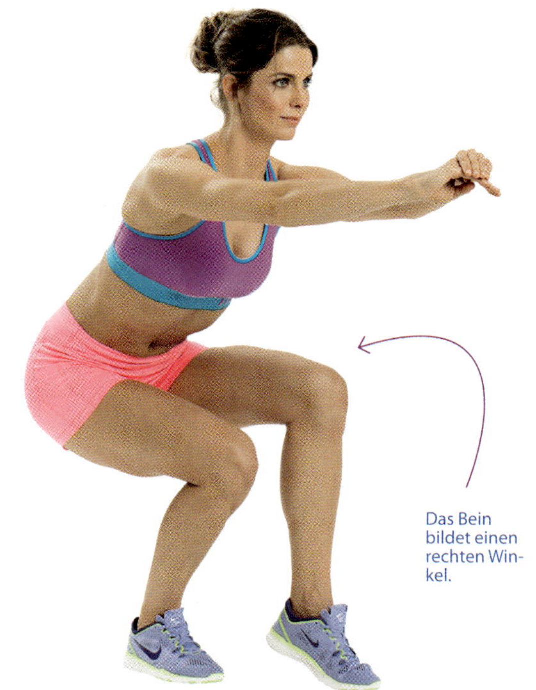
Das Bein bildet einen rechten Winkel.

Zum Kennenlernen: Halten Sie sich mit einer Hand an einem fest stehenden Gegenstand fest, um nicht so leicht aus der Balance zu geraten.
Zur Steigerung: Heben Sie in Position B den aufgestellten Fuß kurz vollständig vom Boden ab.

Tiefe Rückschübe

FORMEN: den Po

BONUSEFFEKT: Dehnung der Hüftbeuger

A

- Hüftbreiter Stand. Gehen Sie in eine Hockstellung, indem Sie den Po nach hinten schieben, die Beine beugen und den Oberkörper mit geradem Rücken nach vorn lehnen. Legen Sie die Hände mit angewinkelten Armen auf Brusthöhe locker übereinander. Ihre Schultern sind tief, der Bauch ist angespannt.

B

- Verlagern Sie Ihr Gewicht auf den rechten Fuß, führen Sie den linken Fuß so weit wie möglich nach hinten und setzen Sie ihn nur mit den Zehen auf. Strecken Sie gleichzeitig den linken Arm in der Verlängerung zum Oberkörper aus. Stützen Sie sich dabei mit den Fingerspitzen der rechten Hand auf dem Boden ab, der Arm ist gestreckt. Geben Sie Druck auf die Zehen des linken Fußes und führen Sie das linke Bein zurück neben das rechte, um die Übung direkt mit dem rechten Fuß zu wiederholen. Strecken Sie dazu den rechten Arm schräg nach oben und den linken nach unten.

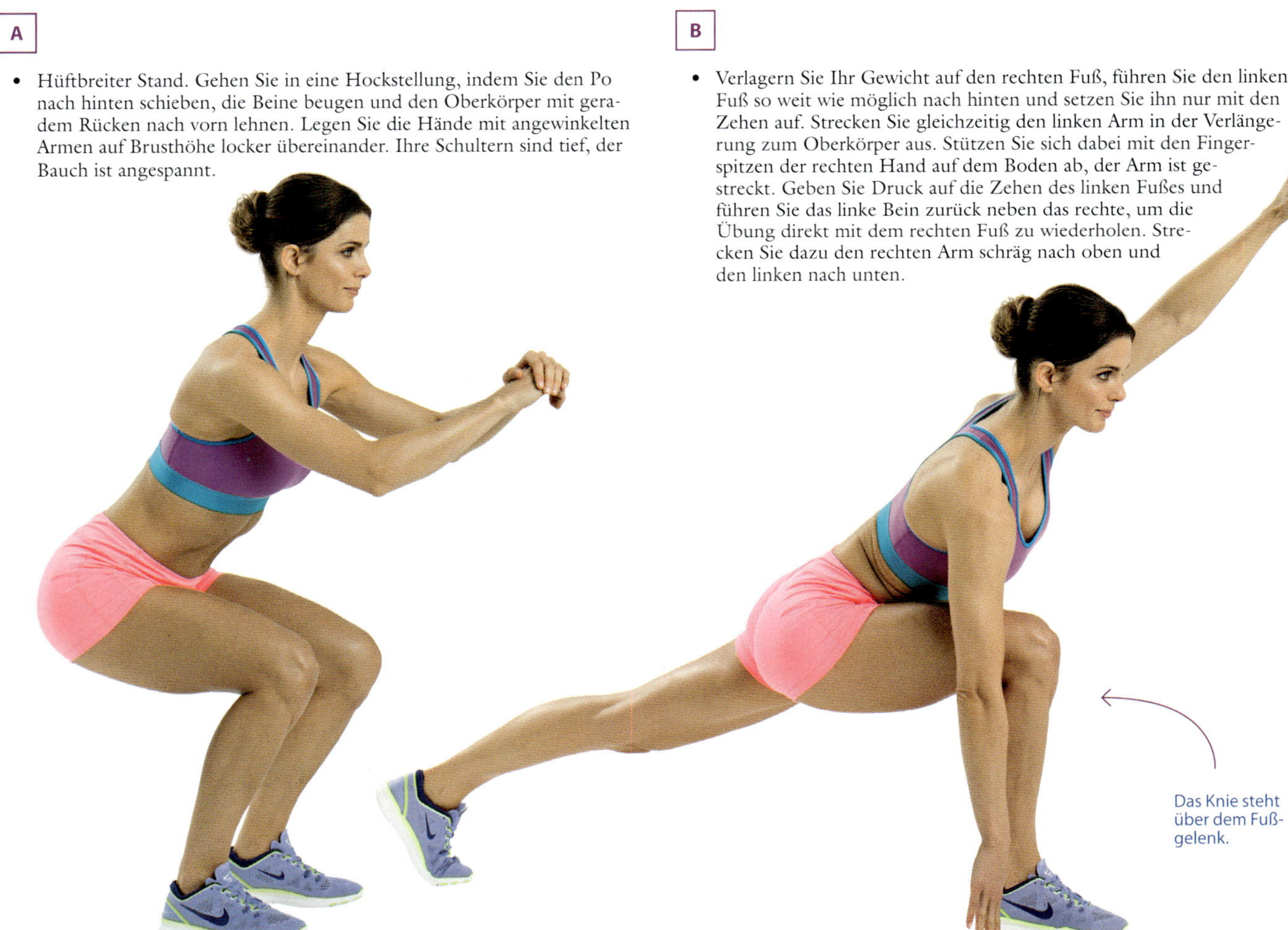

Das Knie steht über dem Fußgelenk.

Zum Kennenlernen: Halten Sie sich mit der nicht nach oben gestreckten Hand an einem stabilen Gegenstand fest.

Zur Steigerung: Führen Sie erst alle vorgegebenen Wiederholungen auf einer Seite aus, ehe Sie zur anderen Seite übergehen.

Einbeiniges Hüftheben

FORMT: Po, Rumpf, Schultern

BONUSEFFEKT: Koordinationstraining

A

- Setzen Sie sich mit aufrechtem Rücken auf den Boden und stützen Sie die Hände hinter dem Po auf. Die Finger zeigen nach vorn. Wer Probleme mit den Handgelenken hat, stützt sich auf den Fäusten ab. Stellen Sie das linke Bein bequem auf und heben Sie das rechte Bein gestreckt um einige Zentimeter an.

B

- Stellen Sie den linken Fuß auf und drücken Sie sich über die Hände zu einer Tischhaltung nach oben. Spannen Sie dazu den Po fest an und schieben Sie ihn bewusst in die Höhe. Heben Sie gleichzeitig das rechte Bein gestreckt an und drehen Sie die Hände nach außen. Senken Sie dann den Po wieder ab, zurück zu Position A. Legen Sie das rechte Bein dabei aber nicht ab, sondern gehen Sie direkt zur nächsten Wiederholung über. Wenn Sie alle vorgegebenen Wiederholungen absolviert haben, führen Sie die Übung mit dem linken Bein in der Luft aus.

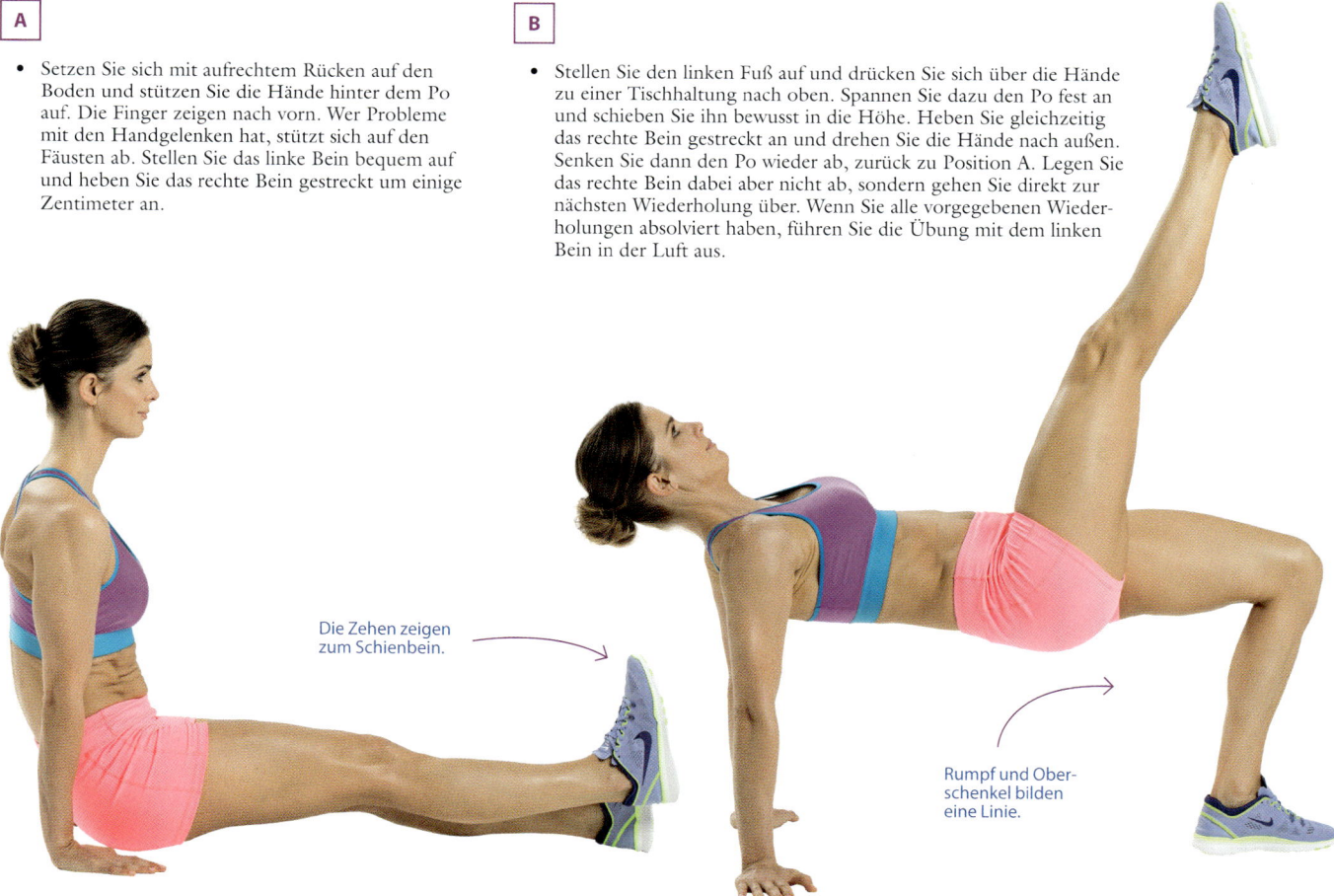

Die Zehen zeigen zum Schienbein.

Rumpf und Oberschenkel bilden eine Linie.

Zum Kennenlernen: Stellen Sie beide Füße auf und strecken Sie ein Bein erst in der Tischhaltung schräg nach oben.
Zur Steigerung: Führen Sie in Position B umgekehrte Liegestütze aus, indem Sie die Arme beugen und den Po absenken.

Connector

FORMT: Po, Rücken, Trizeps

BONUSEFFEKT: Dehnung der hinteren Oberschenkel

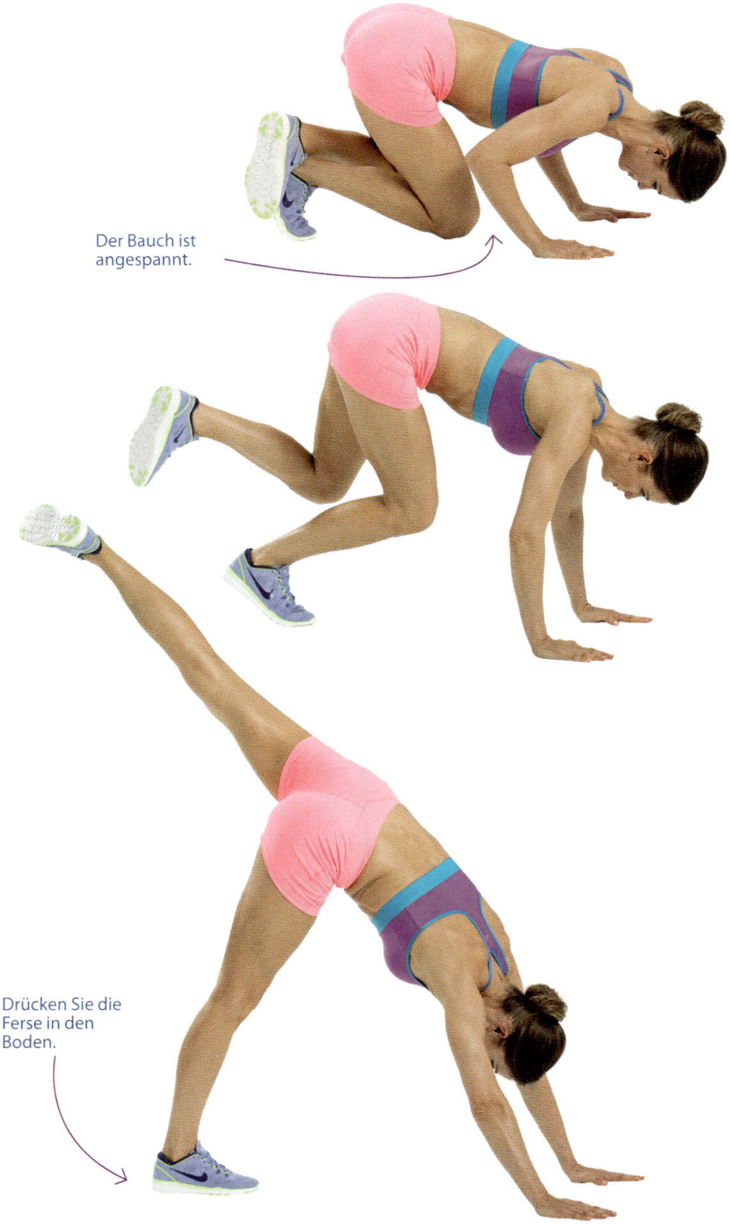

A

- Knien Sie sich auf den Boden. Beugen Sie den Oberkörper weit vor und setzen Sie die Hände unterhalb der Schultern auf dem Boden auf. Die Arme sind angewinkelt, die Ellbogen zeigen zu den Oberschenkeln. Lösen Sie den linken Fuß vom Boden und legen Sie ihn auf die rechte Ferse.

B

- Drücken Sie sich mit beiden Händen hoch und strecken Sie die Arme. Heben Sie gleichzeitig das rechte Knie so weit an …

C

- … dass das rechte Bein gestreckt ist. Strecken Sie dabei auch die Arme durch, führen Sie Ihren Kopf zwischen die Arme und strecken Sie das linke Bein nach hinten oben aus. Halten Sie diese Position kurz, dann gehen Sie zurück zu Position A. Sind alle vorgegebenen Wiederholungen geschafft, führen Sie die Übung mit dem linken Bein als Standbein aus.

Der Bauch ist angespannt.

Drücken Sie die Ferse in den Boden.

Zum Kennenlernen: Halten Sie in Position C das Standbein leicht gebeugt und dessen Ferse angehoben.

Zur Steigerung: Führen Sie mit dem angehobenen Bein in Position C kleine Auf- und Abbewegungen aus.

2-Punkt-Stütz

FORMT: Po, Rücken

BONUSEFFEKT: Balance- und Koordinationstraining

A

- Gehen Sie in den Vierfüßlerstand. Die Knie stehen dabei unter den Hüften, die Handgelenke unter den Schultern. Spannen Sie den Bauch an und halten Sie Ihren Kopf in der Verlängerung der Wirbelsäule. Verlagern Sie Ihr Gewicht auf das rechte Knie und die linke Hand. Heben Sie das linke Bein angewinkelt etwas an und lösen Sie die rechte Hand vom Boden.

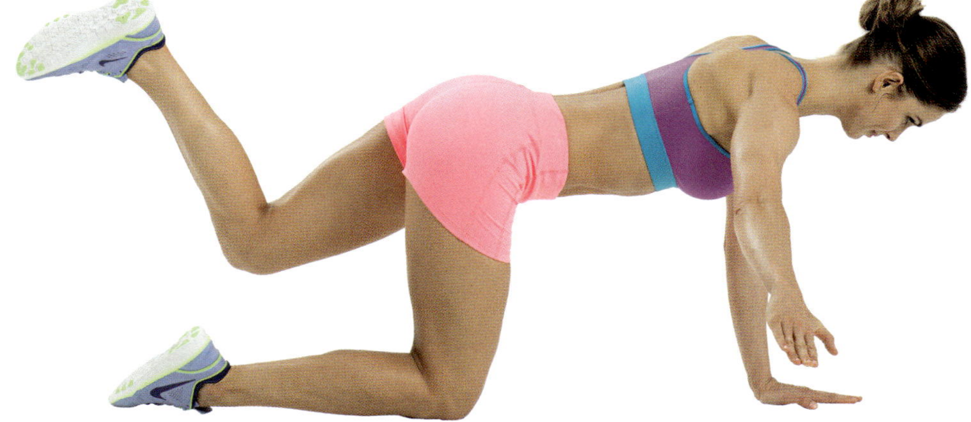

B

- Heben Sie nun das linke Bein so weit an, dass der Oberschenkel eine Linie mit dem Rumpf bildet. Führen Sie gleichzeitig den rechten Arm auf Schulterhöhe gestreckt zur Seite. Senken Sie das Bein und den Arm ab, ohne sie jedoch abzusetzen. Sind alle vorgegebenen Wiederholungen absolviert, führen Sie die Übung mit dem rechten Bein und dem linken Arm aus.

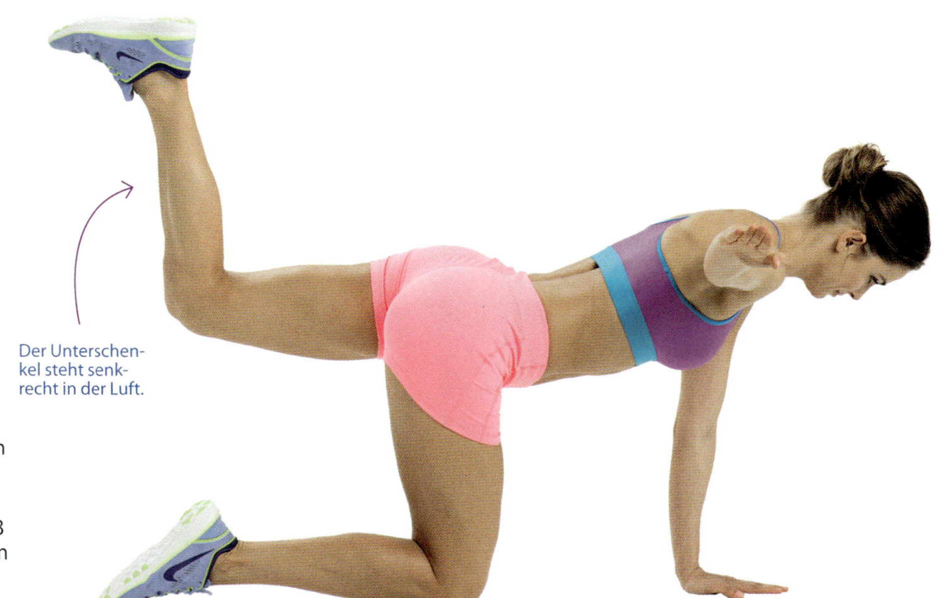

Der Unterschenkel steht senkrecht in der Luft.

Zum Kennenlernen: Setzen Sie das Bein und die Hand nach jeder (zweiten) Wiederholung kurz ab.

Zur Steigerung: Führen Sie in Position B kleine Auf- und Abbewegungen mit dem angehobenen Bein aus. Profis tun dies zusätzlich auch mit dem Arm.

Einbeinige Brücke

FORMT: den Po

BONUSEFFEKT: Koordinationstraining

A

- Legen Sie sich auf den Rücken. Die Arme liegen lang neben dem Körper. Stellen Sie den linken Fuß möglichst nah zum Körper auf. Heben Sie das rechte Bein gestreckt so weit an, dass es senkrecht in der Luft steht.

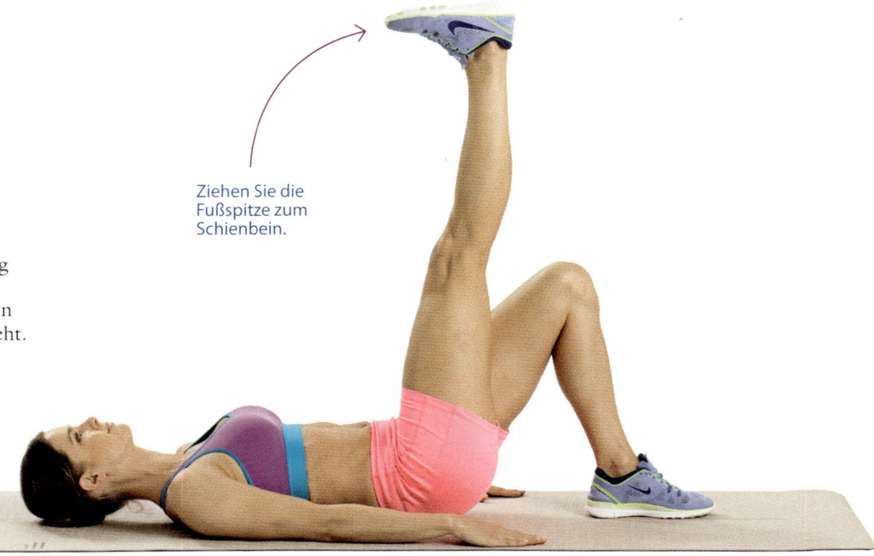
Ziehen Sie die
Fußspitze zum
Schienbein.

B

- Bauen Sie Druck auf den linken Fuß auf und drücken Sie Rumpf und Po so hoch wie möglich. Spannen Sie dazu den Po fest an. Senken Sie den Po ab, ohne ihn abzulegen. Sind alle vorgegebenen Wiederholungen geschafft, führen Sie die Übung mit dem linken Bein in der Luft aus.

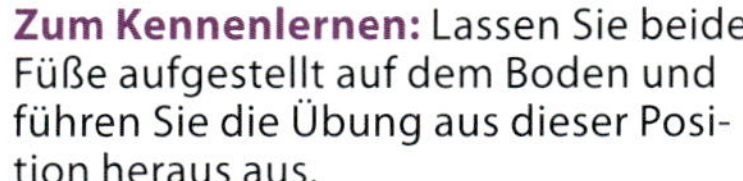

Zum Kennenlernen: Lassen Sie beide Füße aufgestellt auf dem Boden und führen Sie die Übung aus dieser Position heraus aus.

Zur Steigerung: Machen Sie in Position B kleine Auf- und Abbewegungen, bevor Sie den Po senken.

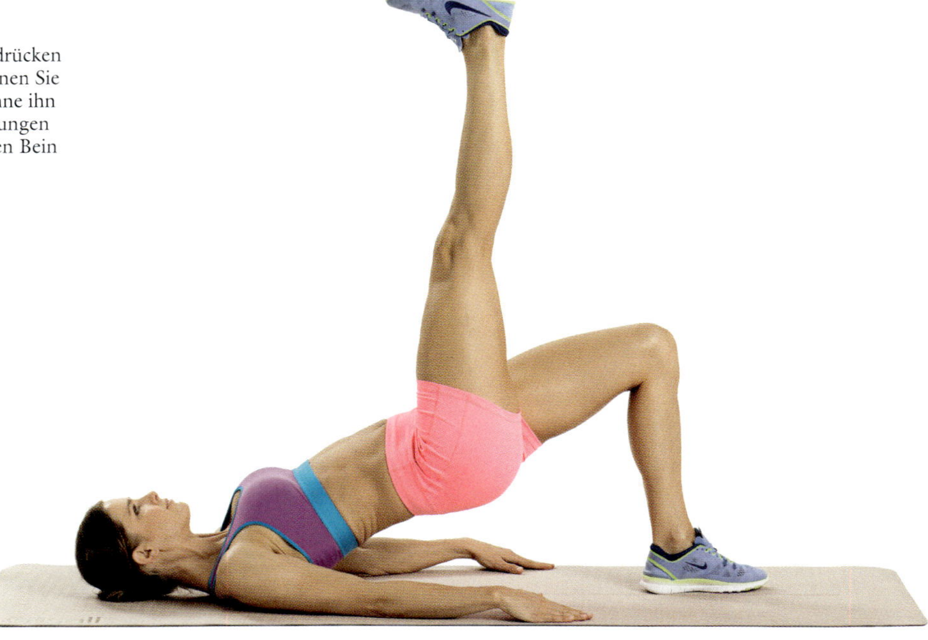

Unterführung

FORMT: den Po

BONUSEFFEKT: Koordinationstraining

A

- Legen Sie sich auf den Rücken. Die Arme liegen ausgestreckt neben dem Körper, der Blick geht nach oben. Stellen Sie beide Füße bequem auf. Spannen Sie den Po fest an und heben Sie ihn zusammen mit dem Rumpf so weit wie möglich an. Die Oberschenkel und der Oberkörper bilden eine Linie.

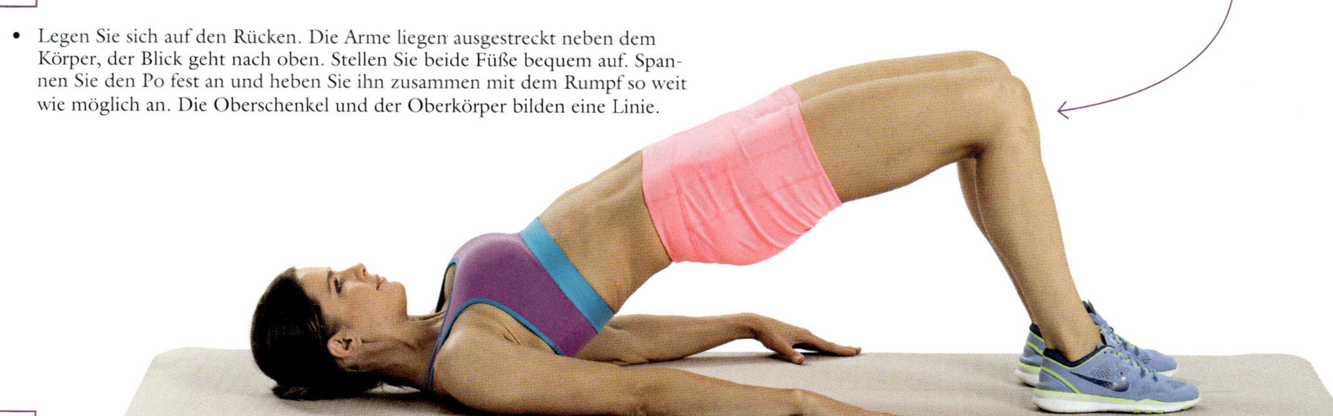
Die Beine sind
hüftbreit geöffnet.

B

- Verlagern Sie Ihr Gewicht auf den rechten Fuß. Heben Sie den linken Fuß an und führen Sie ihn unter dem rechten Bein hindurch auf die rechte Seite – ohne die Hüfte absinken zu lassen! Stellen Sie den linken Fuß wieder ab und machen Sie die Übung mit dem rechten Fuß.

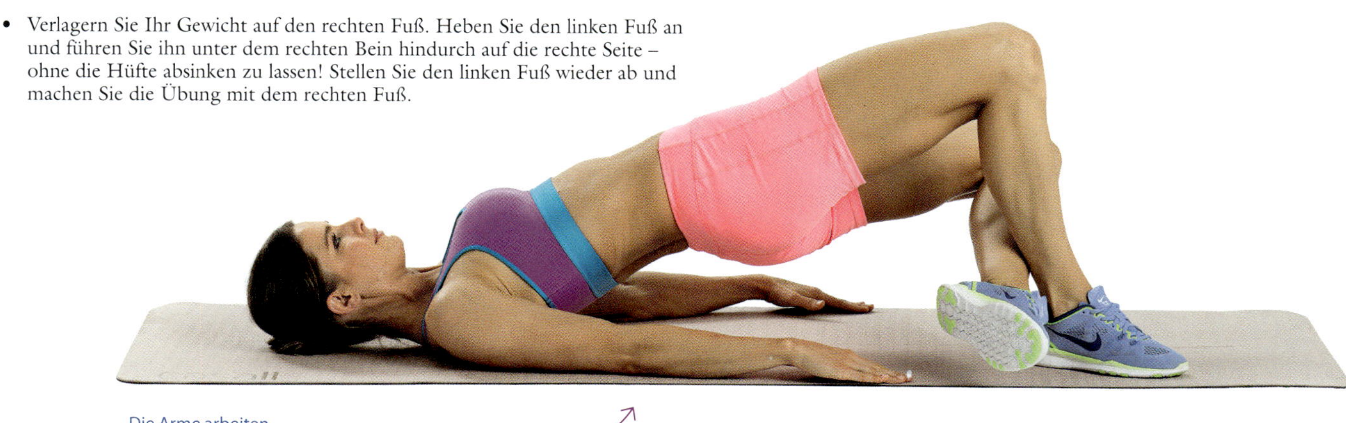
Die Arme arbeiten
nicht mit.

Zum Kennenlernen: Legen Sie den Po nach jeder zweiten oder vierten Wiederholung kurz auf dem Boden ab.

Zur Steigerung: Führen Sie erst alle Wiederholungen auf einer Seite aus, ehe Sie zur anderen wechseln – ohne den Po abzulegen!

Einbeinige Seitlifts

FORMEN: den Po

BONUSEFFEKT: Balancetraining

A

- Legen Sie sich auf die rechte Seite. Winkeln Sie beide Beine nach hinten an. Stützen Sie den rechten Unterarm auf – die Finger zeigen nach vorn – und heben Sie den Oberkörper sowie die Oberschenkel an. Stützen Sie die linke Hand in die Hüfte und halten Sie den Kopf in der Verlängerung der Wirbelsäule.

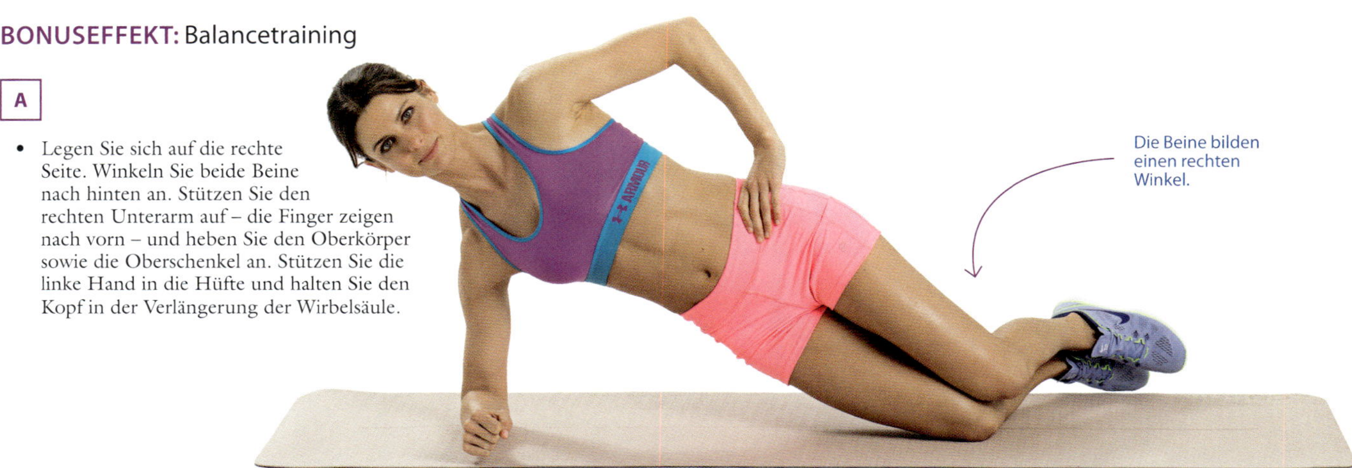
Die Beine bilden einen rechten Winkel.

B

- Spannen Sie Bauch und Po fest an. Heben Sie das linke Bein angewinkelt in die Höhe. Dabei kippen Sie mit dem Körper weder nach vorn noch nach hinten. Senken Sie das Bein dann, legen es aber nicht auf dem unteren Bein ab. Sind alle vorgegebenen Wiederholungen geschafft, führen Sie die Übung auf der linken Seite liegend aus.

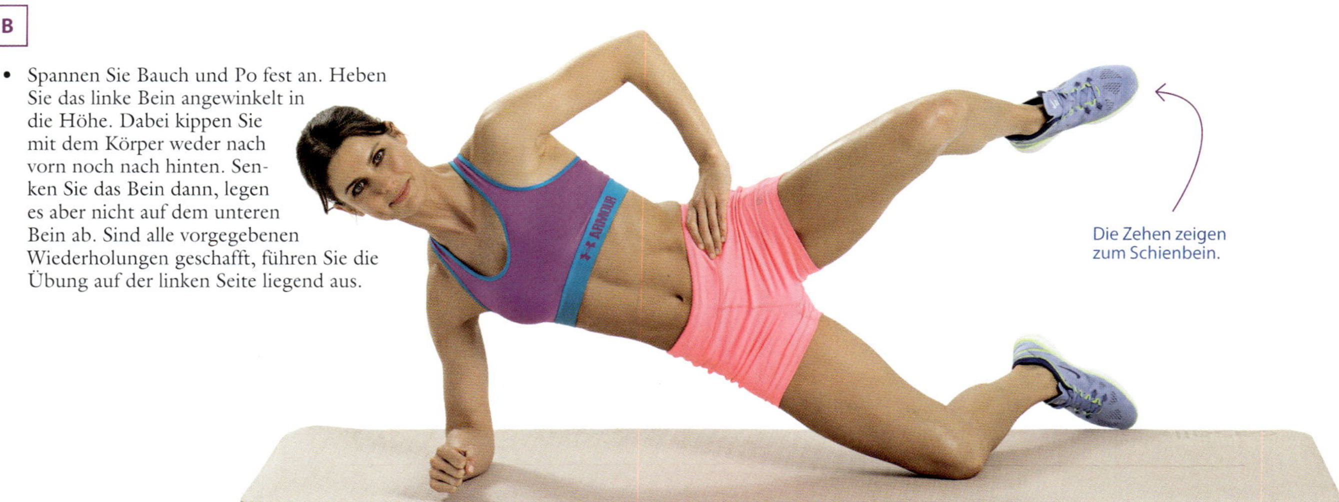
Die Zehen zeigen zum Schienbein.

Zum Kennenlernen: Legen Sie das obere Bein nach jeder zweiten Wiederholung kurz auf dem unteren ab.

Zur Steigerung: Strecken Sie das untere Bein aus und setzen Sie die Übung mit ganz angehobenem Körper um.

Gestützte Seitkicks

FORMEN: den Po

BONUSEFFEKT: Koordinationstraining

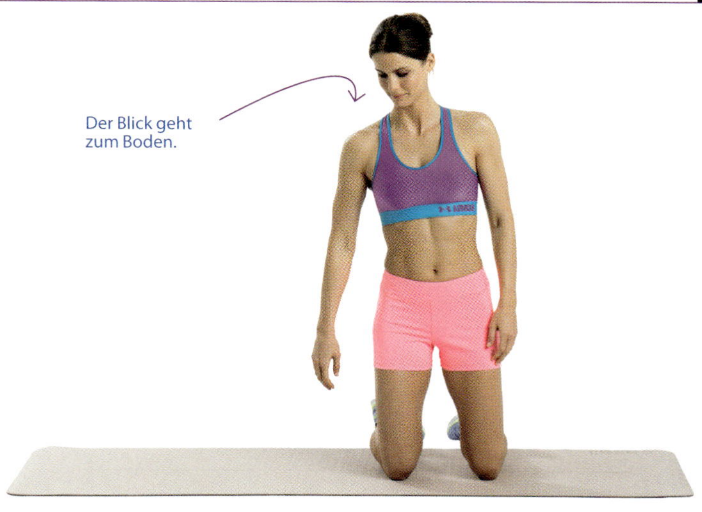
Der Blick geht zum Boden.

A

- Knien Sie sich hüftbreit auf den Boden. Der Oberkörper ist aufrecht und leicht nach rechts unten gedreht.

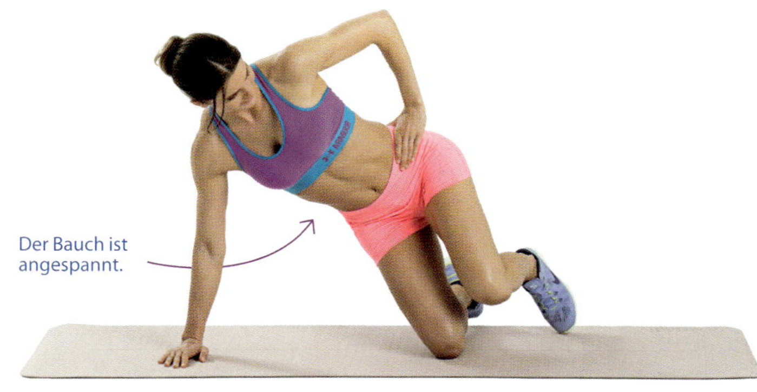
Der Bauch ist angespannt.

B

- Lehnen Sie sich weit nach rechts und stützen Sie die rechte Hand mit gestrecktem Arm unter der rechten Schulter auf dem Boden auf. Die linke Hand legen Sie auf die Hüfte. Lösen Sie das linke Bein angewinkelt um einige Zentimeter vom Boden …

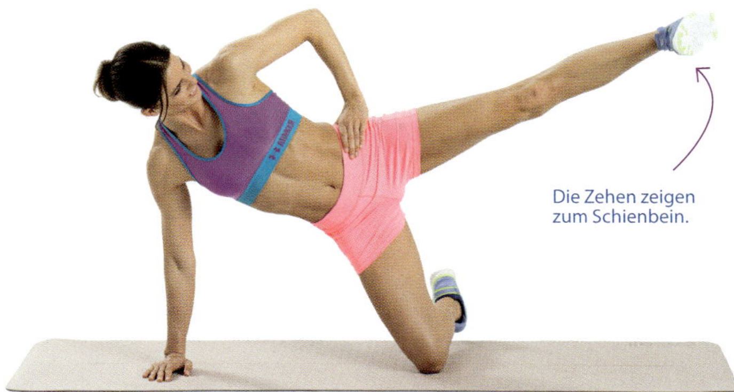
Die Zehen zeigen zum Schienbein.

C

- … und heben Sie es dann gestreckt bis auf Hüfthöhe an, als wollten Sie in ein Kissen treten. Senken Sie das Bein wieder ab, ohne es abzulegen, und gehen Sie aus dieser Position heraus direkt zum nächsten Kick über. Wenn Sie alle vorgegebenen Wiederholungen absolviert haben, führen Sie die Übung zur rechten Seite aus.

Zum Kennenlernen: Gehen Sie nach jedem Kick zurück zu Position A, um die Seite zu wechseln.

Zur Steigerung: Kicken Sie in Position C zehnmal ohne Pause gegen ein imaginäres Kissen.

Fallschirmspringer

FORMT: den Po

BONUSEFFEKT: Koordinationstraining

A

- Legen Sie sich auf den Bauch. Heben Sie Arme und Beine gestreckt an, der Po ist angespannt. Ihr Kopf befindet sich zwischen den Oberarmen.

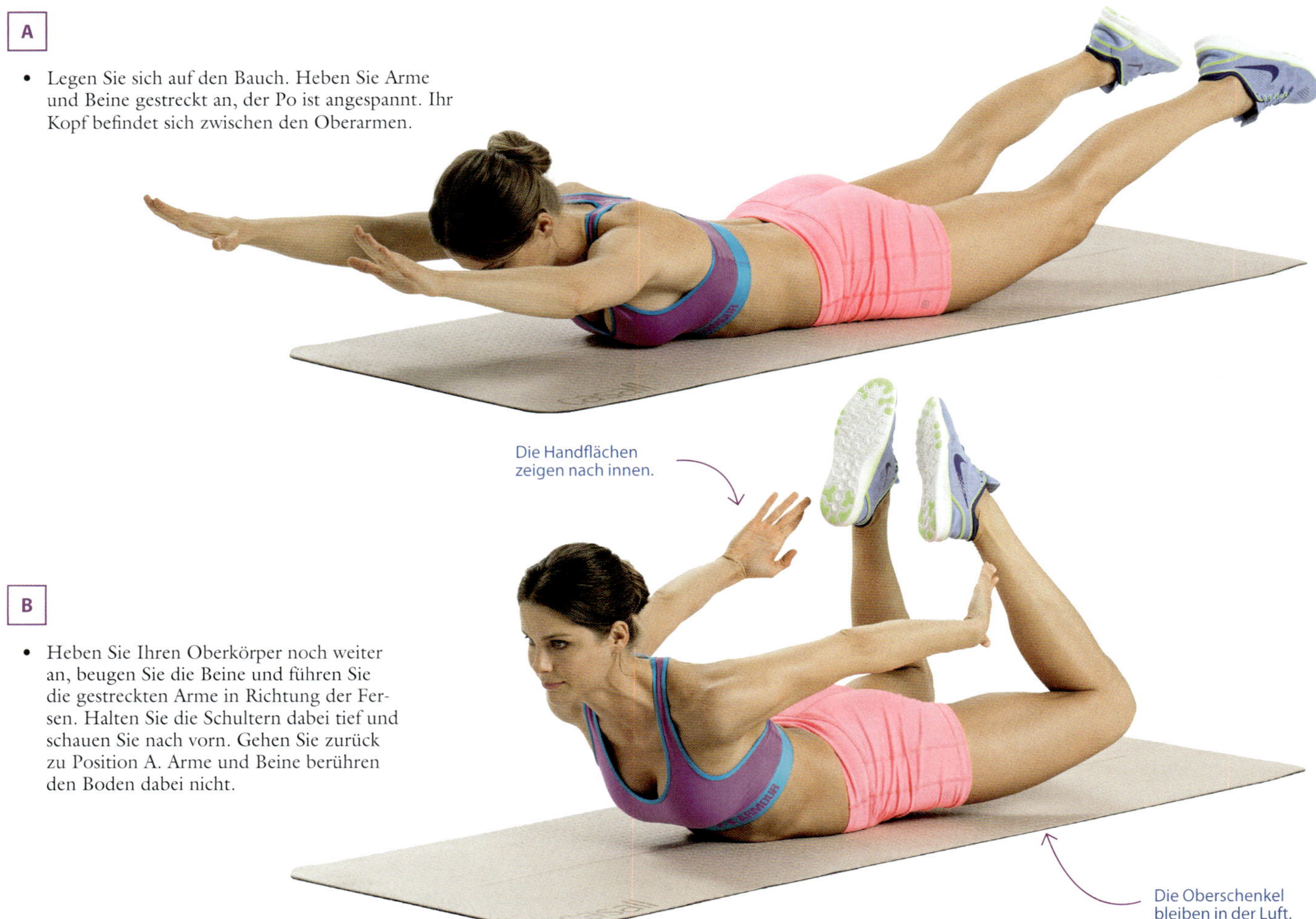

Die Handflächen zeigen nach innen.
Die Oberschenkel bleiben in der Luft.

B

- Heben Sie Ihren Oberkörper noch weiter an, beugen Sie die Beine und führen Sie die gestreckten Arme in Richtung der Fersen. Halten Sie die Schultern dabei tief und schauen Sie nach vorn. Gehen Sie zurück zu Position A. Arme und Beine berühren den Boden dabei nicht.

Zum Kennenlernen: Legen Sie Arme und Beine nach jeder (zweiten) Wiederholung kurz auf dem Boden ab.

Zur Steigerung: Bauen Sie in Position B kleine Push-Bewegungen ein, um Fersen und Finger kurzzeitig noch näher zusammenzubringen.

Pistols im Schlingentrainer

FORMEN: Po, Beine

BONUSEFFEKT: Koordinationstraining

A

- Stellen Sie einen Schlingentrainer so ein, dass die Schlaufen auf Brusthöhe enden. Fassen Sie die Griffe mit angewinkelten Armen – die Ellbogen zeigen nach unten – und halten Sie die Schlaufen auf Achselhöhe. Gehen Sie dabei einen Schritt zurück und schieben Sie den Po leicht nach hinten. Verlagern Sie Ihr Gewicht auf den rechten Fuß und heben Sie das linke Bein etwas an.

B

- Beugen Sie das rechte Bein und senken Sie den Po unter Kniehöhe ab. Strecken Sie dabei die Arme und heben Sie das gestreckte linke Bein so hoch wie möglich an. Geben Sie Druck auf den rechten Fuß und spannen Sie den Po an, um sich wieder aufzurichten. Je weniger Sie dabei an den Griffen ziehen, desto intensiver ist die Wirkung für Ihren Po. Sind alle vorgegebenen Wiederholungen geschafft, führen Sie die Übung mit dem linken Bein als Standbein aus.

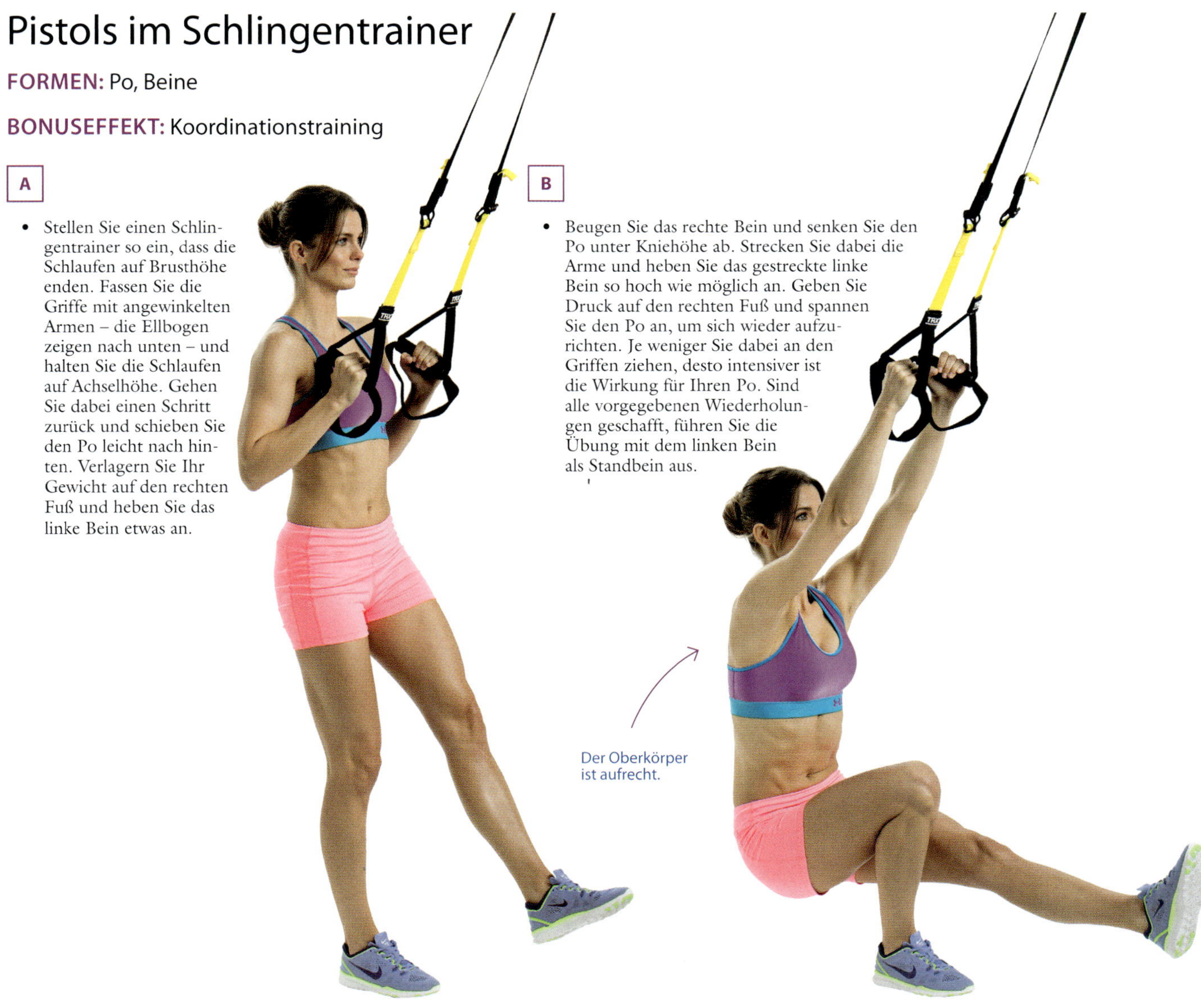
Der Oberkörper
ist aufrecht.

Zum Kennenlernen: Stellen Sie die Ferse des sonst angehobenen Beins auf dem Boden auf.
Zur Steigerung: Bauen Sie beim Aufrichten einen kleinen Sprung auf dem Standbein ein.

Hängebrücke

FORMT: Po, hintere Oberschenkel

BONUSEFFEKT: Balancetraining

A

- Stellen Sie die Schlaufen eines Schlingentrainers so ein, dass sie auf Wadenhöhe enden. Legen Sie sich rücklings auf den Boden und positionieren Sie die Fersen in den Schlaufen. Die Arme liegen ausgestreckt neben dem Körper. Spannen Sie Bauch und Po fest an und heben Sie Ihren Körper bis zu den Schulterblättern an.

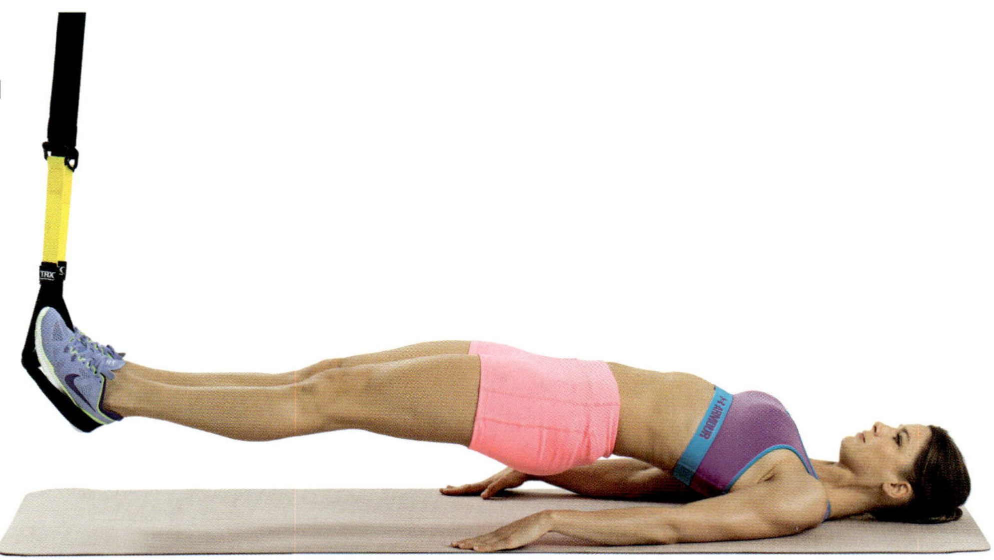

B

- Ziehen Sie die Fersen in Richtung des Pos. Schieben Sie dabei die Knie nach oben. Halten Sie diese Position kurz und strecken Sie dann die Beine wieder zurück zu Position A. Arbeiten Sie ohne Schwung, führen Sie die Bewegung stattdessen langsam und kontrolliert aus.

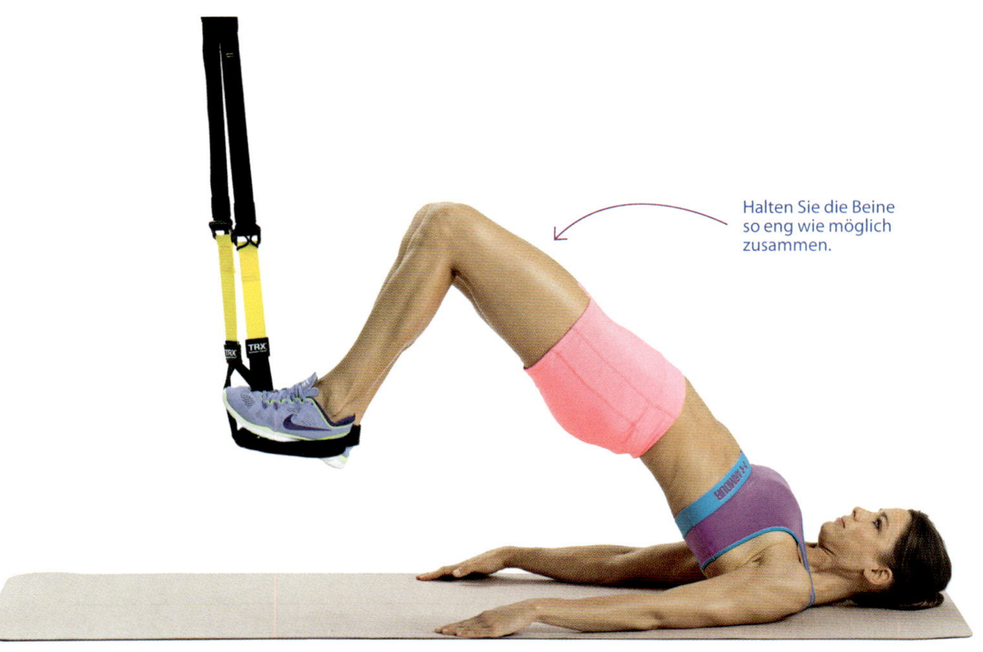

Halten Sie die Beine so eng wie möglich zusammen.

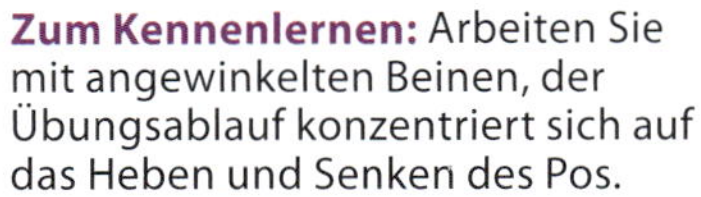

Zum Kennenlernen: Arbeiten Sie mit angewinkelten Beinen, der Übungsablauf konzentriert sich auf das Heben und Senken des Pos.

Zur Steigerung: Halten Sie Position B für fünf Atemzüge, ohne die Hüfte absinken zu lassen.

Bergsteiger im Schlingentrainer

FORMT: Po, Beine, Rumpf, Schultern

BONUSEFFEKT: Explosivkrafttraining

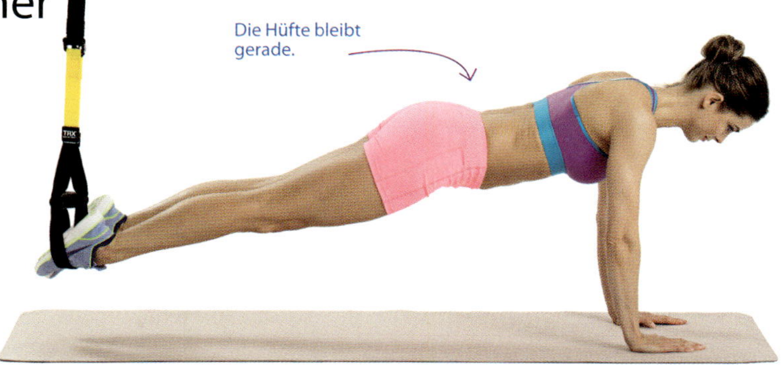
Die Hüfte bleibt gerade.

A

- Stellen Sie die Schlaufen eines Schlingentrainers so ein, dass diese auf Wadenhöhe enden. Knien Sie sich mit dem Rücken zum Schlingentrainer auf den Boden und legen Sie die Füße mit dem Spann in die Schlaufen. Setzen Sie die Hände unter den Schultern auf, heben Sie die Knie an und strecken Sie die Beine zu einer Liegestützposition nach hinten aus.

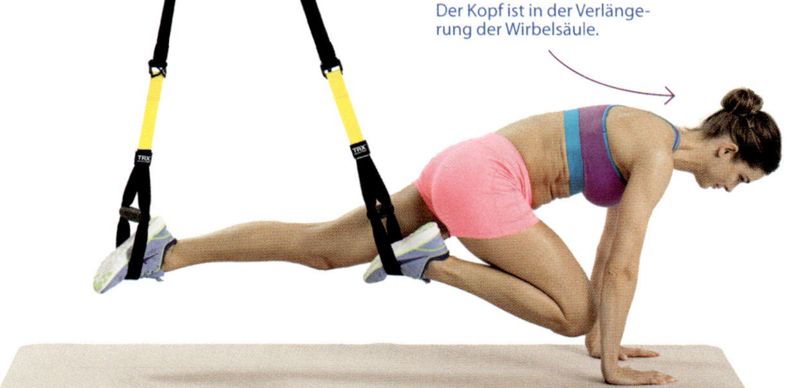
Der Kopf ist in der Verlänge-
rung der Wirbelsäule.

B

- Ziehen Sie das rechte Knie zum rechten Unterarm, ohne den übrigen Körper zu bewegen.

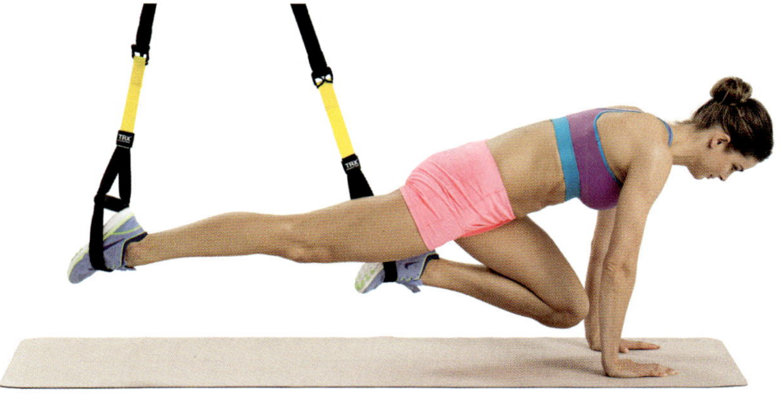

C

- Schieben Sie das rechte Bein wieder nach hinten und führen Sie direkt das linke Knie zum linken Unterarm.

Zum Kennenlernen: Setzen Sie die Knie nach jeder zweiten oder vierten Wiederholung kurz ab.

Zur Steigerung: Erhöhen Sie das Tempo auf „Sprint"-Niveau.

Radfahren im Schlingentrainer

FORMT: Po, vordere Oberschenkel, Schultern

BONUSEFFEKT: Explosivkrafttraining

- Stellen Sie die Schlaufen eines Schlingentrainers so ein, dass diese auf Wadenhöhe enden. Setzen Sie sich mit gestreckten Beinen vor den Schlingentrainer und legen Sie die Fersen in die Schlaufen. Stützen Sie die Hände hinter dem Po auf – die Finger zeigen zum Körper – und drücken Sie sich nach oben, sodass der Po und die Beine in der Luft sind.

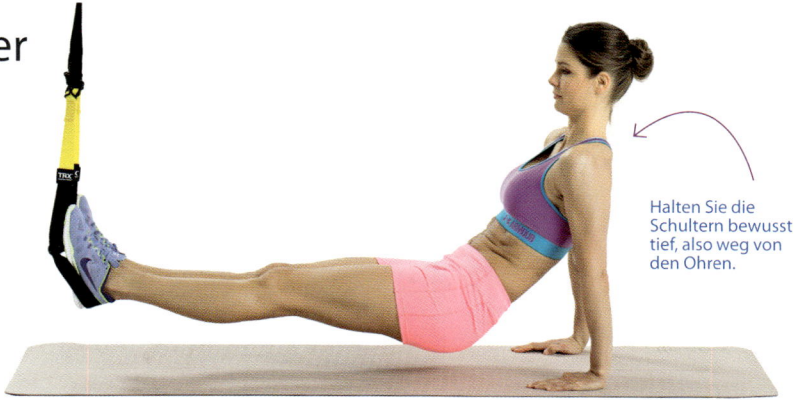

Halten Sie die Schultern bewusst tief, also weg von den Ohren.

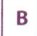

- Ziehen Sie das rechte Knie in Richtung Brust.

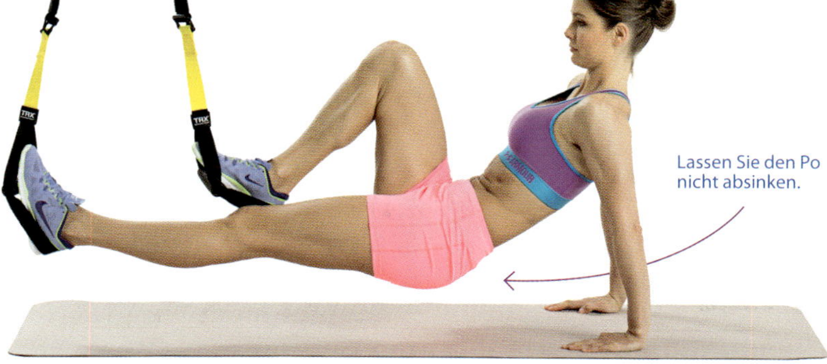

Lassen Sie den Po nicht absinken.

C

- Strecken Sie das rechte Bein wieder und ziehen Sie sofort das linke Knie in Richtung Brust.

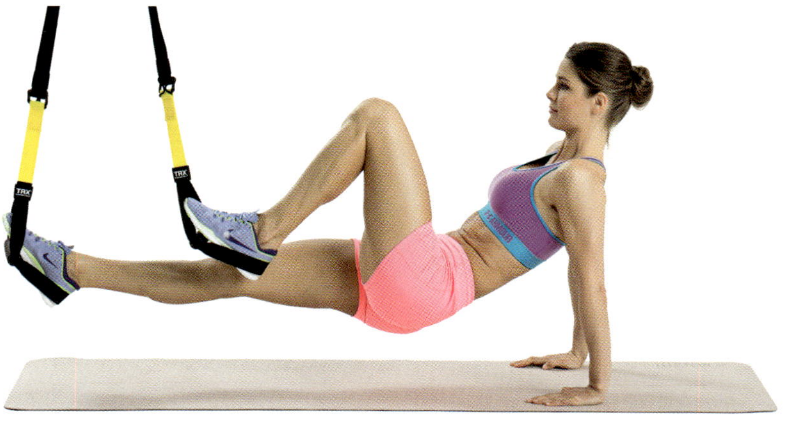

Zum Kennenlernen: Setzen Sie den Po nach jeder zweiten oder vierten Wiederholung kurz auf dem Boden ab.

Zur Steigerung: Erhöhen Sie das Tempo und arbeiten Sie so schnell es geht, ohne an Körperspannung im Rumpf einzubüßen.

Seitlifts mit Fitnessband

FORMEN: Po, seitliche Oberschenkel

BONUSEFFEKT: Haltungsschulung

- Nehmen Sie ein Fitnessband doppelt und stellen Sie sich mit dem rechten Fuß in die Schlaufe. Der linke Fuß steht im etwas mehr als hüftbreiten Abstand auf den Bandenden. Stützen Sie die Hände in die Hüften und gehen Sie in eine Hocke. Schieben Sie dazu den Po nach hinten, beugen Sie die Beine und lehnen Sie den Oberkörper mit geradem Rücken nach vorn. Der Blick geht zum Boden.

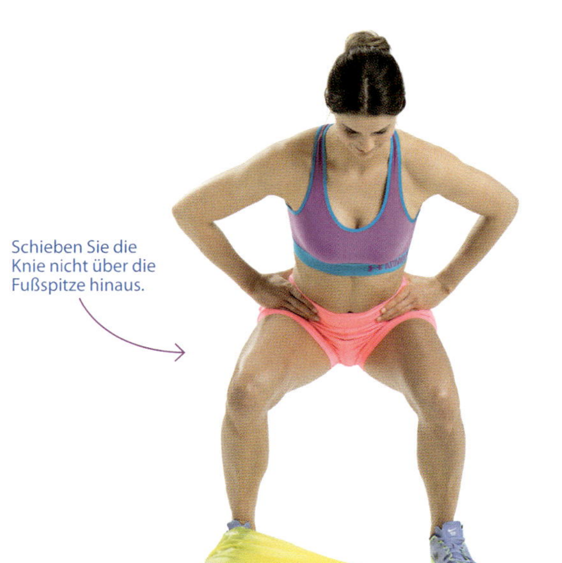

Schieben Sie die Knie nicht über die Fußspitze hinaus.

- Verlagern Sie Ihr Gewicht auf den linken Fuß. Richten Sie sich zügig auf, indem Sie das linke Bein strecken und den Po fest anspannen. Heben Sie gleichzeitig das rechte Bein gestreckt zur Seite an. Das Band sollte dabei deutlich unter Spannung stehen, sonst heißt es am Anfang kürzer treten! Gehen Sie direkt zurück zu Position A. Sind alle vorgegebenen Wiederholungen geschafft, führen Sie die Übung auf der anderen Seite aus.

Der Oberkörper bildet eine Linie mit dem Standbein.

Zum Kennenlernen: Halten Sie sich mit der Hand der nicht arbeitenden Seite an einem stabilen Gegenstand fest.

Zur Steigerung: Führen Sie in Position B zusätzlich kleine Auf- und Abbewegungen mit dem angehobenen Fuß aus, ehe Sie das Bein senken.

Lunge-Lifts mit Fitnessband

FORMEN: den Po

BONUSEFFEKT: Balancetraining

- Nehmen Sie ein Fitnessband doppelt. Stellen Sie sich mit dem linken Fuß auf die Bandenden und setzen Sie den rechten Fuß einen Schritt zurück, um mit dem Fußballen in die Bandschlaufe zu schlüpfen. Heben Sie die rechte Ferse an. Stützen Sie die Hände in die Hüften, beugen Sie das linke Bein und senken Sie das rechte Knie in Richtung Boden ab. Der Oberkörper ist aufrecht, der Bauch angespannt.

- Richten Sie sich auf, indem Sie das linke Bein strecken. Heben Sie gleichzeitig das rechte Bein gestreckt nach hinten an und lehnen Sie den Oberkörper leicht nach vorn. Gehen Sie zurück zu Position A. Wenn Sie alle vorgegebenen Wiederholungen geschafft haben, führen Sie die Übung mit dem linken Bein aus.

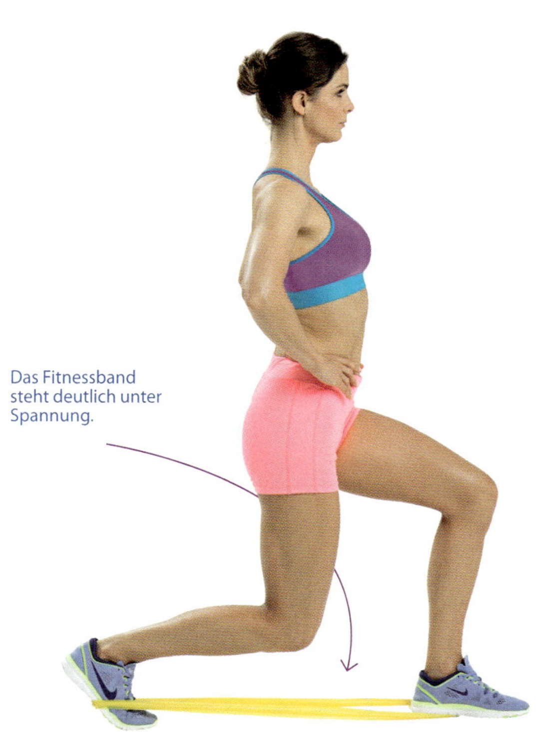

Das Fitnessband steht deutlich unter Spannung.

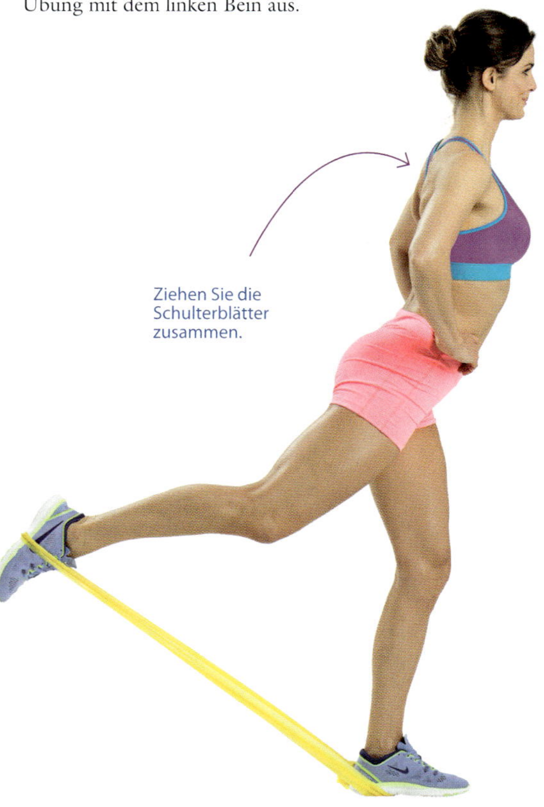

Ziehen Sie die Schulterblätter zusammen.

Zum Kennenlernen: Halten Sie sich in Position B mit einer Hand an einem stabilen Gegenstand fest.

Zur Steigerung: Führen Sie mit dem angehobenen Fuß in Position B kleine Bewegungen nach vorn und hinten aus.

Wechselspannung

FORMT: Po, Beine, Schultern

BONUSEFFEKT: Koordinationstraining

A

- Nehmen Sie einen engen Stand ein. Halten Sie ein doppelt gelegtes Fitnessband mit nach vorn ausgestreckten Armen auf Schulterhöhe in der Luft. Die Schultern sind tief, der Blick geht nach vorn.

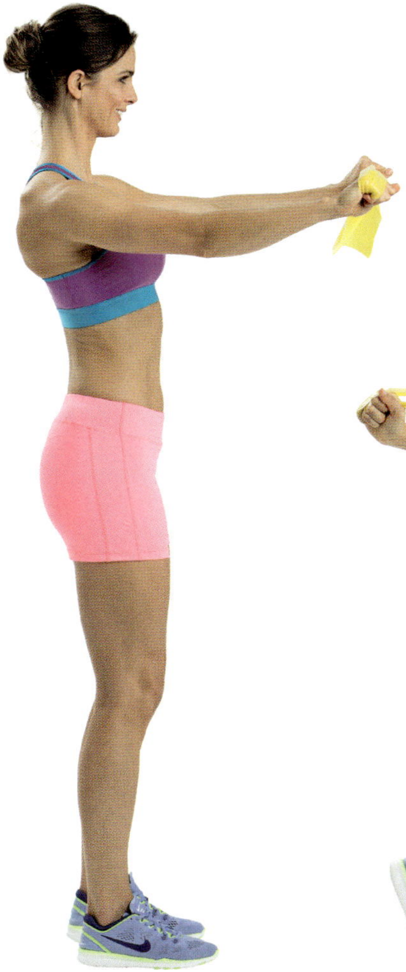

B

- Verlagern Sie Ihr Gewicht auf den linken Fuß und gehen Sie mit dem rechten einen großen Schritt nach hinten. Beugen Sie das linke Bein und senken Sie das rechte Knie in Richtung Boden ab. Ziehen Sie gleichzeitig den gestreckten rechten Arm so weit wie möglich nach hinten. Richten Sie sich direkt wieder auf, spannen Sie dabei den Po an. Führen Sie die nächste Wiederholung auf der linken Seite aus.

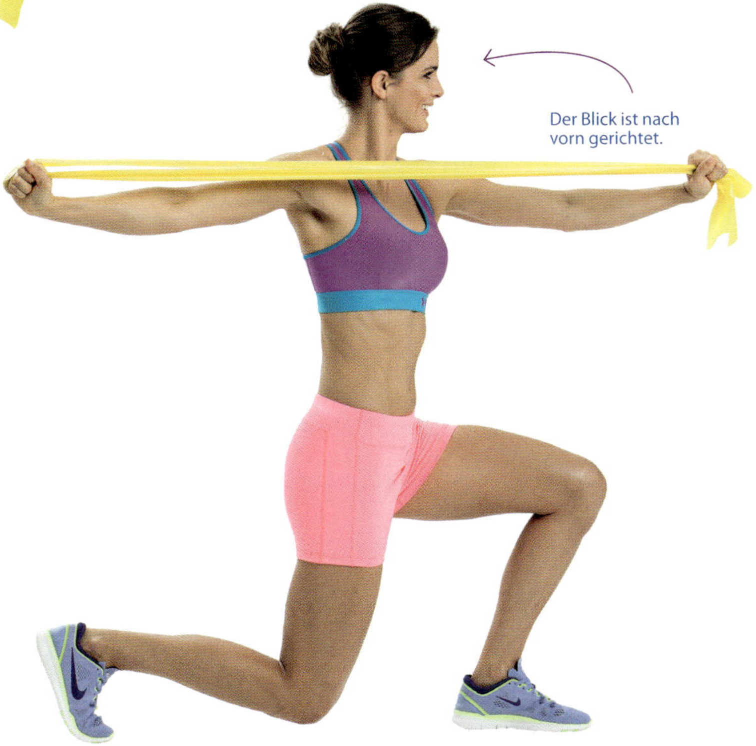

Der Blick ist nach vorn gerichtet.

Zum Kennenlernen: Halten Sie das Fitnessband die gesamte Zeit über auf Schulterhöhe vorn.

Zur Steigerung: Führen Sie erst alle Wiederholungen auf einer Seite aus, ehe Sie zur anderen übergehen.

Nussknacker mit Fitnessband

FORMT: Po, Oberschenkel

BONUSEFFEKT: mehr Beweglichkeit in der Hüfte

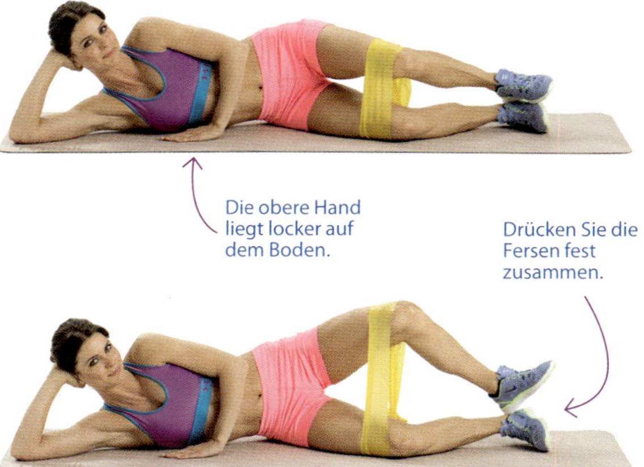
Die obere Hand liegt locker auf dem Boden.
Drücken Sie die Fersen fest zusammen.

A

- Verwandeln Sie ein Fitnessband mit einem Knoten zum Ring. Legen Sie sich mit leicht angewinkelten Beinen auf die rechte Seite und stützen Sie Ihren Kopf auf die rechte Hand. Das Fitnessband umschließt Ihre Oberschenkel oberhalb der Knie. Heben Sie das linke Bein etwas an, um das Fitnessband unter Spannung zu setzen.

B

- Drehen Sie dann das linke Knie so weit wie möglich nach oben auf. Ihre Hüfte bewegt sich dabei nicht. Senken Sie das linke Bein wieder ab, ohne es abzulegen. Sind alle vorgegebenen Wiederholungen geschafft, führen Sie die Übung mit dem rechten Bein aus.

Zum Kennenlernen: Legen Sie das obere Bein nach jeder (zweiten) Wiederholung kurz auf dem unteren ab.
Zur Steigerung: Halten Sie auch das untere Bein in der Luft.

Kick-backs mit Fitnessband

FORMEN: den Po

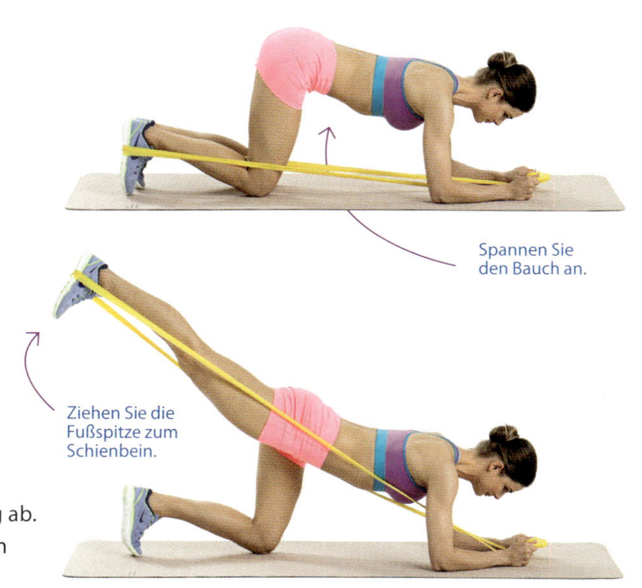
Spannen Sie den Bauch an.
Ziehen Sie die Fußspitze zum Schienbein.

- Gehen Sie in den Vierfüßlerstand und legen Sie sich ein Fitnessband um den rechten Fuß. Stützen Sie die Unterarme auf und halten Sie die Bandenden in beiden Händen.

- Strecken Sie das rechte Bein so hoch wie möglich nach hinten aus. Der übrige Körper bewegt sich nicht. Senken Sie das Bein wieder ab, ohne das Knie abzulegen. Sind alle vorgegebenen Wiederholungen absolviert, führen Sie die Übung mit dem linken Bein aus.

Zum Kennenlernen: Setzen Sie das Knie nach jeder (zweiten) Wiederholung ab.
Zur Steigerung: Führen Sie in Position B zusätzlich Auf- und Abbewegungen mit dem angehobenen Bein aus.

Erhöhte Ausfallschritte

FORMEN: Po, vordere Oberschenkel

BONUSEFFEKT: Balancetraining

A

- Stellen Sie sich in einer Schrittlänge Entfernung mit dem Rücken zu einem Step, dieser steht auf der höchsten Stufe. Legen Sie die rechte Fußspitze auf dem Gerät ab. Beugen Sie das linke Bein leicht und heben Sie die gestreckten Arme bis auf Schulterhöhe nach vorn an. Die Schultern sind tief, der Bauch ist angespannt.

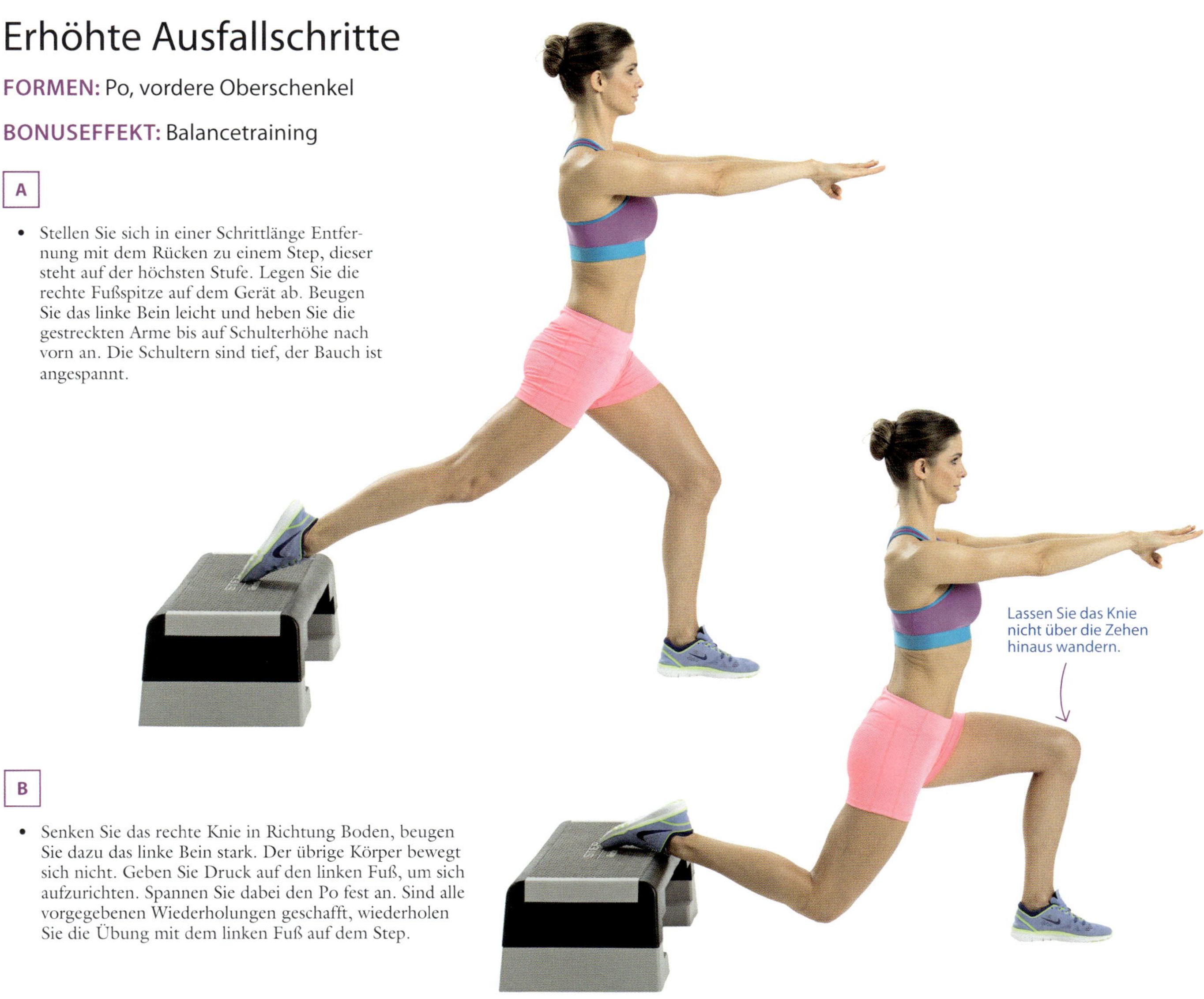

Lassen Sie das Knie
nicht über die Zehen
hinaus wandern.

B

- Senken Sie das rechte Knie in Richtung Boden, beugen Sie dazu das linke Bein stark. Der übrige Körper bewegt sich nicht. Geben Sie Druck auf den linken Fuß, um sich aufzurichten. Spannen Sie dabei den Po fest an. Sind alle vorgegebenen Wiederholungen geschafft, wiederholen Sie die Übung mit dem linken Fuß auf dem Step.

Zum Kennenlernen: Stellen Sie den Step auf eine niedrigere Stufe ein.

Zur Steigerung: Führen Sie beim Wiederaufrichten mit dem Standbein einen kleinen Sprung aus.

Step-ups mit Ausfallschritt

FORMEN: den Po

BONUSEFFEKT: Haltungsschulung

- Stellen Sie einen Step auf die höchste Stufe. Nehmen Sie vor dem Step eine Schrittstellung ein, das rechte Bein ist vorn. Beugen Sie das rechte Bein stark und führen Sie das linke in Richtung Boden, ohne es aber aufzusetzen. Stützen Sie die Hände in die Hüften. Der Oberkörper ist aufrecht und der Bauch angespannt.

- Spannen Sie den Po an und richten Sie sich auf. Gehen Sie gleichzeitig in einer fließenden Bewegung mit dem linken Fuß einen Schritt nach vorn, sodass der Fuß direkt auf dem Step steht. Heben Sie dabei die rechte Ferse dabei leicht an …

C

- … und führen Sie das rechte Bein gerade nach hinten. Strecken Sie gleichzeitig das vordere Bein, der Körperschwerpunkt befindet sich nun über dem Step. Kehren Sie direkt zu Position A in einen tiefen Ausfallschritt zurück. Sind alle vorgegebenen Wiederholungen erledigt, wechseln Sie die Schrittstellung und wiederholen die Übung.

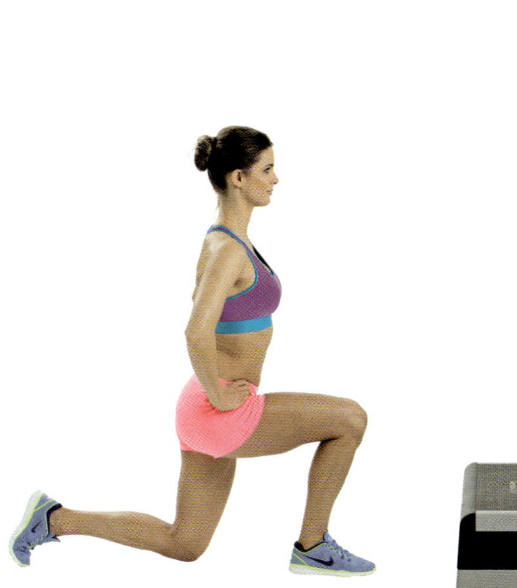

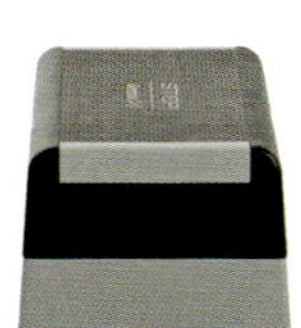

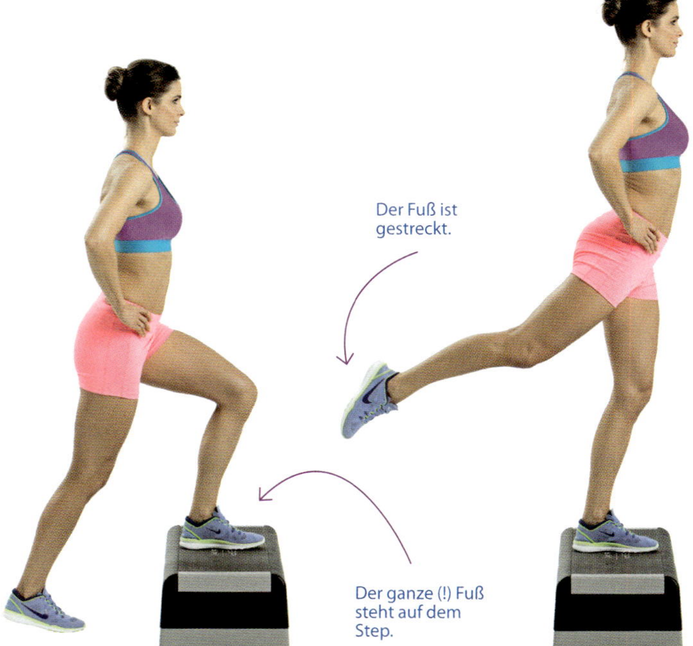
Der Fuß ist gestreckt.
Der ganze (!) Fuß steht auf dem Step.

Zum Kennenlernen: Verzichten Sie auf den Ausfallschritt und starten Sie die Übung in Position B.
Zur Steigerung: Erhöhen Sie das Tempo, ohne die saubere Technik zu vernachlässigen.

Tiefgang

FORMT: Po, Beine

BONUSEFFEKT: mehr Beweglichkeit in den Hüftbeugern

A

- Stellen Sie einen Step auf die höchste Stufe. Setzen Sie sich auf eine schmale Kante des Steps und stellen Sie die Füße etwas weiter als hüftbreit auf. Beugen Sie sich mit geradem Rücken nach vorn und legen Sie die Hände auf Stirnhöhe locker ineinander.

B

- Bauen Sie Druck auf beiden Füßen auf. Strecken Sie die Beine und spannen Sie den Po an, um sich in den Stand aufzurichten. Die Hände befinden sich dann vor der Brust, die Schultern sind tief. Setzen Sie sich direkt zurück auf den Step, indem Sie den Po nach hinten schieben und die Beine stark beugen. Berühren Sie den Step aber nur leicht mit den Pobacken (denken Sie an eine heiße Herdplatte!) und stehen Sie sofort wieder auf.

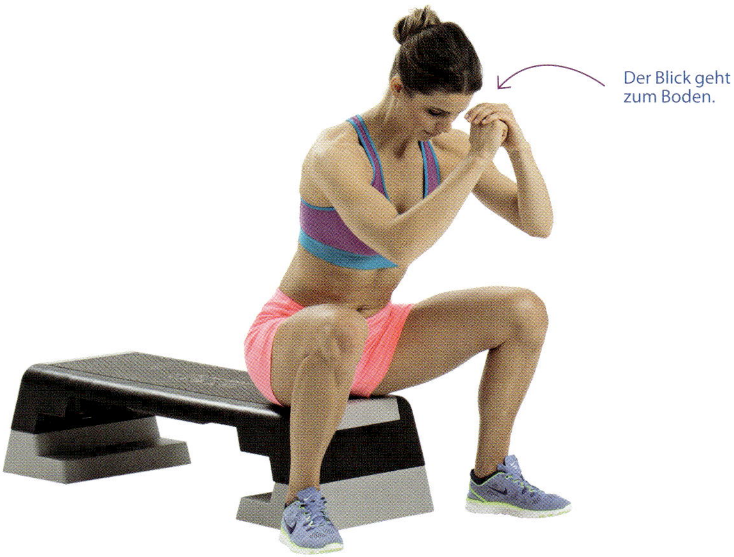

Der Blick geht zum Boden.

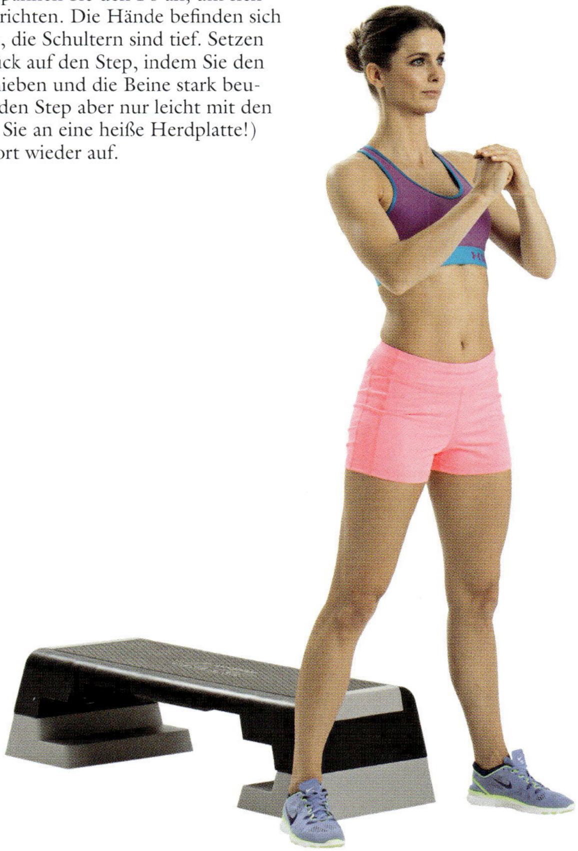

Zum Kennenlernen: Nutzen Sie einen Hocker, um nicht ganz so tief in die Knie gehen zu müssen.
Zur Steigerung: Bauen Sie beim Aufrichten einen Sprung in die Bewegung ein. Landen Sie auf den Fußballen und rollen Sie den Fuß ab.

Erhöhte Liegestütze

FORMEN: Po, Rumpf, Trizeps

BONUSEFFEKT: Balancetraining

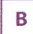

A

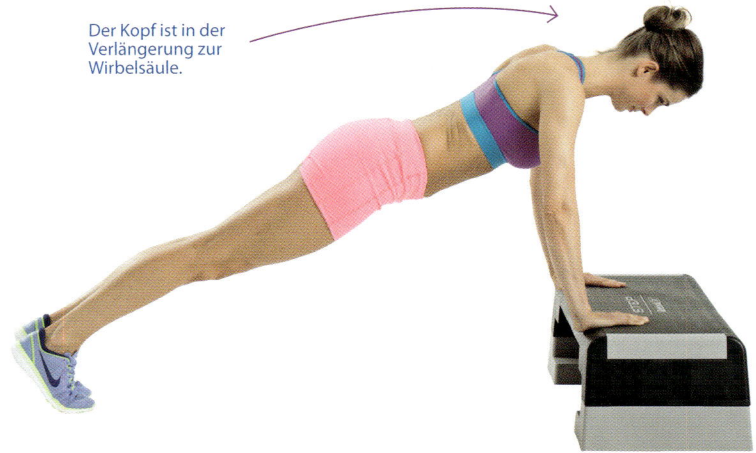

Der Kopf ist in der Verlängerung zur Wirbelsäule.

- Stellen Sie einen Step auf die höchste Stufe. Knien Sie sich vor den Step und stützen Sie die Hände auf eine Längskante. Heben Sie die Knie an und gehen Sie mit beiden Füßen so weit nach hinten, bis Sie eine Liegestützposition erreicht haben. Spannen Sie dazu Bauch und Po fest an.

B

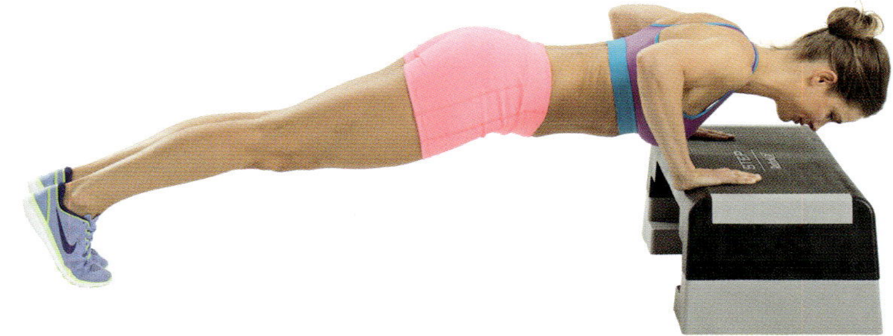

- Beugen Sie beide Arme und senken Sie Ihren Körper ab, bis sich Ihre Brust kurz über dem Step befindet. Drücken Sie sich direkt wieder hoch …

C

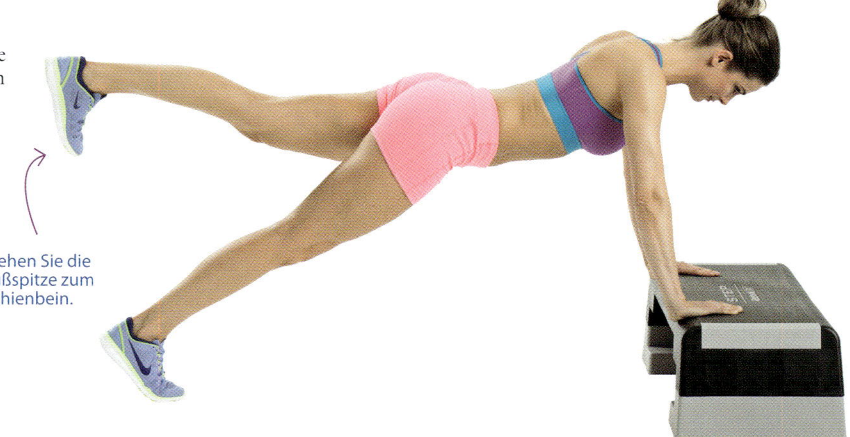

- … und heben Sie das linke Bein gestreckt an. Setzen Sie den linken Fuß erst ab, wenn Sie die Arme zur nächsten Wiederholung beugen. Beim nächsten Hochdrücken heben Sie das rechte Bein gestreckt an.

Zum Kennenlernen: Trainieren Sie an einer höheren Bank oder an Treppenstufen.

Zur Steigerung: Führen Sie mit dem angehobenen Fuß in Position C kleine Bewegungen nach oben und unten aus.

Fliegende Grätschen

FORMEN: Po, unteren Rücken

A

- Stellen Sie einen Step auf die höchste Stufe. Legen Sie sich bäuchlings auf den Step, sodass die Hüfte mit der hinteren Kante abschließt. Greifen Sie mit den Händen seitlich an die Stepkanten. Strecken Sie die Beine und halten Sie sie in der Luft. Spannen Sie dazu den Po fest an.

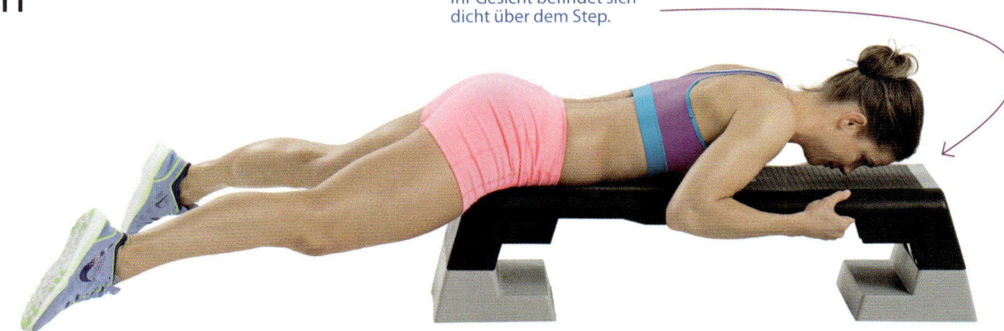
Ihr Gesicht befindet sich
dicht über dem Step.

B

- Heben Sie die Beine so hoch wie möglich an.

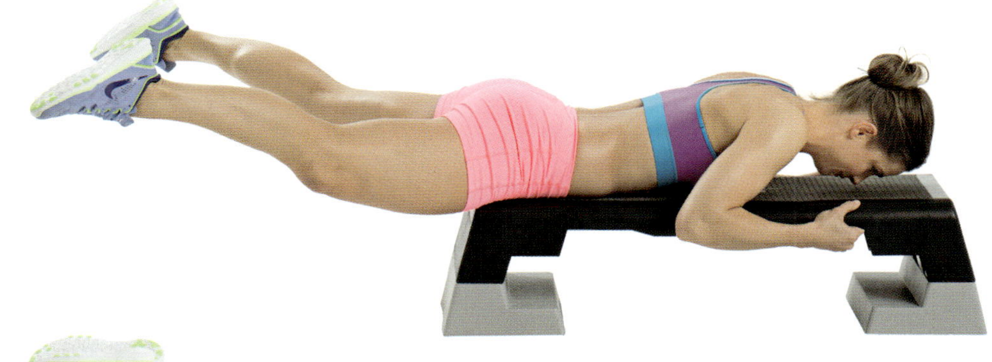

C

- Schließen Sie die Beine. Halten Sie diese Position kurz, dann öffnen Sie die Beine wieder, bevor Sie sie absenken, aber nicht ablegen.

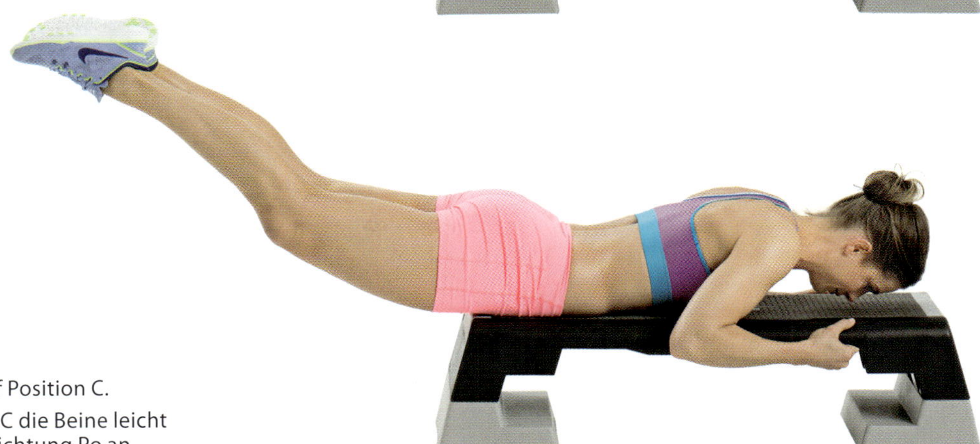

Zum Kennenlernen: Verzichten Sie auf Position C.

Zur Steigerung: Öffnen Sie in Position C die Beine leicht und winkeln Sie die Unterschenkel in Richtung Po an.

Kick-backs mit Med-Ball im Stehen

FORMEN: Po, Rücken

BONUSEFFEKT: Balancetraining

A

- Klemmen Sie sich im Stand einen Med-Ball zwischen rechten Ober- und Unterschenkel und heben Sie das Bein ein Stück nach hinten an. Beugen Sie dazu leicht das linke Bein und lehnen Sie Ihren Oberkörper mit geradem Rücken nach vorn. Legen Sie dabei die Hände locker vor dem Kopf ineinander, die Arme sind leicht angewinkelt.

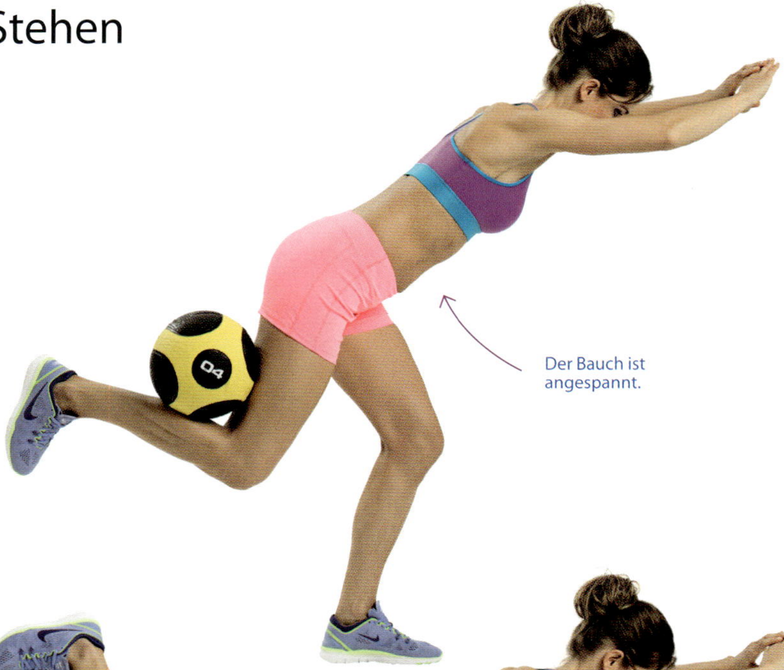

Der Bauch ist angespannt.

B

- Heben Sie das rechte Bein so weit an, dass der Oberschenkel parallel zum Boden ist. Der übrige Körper bewegt sich nicht. Senken Sie das rechte Bein wieder, zurück zu Position A. Wenn Sie alle vorgegebenen Wiederholungen absolviert haben, führen Sie die Übung mit dem linken Bein aus.

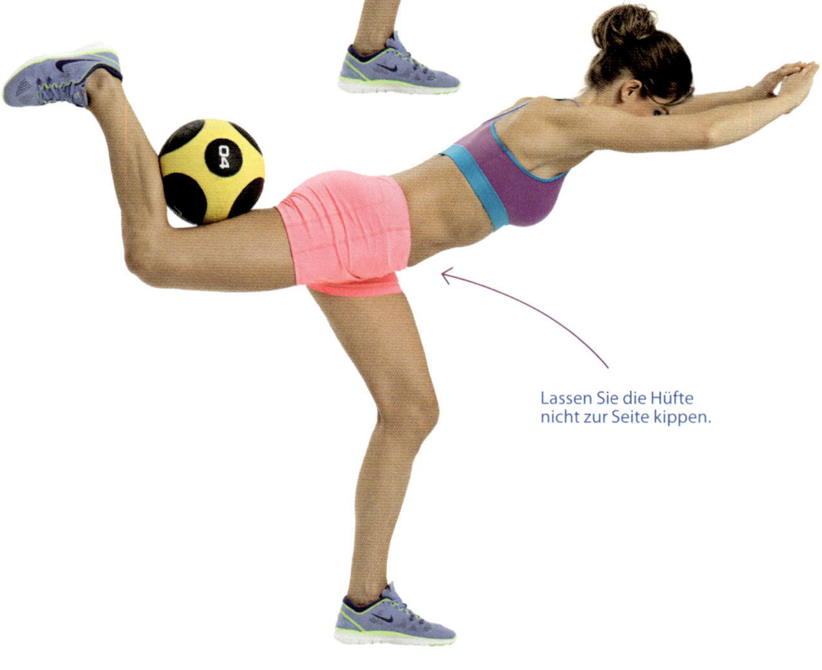

Lassen Sie die Hüfte nicht zur Seite kippen.

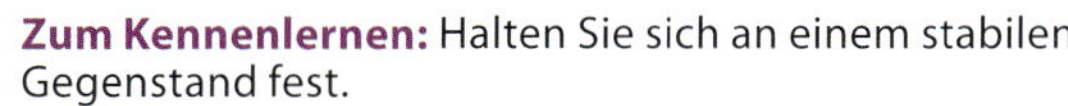

Zum Kennenlernen: Halten Sie sich an einem stabilen Gegenstand fest.

Zur Steigerung: Führen Sie in Position B zusätzlich kleine Auf- und Abbewegungen aus.

Kick-backs auf dem Med-Ball

FORMEN: Po, Rücken

BONUSEFFEKT: Balancetraining

- Stützen Sie sich im Knien mit beiden Händen auf einen Med-Ball, die Schultern stehen über den Handgelenken. Heben Sie beide Knie an. Verlagern Sie Ihr Gewicht auf die Zehen des rechten Fußes und halten Sie das linke Bein angewinkelt in der Luft.

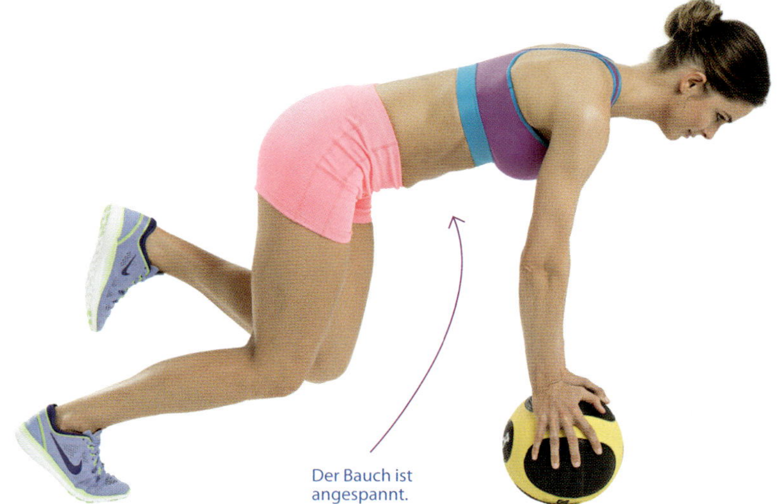

- Heben Sie das linke Knie bei angewinkeltem Bein bis auf Pohöhe an. Senken Sie das linke Bein dann wieder ab, zurück zu Position A. Sind alle vorgegebenen Wiederholungen geschafft, führen Sie die Übung mit dem rechten Bein aus.

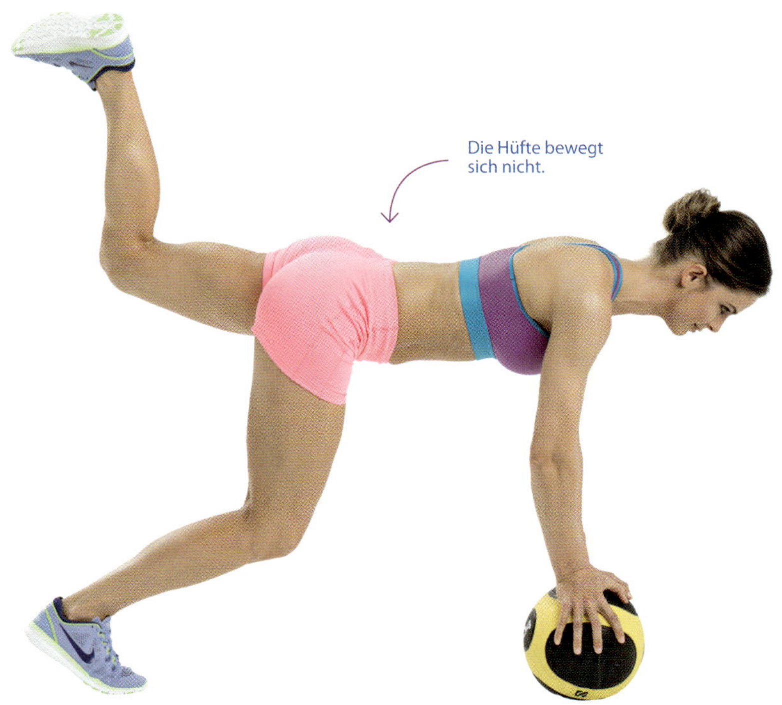

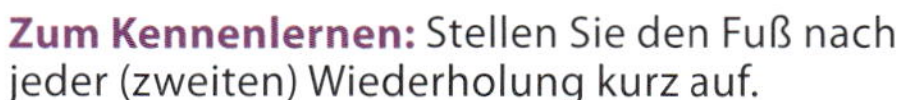

Zum Kennenlernen: Stellen Sie den Fuß nach jeder (zweiten) Wiederholung kurz auf.

Zur Steigerung: Führen Sie mit dem angehobenen Fuß in Position B zusätzlich kleine Auf- und Abbewegungen aus.

Kick-backs mit Med-Ball im Knien

FORMEN: den Po

BONUSEFFEKT: Koordinationstraining

Der Kopf ist in der Verlängerung der Wirbelsäule.

A

- Gehen Sie in den Vierfüßlerstand – die Handgelenke befinden sich unter den Schultern, die Knie sind unter den Hüften – und klemmen Sie sich einen Med-Ball zwischen rechten Unter- und Oberschenkel. Der rechte Fuß ist in der Luft.

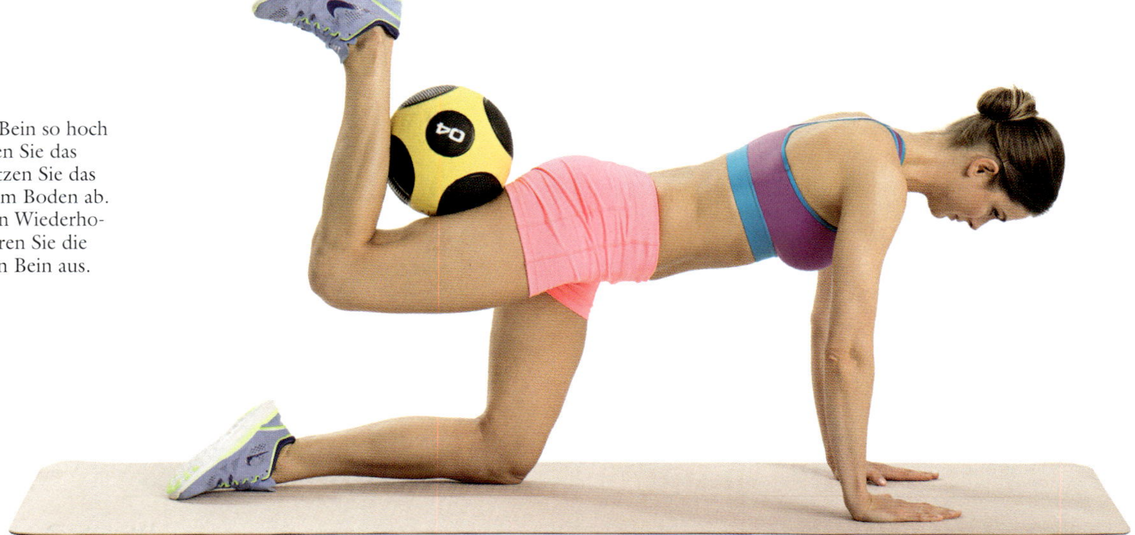

B

- Heben Sie das rechte Bein so hoch wie möglich an. Senken Sie das Bein sofort wieder, setzen Sie das Knie aber nicht auf dem Boden ab. Sind alle vorgegebenen Wiederholungen absolviert, führen Sie die Übung mit dem linken Bein aus.

Zum Kennenlernen: Setzen Sie das Knie nach jeder (zweiten) Wiederholung kurz auf.

Zur Steigerung: Führen Sie – zurück in Position A – das Bein zunächst seitlich nach oben. Senken Sie es wieder ab und heben Sie es dann erst gerade in die Höhe.

Po-Burn-out

FORMT: den Po

BONUSEFFEKT: Koordinationstraining

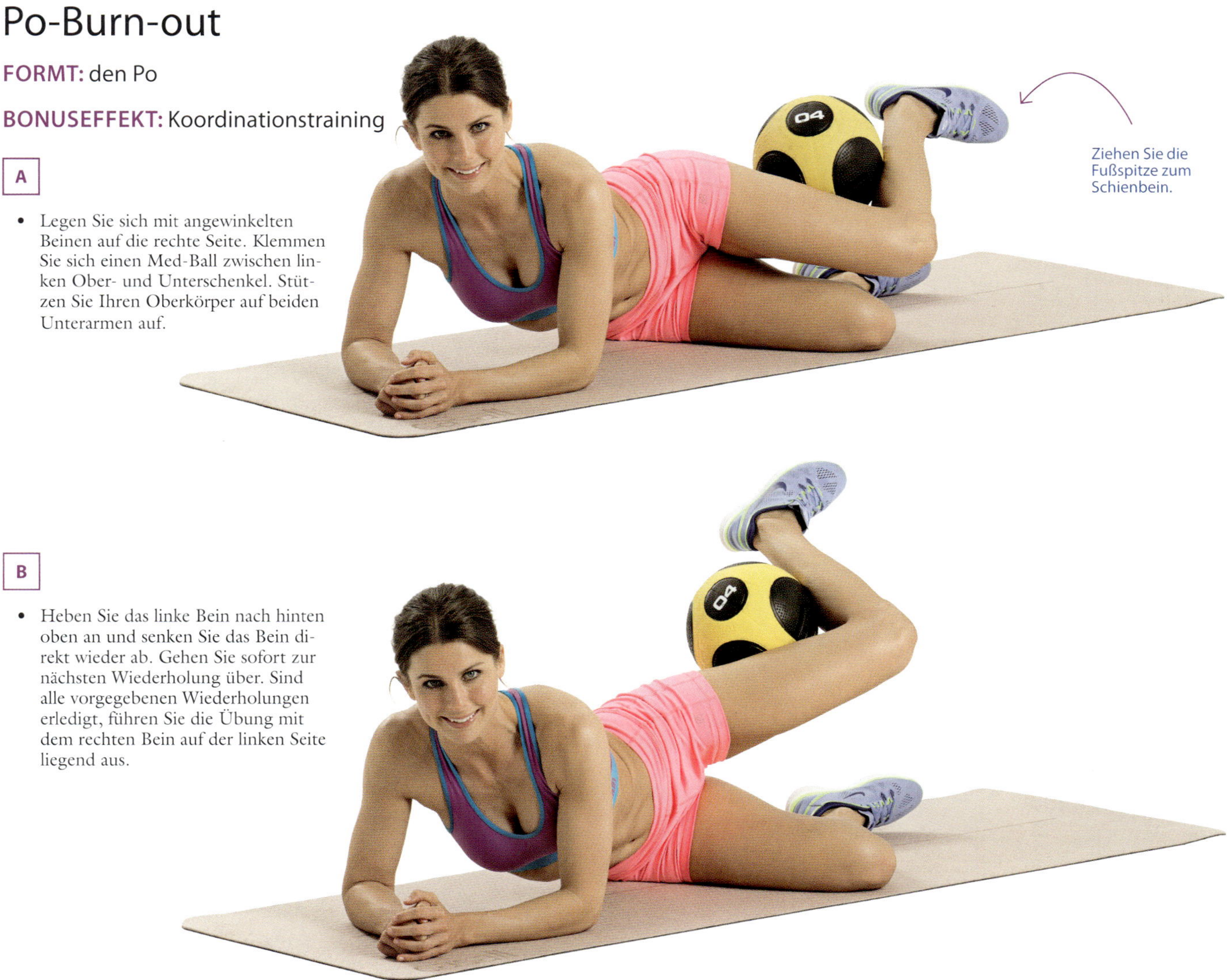
Ziehen Sie die
Fußspitze zum
Schienbein.

A

- Legen Sie sich mit angewinkelten Beinen auf die rechte Seite. Klemmen Sie sich einen Med-Ball zwischen linken Ober- und Unterschenkel. Stützen Sie Ihren Oberkörper auf beiden Unterarmen auf.

B

- Heben Sie das linke Bein nach hinten oben an und senken Sie das Bein direkt wieder ab. Gehen Sie sofort zur nächsten Wiederholung über. Sind alle vorgegebenen Wiederholungen erledigt, führen Sie die Übung mit dem rechten Bein auf der linken Seite liegend aus.

Zum Kennenlernen: Legen Sie das angehobene Bein zwischen den Wiederholungen kurz auf dem anderen ab. Dabei müssen Sie gegebenenfalls den Ball mit der oberen Hand festhalten.

Zur Steigerung: Führen Sie mit dem angehobenen Bein in Position B zusätzlich kleine Auf- und Abbewegungen aus.

Super(wo)man mit Med-Ball

FORMT: Po, unteren Rücken

BONUSEFFEKT: Koordinationstraining

- Legen Sie sich auf den Bauch und klemmen Sie sich einen Med-Ball zwischen die Füße. Die Stirn liegt auf den Unterarmen. Spannen Sie den Po an und geben Sie Druck auf den Ball, um diesen einige Zentimeter über dem Boden halten zu können.

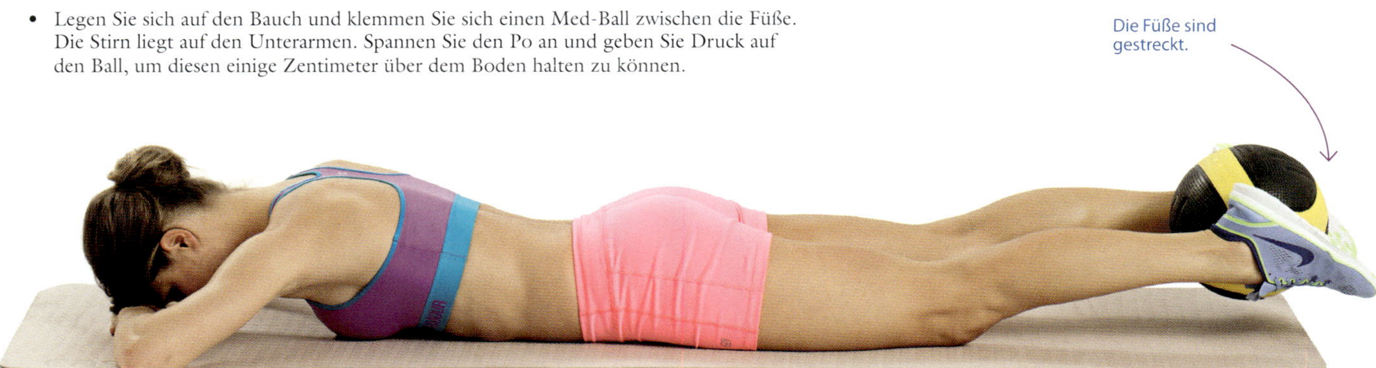
Die Füße sind gestreckt.

B

- Heben Sie die Beine so hoch wie möglich. Halten Sie diese Position kurz und senken Sie die Beine dann ab, ohne den Ball auf dem Boden aufkommen zu lassen.

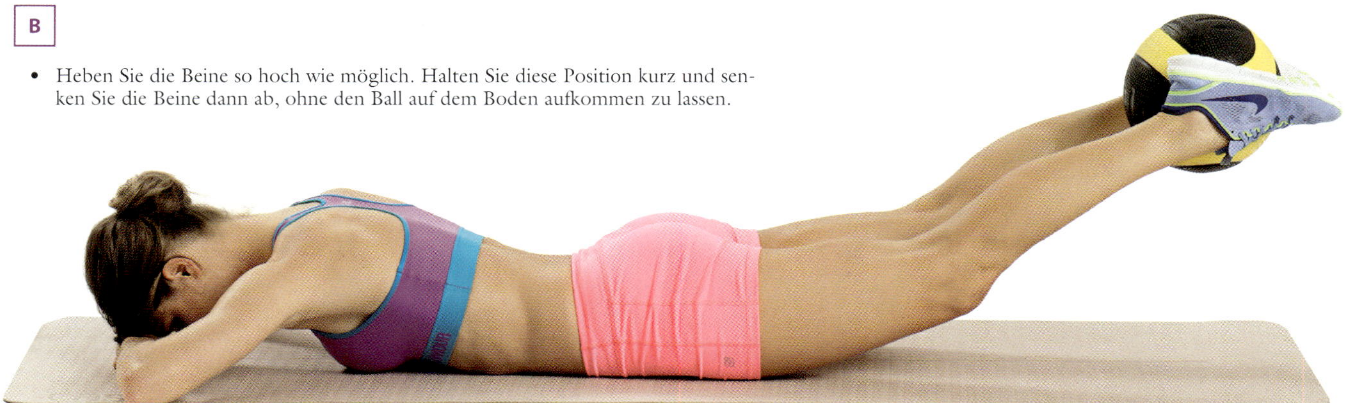

Zum Kennenlernen: Legen Sie die Beine nach jeder (zweiten) Wiederholung kurz ab.

Zur Steigerung: Bewegen Sie Ihre Beine in Position B zusätzlich leicht auf und ab.

Tiefe Ausfallschritte mit Hanteln

FORMEN: den Po

BONUSEFFEKT: Explosivkrafttraining

A

- Nehmen Sie einen hüftbreiten Stand ein und halten Sie in jeder Hand eine Kurzhantel. Lassen Sie Ihre Arme lang neben dem Körper hängen. Der Blick geht nach vorn.

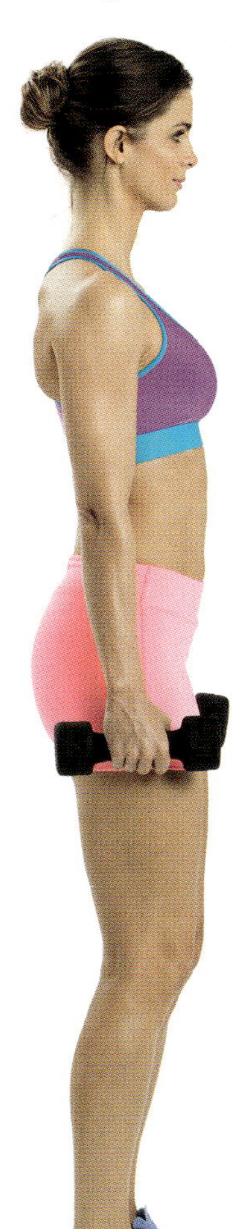

Zum Kennenlernen: Bauen Sie nach jeder (zweiten) Wiederholung eine kurze Pause ein.

Zur Steigerung: Erhöhen Sie das Tempo auf Ihr Maximum, ohne dabei auf eine saubere Technik zu verzichten.

B

- Verlagern Sie Ihr Gewicht auf den rechten Fuß und setzen Sie den linken Fuß einen großen Schritt nach hinten. Lehnen Sie gleichzeitig den Oberkörper vor, beugen Sie das rechte Bein und bringen Sie die Kurzhanteln neben Ihren Füßen auf den Boden. Richten Sie sich direkt wieder auf, indem Sie Druck auf die Zehen des linken Fußes geben, das rechte Bein strecken, den Po anspannen und das linke Bein wieder nach vorn bringen. Verlagern Sie nun Ihr Gewicht auf den linken Fuß und setzen den rechten Fuß nach hinten.

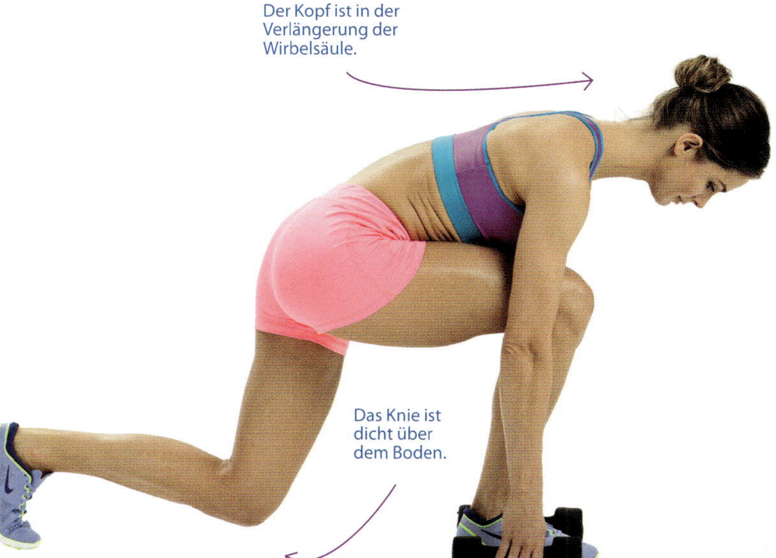

Der Kopf ist in der Verlängerung der Wirbelsäule.
Das Knie ist dicht über dem Boden.

Starke Aufnahmen

FORMEN: den Po

BONUSEFFEKT: mehr Beweglichkeit in den Beinen

A

- Stellen Sie zwei Kurzhanteln senkrecht auf den Boden. Bringen Sie sich dahinter in Position. Lassen Sie Ihre Arme locker hängen, der Bauch ist angespannt und der Blick geht nach vorn.

B

- Gehen Sie in eine tiefe Kniebeuge, indem Sie den Po nach hinten schieben, die Beine beugen und den Oberkörper mit geradem Rücken nach vorn lehnen. Nehmen Sie nun die Hanteln auf.

C

- Richten Sie sich in den Stand auf. Strecken Sie dazu die Beine und spannen Sie den Po an. Halten Sie die Hanteln mit gestreckten Armen neben dem Körper, die Handrücken zeigen nach außen. Stellen Sie die Hanteln in der nächsten Wiederholung senkrecht auf den Boden, indem Sie erneut in eine tiefe Kniebeuge gehen. Wiederholen Sie den ständigen Wechsel aus Aufnehmen und Abstellen in einer flüssigen Bewegung.

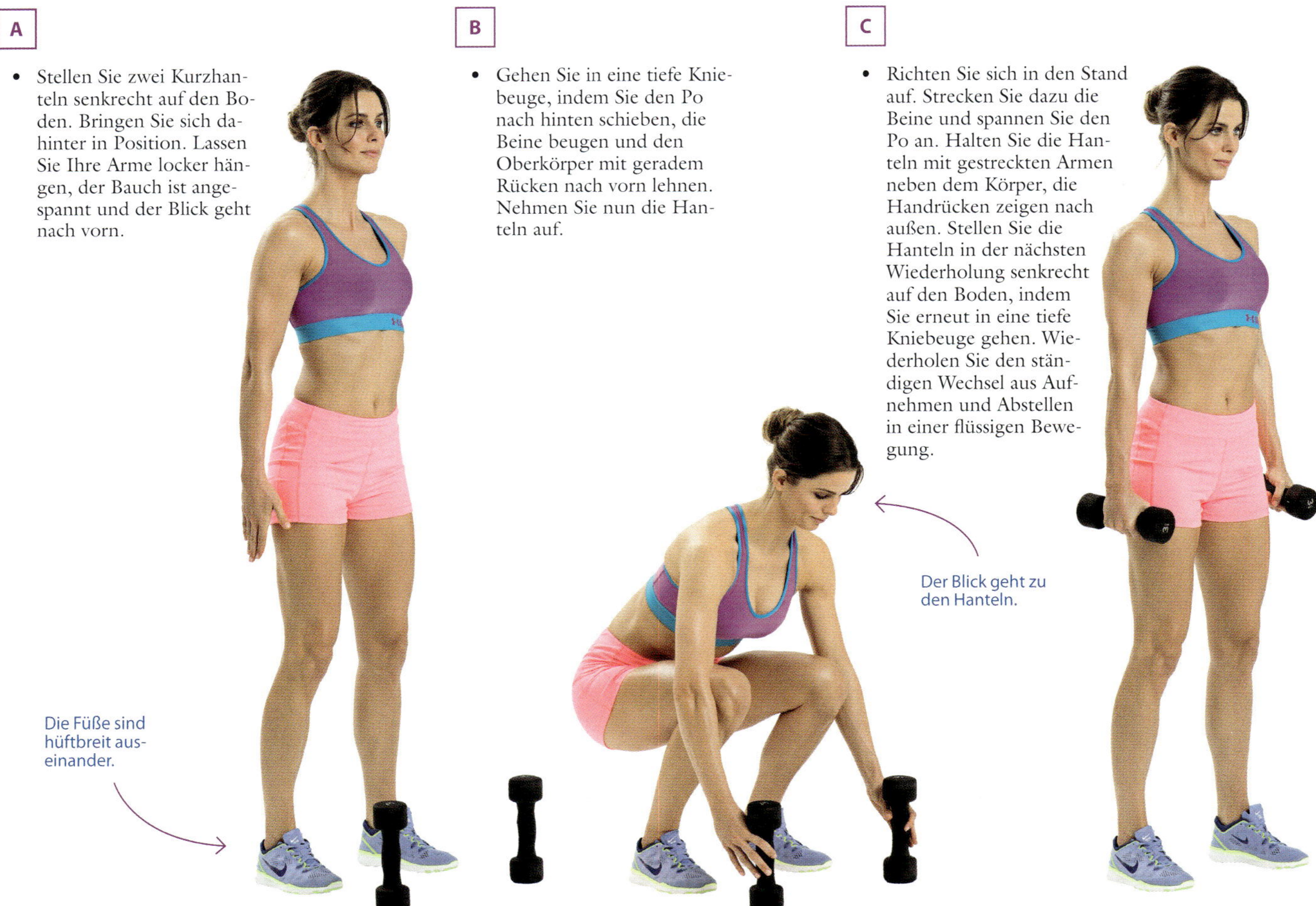

Der Blick geht zu den Hanteln.
Die Füße sind hüftbreit auseinander.

Zum Kennenlernen: Stellen Sie die Hanteln auf einer kleinen Kiste ab, um nicht ganz so tief in die Hocke gehen zu müssen.

Zur Steigerung: Führen Sie beim Aufrichten einen kleinen Sprung in die Höhe aus. Achten Sie darauf, sanft auf den Fußballen zu landen und über den ganzen Fuß abzurollen.

Kicks mit Hanteln

FORMEN: Po, Schultern

BONUSEFFEKT: Koordinationstraining

A

- Halten Sie in jeder Hand eine Kurzhantel. Strecken Sie die Arme auf Schulterhöhe nach vorn aus. Gehen Sie mit dem rechten Fuß einen Schritt zurück. Beugen Sie das linke Bein und führen Sie das rechte Knie bis kurz über den Boden. Der Bauch ist angespannt.

B

- Drücken Sie sich mit den Zehen des rechten Fußes vom Boden ab. Richten Sie sich auf, indem Sie das linke Bein strecken und das rechte Bein zu einem Kick nach vorn anheben. Senken Sie gleichzeitig Ihre Arme seitlich neben den Körper ab, die Handrücken zeigen nach außen. Gehen Sie direkt zur nächsten Wiederholung über, indem Sie Position A einnehmen. Sind alle vorgegebenen Wiederholungen geschafft, führen Sie die Übung mit dem linken Bein aus.

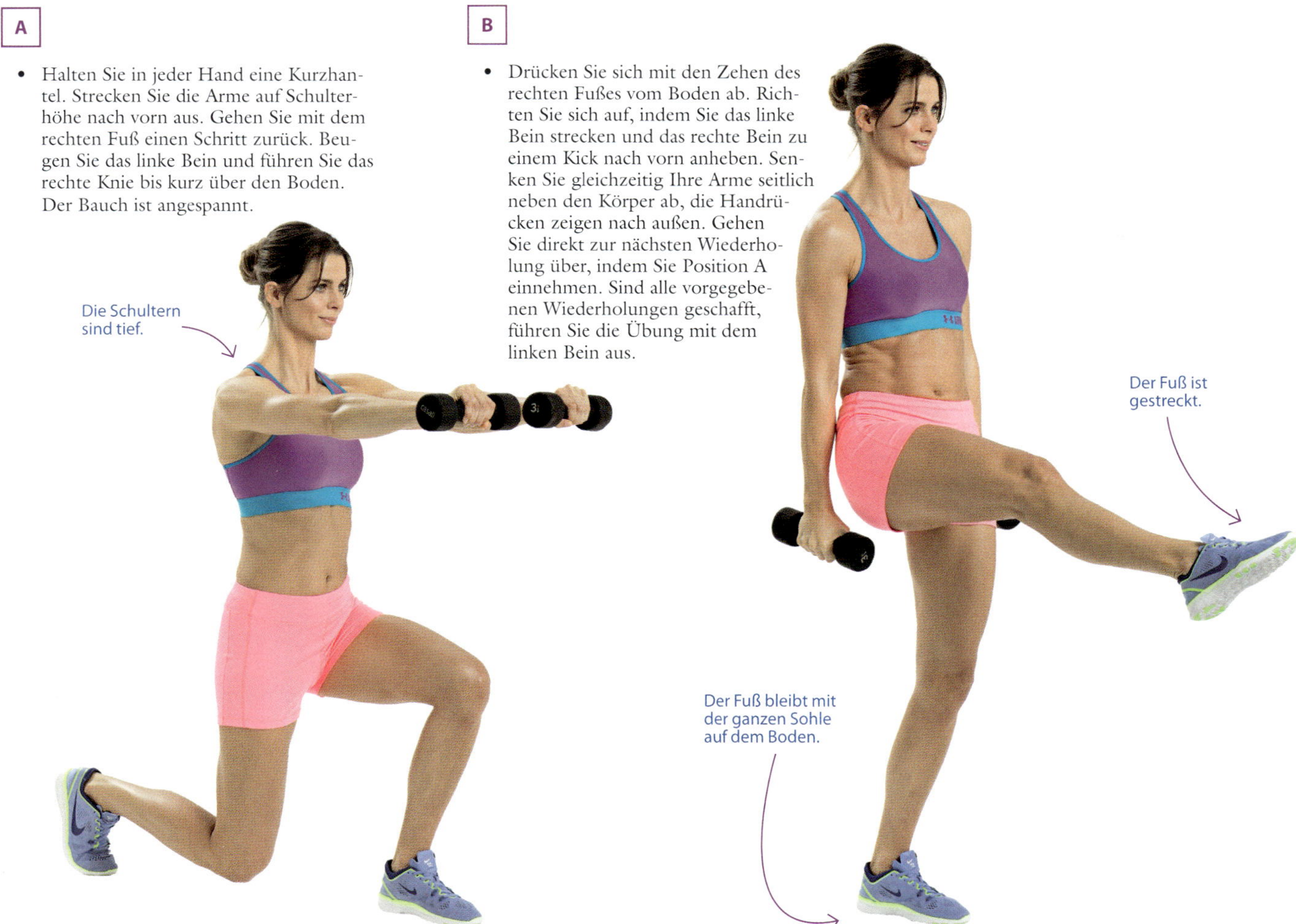

Die Schultern sind tief.
Der Fuß ist gestreckt.
Der Fuß bleibt mit der ganzen Sohle auf dem Boden.

Zum Kennenlernen: Halten Sie die Arme die gesamte Zeit über seitlich neben dem Körper.

Zur Steigerung: Erhöhen Sie das Tempo, achten Sie dabei aber weiterhin auf eine saubere Ausführung.

Hohe Sumo-Squats

FORMEN: Po, Waden, Trizeps

BONUSEFFEKT: Balancetraining

A

- Nehmen Sie einen breiten Stand ein und halten Sie in jeder Hand eine Kurzhantel. Strecken Sie die Arme senkrecht nach oben, die Hanteln sind über Ihrem Kopf. Heben Sie nun beide Fersen an.

B

- Beugen Sie die Beine stark und senken Sie beide Hanteln in Richtung der Schulterblätter nach hinten ab. Die Ellbogen zeigen jetzt nach oben. Richten Sie sich wieder auf, indem Sie Beine und Arme strecken. Setzen Sie die Fersen aber nicht ab.

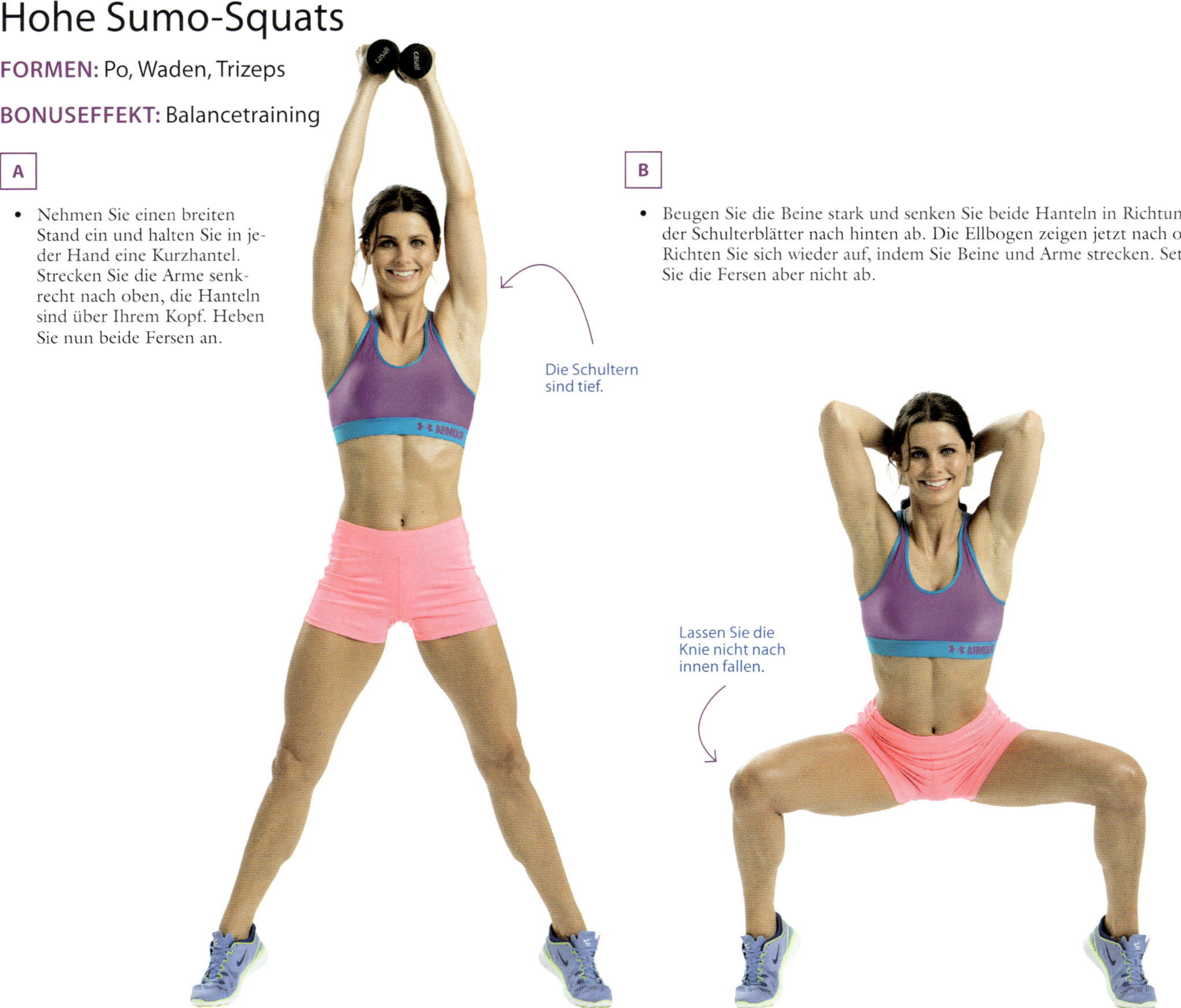

Die Schultern sind tief.
Lassen Sie die Knie nicht nach innen fallen.

Zum Kennenlernen: Halten Sie nur eine Ferse in der Luft und wechseln Sie die Fußstellung nach jeder (zweiten) Wiederholung.
Zur Steigerung: Führen Sie in Position B zusätzlich kleine Auf- und Abbewegungen mit dem Po und den Oberschenkeln aus.

Einseitige Wippe

FORMT: den Po

BONUSEFFEKT: Balancetraining

A

- Stellen Sie sich mit geschlossenen Füßen hin. Nehmen Sie zwei Kurzhanteln in die linke Hand, der rechte Arm hängt locker neben dem Körper. Heben Sie die rechte Ferse an.

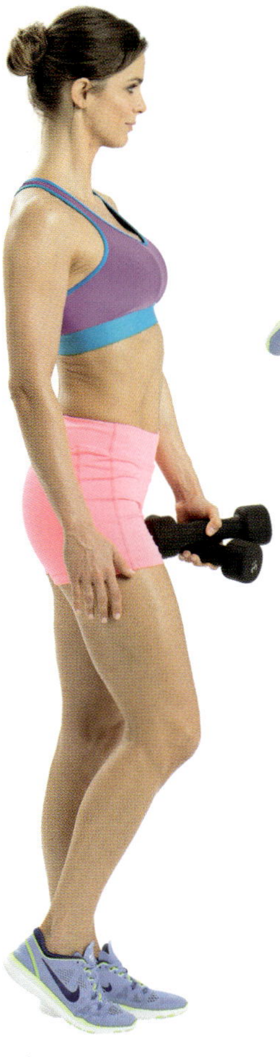

B

- Beugen Sie den Oberkörper mit geradem Rücken weit nach vorn und heben Sie das rechte Bein gestreckt nach hinten an. Idealerweise bilden der Oberkörper und der rechte Oberschenkel eine Linie. Führen Sie gleichzeitig den linken Arm unter die Schulter, der rechte ist neben dem Körper. Richten Sie sich wieder zu Position A auf. Sind alle vorgegebenen Wiederholungen absolviert, führen Sie die Übung mit dem linken Bein aus.

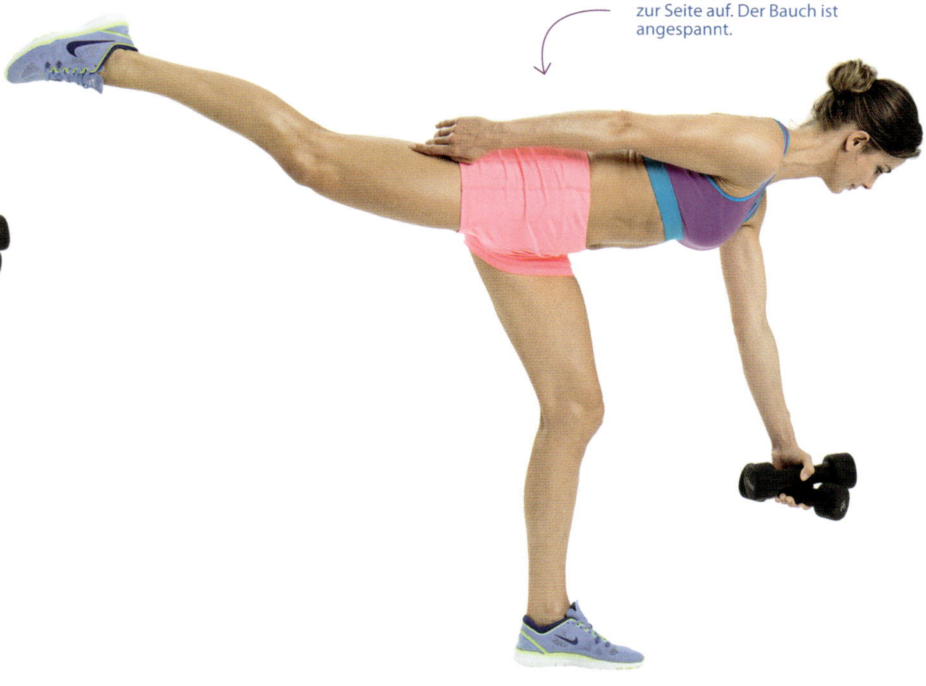

Drehen Sie die Hüfte nicht zur Seite auf. Der Bauch ist angespannt.

Zum Kennenlernen: Halten Sie sich mit der freien Hand an einem stabilen Gegenstand fest.
Zur Steigerung: Führen Sie in Position B zusätzlich kleine Auf- und Abbewegungen mit dem angehobenen Bein aus.

Starke Aufschwünge

FORMEN: Po, Beine, Rumpf, Schultern

BONUSEFFEKT: Explosivitätstraining

A

- Nehmen Sie einen breiten Stand ein, die Beine sind leicht gebeugt. Halten Sie in der linken Hand eine Kurzhantel und stützen Sie die rechte auf die Hüfte. Führen Sie nun den linken Arm gestreckt bis auf Schulterhöhe nach vorn und …

B

- … schwingen Sie den Arm direkt durch die Beine hindurch nach hinten. Beugen Sie dazu die Beine stark, schieben Sie den Po nach hinten und lehnen Sie den Oberkörper mit geradem Rücken nach vorn. Richten Sie sich sofort wieder auf, indem Sie die Beine strecken, den Po anspannen und den linken Arm gestreckt bis auf Schulterhöhe führen. Sind alle vorgegebenen Wiederholungen geschafft, führen Sie die Übung mit dem rechten Arm aus.

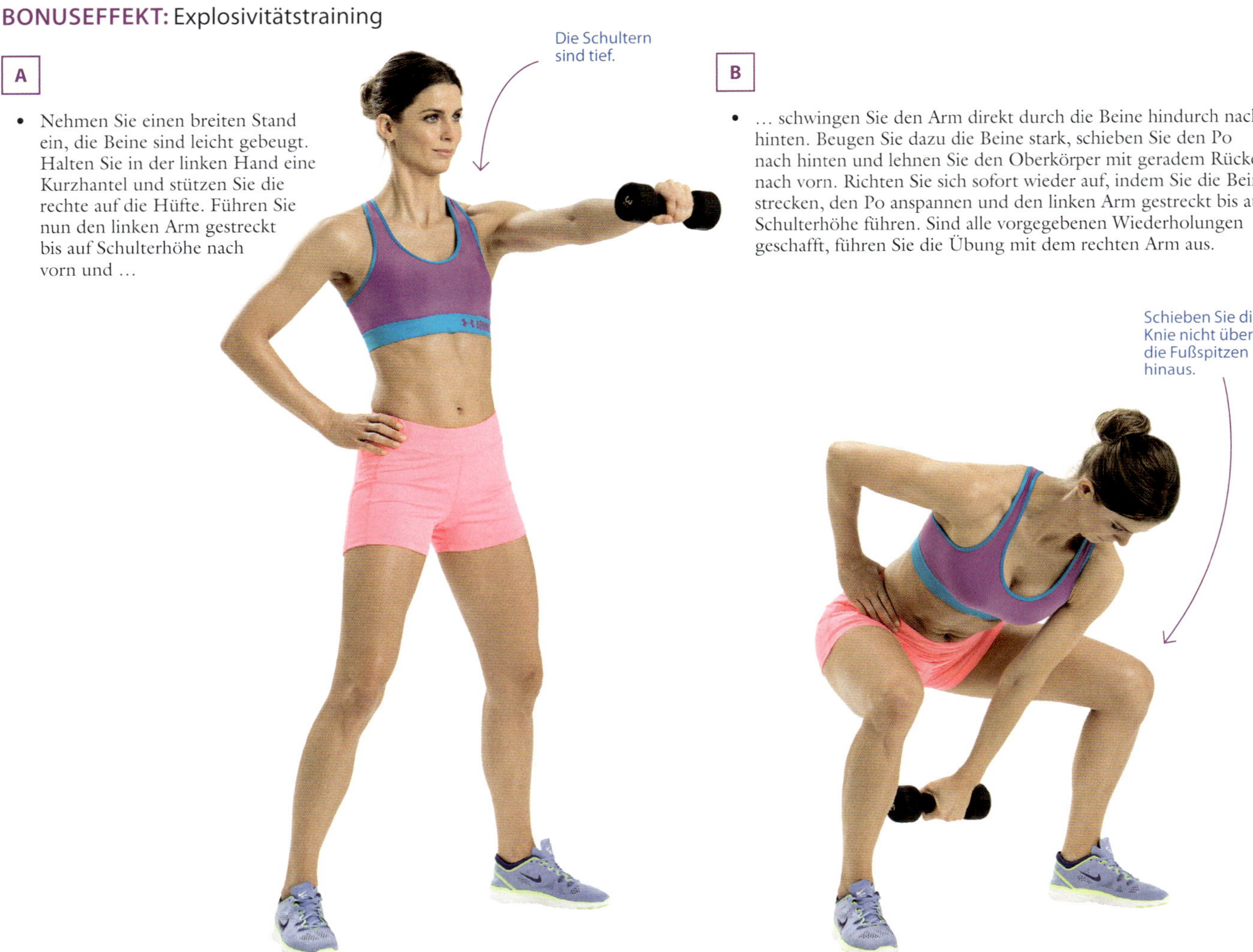

Die Schultern sind tief.
Schieben Sie die Knie nicht über die Fußspitzen hinaus.

Zum Kennenlernen: Heben Sie den gestreckten Arm nur bis auf Hüft- oder Brusthöhe an, wenn Sie sich aus Position B aufrichten.

Zur Steigerung: Halten Sie zwei Kurzhanteln in der Hand.

Seitliche Step-ups mit Hanteln

FORMEN: Po, Schultern

BONUSEFFEKT: Explosivkrafttraining

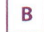

A

- Stellen Sie einen Step auf die höchste Stufe. Halten Sie in jeder Hand eine Kurzhantel. Positionieren Sie sich seitlich neben dem Step und stellen Sie den linken Fuß mittig darauf ab. Heben Sie die Unterarme nach vorn an, sodass die Hanteln unterhalb Ihrer Kinnhöhe stehen. Beugen Sie nun beide Beine so stark, dass sich Ihr Po unter Kniehöhe befindet. Der Bauch ist angespannt und der Oberkörper leicht nach vorn gelehnt.

B

- Geben Sie Druck auf den linken Fuß, strecken Sie die Beine explosiv und setzen Sie den rechten Fuß ebenfalls auf dem Step ab. Spannen Sie gleichzeitig den Po an und führen Sie die Arme senkrecht nach oben. Gehen Sie zurück zu Position A, indem Sie den rechten Fuß vom Step lösen, die Beine beugen und den Po nach hinten schieben. Der Oberkörper ist dabei leicht nach vorn gelehnt. Sind alle vorgegebenen Wiederholungen geschafft, führen Sie die Übung mit dem rechten Fuß auf dem Step aus.

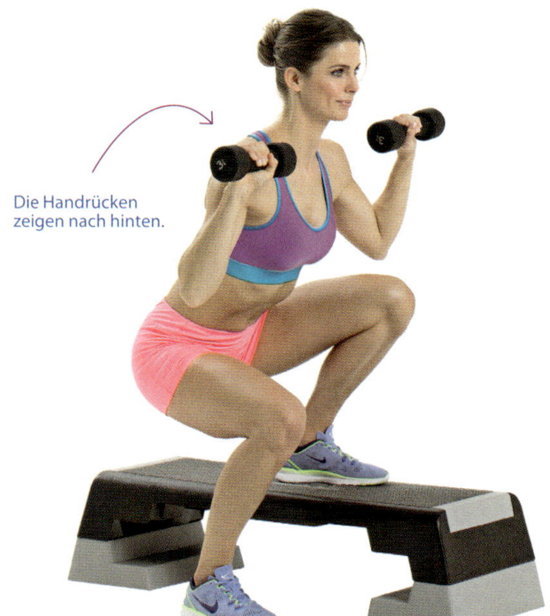
Die Handrücken zeigen nach hinten.

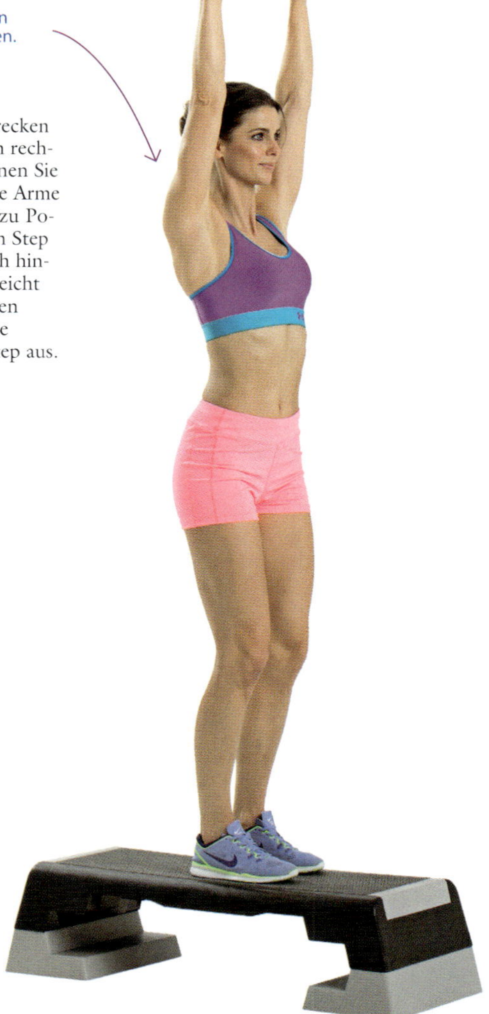
Die Schultern bleiben unten.

Zum Kennenlernen: Halten Sie die Hanteln auch in Position B auf Schulterhöhe.

Zur Steigerung: Bauen Sie einen kleinen Sprung in die Aufwärtsbewegung ein.

Erhöhte einbeinige Brücke

FORMT: Po, hintere Oberschenkel, Brust

BONUSEFFEKT: Koordinationstraining

A

- Stellen Sie einen Step auf die höchste Stufe und halten Sie in jeder Hand eine Kurzhantel. Legen Sie sich so vor den Step, dass Sie die linke Ferse darauf abstellen können. Strecken Sie dann das rechte Bein senkrecht in die Luft. Die Unterarme sind aufgestellt, die Handrücken zeigen nach hinten.

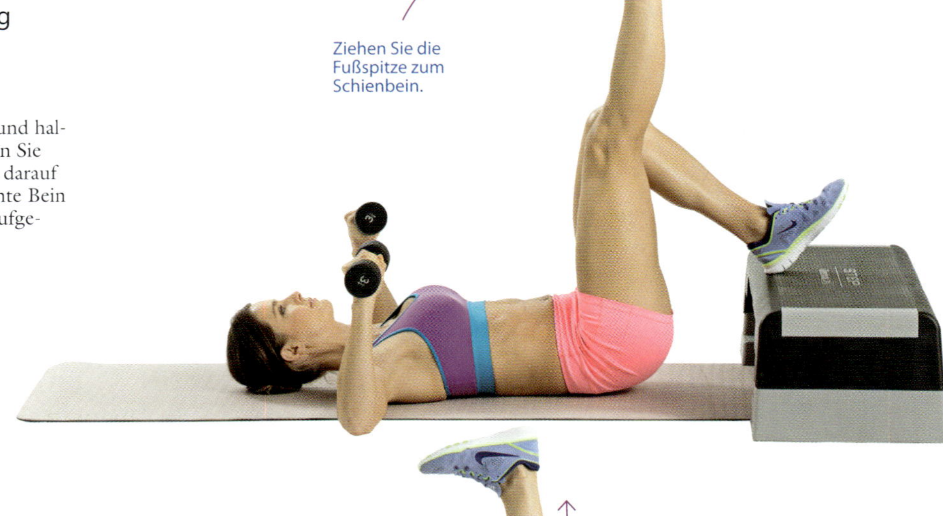
Ziehen Sie die
Fußspitze zum
Schienbein.

B

- Geben Sie Druck auf die linke Ferse und heben Sie den fest angespannten Po sowie den Oberkörper so weit wie möglich an. Strecken Sie gleichzeitig die Arme senkrecht nach oben. Legen Sie Po, Rücken und Oberarme wieder zu Position A ab. Wenn Sie alle vorgegebenen Wiederholungen geschafft haben, führen Sie die Übung mit dem rechten Fuß auf dem Step aus.

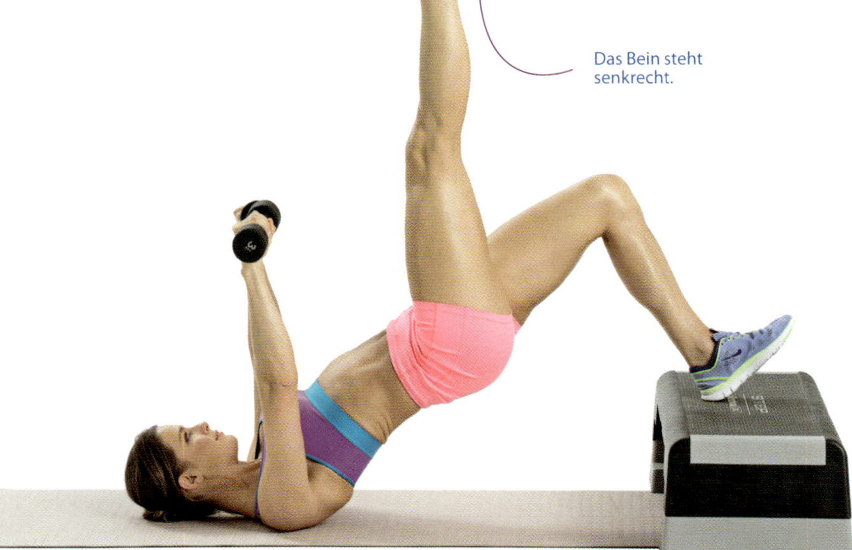
Das Bein steht
senkrecht.

Zum Kennenlernen: Stellen Sie beide Fersen auf den Step und führen Sie die Übung aus dieser Position heraus aus.

Zur Steigerung: Bewegen Sie Ihren Po in Position B zusätzlich leicht auf und ab.

Brücke mit Wechselzügen

FORMT: Po, hintere Oberschenkel, Brust, Trizeps

BONUSEFFEKT: Koordinationstraining

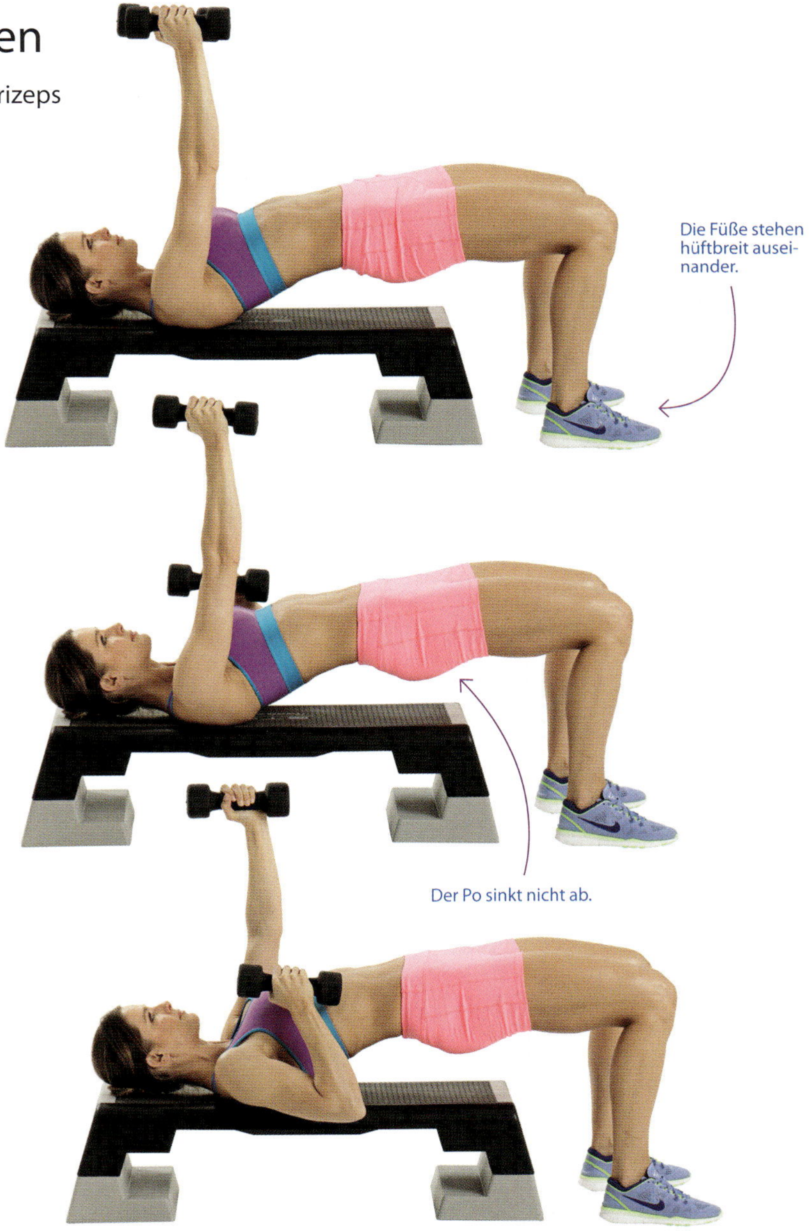

A

- Stellen Sie einen Step auf die höchste Stufe und legen Sie sich in Längsrichtung rücklings darauf. Stellen Sie die Füße bequem auf und halten Sie in jeder Hand eine Kurzhantel. Strecken Sie die Arme senkrecht nach oben, die Handrücken zeigen nach außen. Geben Sie Druck auf Ihre Füße und heben Sie Po und Rücken möglichst weit nach oben an. Spannen Sie dazu den Po fest an.

Die Füße stehen hüftbreit auseinander.

- Senken Sie die linke Hantel bis auf Brusthöhe ab, ohne die übrige Körperhaltung zu verändern.

- Strecken Sie den linken Arm wieder und senken Sie gleichzeitig die rechte Hantel bis auf Brusthöhe ab.

Der Po sinkt nicht ab.

Zum Kennenlernen: Senken Sie beide Kurzhanteln gleichzeitig ab.

Zur Steigerung: Strecken Sie in Position B und C das – zum abgesenkten Arm gegengleiche – Bein aus. Verlagern Sie dazu Ihr Gewicht auf den anderen Fuß.

Doppelklappen

FORMT: Po, Schultern

BONUSEFFEKT: mehr Beweglichkeit in der Hüfte

A

- Legen Sie sich mit leicht angewinkelten Beinen auf die rechte Seite. Stützen Sie Ihren Kopf auf die rechte Hand und halten Sie in der linken Hand mit angewinkeltem Arm eine Kurzhantel vor dem Bauch.

B

- Heben Sie das linke Bein angewinkelt an und drehen Sie das Knie nach oben auf. Führen Sie gleichzeitig den linken Unterarm senkrecht nach oben. Senken Sie Arm und Bein direkt wieder ab, ohne dass sich die Beine dabei berühren. Sind alle vorgegebenen Wiederholungen erledigt, führen Sie die Übung auf der linken Seite liegend mit dem rechten Bein und dem rechten Arm aus.

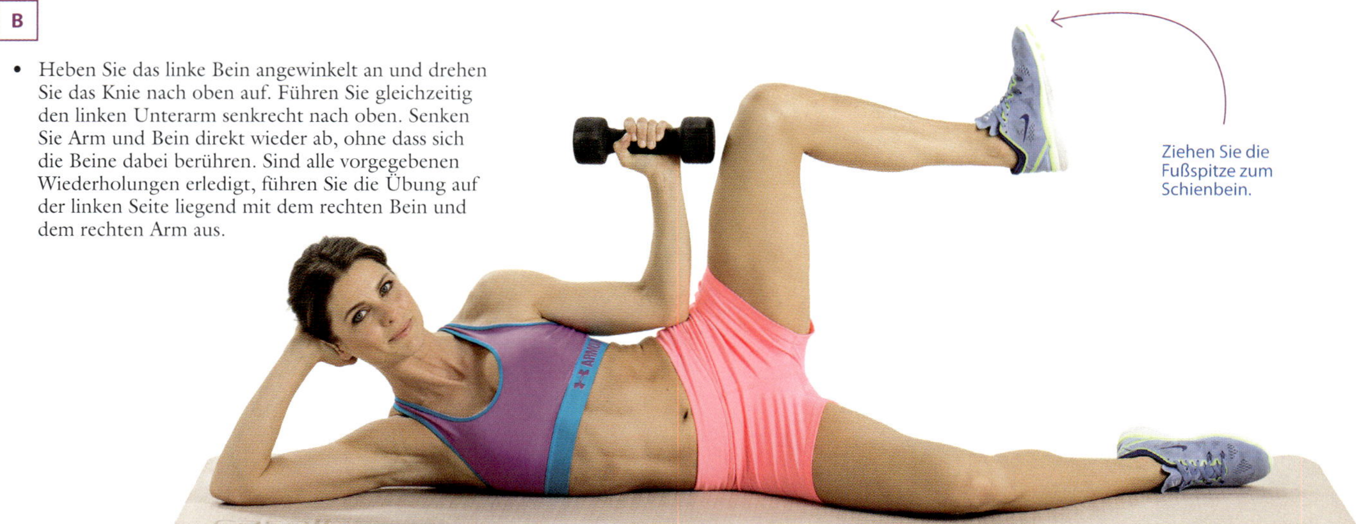
Ziehen Sie die
Fußspitze zum
Schienbein.

Zum Kennenlernen: Legen Sie das obere Bein nach jeder (zweiten) Wiederholung kurz auf dem unteren ab.
Zur Steigerung: Führen Sie in Position B die linke Ferse fünfmal in Richtung des linken Oberschenkels.

Zweifachstrecker

FORMT: Po, Rücken

BONUSEFFEKT: Balancetraining

A

- Stellen Sie sich einen Schritt entfernt vor Ihre Trainingspartnerin. Stützen Sie die Hände in die Hüften und verlagern Sie Ihr Gewicht auf den rechten Fuß, um das linke Bein angewinkelt nach hinten anzuheben. Gleichzeitig verlagert Ihre Trainingspartnerin ihr Gewicht auf den linken Fuß und hebt das rechte Bein angewinkelt an. Aus dieser Position heraus beugt sie dann das linke Bein, lehnt sich mit geradem Rücken nach vorn und greift nach Ihrem linken Fuß.

B

- Während Ihre Partnerin Ihren Fuß zu sich zieht, beugen Sie sich beide nach vorn und strecken das angehobene Bein nach hinten aus. Gleichzeitig führen Sie die gestreckten Arme bis auf Schulterhöhe nach vorn. Halten Sie diese Position kurz und gehen Sie dann zurück zu Position A, indem Sie sich aufrichten und Ihre Partnerin den Po absenkt und das Standbein stärker beugt. Sind alle vorgegebenen Wiederholungen geschafft, führen Sie die Übung auf dem jeweils anderen Fuß aus. Dann (oder alternativ am nächsten Trainingstag) tauschen Sie die Positionen.

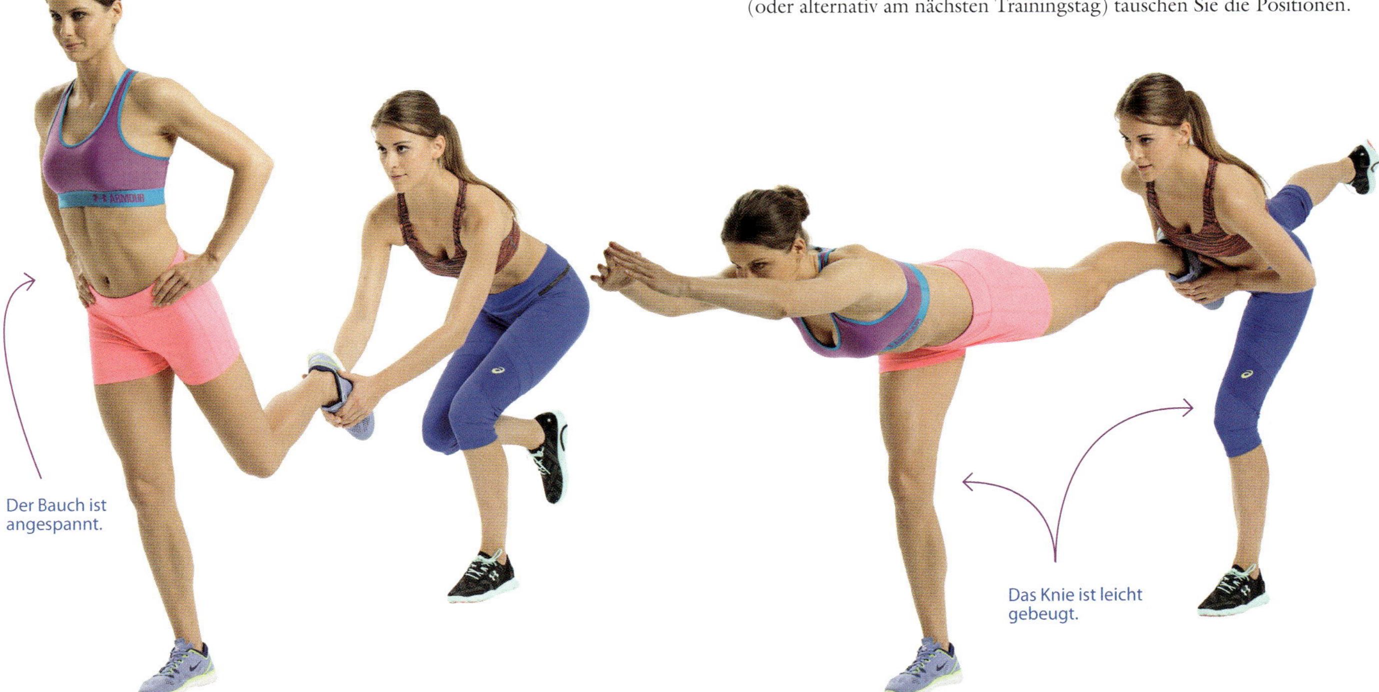
Der Bauch ist angespannt.
Das Knie ist leicht gebeugt.

Zum Kennenlernen: Beugen Sie das Standbein stärker, um nicht so leicht aus der Balance zu geraten.
Zur Steigerung: Ihre Trainingspartnerin führt in Position B kleine Auf- und Abbewegungen mit dem ausgestreckten Bein aus.
Im Alleingang: Stellen Sie sich auf ein dünnes Kissen oder ein zusammengelegtes Handtuch und machen Sie die Standwaage dort.

Kreuzheben-Liegestütz-Kombis

FORMEN: Po, Rücken, Brust, Schultern

BONUSEFFEKT: Teambuilding

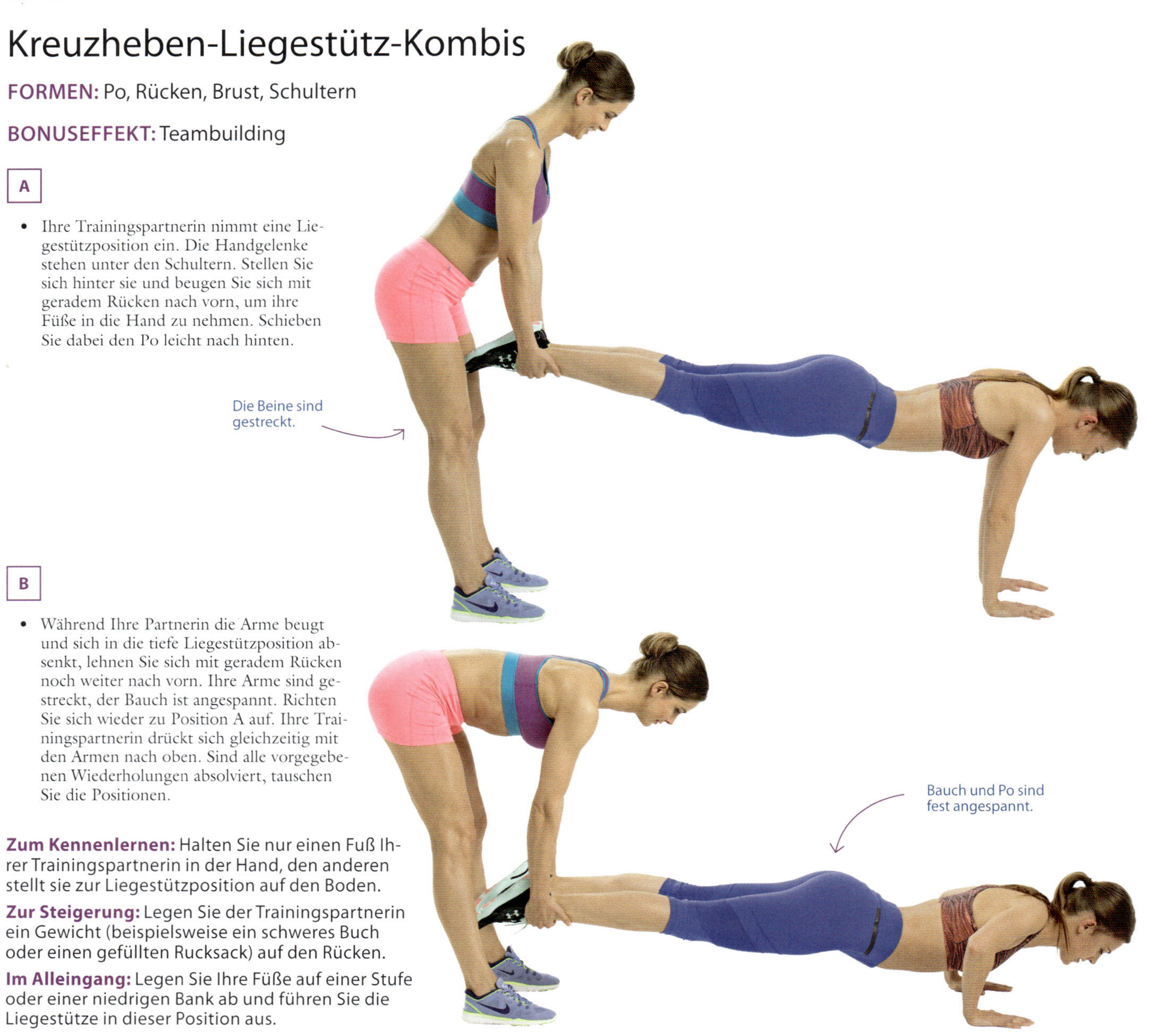

Die Beine sind gestreckt.
Bauch und Po sind fest angespannt.

A

- Ihre Trainingspartnerin nimmt eine Liegestützposition ein. Die Handgelenke stehen unter den Schultern. Stellen Sie sich hinter sie und beugen Sie sich mit geradem Rücken nach vorn, um ihre Füße in die Hand zu nehmen. Schieben Sie dabei den Po leicht nach hinten.

B

- Während Ihre Partnerin die Arme beugt und sich in die tiefe Liegestützposition absenkt, lehnen Sie sich mit geradem Rücken noch weiter nach vorn. Ihre Arme sind gestreckt, der Bauch ist angespannt. Richten Sie sich wieder zu Position A auf. Ihre Trainingspartnerin drückt sich gleichzeitig mit den Armen nach oben. Sind alle vorgegebenen Wiederholungen absolviert, tauschen Sie die Positionen.

Zum Kennenlernen: Halten Sie nur einen Fuß Ihrer Trainingspartnerin in der Hand, den anderen stellt sie zur Liegestützposition auf den Boden.

Zur Steigerung: Legen Sie der Trainingspartnerin ein Gewicht (beispielsweise ein schweres Buch oder einen gefüllten Rucksack) auf den Rücken.

Im Alleingang: Legen Sie Ihre Füße auf einer Stufe oder einer niedrigen Bank ab und führen Sie die Liegestütze in dieser Position aus.

Tandem

FORMT: den Po

BONUSEFFEKT: mehr Beweglichkeit in den Beinen

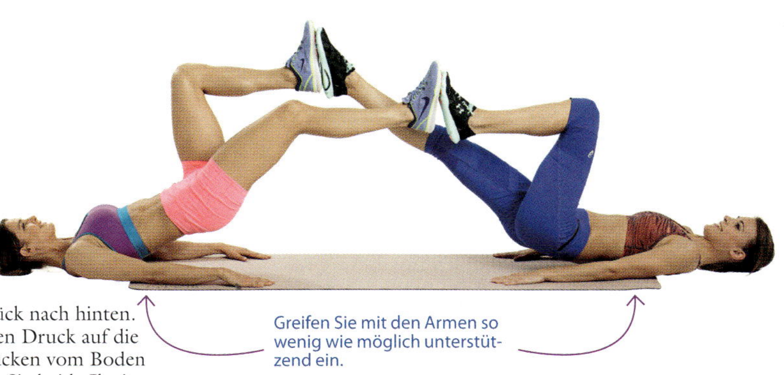

Greifen Sie mit den Armen so wenig wie möglich unterstützend ein.

AUSFÜHRUNG

- Legen Sie sich beide so auf den Rücken, dass Sie die Fußsohlen gegeneinanderpressen können, wenn Sie Ihre Beine angewinkelt vom Boden abheben. Schieben Sie die Füße so weit wie möglich nach oben, gegebenenfalls rutschen Sie noch ein Stück nach hinten. Die Arme liegen ausgestreckt neben dem Körper. Erhöhen Sie den Druck auf die Fußsohlen, spannen Sie den Po fest an und heben Sie Po und Rücken vom Boden ab. Starten Sie aus dieser Position eine Radfahrbewegung, indem Sie beide Ihr jeweils rechtes Knie zur Brust ziehen und das linke Bein strecken. Sind alle vorgegebenen Wiederholungen geschafft, wechseln Sie die „Fahrtrichtung".

Zum Kennenlernen: Legen Sie nach vier oder sechs Wiederholungen den Po kurz auf dem Boden ab.

Zur Steigerung: Erhöhen Sie das Tempo, ohne dabei die saubere Ausführung zu vergessen.

Im Alleingang: Verknoten Sie ein Fitnessband zum Ring und legen Sie sich diesen um beide Füße. Führen Sie die Trittbewegungen gegen den Widerstand des Bands aus.

Einbeiniges Hochdrücken

FORMT: den Po

BONUSEFFEKT: Koordinationstraining

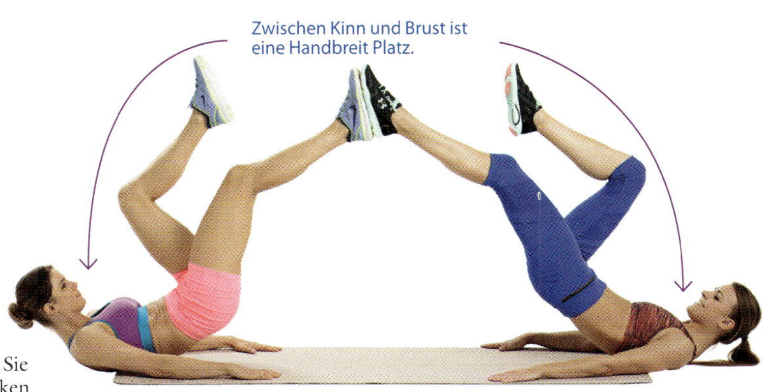

Zwischen Kinn und Brust ist eine Handbreit Platz.

AUSFÜHRUNG

- Legen Sie sich mit Ihrer Trainingspartnerin rücklings so auf den Boden, dass Ihre Füße zueinanderzeigen. Die Arme liegen lang ausgestreckt neben dem Körper. Heben Sie beide den Kopf leicht an und halten Sie die Beine angewinkelt in der Luft. Pressen Sie nun Ihre rechte Fußsohle gegen die linke Ihrer Partnerin. Schieben Sie dann beide die Füße so hoch wie möglich, um Po und unteren Rücken vom Boden zu lösen. Ihr linkes Bein und das rechte der Partnerin sind dabei angewinkelt in der Luft. Schieben Sie nun die gegeneinandergepressten Füße nach unten und gleich im Anschluss ohne abzusetzen wieder nach oben. Sind alle vorgegebenen Wiederholungen geschafft, führen Sie die Übung mit dem jeweils anderen Fuß aus.

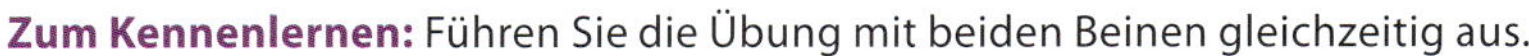

Zum Kennenlernen: Führen Sie die Übung mit beiden Beinen gleichzeitig aus.

Zur Steigerung: Versuchen Sie sich am höchsten Punkt voneinander abzudrücken, sodass die Füße kurz den Kontakt zueinander verlieren.

Im Alleingang: Legen Sie sich mit den Füßen voran vor eine Wand. Setzen Sie einen Fuß so hoch wie möglich auf die Wand, den anderen halten Sie in der Luft. Bleiben Sie für 15 bis 20 Sekunden in dieser Position, dann wechseln Sie die Fußstellung.

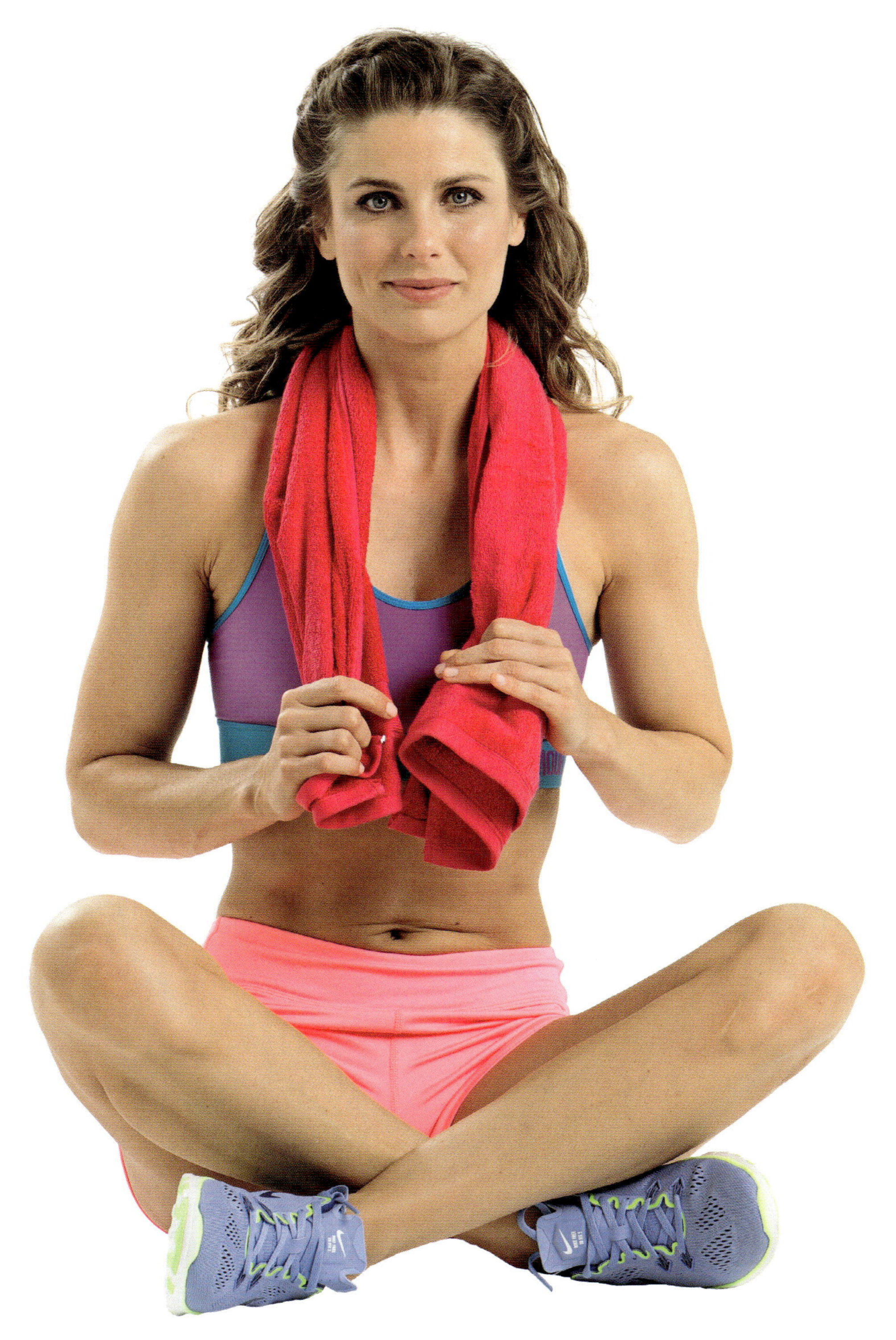

Kapitel 2.5

Klasse Cool-downer

Wie cool, Sie haben es geschafft! Jetzt sollten Sie Ihr Training angemessen ausklingen lassen. Vielleicht mit einem alkoholfreien Bier, aber auf jeden Fall mit Dehn- und Mobilisationsübungen. Wer sich die Zeit dafür nimmt, spart nämlich nach hinten raus mehrere Stunden, die der Körper nicht mehr für seine Regeneration benötigt. Schließlich wollen Sie doch schnell wieder fit sein – für einen muskelkaterfreien Alltag und natürlich fürs nächste Workout!

Cool-downer

Schluss mit stressig

So, nun dürfen Sie getrost in den Relax-Modus schalten – mit einem Cool-down! Damit tun Sie sich noch mehr Gutes, als nur Ihre Seele zu streicheln. Die ruhigen Bewegungen regen die Durchblutung in den Muskeln auf sanfte Art und Weise an, sodass Stoffwechselabfälle besser ausgespült und durch neue Nährstoffe ersetzt werden können. Zudem verringern die bedachten Bewegungen den hohen Muskeltonus, den Sie dem vorangegangenen Training verdanken. Auf diese Weise machen sich die Muskeln wieder locker und sind weniger anfällig für Muskelkater, Verhärtungen oder Krämpfe. Aber nicht nur die Muckis, sondern auch der Puls, der Blutdruck, die Körpertemperatur und die Atmung kommen entspannt zurück auf Normalniveau. Wer hingegen abrupt von 100 auf 0 schaltet und direkt duschen geht, darf sich nicht über Schwindelattacken wundern. Denn dann sammelt sich das meiste Blut in den großen Muskeln und fehlt an allen anderen Stellen, auch im Gehirn. Um das verhindern zu können, finden Sie auf den nächsten Seiten einige statische Dehnübungen sowie Moves mit der Faszienrolle.

Bei den Dehnvarianten nehmen Sie eine bestimmte Position ein, bis Sie eine Spannung – aber keinen Schmerz – spüren und halten diese für eine Weile. So erhöhen Sie die Flexibilität Ihrer Muskeln. Mit der Faszienrolle verbessen Sie ebenfalls deren Beweglichkeit, und zwar mit einer Massage der sogenannten Faszie. Dieses Bindegewebe der Muskeln (und des ganzen übrigen Körpers) neigt nämlich bei hoher, fehlender oder einseitiger Belastung dazu zu verkleben, was zur Folge hat, dass Sie sich steif fühlen.

Zusätzlich können Sie Ihre Regeneration durch Durstlöscher wie beispielsweise Apfelschorle oder alkoholfreies Bier (die haben eine isotonische Wirkung, was Ihren Körper die Flüssigkeit besser aufnehmen lässt als pures Wasser) und proteinreiches Essen beschleunigen – auch oder gerade wenn Sie abnehmen möchten. Fehlt dem Körper bei der Erholung Energie, sind Sie bei der nächsten Einheit nicht richtig fit und verpassen eine Menge Trainingseffekt. Dieser Effekt bringt Sie Ihrer Wunschfigur jedoch wesentlich näher als jede gesparte Kalorie.

Faszination Faszie

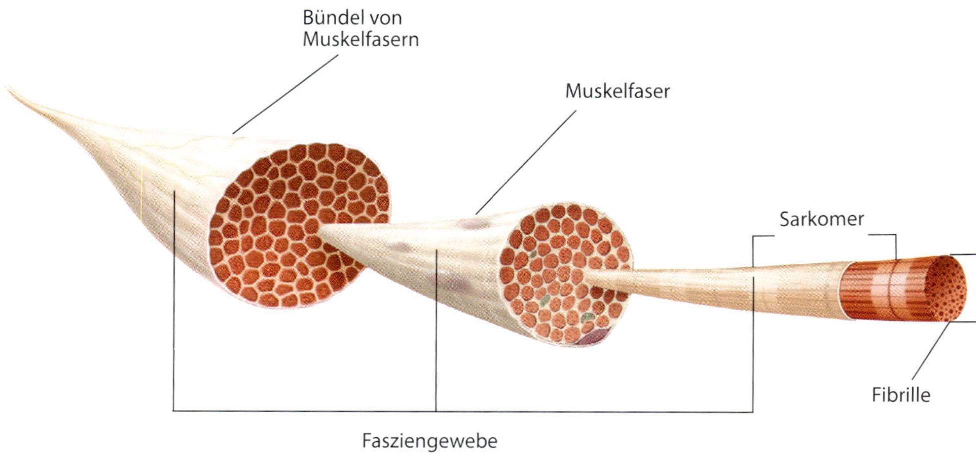

Denken Sie bei einer Orange mal nicht an Dellen im Oberschenkel, sondern an die weiße Haut, die die Frucht trotz fehlender Schale zusammenhält. Sie ist vergleichbar mit der menschlichen Faszie, die den Körper im Inneren wie ein Netz umspannt. Selbst der kleinste Baustein des Muskels, das Sarkomer, wird von Fasziengewebe zusammengehalten. Gleiches gilt für die Ansammlung von Sarkomeren, die Fibrille, und deren Verband in einer Muskelfaser sowie für Muskelfaserbündel. Je besser dieses Netz von einer geleeartigen Flüssigkeit befeuchtet wird, desto besser, sprich: schmerzfreier und flexibler, sind Sie drauf. Die Faszienrollen-Massage hilft Ihnen, Ihre gute Laune beizubehalten, denn deren Druck befördert alte Flüssigkeit aus dem Gewebe heraus. Lässt der Druck nach, fließt neue Flüssigkeit ein und frischt die Faszie wieder auf.

Bauch-Stretch

DEHNT: Bauch, Brust, Hüfte

BONUSEFFEKT: Haltungsschulung

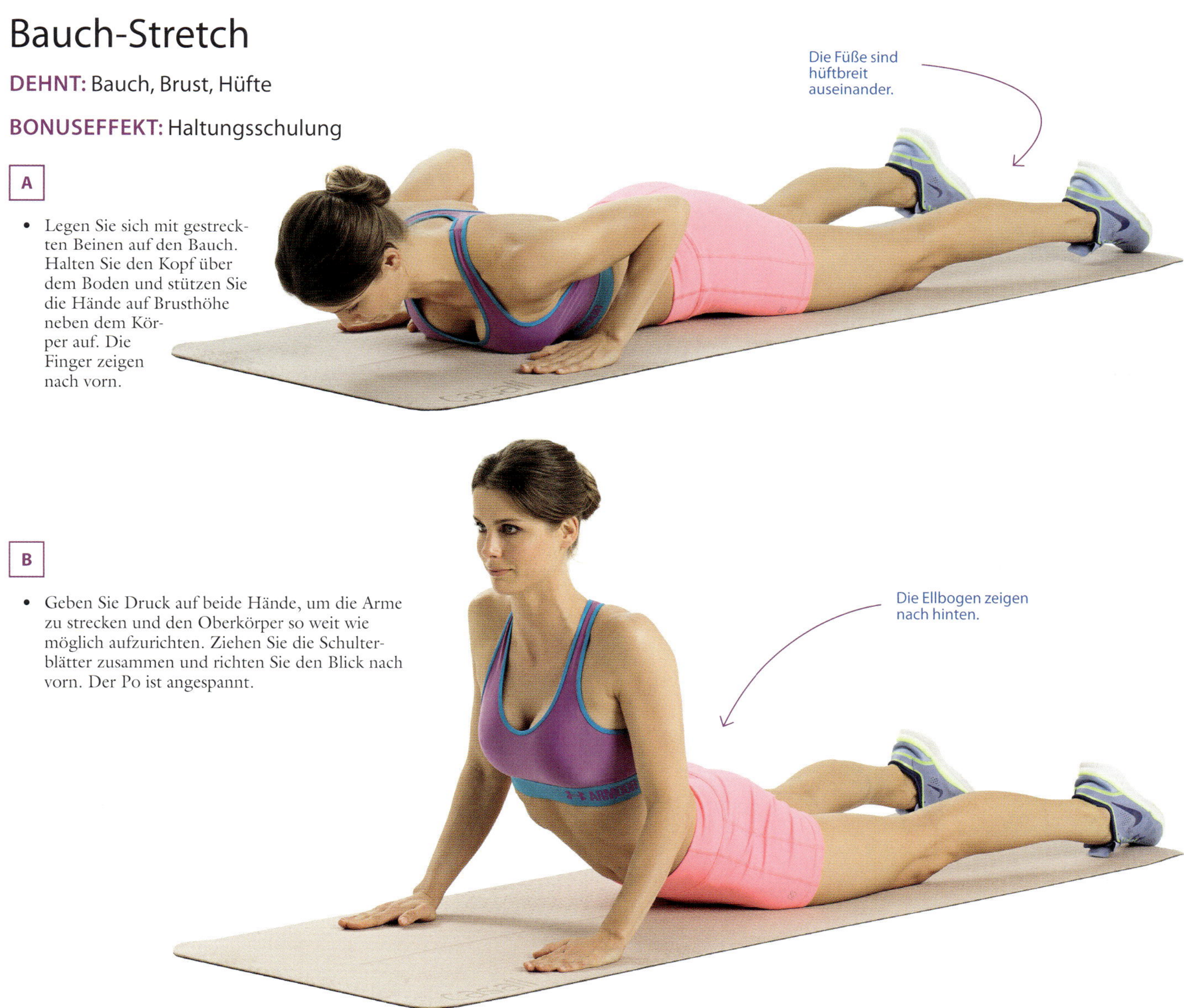
Die Füße sind
hüftbreit
auseinander.
Die Ellbogen zeigen
nach hinten.

A

- Legen Sie sich mit gestreckten Beinen auf den Bauch. Halten Sie den Kopf über dem Boden und stützen Sie die Hände auf Brusthöhe neben dem Körper auf. Die Finger zeigen nach vorn.

B

- Geben Sie Druck auf beide Hände, um die Arme zu strecken und den Oberkörper so weit wie möglich aufzurichten. Ziehen Sie die Schulterblätter zusammen und richten Sie den Blick nach vorn. Der Po ist angespannt.

Zur Steigerung: Beugen Sie einen Arm und drehen Sie die Schulter in Richtung Boden, um die quer verlaufenden Bauchmuskeln zu involvieren. Der Blick geht dabei zur Seite des anderen Arms.

Cool-downer | EFFEKTIV OHNE EQUIPMENT

Yoga-Kamel

DEHNT: Brust, Schultern, Bauch

BONUSEFFEKT: stärkt Rücken, Hüfte und Oberschenkel

- Knien Sie sich mit hüftbreit geöffneten Beinen auf den Boden. Der Oberkörper ist aufrecht und bildet eine Linie mit den Oberschenkeln. Halten Sie die Arme locker neben dem Körper.

- Lehnen Sie sich zurück, um mit den Finger die Fersen zu berühren. Spannen Sie dazu den Po und die Oberschenkel fest an und schieben Sie den Brustkorb nach oben. Der Blick geht zur Decke.

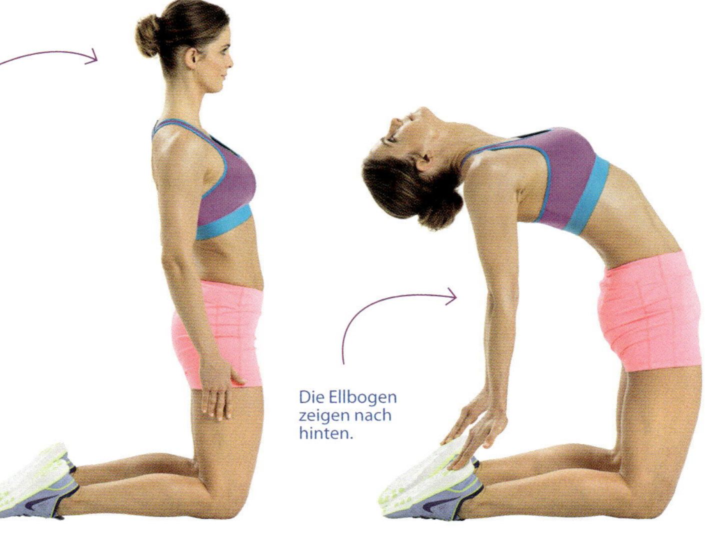

Der Kopf ist in der Verlängerung der Wirbelsäule.
Die Ellbogen zeigen nach hinten.

Zum Kennenlernen: Führen Sie die Übung vor einer Wand aus und drücken Sie Ihre Oberschenkel dagegen, um nicht nach vorn zu kippen.

Seitendreh

DEHNT: Po, Oberschenkel-Außenseiten, Hüfte, seitlichen Hals

AUSFÜHRUNG

- Legen Sie sich mit gestreckten Beinen auf den Rücken. Winkeln Sie das linke Bein an und führen Sie es auf die rechte Seite. Legen Sie gleichzeitig den gestreckten linken Arm auf Schulterhöhe neben dem Körper ab, der Blick folgt der linken Hand. Drücken Sie jetzt mit der rechten Hand auf Ihr linkes Knie, um die Dehnung zu verstärken. Ist die vorgegebene Zeit erreicht, führen Sie die Übung gegengleich aus.

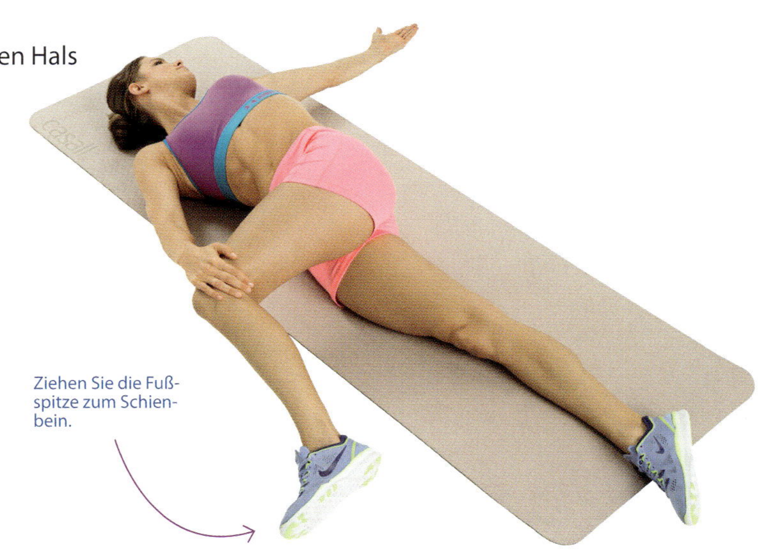

Zum Kennenlernen: Verzichten Sie auf den Druck der Hand.

Rückenduett

DEHNT: Beine, Po, Rücken, Nacken

AUSFÜHRUNG

- Stellen Sie sich hüftbreit vor Ihre Trainingspartnerin. Beugen Sie beide den Oberkörper mit geradem Rücken nach vorn und legen Sie sich gegenseitig die Hände auf die Schultern. Spannen Sie den Bauch an und nehmen Sie den Kopf zwischen die Arme. Gehen Sie (beide) gegebenenfalls noch einen Schritt nach hinten, damit Ihre Oberkörper parallel zum Boden stehen. Schieben Sie dann beide den Po so weit wie möglich nach hinten.

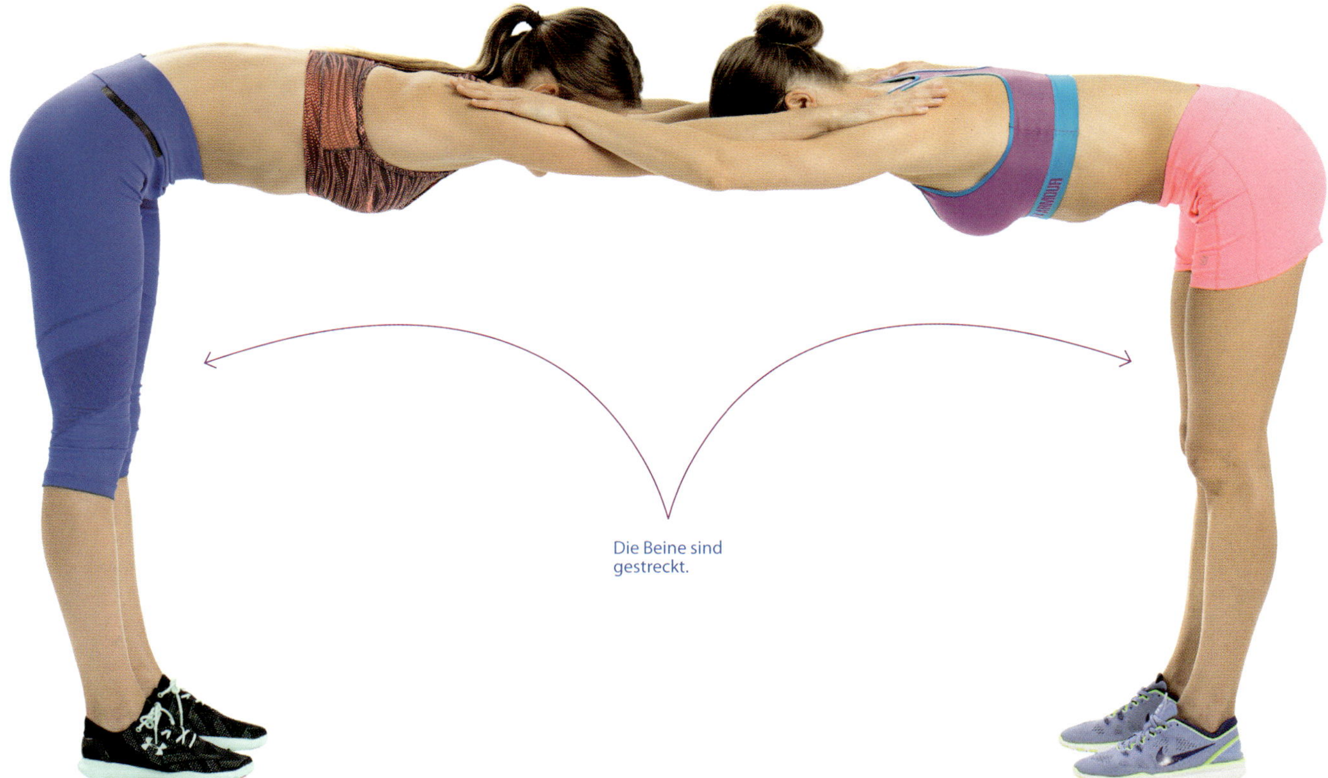
Die Beine sind gestreckt.

Zum Kennenlernen: Beugen Sie die Beine leicht.

Im Alleingang: Stützen Sie sich mit den Händen auf eine Stuhllehne. Gehen Sie ein paar Schritte zurück, um sich mit geradem Rücken und gestreckten Armen nach vorn zu lehnen.

Schenkel-Stretch

DEHNT: die Beine

- Setzen Sie sich vor Ihre Trainingspartnerin auf den Boden. Strecken Sie beide die Beine in einer V-Haltung schräg nach vorne aus und pressen Sie die Fußsohlen gegeneinander. Reichen Sie sich mit gestreckten Armen die Hände. Wenn nötig, öffnen Sie dazu die Beine weiter nach außen.

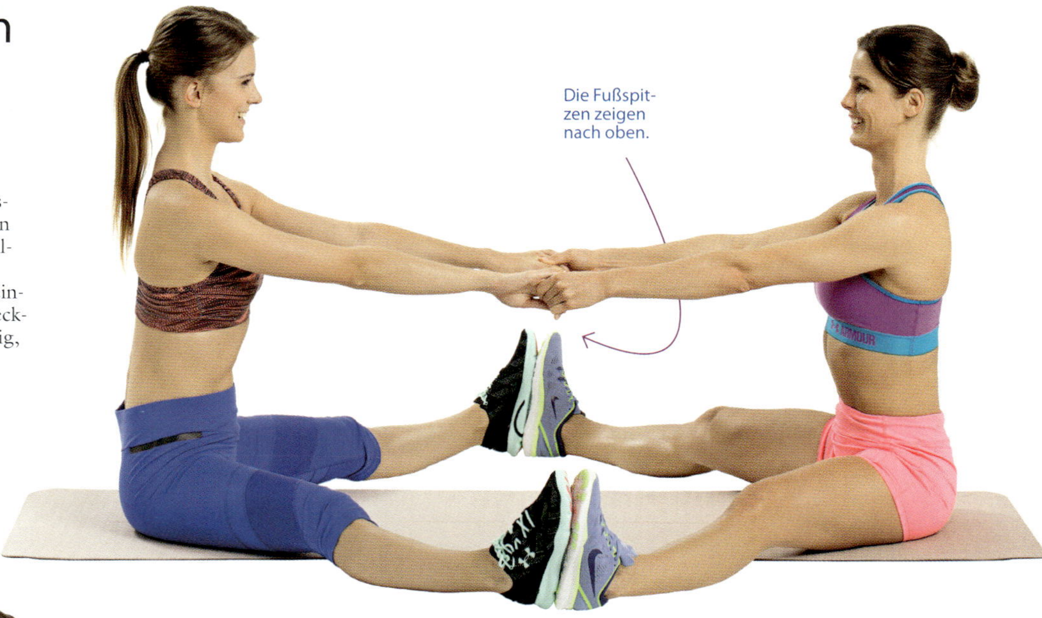
Die Fußspitzen zeigen nach oben.

- Ihre Trainingspartnerin gibt Druck auf Ihre Fußsohlen und lehnt sich mit geradem Rücken nach hinten, um Sie in die Vorlage zu ziehen. Halten Sie die Position wie vorgegeben, dann lehnen Sie sich zurück und ziehen Ihre Partnerin nach vorn.

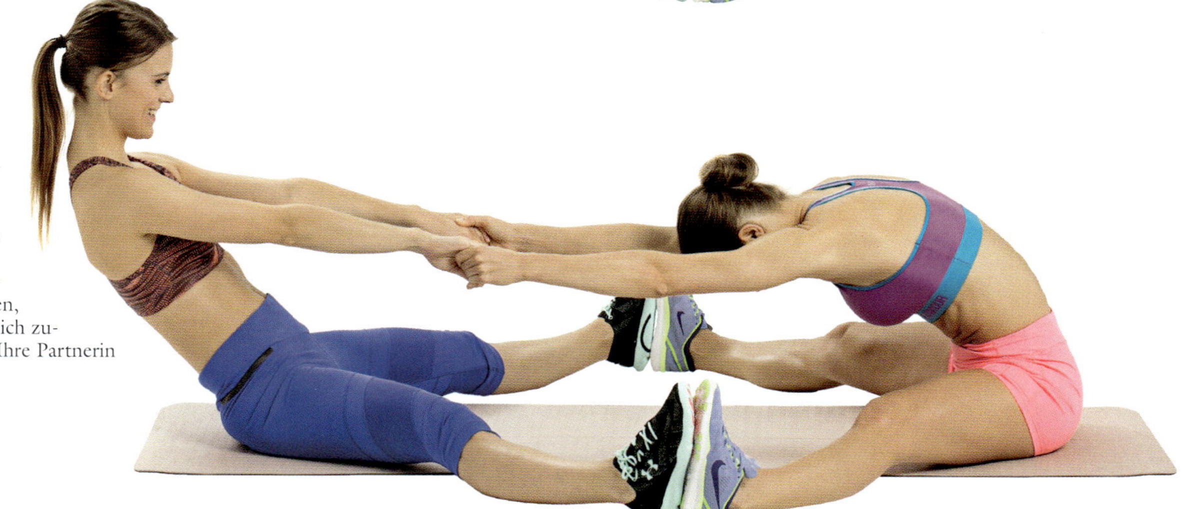

Im Alleingang: Setzen Sie sich mit gegrätschten Beinen vor einen Tisch oder eine Stange und ziehen Sie sich mit den Händen am Tischbein beziehungsweise an der Stange nach vorn.

Lat-Rolls

MASSIEREN: den seitlichen Rumpf

AUSFÜHRUNG

- Legen Sie sich mit der rechten Körperseite auf eine Faszienrolle, die sich auf Höhe Ihrer Brust befindet. Stellen Sie die Füße bequem auf. Strecken Sie den rechten Arm schräg nach hinten und stützen Sie die Hand auf. Die Finger der linken Hand sind vor Ihrem Bauch auf dem Boden. Lassen Sie Ihr Gewicht in die Rolle sacken. Heben Sie dann den Po an und führen Sie kleine Rollbewegungen von der der Brust bis zur Achsel aus, indem Sie Druck auf die rechte Ferse geben. Wechseln Sie nach Ablauf der vorgegebenen Zeit die Seite.

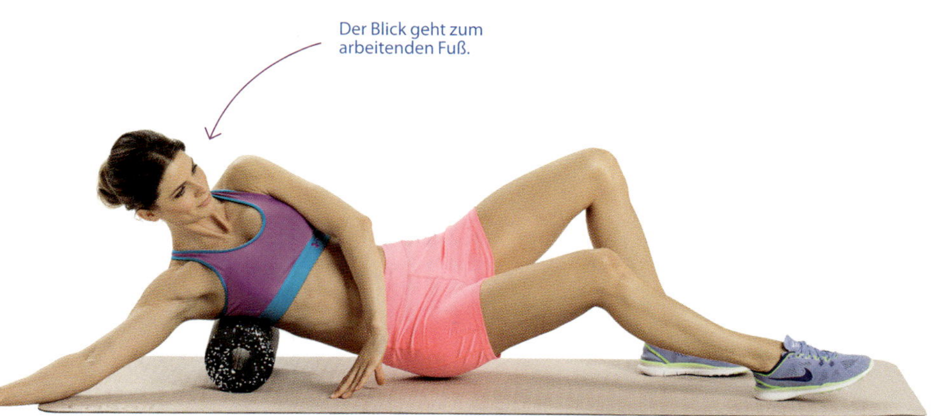
Der Blick geht zum arbeitenden Fuß.

Zum Kennenlernen: Lassen Sie den Po auf dem Boden.

High-Back-Rolls

MASSIEREN: den oberen Rücken

AUSFÜHRUNG

- Legen Sie sich rücklings mit den Schulterblättern auf eine Faszienrolle und stellen Sie die Füße bequem auf. Verschränken Sie die Arme über der Brust und heben Sie den Po an. Der Blick geht zur Decke. Lassen Sie sich zunächst in die Rolle sacken und führen Sie dann kleine Rollbewegungen im Bereich des oberen Rückens aus. Geben Sie dazu Druck auf die Fersen.

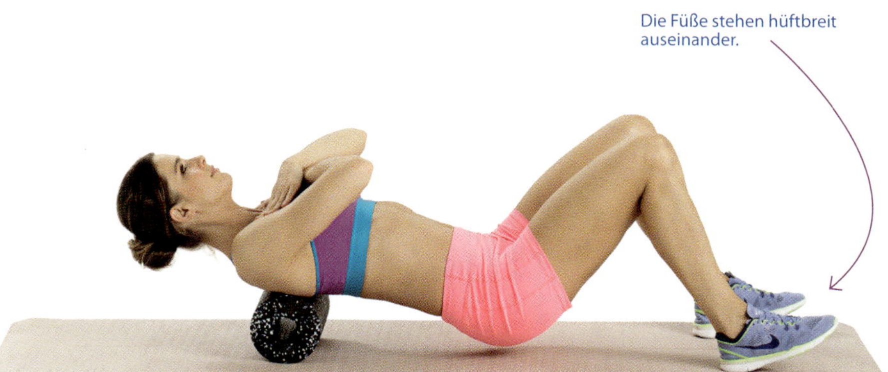
Die Füße stehen hüftbreit auseinander.

Zum Kennenlernen: Legen Sie die Hände in den Nacken und/oder lassen Sie den Po auf dem Boden.

Zur Steigerung: Strecken Sie die Arme lang nach hinten aus, legen Sie die Hände übereinander und stützen Sie den Kopf auf die Oberarme. Beugen Sie sich dann nach hinten und führen Sie die Übung in dieser Haltung aus.

Low-Back-Rolls

MASSIEREN: den unteren Rücken

AUSFÜHRUNG

- Legen Sie sich mit dem unteren Rücken auf eine Faszienrolle und stellen Sie die Füße bequem auf. Verschränken Sie die Arme über der Brust und heben Sie den Po an. Der Blick geht zur Decke. Lassen Sie sich zunächst in die Rolle sacken und führen Sie dann kleine Rollbewegungen im Bereich des unteren Rückens aus. Geben Sie dazu Druck auf die Fersen.

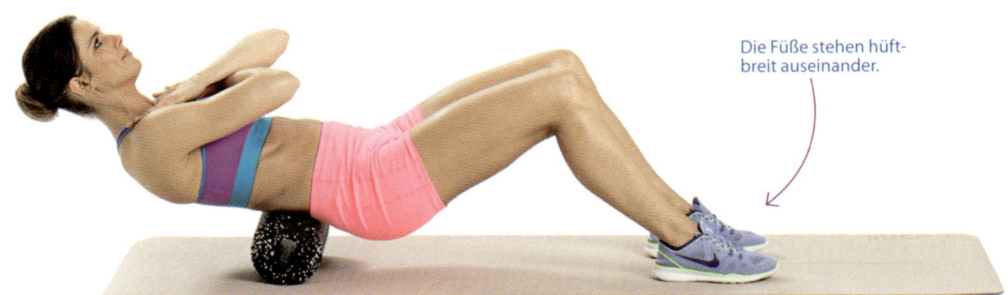
Die Füße stehen hüftbreit auseinander.

Zum Kennenlernen: Führen Sie die gestreckten Arme schräg nach hinten und stützen Sie die Hände auf den Boden.

Glute-Rolls

MASSIEREN: den Po

AUSFÜHRUNG

- Setzen Sie sich auf eine Faszienrolle und stellen Sie die Füße bequem auf. Lehnen Sie den Oberkörper mit geradem Rücken leicht nach hinten und stützen Sie die Finger hinter der Rolle auf den Boden. Legen Sie nun den rechten Unterschenkel auf den linken Oberschenkel und beugen Sie sich etwas nach rechts. Lassen Sie zunächst Ihr Gewicht in die Rolle sacken. Geben Sie dann Druck auf den linken Fuß und führen Sie kleine Rollbewegungen aus. Wechseln Sie nach Ablauf der vorgegebenen Zeit die Beinhaltung, nun ist die linke Pobacke an der Reihe.

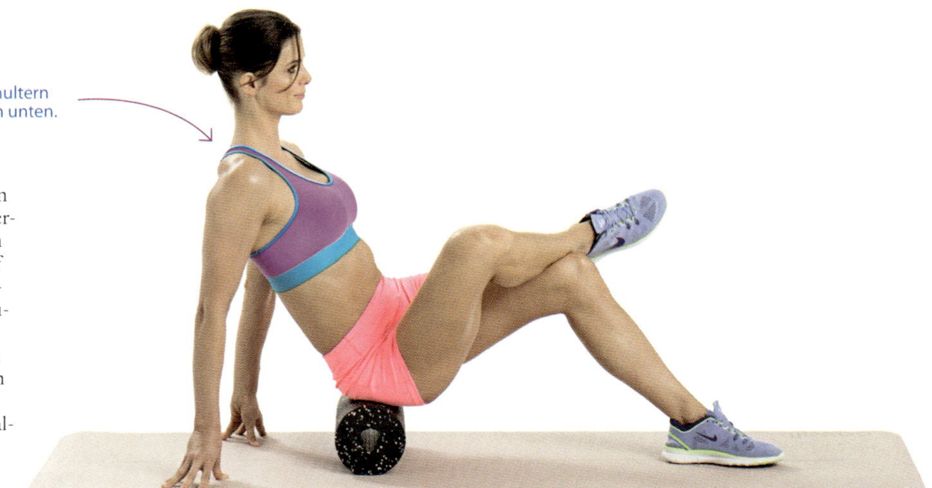
Die Schultern bleiben unten.

Zum Kennenlernen: Strecken Sie ein Bein aus, anstatt es über das andere zu legen, und lehnen Sie sich zur Seite des aufgestellten Beins.
Zur Steigerung: Stellen Sie den Fuß des Standbeins näher zum Gesäß auf.

Quad-Rolls

MASSIEREN: die Oberschenkel-Vorderseiten

AUSFÜHRUNG

- Legen Sie sich in Bauchlage eine Faszienrolle unter den rechten Oberschenkel. Das rechte Bein ist gestreckt in der Luft. Stützen Sie sich mit beiden Unterarmen auf dem Boden auf, spannen Sie den Bauch an und winkeln Sie das linke Bein zur Seite an. Lassen Sie zunächst Ihr Gewicht in die Rolle sacken. Geben Sie dann Druck auf Ihre Unterarme und führen Sie kleine Rollbewegungen von der Hüfte zum Knie aus. Wechseln Sie nach Ablauf der vorgegebenen Zeit die Beinhaltung, der linke Oberschenkel ist jetzt dran.

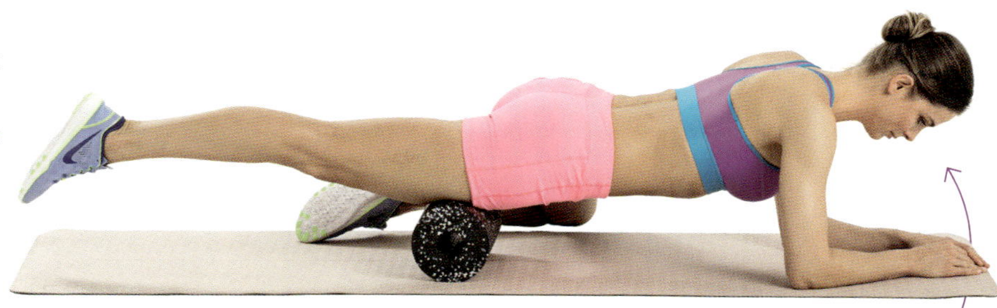

Der Blick geht zum Boden.

Zum Kennenlernen: Strecken Sie das untere Bein aus und legen Sie es auf dem Boden ab.

Add-Rolls

MASSIEREN: die Oberschenkel-Innenseiten

AUSFÜHRUNG

- Legen Sie sich in Bauchlage eine Faszienrolle unter die linke Oberschenkel-Innenseite. Dazu winkeln Sie das linke Bein zur Seite an. Das rechte Bein ist gestreckt und die Fußspitze ist aufgestellt. Stützen Sie sich auf Ihre Unterarme, die Ellbogen stehen unter den Schultern. Lassen Sie zunächst Ihr Gewicht in die Rolle sacken und führen Sie dann mithilfe der Unterarme und der Zehen des rechten Fußes kleine Rollbewegungen zwischen Hüfte und Knie aus. Wechseln Sie nach Ablauf der vorgegebenen Zeit die Beinhaltung, dann ist der rechte Innenschenkel an der Reihe.

Die Schultern bleiben unten.

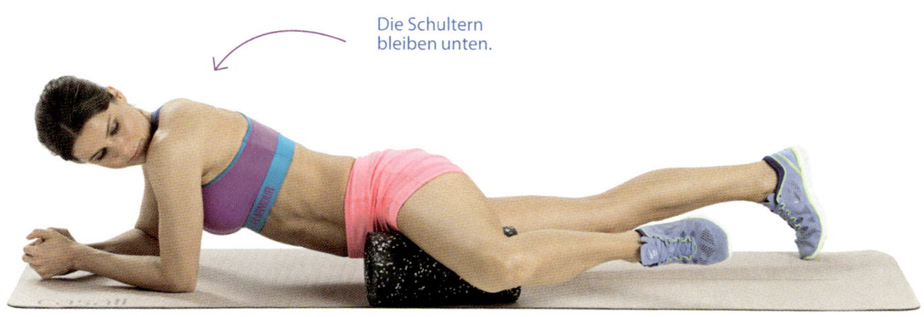

IT-Band-Rolls

MASSIEREN: den Tractus iliotibialis (kurz ITB), einen Faszienstreifen an der Oberschenkel-Außenseite

AUSFÜHRUNG

- Legen Sie sich auf Ihre rechte Körperseite und schieben Sie unterhalb des Pos eine Faszienrolle unter die Oberschenkel-Außenseite. Stützen Sie den rechten Unterarm unterhalb der Schulter auf und heben Sie Ihren Körper an. Stellen Sie den linken Fuß vor Ihrem rechten Bein auf den Boden, der rechte Fuß ist in der Luft. Stützen Sie die rechte Hand in die Hüfte. Lassen Sie zunächst Ihr Gewicht in die Rolle sacken und geben Sie dann Druck auf den Unterarm und den linken Fuß, um kleine Rollbewegungen zwischen Hüfte und Knie auszuführen. Wechseln Sie nach Ablauf der vorgegebenen Zeit die Beinhaltung und massieren Sie Ihren linken Oberschenkel.

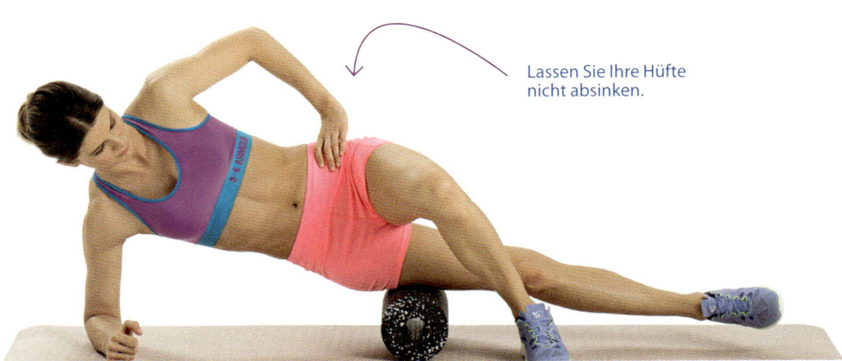
Lassen Sie Ihre Hüfte nicht absinken.

Zum Kennenlernen: Legen Sie den Fuß des gestreckten Beins auf dem Boden ab.
Zur Steigerung: Der Fuß des gestreckten Beins bleibt auf dem Boden und das obere Bein liegt auf dem unteren.

Hamstring-Rolls

MASSIEREN: die Oberschenkel-Rückseiten

AUSFÜHRUNG

- Setzen Sie sich auf den Boden und legen Sie sich eine Faszienrolle unter den rechten Oberschenkel. Stützen Sie die Finger hinter dem Po auf dem Boden auf und heben Sie den Po in die Luft. Das rechte Bein ist gestreckt und der Oberkörper aufrecht. Legen Sie die linke Wade auf dem rechten Unterschenkel unterhalb des Knies ab. Lassen Sie zunächst Ihr Gewicht in die Rolle sacken und führen Sie dann mithilfe der Finger und Ihrer Bauchspannung kleine Rollbewegungen vom Po bis zum Knie aus. Wechseln Sie nach Ablauf der vorgegebenen Zeit die Beinhaltung, der linke Oberschenkel ist an der Reihe.

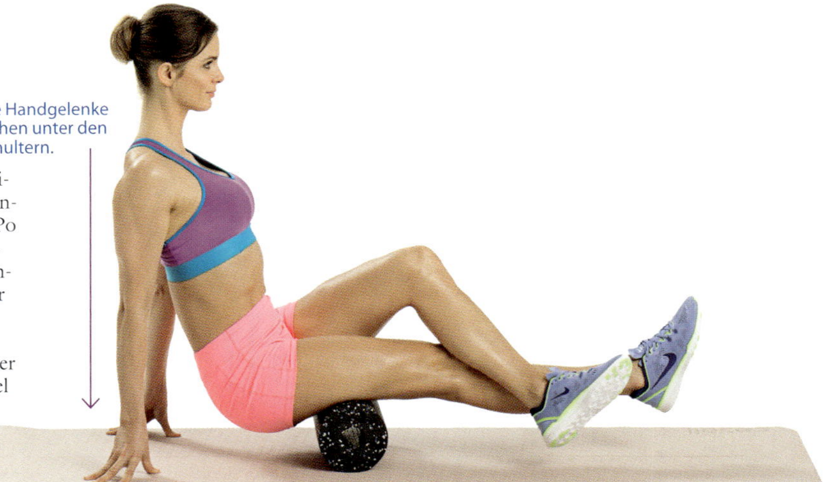
Die Handgelenke stehen unter den Schultern.

Zum Kennenlernen: Stellen Sie den Fuß des nicht arbeitenden Beins auf dem Boden auf.

Calf-Rolls

MASSIEREN: die Waden

AUSFÜHRUNG

- Setzen Sie sich auf den Boden und legen Sie sich unterhalb Ihres Knies eine Faszienrolle unter die rechte Wade. Stützen Sie die Finger hinter dem Po auf dem Boden auf und heben Sie Po und Bein an. Das rechte Bein ist gestreckt und der Oberkörper aufrecht. Legen Sie die linke Wade auf dem Schienbein des rechten Beins ab. Lassen Sie zunächst Ihr Gewicht in die Rolle sacken und führen Sie dann mithilfe der Finger und Ihrer Bauchspannung kleine Rollbewegungen zwischen Knie und Ferse aus. Wechseln Sie nach Ablauf der vorgegebenen Zeit die Beinhaltung und widmen Sie sich Ihrer linken Wade.

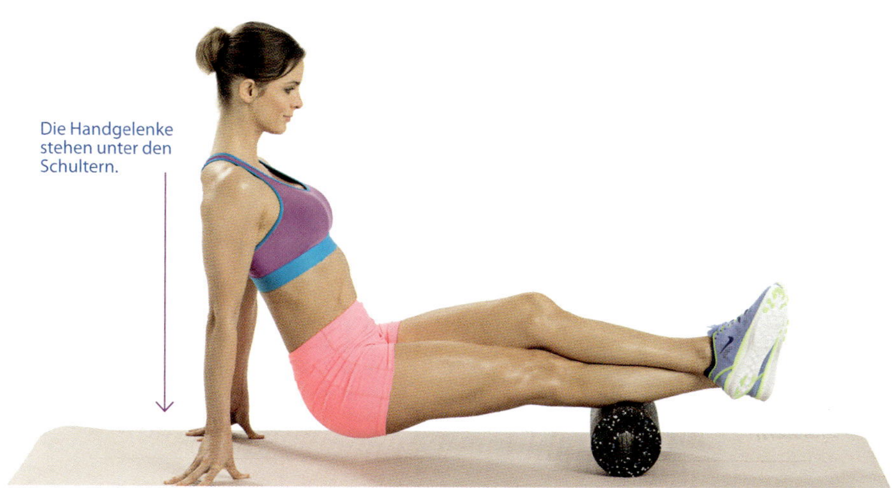
Die Handgelenke stehen unter den Schultern.

Zum Kennenlernen: Stellen Sie den Fuß des nicht arbeitenden Beins auf dem Boden auf.

Low-Leg-Rolls

MASSIEREN: die Unterschenkel-Außenseiten

AUSFÜHRUNG

- Legen Sie sich auf Ihre rechte Körperseite und schieben Sie unterhalb des Knies eine Faszienrolle unter Ihre rechte Unterschenkel-Außenseite. Stützen Sie den rechten Unterarm unterhalb der Schulter auf und heben Sie Ihren Körper an. Stellen Sie den linken Fuß vor den rechten Oberschenkel und setzen Sie die linke Hand vor der Taille auf. Lassen Sie zunächst Ihr Gewicht in die Rolle sacken. Geben Sie anschließend Druck auf den rechten Unterarm, die linke Hand und den linken Fuß und führen Sie kleine Rollbewegungen vom Knie bis zum Fußgelenk aus. Wechseln Sie nach Ablauf der vorgegebenen Zeit die Beinhaltung, jetzt ist der rechte Unterschenkel an der Reihe.

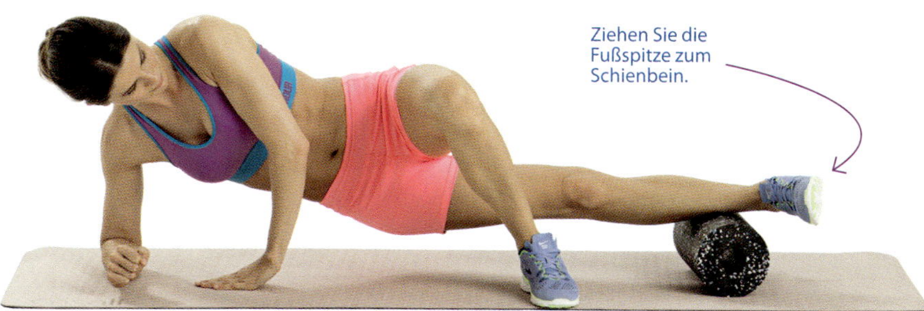
Ziehen Sie die Fußspitze zum Schienbein.

Zum Kennenlernen: Die Hüfte bleibt auf dem Boden.
Zur Steigerung: Legen Sie das obere Bein auf dem unteren ab.

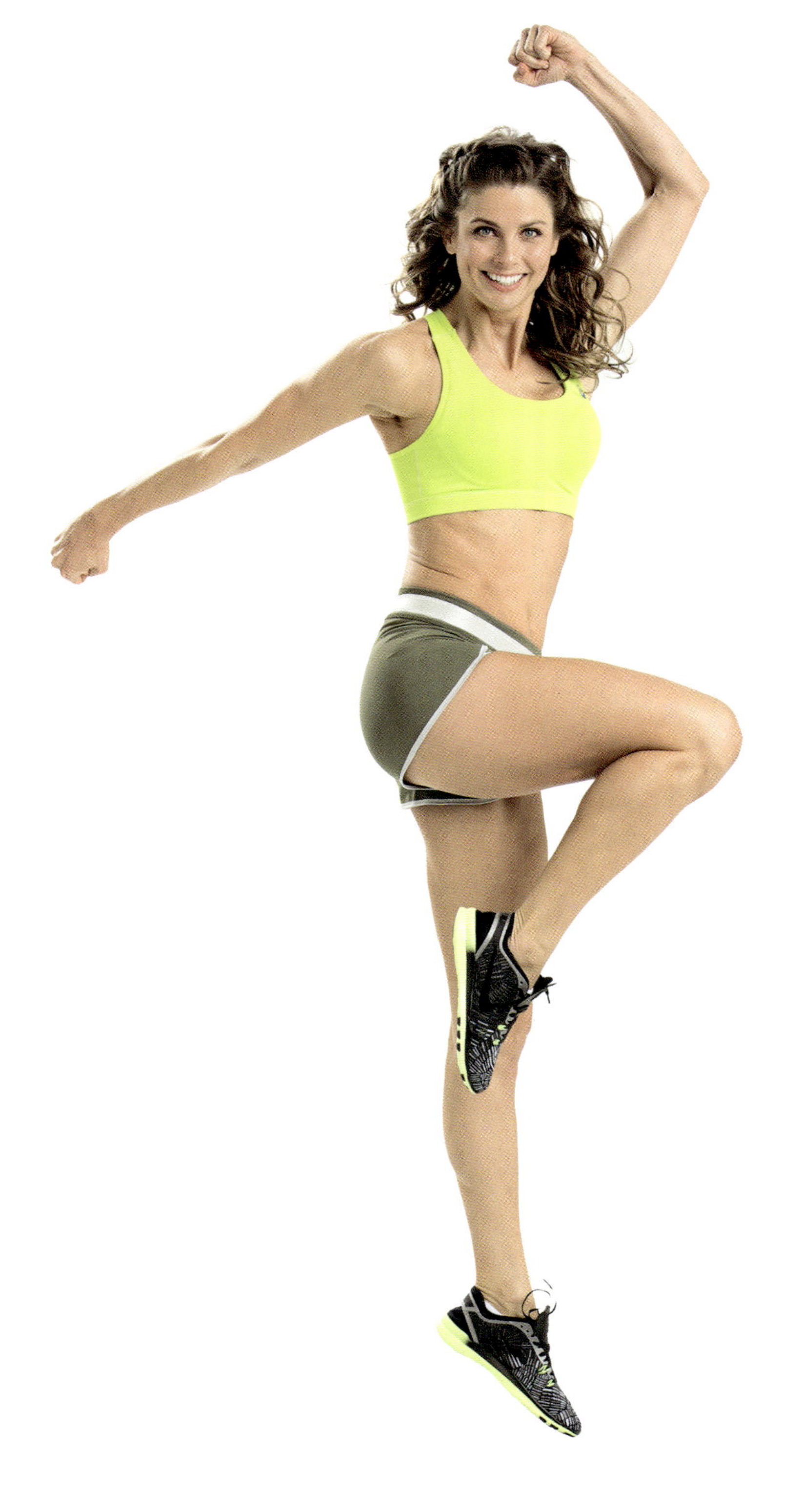

Kapitel 3

Workouts, die wirklich wirken

Auf dem Sprung zur Traumfigur – mit den folgenden 40 Trainingsideen erreichen Sie hochgesteckte Ziele im Schnelldurchlauf. Den Workout-Schwerpunkt bilden dabei die Turbo-Einheiten fürs Bauch-, Beine-, Po- und Ganzkörper-Training. Ergänzt werden diese durch Spezialeinheiten, die diverse Probleme aus dem Weg räumen und sich nicht zwingend auf eine Zone konzentrieren. Beste Beispiele sind der Stressabbau und der Abschied von einer schlechten Haltung. Schließlich müssen Sie sich rundum wohlfühlen, damit Sie Ihr neues Hot-Body-Gefühl auch ausstrahlen!

Workouts, die wirklich wirken

Bedienungsanleitung für Ihre Bestform

Jetzt ist zweimal Werfen angesagt. Das konnten Sie schon damals in der Schule nicht? Keine Sorge, heute schaffen Sie es locker! Zunächst werfen Sie nämlich einen Blick auf die folgenden Infos, danach werfen Sie sich in Ihre Trainingskleidung.

Die Aufgabenverteilung

Als absolute Sportanfängerin führen Sie bei jeder Übung möglichst die Variante zum Kennenlernen aus. Scheuen Sie sich jedoch nicht, auch als Fortgeschrittene oder gar Profi auf diese Option zurückzugreifen. Ihre Tagesform, die viel zu kurze Nacht oder eine viel zu lange Stressphase im Job können ein ruhigeres Herangehen erfordern. Fühlen Sie sich hingegen gut, wählen Sie die im Foto gezeigte Ausführungsweise oder legen mit der Möglichkeit zur Steigerung noch eine Schippe drauf.

In vielen Workouts finden Sie Übungen, die mit einer Partnerin oder einem Partner ausgeführt werden. Keine Panik, Sie müssen sich nicht jedes Mal zum Training verabreden. Zu jeder Bewegung gibt es eine Alternative, die auch im Alleingang funktioniert. Sind Sie hingegen zu zweit aktiv, setzen Sie die Einzelübungen parallel zueinander um. Sprich, Sie trainieren zeitgleich. So können Sie sich hinterher über eventuelle Schwächen bei der Ausführung austauschen.

Die Namensbedeutung

Bei jedem Workout verrät der Punkt „Durchführung“, in welcher Reihenfolge und mit welchen Pausenzeiten Sie die dazugehörigen Übungen absolvieren sollen. Falls Sie sich bei einzelnen Bewegungsabläufen unsicher sind, folgen Sie der angegebenen Seitenzahl und blättern Sie zurück zu Kapitel 2. Dort können Sie die Anleitung noch einmal nachlesen. Bevor Sie durchstarten, merken Sie sich bitte zwei Begriffe und deren Bedeutung: Satz und Durchgang. Ein Satz setzt sich aus der vorgegebenen Anzahl an Wiederholungen einer Übung zusammen. Zehn Liegestütze ergeben so beispielsweise einen Satz Liegestütze. Wenn Sie davon drei Sätze ausführen sollen, machen Sie also dreimal zehn Liegestütze. Mit diesen dreimal zehn Liegestützen haben Sie einen kompletten Durchgang geschafft. Ein Durchgang ist jedoch nicht nur auf eine einzelne Übung beschränkt. Er kann zum Beispiel auch aus zehn Liegestützen, zehn Kniebeugen und zehn Ausfallschritten bestehen.

Das Set-up

Die Workouts sind inhaltlich in zwei Bereiche aufgeteilt: Zunächst geht es in 24 Turbo-Einheiten gezielt um bestimmte Problemzonen. Egal ob Sie lieber Ihren Bauch, die Beine, den Po oder den ganzen Körper trainieren möchten – Sie finden zu jeder Schwachstelle sechs starke Workouts, die sich ganz nach Ihnen und Ihrem Leben richten. Der Ausführungsklassiker zeigt, wie Sie Ihr Figurziel auf dem bewährten Weg erreichen – mit Erfolgsgarantie! Leider sind für ein komplettes Workout nicht jeden Tag genug Minuten übrig, daher gibt es sowohl eine Einheit für wenig Zeit als auch eine superkurze Tagesdosis. Drei Übungen sollten nun wirklich machbar sein, und bevor Sie ein Training ausfallen lassen, greifen Sie auf diesen Joker zurück.

Manchmal bremst jedoch nicht die Zeit, sondern der Ort Ihr Workout-Vorhaben aus. Mit der Einheit für unterwegs können Sie sogar auf Reisen aufs Gaspedal drücken; außer dem eigenen Körpergewicht und einem Fitnessband brauchen Sie dazu keine Hilfsmittel. Natürlich kann es auch zu Hause mit dem Training eng werden. Damit Sie nicht aus allen Nähten platzen, stehen Workouts für wenig Platz bereit. Tja, und wenn so richtig schnelle Erfolge so richtig wichtig sind – zum Beispiel im Hinblick aufs Brautkleid oder auf den Bikiniurlaub –, steuern Sie am besten direkt die Einheit fürs zeitnahe Ziel an.

Die zweite Workout-Gruppe setzt sich aus 16 Spezialeinheiten für Probleme zusammen, bei denen die Optik eine Nebenrolle spielt. Aber dennoch gilt: Egal ob Sie Verspannungen, schlechte Laune oder Stress abbauen möchten – Sie bringen ganz nebenbei Ihren Bauch, die Beine und den Po in Bestform. Also dann: Machen Sie sich bereit für Ihren großen Wurf!

Turbo-Einheiten für einen flachen Bauch

Diese sechs Workouts warten nur darauf, Ihre Mitte in Fest-Form zu bringen. Mit von der perfekten Partie sind eine deutlich sichtbare Taille, eine definierte Ebene rund um den Bauchnabel und kräftige Rückenmuskeln.

DER KLASSIKER

Durchführung: Sind alle Wiederholungen einer Übung geschafft, legen Sie eine Pause von 10 bis 15 Sekunden ein. Dann hängen Sie zwei weitere Sätze dieser Übung an und pausieren nach dem letzten Satz für 30 Sekunden. Erst danach wechseln Sie zur nächsten Übung und gehen dort nach dem gleichen Prinzip vor. Zum Abschluss gönnen Sie sich den Bauch-Stretch.

Übung	siehe Seite	Wiederholungen
Raupe	40	6
Seit-Crunches im Stehen	85	12 je Seite
Seitstütz-Übergaben	92	6 je Seite
Med-Ball-Tausch	83	6 je Richtung
Strecksprünge mit Med-Ball	81	8
I-Liegestütze	104	4–6 je Arm
Zum Abschluss	**siehe Seite**	**Wiederholungen**
Bauch-Stretch	225	1 (30 Sekunden halten)

BEI WENIG ZEIT

Durchführung: Wiederholen Sie alle Übungen hintereinander jeweils zehnmal. Die Pausen zwischen den Übungen sollten nicht länger als 10 Sekunden dauern. Ist ein Durchgang geschafft, haben Sie sich definitiv 20 bis 30 Sekunden Erholung verdient. Im nächsten Durchgang stehen 15 Wiederholungen pro Übung an, im dritten sind es wieder zehn Wiederholungen. Vergessen Sie trotz des Zeitmangels die Pausen nicht!

Übung	siehe Seite	Wiederholungen
Übergriff	98	10–15–10
Aufdreher	56	10–15–10 je Seite
Starke Halbkreise	86	10–15–10 je Seite
Langes Beinheben mit Med-Ball	83	10–15–10

DIE TAGESDOSIS

Durchführung: Versuchen Sie, jede Übung in einer Minute so oft wie möglich zu wiederholen, ohne dabei die saubere Technik zu vernachlässigen. Legen Sie zwischen den Übungen nur dann eine kurze Pause ein, wenn Sie eine brauchen.

Übung	siehe Seite	Wiederholungen
Schulterklopfen	50	1 Minute
Slamballs im Knien	80	1 Minute im Wechsel
Kreuzhebel	62	1 Minute im Wechsel

Workouts, die wirklich wirken

FÜR UNTERWEGS

Durchführung: Absolvieren Sie alle Übungen hintereinander jeweils zehnmal. Dann legen Sie eine Pause von 20 bis 30 Sekunden ein und führen anschließend alle Übungen der Reihe nach achtmal aus. Im nächsten Durchgang sind es noch sechs und zum Schluss vier Wiederholungen pro Übung. Versuchen Sie, zwischen den Übungen so gut wie keine oder nur eine sehr kurze Pause zu machen. Zum Abschluss dehnen Sie sich mit dem Yoga-Kamel in Ruhe aus.

Übung	siehe Seite	Wiederholungen
Halbe Burpees	42	10–8–6–4
Käfer	68	10–8–6–4 je Seite
Zehen-Dips	61	10–8–6–4 je Seite
Kurbel	96	10–8–6–4 je Richtung
Wechselheber	105	10–8–6–4 je Seite
Zum Abschluss	**siehe Seite**	**Wiederholungen**
Yoga-Kamel	226	1 (20–30 Sekunden halten)

BEI WENIG PLATZ

Durchführung: Haben Sie alle Wiederholungen einer Übung umgesetzt, gehen Sie nach 10 bis 15 Sekunden Pause zur nächsten Übung über. Nach einem kompletten Durchgang sind 30 Sekunden Erholung Pflicht, damit Sie noch Luft für die nächsten beiden Durchgänge haben.

Übung	siehe Seite	Wiederholungen
Taillenbeugen	55	12 je Seite
Seitheber	64	8–10 je Seite
Hochrad	63	8–10
Angezogener Stütz	57	6–8 je Seite
Dreieck	100	6–8

BEI ZEITNAHEM ZIEL

Durchführung: Setzen Sie jede Übung 20 Sekunden lang so schnell wie möglich um. Achten Sie dabei auf eine gute Technik! Dann legen Sie unbedingt 40 Sekunden Pause ein und wiederholen die Übung nach diesem Prinzip noch zweimal. Sobald Ihnen das Verhältnis von Be- und Entlastung zu leicht vorkommt, wechseln Sie zu 30 Sekunden Action plus 30 Sekunden Ruhe. Später dürfen es 40 Sekunden Belastung mit 20 Sekunden Pause sein. Zum Abschluss entspannen Sie sich in jedem Fall mit dem Rückenduett.

Übung	siehe Seite	Wiederholungen
Burpee-Boxsprünge	46	so viele, wie Sie in 20, 30 oder 40 Sekunden schaffen
Ellbogen-Knie-Kombis	89	so viele, wie Sie in 20, 30 oder 40 Sekunden schaffen
Seitkicks im Schlingentrainer	75	so viele, wie Sie in 20, 30 oder 40 Sekunden je Seite schaffen
Unterstützte Seit-Crunches	77	so viele, wie Sie in 20, 30 oder 40 Sekunden im Wechsel schaffen
Aufgestützte Seit-Crunches	65	so viele, wie Sie in 20, 30 oder 40 Sekunden je Seite schaffen
Umgekehrte Liegestütze	102	so viele, wie Sie in 20, 30 oder 40 Sekunden schaffen
Zum Abschluss	**siehe Seite**	**Wiederholungen**
Rückenduett	227	1 (30 Sekunden halten)

Turbo-Einheiten für beneidenswert schlanke Beine

Ein Sixpack steht im Zusammenhang mit straffen Schenkeln? Aber ja! Diese sechs Workouts sorgen für enorme Effekte, die schlaffer Haut auf die Sprünge helfen und kleine Polster dauerhaft verschwinden lassen.

DER KLASSIKER

Durchführung: Sind alle Wiederholungen einer Übung geschafft, legen Sie eine Pause von 10 bis 15 Sekunden ein. Dann hängen Sie zwei weitere Sätze dieser Übung an und pausieren nach dem letzten Satz für insgesamt 30 Sekunden. Erst danach wechseln Sie zur nächsten Übung und gehen dort nach dem gleichen Prinzip vor. Zum Abschluss gönnen Sie sich den Schenkel-Stretch.

Übung	siehe Seite	Wiederholungen
Storchengang	33	10–12 je Bein
High 5	48	4–6 je Richtung
Hoher Farmer's Walk	169	so viele, wie Sie in 1 Minute schaffen
Entengang mit Med-Ball	157	8–10 je Bein
Aufschübe	143	10–12
Seitlauf mit Fitnessband	149	8–10 je Bein
Zum Abschluss	**siehe Seite**	**Wiederholungen**
Schenkel-Stretch	228	1 (20 Sekunden je Partnerin halten)

BEI WENIG ZEIT

Durchführung: Wiederholen Sie alle Übungen hintereinander jeweils zehnmal. Die Pausen zwischen den Übungen sollten nicht länger als 10 Sekunden dauern. Ist ein Durchgang geschafft, haben Sie sich definitiv 20 bis 30 Sekunden Erholung verdient. Im nächsten Durchgang stehen 15 Wiederholungen pro Übung an, im dritten sind es wieder 10. Vergessen Sie trotz der knapp bemessenen Zeit die Pausen nicht!

Übung	siehe Seite	Wiederholungen
X-Mann	37	10–15–10
Ballerina-Hübe	145	10–15–10 je Bein
Wechselsprünge mit Hanteln	167	10–15–10 je Bein
Hochdruck	170	10–15–10

DIE TAGESDOSIS

Durchführung: Versuchen Sie, jede Übung eine Minute lang so oft wie möglich zu wiederholen, ohne dabei auf eine saubere Technik zu verzichten. Legen Sie zwischen den Übungen nur dann eine kurze Pause ein, wenn Sie eine benötigen.

Übung	siehe Seite	Wiederholungen
Aufdreher im Stehen	138	so viele, wie Sie in 1 Minute im Wechsel schaffen
Starkes Beugen	162	so viele, wie Sie in 1 Minute schaffen
Lange Kniebeugen	166	so viele, wie Sie in 1 Minute schaffen

Workouts, die wirklich wirken

FÜR UNTERWEGS

Durchführung: Absolvieren Sie alle Übungen hintereinander jeweils zehnmal. Dann legen Sie eine Pause von 20 bis 30 Sekunden ein und führen anschließend alle Übungen der Reihe nach achtmal aus. Im nächsten Durchgang sind es noch sechs und zum Schluss vier Wiederholungen pro Übung. Versuchen Sie, zwischen den Übungen so gut wie keine oder nur eine sehr kurze Pause zu machen. Zum Abschluss dehnen Sie sich mit dem Schenkel-Stretch in Ruhe aus.

Übung	siehe Seite	Wiederholungen
Fersengang	33	10–8–6–4 je Bein
Repeater	36	10–8–6–4 je Bein
Pinguin	150	10–8–6–4 je Bein
Aufstehen	147	10–8–6–4
Scherenschnitte	142	10–8–6–4 je Bein
Zum Abschluss	**siehe Seite**	**Wiederholungen**
Schenkel-Stretch	228	1 (30 Sekunden je Partnerin halten)

BEI WENIG PLATZ

Durchführung: Haben Sie alle Wiederholungen einer Übung umgesetzt, gehen Sie nach 10 bis 15 Sekunden Pause zur nächsten Übung über. Nach einem kompletten Durchgang sind 30 Sekunden Erholung Pflicht, damit Sie noch Luft für die nächsten zwei Durchgänge haben.

Übung	siehe Seite	Wiederholungen
Side to Side	35	12 je Bein
Pendel	140	10–12 je Bein
Wadenheben mit Hanteln	164	12
Beinheben mit Med-Ball	160	12 je Bein
Gedrehte Knickse	161	8–10 je Bein

BEI ZEITNAHEM ZIEL

Durchführung: Setzen Sie jede Übung 20 Sekunden lang so schnell wie möglich um. Achten Sie dabei auf eine gute Technik! Dann legen Sie unbedingt 40 Sekunden Pause ein und wiederholen die Übung nach diesem Prinzip noch zweimal. Sobald Ihnen das Verhältnis von Be- und Entlastung als zu leicht empfinden, wechseln Sie zu 30 Sekunden Action mit 30 Sekunden Ruhe. Später dürfen es 40 Sekunden Belastung mit 20 Sekunden Pause sein. Zum Abschluss entspannen Sie sich in jedem Fall mit dem Rückenduett.

Übung	siehe Seite	Wiederholungen
360-Grad-Taps	45	so viele, wie Sie in 20, 30 oder 40 Sekunden schaffen
Skater-Sprünge	39	so viele, wie Sie in 20, 30 oder 40 Sekunden im Wechsel schaffen
Hochsprünge	38	so viele, wie Sie in 20, 30 oder 40 Sekunden schaffen
Straffer Hampelmann	146	so viele, wie Sie in 20, 30 oder 40 Sekunden schaffen
Partner-Pistols	171	so viele, wie Sie in 20, 30 oder 40 Sekunden schaffen
Fliegende Schere	153	so viele, wie Sie in 20, 30 oder 40 Sekunden je Bein schaffen
Balanceakt	152	so viele, wie Sie in 20, 30 oder 40 Sekunden je Bein schaffen
Zum Abschluss	**siehe Seite**	**Wiederholungen**
Rückenduett	227	1 (30 Sekunden halten)

Turbo-Einheiten für den perfekten Knack-Po

Beziehen Sie dank trainierten Muskeln klare Po-Sition und lassen Sie die Schwerkraft sowie unschöne Dellen hängen! Diese sechs Workouts werden Ihrer Kehrseite eine wirklich knackige Kontur verleihen.

DER KLASSIKER

Durchführung: Sind alle Wiederholungen einer Übung geschafft, legen Sie eine Pause von 10 bis 15 Sekunden ein. Dann hängen Sie zwei weitere Sätze dieser Übung an und pausieren nach dem letzten Satz 30 Sekunden lang. Erst danach wechseln Sie zur nächsten Übung und gehen dort nach dem gleichen Prinzip vor. Zum Abschluss gönnen Sie sich den Seitendreh und die Glute-Rolls.

Übung	siehe Seite	Wiederholungen
Umsteigesprünge	44	10–12 je Bein
Tiefgang	201	8–10
Einbeinige Seitlifts	188	8–10 je Bein
Hängebrücke	192	6–8
Super(wo)man mit Med-Ball	208	8–10
Zum Abschluss	**siehe Seite**	**Wiederholungen/ Belastungszeit**
Seitendreh	226	1 (20 Sekunden je Seite halten)
Glute-Rolls	230	30 Sekunden je Seite belasten

BEI WENIG ZEIT

Durchführung: Wiederholen Sie alle Übungen hintereinander jeweils zehnmal. Die Pausen zwischen den Übungen sollten nicht länger als 10 Sekunden dauern. Ist ein Durchgang geschafft, haben Sie sich definitiv 20 bis 30 Sekunden Erholung verdient. Im nächsten Durchgang stehen 15 Wiederholungen pro Übung an, im dritten sind es dann wieder 10. Und vergessen Sie die Pausen nicht!

Übung	siehe Seite	Wiederholungen
Stützsprünge	50	10–15–10 je Seite
Connector	184	10–15–10 je Bein
Hohe Sumo-Squats	212	10–15–10
Tandem	221	10–15–10 je Richtung

DIE TAGESDOSIS

Durchführung: Versuchen Sie, jede Übung in einer Minute so oft wie möglich zu wiederholen, ohne dabei die saubere Technik zu vernachlässigen. Legen Sie zwischen den Übungen nur dann eine kurze Pause ein, wenn Sie eine brauchen.

Übung	siehe Seite	Wiederholungen
Erhöhte Ausfallschritte	199	so viele, wie Sie in 1 Minute im Wechsel schaffen
Kick-backs mit Med-Ball im Knien	206	so viele, wie Sie in 1 Minute im Wechsel schaffen
Gestützte Seitkicks	189	so viele, wie Sie in 1 Minute im Wechsel schaffen

Workouts, die wirklich wirken

FÜR UNTERWEGS

Durchführung: Absolvieren Sie alle Übungen hintereinander jeweils zehnmal. Dann legen Sie eine Pause von 20 bis 30 Sekunden ein und führen anschließend alle Übungen der Reihe nach achtmal aus. Im nächsten Durchgang sind es noch sechs und zum Schluss vier Wiederholungen pro Übung. Versuchen Sie, zwischen den Übungen so gut wie keine oder nur eine sehr kurze Pause zu machen. Zum Abschluss dehnen Sie sich mit dem Rückenduett in Ruhe aus.

Übung	siehe Seite	Wiederholungen
Einbeinige Kniebeugen	181	10–8–6–4 je Bein
Lunge-Lifts mit Fitnessband	196	10–8–6–4 je Bein
Nussknacker mit Fitnessband	198	10–8–6–4 je Bein
Fallschirmspringer	190	10–8–6–4
Zum Abschluss	**siehe Seite**	**Wiederholungen**
Rückenduett	227	1 (30 Sekunden halten)

BEI WENIG PLATZ

Durchführung: Haben Sie alle Wiederholungen einer Übung geschafft, gehen Sie nach 10 bis 15 Sekunden Pause zur nächsten Übung über. Nach einem kompletten Durchgang sind 30 Sekunden Erholung Pflicht, damit Sie für die nächsten zwei Durchgänge noch Luft haben.

Übung	siehe Seite	Wiederholungen
Starke Aufnahmen	210	8–10
Tiefe Rückschübe	182	8–10 je Bein
Kick-backs mit Fitnessband	198	10–12 je Bein
Po-Burn-out	207	8–10 je Bein
Unterführung	187	6–8 je Bein

BEI ZEITNAHEM ZIEL

Durchführung: Absolvieren Sie jede Übung 20 Sekunden lang so schnell wie möglich. Achten Sie dabei auf eine saubere Technik! Dann legen Sie unbedingt 40 Sekunden Pause ein und wiederholen die Übung nach diesem Prinzip noch zweimal. Sobald Ihnen das Verhältnis von Be- und Entlastung zu leicht vorkommt, wechseln Sie zu 30 Sekunden Action plus 30 Sekunden Ruhe. Später dürfen es 40 Sekunden Belastung mit 20 Sekunden Pause sein. Zum Abschluss entspannen Sie sich in jedem Fall mit dem Seitendreh.

Übung	siehe Seite	Wiederholungen
Pendelsprünge	51	so viele, wie Sie in 20, 30 oder 40 Sekunden schaffen
Bergsteiger im Schlingentrainer	193	so viele, wie Sie in 20, 30 oder 40 Sekunden im Wechsel schaffen
Radfahren im Schlingentrainer	194	so viele, wie Sie in 20, 30 oder 40 Sekunden im Wechsel schaffen
Kick-backs auf dem Med-Ball	205	so viele, wie Sie in 20, 30 oder 40 Sekunden je Bein schaffen
Fliegende Grätschen	203	so viele, wie Sie in 20, 30 oder 40 Sekunden schaffen
Erhöhte einbeinige Brücke	216	so viele, wie Sie in 20, 30 oder 40 Sekunden je Bein schaffen
Zum Abschluss	**siehe Seite**	**Wiederholungen**
Seitendreh	226	1 (30 Sekunden je Seite halten)

Turbo-Einheiten für den Ganzkörper-Feinschliff

All-in: Bei diesen sechs Workouts bleibt kein Muskel untrainiert. So verwandelt sich Ihr Training in einen tollen Abnehm-Turbo, denn viele Muskeln verbrennen viel Energie und damit natürlich überflüssige Pfunde.

DER KLASSIKER

Durchführung: Sind alle Wiederholungen einer Übung geschafft, legen Sie eine Pause von 10 bis 15 Sekunden ein. Dann hängen Sie zwei weitere Sätze dieser Übung an und pausieren nach dem letzten Satz für insgesamt 30 Sekunden. Erst danach wechseln Sie zur nächsten Übung und gehen dort nach dem gleichen Prinzip vor. Zum Abschluss gönnen Sie sich das Rückenduett.

Übung	siehe Seite	Wiederholungen
X-Mann	37	so viele, wie Sie in 1 Minute schaffen
Austauschschritte	176	10 je Bein
Wall-Squats	158	10–12
Hohes Rudern mit Kniebeuge	108	8–10
Erhöhte Liegestütze	202	6–8 je Bein
Hoher Stern	60	6–8 je Bein
High-5-Sit-ups	95	10–12 je Seite
Zum Abschluss	**siehe Seite**	**Wiederholungen**
Rückenduett	227	1 (30 Sekunden halten)

BEI WENIG ZEIT

Durchführung: Wiederholen Sie alle Übungen hintereinander jeweils zehnmal. Die Pausen zwischen den Übungen sollten nicht länger als 10 Sekunden dauern. Ist ein Durchgang geschafft, haben Sie sich definitiv 20 bis 30 Sekunden Erholung verdient. Im nächsten Durchgang stehen 15 Wiederholungen pro Übung an, im dritten sind es wieder 10. Vergessen Sie trotz des Zeitmangels die Pausen nicht!

Übung	siehe Seite	Wiederholungen
Umsteigesprünge	44	10–15–10 je Bein
Slamballs	78	10–15–10
Fersen-Kniebeugen	151	10–15–10 je Bein
Brücke mit Wechselzügen	217	10–15–10 je Arm
Pikes im Schlingentrainer	73	10–15–10

DIE TAGESDOSIS

Durchführung: Versuchen Sie, jede Übung in einer Minute so oft wie möglich zu wiederholen, ohne dabei die saubere Technik zu vernachlässigen. Legen Sie zwischen den Übungen nur dann eine kurze Pause ein, wenn Sie sie brauchen.

Übung	siehe Seite	Wiederholungen
Gedrehte Ausfallschritte	159	so viele, wie Sie in 1 Minute im Wechsel schaffen
Kick-backs mit Med-Ball im Stehen	204	so viele, wie Sie in 1 Minute im Wechsel schaffen
Coach-Crunches	60	so viele, wie Sie in 1 Minute im Wechsel schaffen

Workouts, die wirklich wirken

FÜR UNTERWEGS

Durchführung: Absolvieren Sie alle Übungen hintereinander jeweils zehnmal. Dann legen Sie eine Pause von 20 bis 30 Sekunden ein und führen anschließend alle Übungen der Reihe nach achtmal aus. Im nächsten Durchgang sind es noch sechs und zum Schluss vier Wiederholungen pro Übung. Versuchen Sie, zwischen den Übungen möglichst keine oder nur eine sehr kurze Pause zu machen. Zum Abschluss dehnen Sie sich mit dem Seitendreh in Ruhe aus.

Übung	siehe Seite	Wiederholungen
Halbe Burpees	42	10–8–6–4
Seitlifts mit Fitnessband	195	10–8–6–4 je Seite
Wechselspannung	197	10–8–6–4 je Seite
Aufgedrehte Roll-backs	61	10–8–6–4 je Seite
Hampelmann-Stütz	103	10–8–6–4
Zum Abschluss	**siehe Seite**	**Wiederholungen**
Seitendreh	226	1 (30 Sekunden je Seite halten)

BEI WENIG PLATZ

Durchführung: Haben Sie alle Wiederholungen einer Übung umgesetzt, gehen Sie nach 10 bis 15 Sekunden Pause zur nächsten Übung über. Nach einem kompletten Durchgang sind 30 Sekunden Erholung angesagt, damit Sie für die nächsten beiden Durchgänge noch Luft haben.

Übung	siehe Seite	Wiederholungen
Side to Side	35	10–12 je Seite
Kniebeugen mit Hanteln	165	10–12
Starke Hochbeugen	84	8–10 je Seite
T-Liegestütze	58	6–8 je Seite
Hinterhalt	115	6–8 je Seite
Zum Abschluss	**siehe Seite**	**Wiederholungen**
Seitendreh	226	1 (20 Sekunden je Seite halten)

BEI ZEITNAHEM ZIEL

Durchführung: Setzen Sie jede Übung 20 Sekunden lang so schnell wie möglich um. Achten Sie dabei auf eine gute Technik! Dann legen Sie unbedingt 40 Sekunden Pause ein und wiederholen die Übung nach diesem Prinzip noch zweimal. Sobald Ihnen das Verhältnis von Be- und Entlastung zu leicht vorkommt, wechseln Sie zu 30 Sekunden Action plus 30 Sekunden Ruhe. Später dürfen es 40 Sekunden Belastung mit 20 Sekunden Pause sein. Zum Abschluss steht in jedem Fall Entspannung mit dem Rückenduett an.

Übung	siehe Seite	Wiederholungen
Skater-Sprünge	39	so viele, wie Sie in 20, 30 oder 40 Sekunden im Wechsel schaffen
Spitzenaufstehen	163	so viele, wie Sie in 20, 30 oder 40 Sekunden schaffen
Bulgarische Split-Kniebeugen	154	so viele, wie Sie in 20, 30 oder 40 Sekunden je Bein schaffen
Vorgebeugtes Rudern	116	8–10 je Arm
Schwingendes Beinheben im Hang	88	so viele, wie Sie in 20, 30 oder 40 Sekunden im Wechsel schaffen
Kreuzheben-Liegestütz-Kombis	220	so viele, wie Sie in 20, 30 oder 40 Sekunden schaffen
Roll-ups mit Fitnessband	67	so viele, wie Sie in 20, 30 oder 40 Sekunden schaffen
Zum Abschluss	**siehe Seite**	**Wiederholungen**
Rückenduett	227	1 (30 Sekunden halten)

Spezialeinheiten

Hier finden Sie 16 Erste-Hilfe-Sets gegen die häufigsten Alltagsprobleme, die durch das richtige Training locker beseitigt werden können. Egal wo der Schuh drückt – die folgenden Bewegungen machen ihn passend.

BEI ENERGIEMANGEL

Durchführung: Wiederholen Sie alle Übungen der Reihe nach. Zwischen den Übungen legen Sie möglichst keine Pause ein, um den Kreislauf nicht wieder in den Keller sacken zu lassen. Fühlen Sie sich nach einem Durchgang gut, legen Sie nach 30 Sekunden einen zweiten nach. Wenn nicht – legen Sie sich auf die Couch.

Übung	siehe Seite	Wiederholungen
Storchengang	33	10–12 je Bein
Seitliche Ausfallschritte mit Hanteln	168	8–10 je Seite
Einarmiges hohes Rudern	107	6–8 je Arm
Lat-Rudern	131	8–10 je Partnerin
Hocksprünge	174	6–8 je Seite
Sit-ups mit Fitnessband	66	10–12

FÜR EINE TOLLE HALTUNG

Durchführung: Nach jeder Übung pausieren Sie für 10 bis 15 Sekunden und wiederholen die Übung anschließend zwei weitere Male. Dann ist die nächste Übung dran. Zwischen den Übungen erholen Sie sich bitte für 30 bis 45 Sekunden.

Übung	siehe Seite	Wiederholungen
Repeater	36	10–12 je Seite
V-Rudern mit Kniebeuge	109	8–10
Vorzüge	122	8–10
Step-ups mit Ausfallschritt	200	10–12 je Bein
Ballwechsel	91	8–10 je Partnerin
Rumpfneigen im Knien	173	6–8 je Partnerin
Rumpfheben mit Med-Ball	113	6–8
Sit-ups mit Med-Ball	82	8–10

Workouts, die wirklich wirken

GEGEN EIN KÖRPERFETT-PLUS

Durchführung: Achten Sie bei den Übungen mit Geräten darauf, so viel Gewicht zu nehmen, dass Sie die fünf Wiederholungen so gerade schaffen. Führen Sie alle Übungen hintereinander aus und legen Sie dazwischen 20 bis 30 Sekunden Pause ein. Sind alle Übungen ausgeführt, erholen Sie sich 45 bis 60 Sekunden lang und gönnen sich danach vier weitere Durchgänge.

Übung	siehe Seite	Wiederholungen
Iron Burpees	118	5
Starke Aufschwünge	214	5 je Arm
Seitliche Step-ups mit Hanteln	215	5 je Bein
Absprünge	155	5
Schräges Beinheben im Hang	87	5 je Seite
Tiefe Ausfallschritte mit Hanteln	209	5 je Bein
Partnerrudern	130	5 je Partnerin
Scheibenwischer	101	5 je Seite

FÜR DEN AFTER-BABY-BODY

Durchführung: Sehen Sie die hier genannten Wiederholungen nur als Empfehlung. Sollten Sie weniger schaffen, legen Sie direkt eine Pause von 20 bis 30 Sekunden ein, bevor Sie zur nächsten Übung übergehen. Haben Sie einen Durchgang geschafft, entscheidet Ihre Tagesform, ob Sie sich einen zweiten oder gar dritten zutrauen.

Übung	siehe Seite	Wiederholungen
Krieger-Variation	137	4–6 je Schrittstellung
Kniebeugen mit Fitnessband	144	8–10
Seit-Crunches	64	8–10 je Seite
Stand-Twists	90	8–10 je Seite
Daumenhübe	106	8–10
Seitzüge	123	10–12
Rückwärtiges Beinheben	128	8–10
Einbeinige Brücke	186	6–8 je Bein
2-Punkt-Stütz	185	6–8 je Seite
Zum Abschluss	**siehe Seite**	**Wiederholungen**
Seitendreh	226	1 (20 Sekunden je Seite halten)

GEGEN FESTTAGSPFUNDE

Durchführung: Führen Sie jede Übung 20 Sekunden lang so schnell wie möglich aus. Achten Sie dabei auf eine saubere Technik! Dann legen Sie unbedingt 40 Sekunden Pause ein und wiederholen die Übung nach diesem Prinzip noch zweimal. Danach folgt eine Minute Pause, ehe die nächste Übung an der Reihe ist. Sobald Ihnen das Verhältnis von Be- und Entlastung zu leicht vorkommt, wechseln Sie zu 30 Sekunden Action plus 30 Sekunden Ruhe. Später dürfen es sogar 40 Sekunden Belastung mit nur 20 Sekunden Pause sein.

Übung	siehe Seite	Wiederholungen
X-Mann	37	so viele, wie Sie in 20, 30 oder 40 Sekunden schaffen
Skater-Sprünge	39	so viele, wie Sie in 20, 30 oder 40 Sekunden schaffen
Wall-Squats	158	so viele, wie Sie in 20, 30 oder 40 Sekunden schaffen
Balanceakt	152	so viele, wie Sie in 20, 30 oder 40 Sekunden schaffen
Pikes im Schlingentrainer	73	so viele, wie Sie in 20, 30 oder 40 Sekunden schaffen
Bergsteiger im Schlingentrainer	193	so viele, wie Sie in 20, 30 oder 40 Sekunden im Wechsel schaffen
Angezogener Stütz	57	so viele, wie Sie in 20, 30 oder 40 Sekunden im Wechsel schaffen

ZUM KALORIENSPAREN

Durchführung: Diesen ultimativen Kaffeeklatsch-Ersatz führen Sie einfach der Reihe nach aus. Zwischen den einzelnen Übungen sind definitiv 10 bis 15 Sekunden Pause angesagt. Zum Abschluss entspannen Sie beim Stretchen statt bei einem Stück Kuchen.

Übung	siehe Seite	Wiederholungen
Schulterklopfen	50	so viele, wie Sie in 2 Minuten schaffen
Schweres Schulterheben	129	so viele, wie Sie in 2 Minuten je Richtung schaffen
Drunter & drüber	175	so viele, wie Sie in 2 Minuten schaffen
Stuhlersatz	177	so viele, wie Sie in 1–2 Minuten je Partnerin schaffen
Einbeiniges Hochdrücken	221	so viele, wie Sie in 1–2 Minuten je Bein schaffen
Sit-ups-Doppel	97	so viele, wie Sie in 1–2 Minuten schaffen
Zum Abschluss	**siehe Seite**	**Wiederholungen**
Rückenduett	227	1 (30 Sekunden halten)
Schenkel-Stretch	228	1 (30 Sekunden je Partnerin halten)

Workouts, die wirklich wirken

ZUM SCHUTZ VOR RÜCKENSCHMERZEN		
Durchführung: Gönnen Sie sich zwischen den hintereinander ausgeführten Übungen jeweils eine Pause von 20 bis 30 Sekunden. Zwischen dem ersten und dem zweiten Durchgang dauert die Pause 45 bis 60 Sekunden.		
Übung	**siehe Seite**	**Wiederholungen**
Vorgebeugte Schrittstellung	99	6–8 je Schrittstellung
Rudern mit Med-Ball	111	10–12
Durchhänger	70	8–10
Einarmiges Rudern im Brett	120	8–10 je Arm
High-5-Stütz	94	6–8 je Hand

BEI VERSPANNUNGEN		
Durchführung: Gehen Sie so lange wie angegeben auf die Rolle. Sollte eine Körperpartie besonders verspannt sein, machen Sie die entsprechende Übung einfach so lange weiter, bis Sie Linderung spüren.		
Übung	**siehe Seite**	**Belastungszeit**
Lat-Rolls	229	30 Sekunden je Seite
High-Back-Rolls	229	30 Sekunden
Low-Back-Rolls	230	30 Sekunden
Glute-Rolls	230	30 Sekunden je Seite
Calf-Rolls	233	30 Sekunden je Seite
Hamstring-Rolls	232	30 Sekunden je Seite
Quad-Rolls	231	30 Sekunden je Seite
IT-Band-Rolls	232	30 Sekunden je Seite
Add-Rolls	231	30 Sekunden je Seite
Low-Leg-Rolls	233	30 Sekunden je Seite

FÜR GUTE LAUNE

Durchführung: Schon rund 15 Minuten reichen, um die Mundwinkel wieder nach oben zeigen zu lassen. Wiederholen Sie die folgenden Übungen einmal laut Vorgabe und lassen Sie zwischen den Bewegungen 10 bis 15 Sekunden Durchschnaufzeit vergehen.

Übung	siehe Seite	Wiederholungen
Hüftmobilisation	34	10–12 je Bein
Tiefe einbeinige Kniebeugen	156	10–12 je Bein
Med-Ball-Swings	79	10–12
Gesetzte Crunches	93	10–12 je Partnerin
Anziehung	172	so viele, wie Sie in 2 Minuten schaffen
Brettsprünge	133	6–8 je Partnerin
Rollen mit Klappmesser	59	6–8 je Richtung

FÜR VIELSITZER

Durchführung: Bauen Sie die sieben Übungen am besten ein- bis zweimal in jeden Tag ein, an dem Sie viel sitzen müssen. Das kann bei der Arbeit, aber auch auf einer langen Autofahrt sein. Ein Durchgang genügt, die Pausen zwischen den Übungen dauern 10 bis 15 Sekunden. Bevor Sie sich wieder setzen, gönnen Sie sich das Rückenduett.

Übung	siehe Seite	Wiederholungen
Storchengang	33	10–12 je Bein
Hüftmobilisation	34	10–12 je Bein
Krieger-Variation	137	6–8 je Schrittstellung
Aufgedrehte Roll-backs	61	6–8 je Seite
Übergriff	98	10
Seitzüge	123	10–12
Zum Abschluss	**siehe Seite**	**Wiederholungen**
Rückenduett	227	1 (20 Sekunden halten)

Workouts, die wirklich wirken

FÜR EINE BESSERE BALANCE

Durchführung: Ja, auch der Gleichgewichtssinn will regelmäßig trainiert werden, sonst rostet er ein. Damit sich keine Hoppala- in eine Schmerzsituation verwandelt – eine Unachtsamkeit auf der Treppe genügt bereits –, führen Sie die Übungen jeweils eine Minute lang aus. Gönnen Sie sich zwischen den Bewegungen rund 15 Sekunden Pause. Im zweiten Durchgang, den Sie nach einer Pause von 30 Sekunden starten, führen Sie die Übungen garantiert viel sicherer aus als im ersten. Wenn Sie die Zeit haben, legen Sie noch einen dritten Durchgang drauf.

Übung	siehe Seite	Wiederholungen
Hüftmobilisation	34	10–12 je Bein
Eisläufer	139	8–10 je Seite
Enges Rudern	110	10–12
Einseitige Wippe	213	8–10 je Seite
Zweifachstrecker	219	6–8 je Bein und Partnerin
Bergsteiger auf dem Med-Ball	112	8–10 je Seite
Beinanzieher im Schlingentrainer	74	6–8 je Bein

GEGEN KOORDINATIONSPROBLEME

Durchführung: Unzählige Tüten in der einen, die Laptoptasche in der anderen Hand, dabei telefonieren und über das Brett laufen, dass die Bauarbeiter im Hauseingang verlegt haben – bei Ihrer Koordinationsfähigkeit kein Problem! Dafür wiederholen Sie jede der folgenden acht Übungen dreimal, dazwischen atmen Sie für 10 bis 15 Sekunden tief durch. Das tun Sie dann 30 Sekunden lang, ehe es mit der nächsten Übung weitergeht. Damit sich Ihr Körper nicht an den Ablauf gewöhnt, wechseln Sie regelmäßig die Übungsreihenfolge. Zum Aufwärmen sollten Sie jedoch immer mit dem Skater-Duo beginnen.

Übung	siehe Seite	Wiederholungen
Skater-Duo	49	so viele, wie Sie in 1 Minute schaffen
Kicks mit Hanteln	211	8–10 je Bein
Raupe	40	6–8
Partner-Plank	132	6–8 je Arm
Beinspreizer	153	8–10
Anzüge	71	8–10
Einbeiniges Hüftheben	183	8–10 je Bein
I-W-T-Posen	121	6–8

GEGEN NERVOSITÄT

Durchführung: Konzentrieren Sie sich voll und ganz auf die Ausführung der folgenden sieben Übungen. Zwischen den einzelnen Bewegungen gönnen Sie sich 10 bis 15 Sekunden Pause. Atmen Sie die ganze Zeit über tief in den Bauch. Wiederholen Sie den Durchgang nach Bedarf ein bis zwei weitere Male, die Pause dauert jeweils 20 bis 30 Sekunden.

Übung	siehe Seite	Wiederholungen
Bogenschießen	114	10–12 je Arm
Butterfly in der Standwaage	117	6–8 je Bein
Seitstütz im Schlingentrainer	72	1 (10–15 Sekunden je Seite halten)
Unterstützte Crunches	76	10–12
Pistols im Schlingentrainer	191	6–8 je Bein
Uhrzeiger	141	6–8 je Bein
Zum Abschluss	**siehe Seite**	**Wiederholungen**
Seitendreh	226	1 (20 Sekunden je Seite halten)

GEGEN STRESS

Durchführung: Ihr Kopf bekommt hier eine Pause, während Ihr Körper durchstarten muss. So sehen Sie nach diesem Workout jede Situation mit mehr Gelassenheit. Führen Sie dazu alle Übungen zunächst zehnmal aus. Gehen Sie dabei nach jeweils 10 bis 15 Sekunden zur nächsten Übung über. Nach einem Durchgang sind 30 Sekunden Pause angesagt. Im zweiten Durchgang führen Sie die Bewegungen 15-mal aus, im dritten und letzten wieder zehnmal. Den entspannenden Abschluss bildet das Yoga-Kamel.

Übung	siehe Seite	Wiederholungen
Standwaagen mit Zug	148	10–15–10 je Bein
Nackenheber	125	10–15–10
Überzüge	126	10–15–10
Starke Hübe	127	10–15–10 je Arm
Rückschübe mit Fitnessband	124	10–15–10
Vorspannung	69	10–15–10
Doppelklappen	218	10–15–10 je Seite
Zum Abschluss	**siehe Seite**	**Wiederholungen**
Yoga-Kamel	226	1 (30 Sekunden halten)

Workouts, die wirklich wirken

GEGEN MÜDIGKEIT

Durchführung: Aufgepasst, der Countdown für wache Momente läuft – wiederholen Sie jede Übung erst fünf-, dann vier-, drei- und zuletzt zweimal. Zwischen den Wiederholungen halten Sie die Pausen so kurz wie möglich. Bevor Sie bei der nächsten Übung nach dem gleichen 5-4-3-2-Prinzip vorgehen, erholen Sie sich für 20 Sekunden.

Übung	siehe Seite	Wiederholungen
Fersengang	33	5–4–3–2 je Bein
Side to Side	35	5–4–3–2 je Seite
Taillenbeugen	55	5–4–3–2 je Seite
Slamballs	78	5–4–3–2
Aufstehen	147	5–4–3–2
Kicks mit Hanteln	211	5–4–3–2 je Bein
Rollen mit Klappmesser	59	5–4–3–2 je Richtung

FÜR MEHR AUSDAUER

Durchführung: Absolvieren Sie jede Übung eine Minute lang so zügig wie möglich, nach einer Pause von 10 bis 15 Sekunden ist die nächste Übung dran. Ist ein Durchgang geschafft, ruhen Sie sich für insgesamt 30 Sekunden aus, um dann jede Übung zwei Minuten lang umzusetzen, die Pausenzeit bleibt gleich. Im dritten Durchgang gibt es wieder eine Minute Belastung pro Übung.

Übung	siehe Seite	Wiederholungen
High 5	48	so viele, wie Sie in 1–2 Minuten schaffen
Skater-Duo	49	so viele, wie Sie in 1–2 Minuten schaffen
360-Grad-Taps	45	so viele, wie Sie in 1–2 Minuten schaffen
Burpee-Boxsprünge	46	so viele, wie Sie in 1–2 Minuten schaffen
Hochsprünge	38	so viele, wie Sie in 1–2 Minuten schaffen

Verzeichnis der Übungen

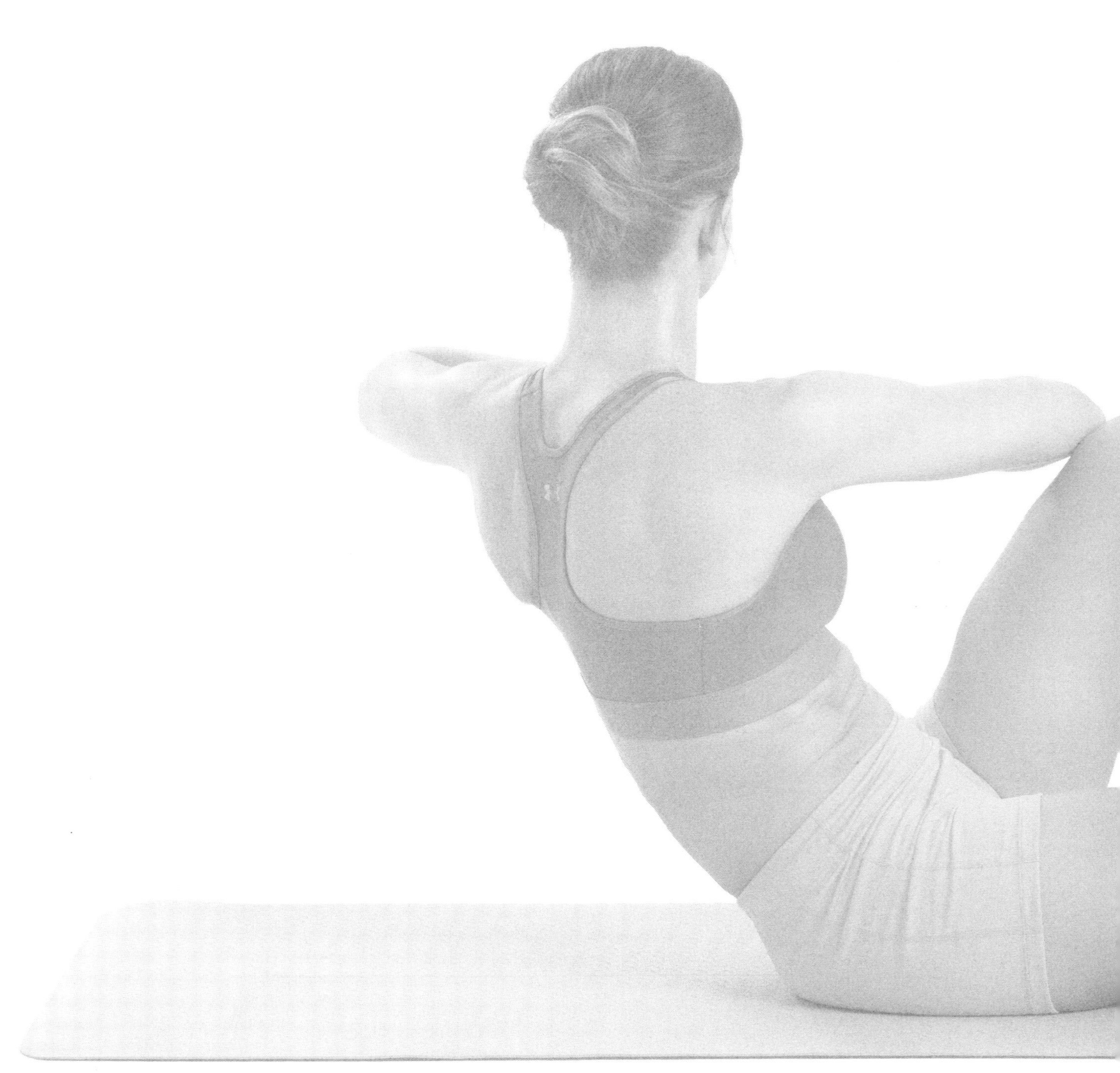